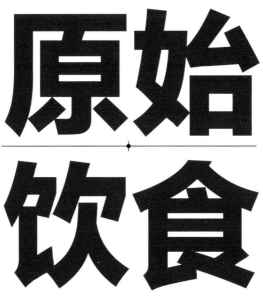

原始饮食

THE PALEO APPROACH

远离自身免疫性疾病的细胞营养学

【美】莎拉·巴兰坦 Sarah Ballantyne◎著　郑　璐　邓　源◎译

易　楚　木　森◎审定

U0259225

北京科学技术出版社

The Paleo Approach: Reverse Autoimmune Disease and Heal Your Body
Original English language edition Copyright © 2013 Sarah Ballantyne
Published by arrangement with the original publisher, Victory Belt Publishing c/o SIMON & SCHUSTER INC.
Simplified Chinese translation copyright © 2019 by Beijing Science and Technology Publishing Co., Ltd.
All Rights Reserved.

著作权合同登记号　图字：01-2017-1580

图书在版编目（CIP）数据

原始饮食 /（美）莎拉·巴兰坦著；郑璐，邓源译 . —北京：北京科学技术出版社，2019.1（2024.11 重印）

ISBN 978-7-5304-9687-9

Ⅰ.①原… Ⅱ.①莎… ②郑… ③邓… Ⅲ.①饮食营养学—研究 Ⅳ.① R151.4

中国版本图书馆 CIP 数据核字 (2018) 第 097063 号

策划编辑：孔　倩
营销编辑：葛冬燕
责任编辑：刘瑞敏
责任校对：贾　荣
图文制作：天露霖
责任印制：张　良
出 版 人：曾庆宇
出版发行：北京科学技术出版社
社　　址：北京西直门南大街16号
邮政编码：100035
电　　话：0086-10-66135495（总编室）　0086-10-66113227（发行部）
网　　址：www.bkydw.cn
印　　刷：北京博海升彩色印刷有限公司
开　　本：720mm×1000mm　1/16
字　　数：595千字
印　　张：21.25
版　　次：2019年1月第1版
印　　次：2024年11月第10次印刷
ISBN 978-7-5304-9687-9

定　价：98.00 元

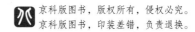

序

在我读到这本书的书稿时，我的第一个念头是："我的天！"第二个念头是："这会彻底改变原始饮食科普的局面！"接着第三个念头是："啊，我居然不知道这个（我已经懂得挺多了）！"接着闪现在我脑中的无数个念头，综合了以上所有想法。即使在替代疗法以及原始饮食方面的书籍已经相当丰富的情况下，你之前仍未见过这样一本好书。

之所以在此之前没有人能够写出这样的书，其中的一个原因是：没有人像莎拉·巴兰坦博士那样具备相应的资历。凭借自己的医学背景、从1200多项科学研究中获得的卓见以及她个人的健康经历，莎拉提出了一套饮食和生活方式的完整方案——用以调节你的免疫系统，让你的身体能够停止自我攻击，并使疾病最终得以治愈。

莎拉有很强的解释复杂科学概念的能力，她能让这些概念易于理解又不被过度简化。她运用这种天赋和一些非常棒的科普插图创造出一个强大的指导方案。她试图解决一个非常重要的公众健康问题——自身免疫性疾病。自身免疫性疾病在美国已经影响了超过5000万的人，这个数字还在不断增加，我们迫切需要一个更好的解决方案——而不用再继续忍受疲劳、疼痛和药物副作用的折磨。这本书为我们提供了这个方案。

在书中，莎拉详细解释了我们所吃的食物如何与身体相互作用，从而直接影响我们的健康。她的写作风格会让你感觉像坐在餐桌旁，与一位亲密的朋友讨论健康——而且是一个绝顶聪明的朋友！在阅读这本书时，你将发现自己学到了详细的细胞生物学和生物化学知识，搞清楚了自身免疫系统的众多组成部分和它们之间复杂的相互作用，认识到了激素和神经递质对免疫健康的贡献，还发现了有着70万亿细菌的肠道的健康与你自身健康的重要关系。莎拉的书关注营养密度——营养成分（千克）与热量（焦）的比值，意即在相同热量下，食物中各种营养素的含量。她深入地讨论了饮食结构，不是仅仅给你一个"不要做什么"的列表，而是告诉你什么应该做、什么应该做得更多。通过这些指导，你不仅可以学会避开那些对你的疾病可能造成影响的食物，而且可以了解哪些食物能为你的身体提供有效治疗所需的营养。

这本书填补了健康和营养学著作间的空白，它不仅关注自身免疫性疾病和一般免疫健康，而且提供了综合的应对方案。莎拉不满足于简单地解释饮食是如何影响免疫健康的，她还强调了生活方式这一因素的重要性，例如，睡眠的多少、运动的强度、对压力的管理以及对各种激素的调节。是的，亲爱的读者，它不仅仅是告诉你应该吃些什么。

这本书不仅解释了你要改变什么，它还激励你完成这些改变。在这个意义上，它是一本真正的指南，解释了为什么，并给你提供了实际的策略来实现饮食和生活方式的改变，从而真正改善你的健康。通过莎拉有趣和易于理解的阐释以及她创新又实用的想法，你最终得以看到这一简单明了又可以做到的健康改善指南的全貌。

这本书是患者寻求自然而有效的疾病解决方案的最佳资源。它以严谨的当代科学研究作

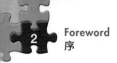
为基础，弥补了患者与医护人员之间的认知差距。终有一天，饮食和生活方式的调整将成为患者治疗计划的中心；终有一天，自身免疫性疾病患者会有一个控制和逆转疾病的长期的可行性方案。

如果你患有自身免疫性疾病或其他慢性疾病，或哪怕仅仅是想了解你的饮食和生活习惯如何影响你的肠道健康、激素水平和免疫系统，那么你需要这本书。这本书应该放在你的书架上，放在你的医生的书架上，放在每个候诊室里。

罗伯特·沃尔夫

纽约时报畅销书《原始饮食解决方案》作者

自序

亲爱的读者，你即将坐上营养学的过山车。这本书中的一些观念可能会从根本上颠覆你认为自己已知的健康观念。但是，你将很快了解到，我所给的每一个建议都深深立足于科学之中。

无论是从我的学历还是从我的天性来看，我都是一名科学家。对我个人而言，了解事物的成因能帮我做出更好的选择。虽然这在我生命中的每个方面都适用，但在我身体康复的整个过程中，这对我尤为重要。有很多时候，我感到失意、感到快乐被剥夺，但一旦理解了这些感觉产生的原因以及那些必须做出的选择背后的原因，我就能够为我的健康而去做正确的事情。

我对科学知识总是充满热情。我相信，一般公众理解科学的能力比我们通常认为的要强得多。是的，我说的就是你。我相信你可以理解关于饮食和生活方式如何影响健康的复杂科学——即使你从未在培养皿中培养过任何东西，即使你不知道元素周期表中有多少元素（118种！），即使这是你书架上的第一本科普书籍。这本书会让你了解健康的真相，并且帮助你做出正确的选择。

虽然这本书的重点是自身免疫性疾病，但书中绝大多数的科学知识几乎可以适用于每个人。例如，我详细解释了谷物中的植物蛋白质，如麸质和麦胚凝集素（WGA）是如何影响肠道外壁和免疫系统的。这些影响发生在我们大多数人身上，而不仅仅是那些有自身免疫性疾病遗传倾向的人。自身免疫性疾病患者也并不是唯一能感受到食物中的营养密度、睡眠质量和压力管理是如何影响健康的人群。所以，即使你没有自身免疫性疾病，我也希望这本书可以更好地帮助你了解饮食和生活方式在整个健康中所起的作用。

谢谢你阅读本书！

祝你身体健康！

莎拉·巴兰坦

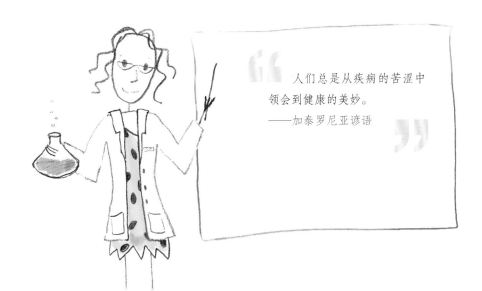

"人们总是从疾病的苦涩中领会到健康的美妙。

——加泰罗尼亚谚语"

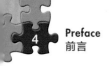

前言

　　自身免疫性疾病已成为当今社会的流行病，但这本是不应该发生的。

　　控制自身免疫性疾病和解决谜题非常相似。着手构建解决方案来逆转病症的第一步就是：理解到底有哪些因素相互作用并导致了这些疾病。那么，这些因素是什么？随着科学家对自身免疫性疾病形成原因的逐步了解，越来越多的证据表明，基因只是导致自身免疫性疾病的众多因素之一。事实上，最新的证据显示，自身免疫性疾病与饮食和生活方式联系紧密。从这点上看，自身免疫性疾病与肥胖、2型糖尿病、心脏病极为相似，但有一个重要的区别——导致自身免疫性疾病的因素远比引起肥胖和糖尿病的因素复杂。但别担心，本书会让你明白这些因素是什么、它们之间如何相互作用以及最后——如何利用我们的所知来构建解决方案。

　　我对了解自身免疫性疾病的热情来自于我本人与这种疾病的斗争。是的，我也患有这种流行病。2003年的春天，我发现我患上了扁平苔藓。那些皮肤病灶在我身上已有几个月，但我的医生并没能给出正确的诊断。直到我回家时拜访儿时的医生，我的疾病才得到确诊。现在，我回想起疾病发作前几年的健康状况时，才发现我的身体早已发出过许多警报。

　　作为一个在少年和青年时期都显著超重的人，我一直以为我最主要的健康问题就是肥胖。在当时看来，我很"胖"这个简单事实比我可能存在的其他任何健康问题都要悲惨得多。但我的确还有很多其他健康问题，真的很多：胀气、胃痉挛、由肠易激综合征导致的慢性便秘、偏头痛、焦虑症、轻度抑郁、严重的成人

哮喘、严重的过敏（包括一些很不常见的情况，如身体局部对硬纸板过敏）、胃食管反流、轻微的胆绞痛、严重粉刺、疲劳、关节疼痛、跟腱炎（诊断跟腱炎时的X线检查还发现了早期的关节炎）、腕管综合征、经常性发作的肺炎和鼻窦炎、湿疹、头皮银屑病以及上述的扁平苔藓。同时我还处于临界高血压、糖尿病前期，并饱受静脉曲张的痛苦。近30岁时，我已经开始服用治疗胃反酸、胀气、便秘、哮喘、过敏、焦虑以及偏头痛的药物。医生给我开了很多类固醇药物，包括外敷类固醇、吸入类固醇、静脉注射类固醇以及针对不同状况的口服类固醇。所有这些药物都有着让人很不舒服的副作用。

　　由于我的体重问题和糟糕的整体健康状况，我的第一次怀孕伴随着严重的并发症〔我最终减重120磅（约54千克），主要是为了我的孩子了；你可以在ThePaleoMom.com上读到更多关于我的故事〕。在我通过低碳水化合物饮食来控制血糖水平之后，我的很多病症都减轻了，这让我的第二次怀孕顺利了许多。尽管如此，哮喘、过敏（虽然变轻微了）、频繁发作的偏头痛、轻度的焦虑、所有消化问题和皮肤症状等种种病症仍然困扰着我。更糟糕的是，到2011年的夏天，在我给我的小女儿断奶之后，已被成功控制多年的扁平苔藓出现了复发。

　　备受打击之下，我开始在网上寻找扁平苔藓的成因，希望能从中获得解决我的健康谜题的办法。虽然我当时对此一无所知，但我最终找到了从功能医学的角度来控制疾病的方法。我知道湿疹往往由食物过敏引起，而食物过敏在我的家族中很常见。并且，由于我的湿疹往

往与扁平苔藓同时发作，我猜测它们有共同的疾病根源。后来，我发现食物与炎症反应之间的关系远不止于食物过敏。我了解到，有些食物会引发炎症反应并导致调控免疫系统的激素失衡；有一些食物会引起肠道不适、干扰消化系统，从而消减身体所能吸收的营养。我也了解到我的主食是营养匮乏的，而微量元素的缺乏可能在我的所有疾病里扮演了关键角色。在我发现肠道健康与皮肤健康的直接关系之后，我终于解开了我身体的谜题。我也因此开始了原始饮食。

原始饮食是一种基于天然食品的饮食法，限定于能提供最高营养密度和维持健康的食物。当代的原始饮食食谱是以我们旧石器时代的祖先身边触手可及的食物为起点，并以最新的、高质量的营养学和生物医学研究成果作为指导，探究出的通过饮食达到最佳健康状态的饮食方法。因此，你无须再担心你的食物会引发体内的炎症反应，导致激素水平失衡或者慢性疾病。更具体地说，原始饮食的食谱包括优质的肉类、鱼、蛋、蔬菜、水果、坚果和种子。

原始饮食极大地改善了我的健康状况。而我再也不会被肠道不适、偏头痛、焦虑、哮喘和湿疹所困扰。我的鼻窦炎消失了，肺炎也不再需要类固醇来控制了。我的体重减轻了，睡得更好了，并且比以前更加快乐了，但即便如此，我仍然没有完全解开扁平苔藓这个谜题。因此，我不得不"超越"原始饮食的标准食谱来着力控制我的扁平苔藓病情。直到那个时候我才明白，扁平苔藓是一种自身免疫性疾病。是的，8年来，来自5个不同城市的6位医生，没有一位提及我罹患的是一种自身免疫性疾病。

在原始饮食的框架之中，有一种被改良的饮食方式叫作自身免疫性饮食方案（最初见于罗伯特·沃尔夫的《原始饮食解决方案》）。在我挣扎于如何实施更严格的食谱时，我深入了解了这背后的科学原理。我了解了哪些食物会

让我的身体状况恶化，哪些食物有助于我的身体恢复，以及其他会影响我健康状况的、与生活方式相关的因素，比如充足的睡眠、压力的管控以及更多的户外活动。这就是我称其为原始饮食方案的原因：这是一套广泛的、综合的根治自身免疫性疾病的生活建议，它解开了谜题的所有部分，方方面面。

采用原始饮食意味着我不再需要为我的自身免疫性疾病和其他病症寻求治疗了。我不再需要任何药物，仅仅用合理的饮食和生活方式就能控制我的病情了。原始饮食不仅给予我极大帮助，而且也帮助了数以千计的人（你可以从书中找到他们的自述）。原始饮食的一个版本甚至被用于临床试验以探究逆转多发性硬化的可能性。

你可以从原始饮食中得到什么好处？

这本书的目标是让你明白饮食和生活方式对于控制你的病情有多重要。我会带你梳理这背后的科学原理——不仅是关于饮食方式的改变，也包括改变生活方式中不同活动的优先级，从而帮助你治疗疾病、减轻炎症反应、修复免疫系统。除了告诉你该怎么做以及为什么要这么做，我还会列出具体的策略和额外的资源帮助你顺利实施这些建议，并克服改变过程中会遇到的常见困难。

本书的第一部分集中介绍了自身免疫性疾病的病因。第一章初步介绍了免疫系统如何工作，以及它在自身免疫性疾病中出现了怎样的问题；接着解释了基因与环境层面的诱发因素，比如感染、毒素和激素；随后介绍了与自身免疫性疾病直接相关的高风险饮食、生活方式。第二章解释了为什么现代人的高糖、高麸质、精加工、富含 Ω-6 不饱和脂肪酸的饮食导致了自身免疫性疾病发病率的飙升（你也应该从避

免进食这些食物开始）。更重要的是，我解释了为什么营养密度如此重要，以及为什么它可能是解决自身免疫性疾病这个谜题的最关键部分。我也会带你梳理食物与我们的身体（特别是肠屏障、激素和免疫系统）相互作用的细节，以及那些常常被错误地宣传为健康食品的食物是如何促进了自身免疫性疾病的发生和发展。在第三章中，你会了解到改变饮食习惯只是控制自身免疫性疾病病情的一个维度，而生活方式对控制病情同样重要。具体来说，你会了解到如何改变慢性焦虑、睡眠不足和久坐不动的生活方式——它们不仅会让你容易患上自身免疫性疾病，也让你患其他疾病的风险大增。第四章介绍了原始饮食疗法的基础，提供了与医生合作以进行必要改变的策略，并为你阅读第二部分做好铺垫。

在第二部分中，我们将聚焦积极的一面——治愈方法。我深知遵循充满限制的饮食制度而放弃许多你热爱的食物绝非易事。我也知道为了新的生活方式改变作息和行事安排的优先顺序需要极大的努力与坚持不懈的毅力。根据我对抗自身免疫性疾病和实际执行这套方案的经验，我明白要使你做出这些改变，仅靠解释这一切背后的科学原理是不够的，我需要告诉你能让你真正执行的实用建议！第五章详细讲述了应该吃什么食物，以及能应用于日常生活的具体建议，包括完整的食物列表、从哪里找到高质量食物、囊中羞涩时的饮食建议以及常见问题回答等。第六章是实用策略：如何采用合理的生活方式以促进身体的痊愈、激素的稳定和免疫系统的平衡。这包括一些简单的减压办法以及如何改善睡眠和增加锻炼活动的建议，这些策略的目标是通过为你的身体提供足够的营养来源从而实现真正的痊愈。第七章和第八章介绍了如何过渡及实行新的饮食方式、该抱有怎样的期待、如何与你的医生合作、如何服用膳食补剂以及遇到问题时该怎么办。第

九章介绍了如何在疾病缓解之后让被禁止的食物重回你的食谱以及治愈之后的长期策略。

请记住，你越早采用这些建议，彻底地逆转病情的概率就越高。如果自身免疫性疾病是你的家族遗传病，或者你的一些症状显示了你可能已处在自身免疫性疾病的早期，现在就是采取行动的时候。从现在开始改变你的饮食能让你在今后免受更多的折磨。我希望你能对原始饮食法进行一次全身心投入的尝试，持续2~3个月，你应该能和绝大部分执行本方法的人一样，感受到巨大改善。最坏的情况也不过是你可能需要在一段时间内放弃喜爱的食物和深夜电视节目。而最好的情况则是你会体会到从未有过的全新活力，有效控制和逆转病情，拥有充满希望的未来。这时候，你已经解开了自身健康的谜题。

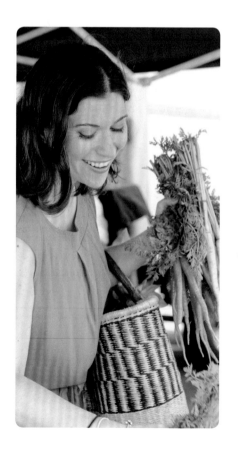

致谢

在 2011 年的 11 月初，我问我的丈夫大卫："你觉得我开个博客如何？"他非常支持我（我在 3 天之后就开了博客 ThePaleoMom.com）。短短 10 个月之后，我得到了写这本书的机会，大卫再次全心全意地支持我投入其中。没有他无条件的爱、他的情感支持以及贯穿始终的加油鼓劲，这本书不可能会完成。同样，如果没有我的女儿们给我提供如此多的启发——无论是在个人生活还是专业方面，这本书也不可能呈现在大家面前。

养育子女真不是一个人能做到的事。在我撰写这本书的一年时间里，这句话从没有显得这么正确。如果没有那些帮助我、支持我，并在我专注于写作时填补了我的孩子们的生活空白的人们，这本书不可能如期付梓。我尤其感激在此期间承担了双份责任的大卫、在这么多个星期天帮忙照顾孩子们的戈德堡一家和英格兰一家、我的好邻居克朗斯和克普斯一家、瑞秋·布洛什凯、凯莉·波萨达、东柯布基督教青年会、达菲太太；帮助我的长女开始正确的早期教育的哈米特太太、亚当斯女士，我了不起的婆母；还有雪莉阿姨和桑迪叔叔——是的，在我忙于做饭和写作的时候，你们的 Skype 视频通话让我的女儿们如此快乐（在我们登门拜访时更是这样）！

我的母亲是我生命中最积极、最具影响力的助力之一。没有她，我不会是现在的我。在提供情感支持、在我写作和修改时帮忙照看我的孩子以及在我说"妈妈，我需要关于某个词语的更好表达"时提供智力上的帮助之外，是母亲的努力让写作和绘制插图仍然还保留在我的技能列表之内。

我想感谢指导我完成博士课程和博士后工作的研究人员，尤其是支持和帮助我在学术工作和养育义务中找到平衡的珍·威尔逊博士。

从业余博主到作家和专家，我在投身原始饮食的历程中得到了不少很棒的人的帮助。我要感谢查德·霍根告诉我什么是植物凝集素；感谢我的搭档塔斯黛西·托斯和马特·麦卡里，你们在我真正做到之前就意识到我能够实现什么，感谢你们在这一过程中提供的如此珍贵的友谊、建议和陪伴；感谢黛安·圣菲利波给我的这么多支持和意见。我也想要感谢"祖先健康运动"的其他领导者，是你们从科学的角度推动了这些主题的传播，你们的调研常常成为我的研究工作发射点；感谢罗登·科德恩、罗伯特·沃尔夫、特里·华尔斯、克里斯·克莱斯克、马克·西松、克里斯·曼德约恩、斯蒂芬·圭奈特、保罗·杰米内特和团队里的其他成员。

只有作者的名字能够出现在书的封面上，这看起来真不公平。写一本书远不止是作者一个人总结研究、整理思路再花时间把它们写出来的过程。我无法用言语来强调埃里克·克劳斯、米歇尔·法灵顿和维克托里·贝尔特出版社（Victory Belt Publishing）中其他了不起的、有才华的人对本书诞生所起的重要作用。我祖父的挚友把他作为作家的成功归功于他的编辑。我也怀有类似的感激之情。我想感谢塔马尔·英格兰和艾莉森·丹迪为本书所做的研究支持，还有为我解答了一些临床问题的劳拉·戴维斯博士。我也想感谢安吉·阿

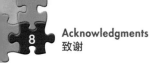

尔、米奇·特西滕、克里斯蒂娜·林恩·芬德尔和梅丽莎·休斯（也被称作原食母亲团队）帮助我处理庞杂繁多的邮件问题以便我能够专心写作。我想给帮我绘制插图的罗伯·福斯特（robfosterstudio.weebly.com）和杰森·佩雷斯（sadbacon.com）一个大大的感谢，同样要感谢我杰出的摄影师道恩·布鲁尔。

最后，我想要感谢我的博客读者和播客听众表现出的巨大的支持和热情。通过社交网站、博客、电子邮件和播客与你们的交流让我获益良多。你们提出的许多问题为本书讨论的主题提供了指引，帮助你们是我过去一年持续写作的动力。

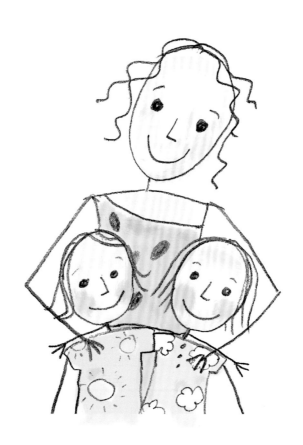

目录

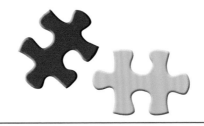

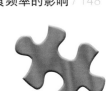
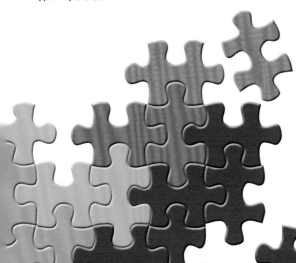

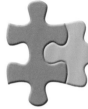

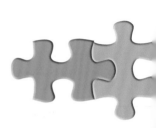
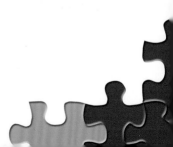

引言
自身免疫性疾病已成为流行病

目前已有超过 100 种明确病种的自身免疫性疾病；此外，还有很多疾病怀疑与自身免疫有关。自身免疫性疾病的症状极为多样，例如，自身免疫性脊柱炎引发的让人虚弱的背痛，多发性硬化引起的肢体瘫痪，红斑狼疮造成的皮肤发痒、红肿等。然而，所有自身免疫性疾病的根本原因都是一样的——我们的免疫系统功能紊乱了，本应该保护机体免受外来刺激和病原体的侵扰，但却掉转枪口去攻击我们自身的细胞和组织器官。被免疫系统攻击的细胞或蛋白质种类决定了自身免疫性疾病的种类和症状。

绝大多数的自身免疫性疾病都是慢性的。在美国，慢性疾病是造成死亡和残障的主要原因，而自身免疫性疾病可能占据了美国所有慢性病的一半。据美国自身免疫相关疾病协会（AARDA）估计，有 5000 万美国人受到至少一种自身免疫性疾病的困扰。相比之下，美国只有 1200 万的癌症患者和 2500 万的心血管疾病患者。不仅这些数字本身就令人难以置信，而且自身免疫性疾病的流行程度还在持续增加。

罹患自身免疫性疾病的人常常感到无助，他们就像是疾病的奴隶，无力去改善自身健康状况。其实不必如此。虽然还没有得到普遍承认，但自身免疫性疾病的确与饮食和生活方式有直接关系，就像心脏病、肥胖和 2 型糖尿病一样。虽然比起这些疾病，自身免疫性疾病的成因更加复杂（我们会在第二章详细讨论），但改变饮食和生活方式的确能带来强大的、有益的改变，你甚至可以彻底逆转你的病情！

自身免疫性疾病仍处于严重漏诊的状态，因此，患者的真实数目仍然未知；比如，据估

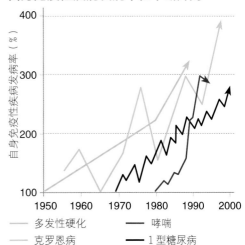

自身免疫性疾病发病率在不断升高

（纵轴：自身免疫性疾病发病率（％），100 至 400；横轴：1950 1960 1970 1980 1990 2000）

—— 多发性硬化　　—— 哮喘
—— 克罗恩病　　　—— 1 型糖尿病

尽管哮喘是免疫性疾病的一种，但不属于自身免疫性疾病，它可能有类似的病因。

J. F. Bach, "The Effect of Infections on Susceptibility to Autoimmune and Allergic Diseases," New England Journal of Medicine 347 (Sep 19, 2002): 911–920. Copyright © 2002 Massachusetts Medical Society. Reprinted with permission from Massachusetts Medical Society.

计，只有 5% 的乳糜泻患者的病症被正确诊断。自身免疫性疾病普遍出现在同一家族，家族中女性患病的可能性是男性的 3 倍以上。一旦发生一种自身免疫性疾病，未来发生其他自身免疫性疾病的风险也会大大提高。目前，我们仍然没有可靠的筛查方法检验常规人群中是否有属于患自身免疫性疾病的高风险人群，也还无法准确判断患者是否已经出现自身免疫性疾病的早期症状。

自身免疫性疾病表现出的一系列症状过于常见，不具特征性（如疲劳、头痛、肌肉关节疼痛），这让该疾病的诊断充满挑战。大多数时候，这些症状会被诊断为睡眠不足、工作时间

过长、压力、超重或体重过轻、衰老。事实上，AARDA 开展的一项调查显示，大多数之后被诊断为患有严重的自身免疫性疾病的患者在被正确诊断之前都有误诊经历：45% 的患者在疾病的早期被诊断为癔病（译者注：即认为你的病是自己想出来的）。自身免疫性疾病的诊断已经是如此具有挑战性，而其治疗更是困难重重。

有多少人患有自身免疫性疾病？

美国国立卫生研究院（National Institutes of Health，NIH）仅根据 24 种自身免疫性疾病的流行病学调查，估计大约有 2350 万人患有自身免疫性疾病。

据 AARDA 估计，5000 万美国人被诊断患有自身免疫性疾病。AARDA 根据流行病学研究，结合来自独立患者群的资料，发现约有 20% 的美国人正受到自身免疫性疾病的影响——这可是差不多 6300 万人！

无论患自身免疫性疾病的美国人数目是 2350 万还是 6300 万，这个数字都非常庞大。

医疗机构无法为自身免疫性疾病提供任何治愈方案。疾病的治疗或者病情控制因疾病种类而异。一般来讲，激素治疗是那些激素缺乏导致的疾病（如甲状腺功能减退或者 1 型糖尿病）的标准治疗方案。皮质类固醇经常被用于抑制免疫系统，但通常会带来副作用。药效更强的免疫系统抑制剂（如缓解病情的抗风湿药）常用于重病患者，但这伴随着更高的风险——特别是长期使用时，是更高的感染风险和致癌率。止痛药也会在恰当的情况下被使用。虽然典型的治疗方案并不包括改变饮食和生活方式，但越来越多的证据表明这两者应被囊括在治疗方案当中。事实上，仅仅通过改变饮食和生活方式，许多人就可以控制甚至逆转自身免疫性疾病。

从本质上看，自身免疫性疾病来自于免疫系统的背叛。医学研究人员仍没有完全理解人们患上自身免疫性疾病的原因和方式，但已知

的研究指向了 3 个关键因素。

1. 基因易感性。

2. 感染、环境诱发因素或者坏运气。

3. 饮食和生活方式。

对于前两者，我们能做的非常有限。然而，我们对于自己吃什么和如何生活却有巨大的控制权。你将看到，饮食和生活方式因素（比如睡眠、运动和压力管理）与自身免疫性疾病的发展紧密相连。更重要的是，饮食和生活方式还与身体的痊愈能力密切相关。这一点非常重要，因为这意味着自身免疫性疾病的病情可以被正确的饮食和生活方式所改善。我希望你能明白，自身免疫性疾病的患者是有希望的。被诊断患有这种疾病并不意味着你被判了一个充满疼痛、疲倦和处方药的无期徒刑。应用这本书里的饮食和生活建议，你可以控制疾病的进展，甚至让疾病得到完全的缓解。你可以重新掌控你的生活。

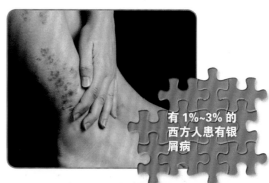

有 1%~3% 的西方人患有银屑病

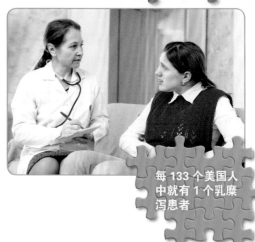

每 133 个美国人中就有 1 个乳糜泻患者

自身免疫性疾病的经济成本

	患者数量（美国）	估算直接医疗成本	研究经费投入（2003 年）
癌症	1200 万	$930 亿	$61 亿
心脏病	2500 万	$2730 亿	$24 亿
自身免疫性疾病	5000 万	$1000 亿	$5.91 亿

据 NIH 的保守估计，每年用于自身免疫性疾病的医疗支出有 1000 亿美元。

真实的费用可能要远远高于这个数字。据估计，仅在 100 多种已知自身免疫性疾病中的 7 种疾病（克罗恩病、溃疡性结肠炎、系统性红斑狼疮、多发性硬化、类风湿关节炎、银屑病和硬皮病）产生的直接医疗成本每年就有 700 亿美元。

尴尬的是，尽管自身免疫性疾病已经如此流行，投入该领域的研究经费仍然不足。AARDA 评估了 2003 年美国国立卫生研究院的研究经费，发现花在自身免疫性疾病上的研究经费不到 6 亿美元，花在癌症上的研究经费则是其 10 倍以上。

你患有自身免疫性疾病吗？

许多人从来没被他们的医生告知他们的健康问题可能源于自身免疫。或者他们被告知他们的疾病与自身免疫相关，但他们不知道这意味着什么。就我的个人经验来谈谈这个问题。我在 2003 年初被诊断出扁平苔藓。之后的 8 年中，我在 5 个不同的城市看了 6 位不同的医生，没有人提及我的疾病是自身免疫性疾病。与此同时，也没有人建议我尝试去改变饮食或生活方式。除了强效的局部外用类固醇和低剂量口服类固醇外，我也未接受过任何其他治疗。所以，我不得不靠自己去探索。

已经确认的自身免疫性疾病和那些有充足证据证明和自身免疫有关的疾病——这些疾病的完整列表相当惊人（见第 6—7 页）。你也许会和我一样，惊讶地在列表中看到一些相当常见的疾病，比如类风湿关节炎和银屑病。你可能还想知道，除了这些，你对你的疾病还有哪些不明之处，例如疾病的根本原因，以及你可以做些什么简单的改变来逆转病情。

还有许多疾病被怀疑是由自身免疫引起或有某种程度的关系，但尚未被证实。几乎不可能列出所有这些有嫌疑的疾病，以下是其中一些疾病。

- 阿尔茨海默病
- 肌萎缩性脊髓侧索硬化症（ALS；也被称作卢伽雷病）
- 慢性疲劳综合征
- 慢性阻塞性肺疾病（COPD）
- 痴呆
- 德尔肯病（也被称作痛性肥胖症）
- 癫痫
- 纤维肌痛
- 化脓性汗腺炎
- 硬皮病
- 神经性肌强直
- 眼阵挛 – 肌阵挛综合征

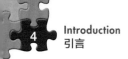

- 帕金森病
- 进行性炎症性神经病变
- 精神分裂症
- 某些癌症

　　自闭症有可能在某一天被添加到疑似自身免疫性疾病的列表之中。我们现在还没有确定答案，但越来越多的对自闭症儿童的研究发现，他们的病症与母亲所患的乳糜泻、类风湿关节炎以及其 1 型糖尿病家族病史有关联。这可能反映了患有自身免疫性疾病的母亲存在自身免疫性疾病的风险基因，并且她们子宫环境也受到了自身免疫性疾病的影响。

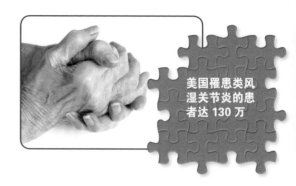

美国罹患类风湿关节炎的患者达 130 万

自身免疫性疾病是如何被诊断的？

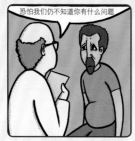

恐怕我们仍不知道你有什么问题

（插图由杰森·佩雷斯创作）

　　由于自身免疫性疾病至今还未被归为一类疾病，现在还找不到专精于此类疾病的专科医生。因此，患者必须根据具体患病的器官或系统向相关的专科医生求助。

　　不幸的是，没有一个单一的测试可以明确诊断你是否有自身免疫性疾病。相反，医生必须从病史、症状、身体检查、实验室检查（最常见的是血液检查）、射线检查结果和组织病理切片检查中将各种线索拼凑起来。

　　用于诊断自身免疫性疾病的血液检查可能包括如下指标。

- 抗核抗体
- 自身抗体
- 全血细胞计数（CBC）和（或）分类计数
- C 反应蛋白（CRP）
- 红细胞沉降率（ESR）
- 食物敏感 / 过敏
- 激素水平
- 微量营养素缺乏症
- 器官功能
- 分泌型 IgA 抗体

你有患上自身免疫性疾病的风险吗？

　　目前还没有办法预测你是否会患自身免疫性疾病，尽管家庭成员中存在自身免疫性疾病的患者会增加你患病的概率。如果你真的患病了，你所患的疾病通常也与你的家庭成员不同。有研究检测了健康人群血液中含有的自身抗体（可以攻击其自身细胞的抗体）的比例，结果相当惊人：20% ~30% 的健康人可能已经处于自身免疫性疾病非常早期的阶段（虽然要形成自身免疫性疾病，所需的条件不止自身抗体一项）。

　　自身免疫性疾病的早期症状可能特别难归因于某个特定症病。除了会体验到下面列出的"轻微"不适之外，人们可以持续几年甚至几十年没有任何症状。下面的任一症状都可能出现在自身免疫性疾病的早期阶段。

- 过敏
- 焦虑和抑郁
- 血压变化（通常为低血压）
- 消化问题
- 极度疲劳
- 胆囊疾病
- 低血糖
- 不适（时常感到身体不适）
- 记忆问题
- 偏头痛
- 肌肉或关节疼痛

- 肌肉无力
- 经前综合征（PMS）
- 皮疹和其他皮肤问题
- 复发性头痛
- 减重困难
- 睡眠障碍
- 容易感染
- 腺体肿胀
- 甲状腺问题
- 原因不明的体重改变
- 酵母菌感染

如果你有任何这些症状，不要惊慌——这并不意味着它们一定会发展为自身免疫性疾病（其他原因也可能导致这些症状）。而且，即使你有任何这些症状，你也不必忍受这种不适。所有这些症状都可以通过原始饮食和生活方式的改变得以减轻。最重要的是，你有机会防止它们发展为自身免疫性疾病！

此外，值得提及的是，有几种疾病非常频繁地与自身免疫性疾病同时发生，包括如下几种。

- 胆管炎
- 慢性疲劳综合征
- 湿疹
- 纤维肌痛
- 多囊卵巢综合征（PCOS）——经常与自身免疫性甲状腺疾病并发

这些疾病本身并非自身免疫性疾病（或者说还没有被确认为是），但因为它们与自身免疫性疾病的关联，它们的存在可能表明自身免疫性疾病也同时存在。如果你受这些病症的困扰，这可能是一个信号：你需要饮食和生活方式的改变以避免自身免疫性疾病的发生。

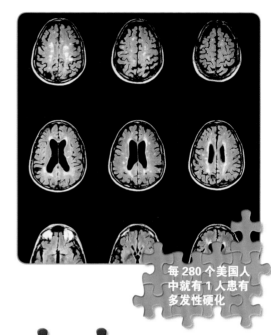

每 280 个美国人中就有 1 人患有多发性硬化

每 280 个美国人中就有 1 人患有 1 型糖尿病

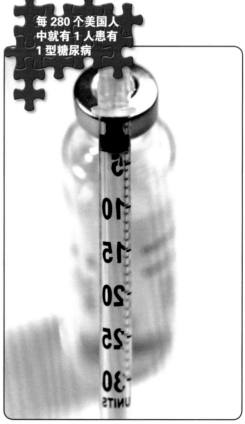

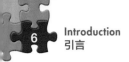

自身免疫性疾病列表

以下是已经被确认为自身免疫性疾病或者有非常强的科学证据确认其有自身免疫根源的疾病列表。

A 艾迪生病（也称为慢性肾上腺
  功能不全、皮质醇减少症或
  肾上腺功能减退）
  奥德甲状腺炎
  奥蒙德病（也称为腹膜后纤
  维化）

B 巴洛病（也称为同心圆性硬化）
  白癜风
  白塞病（又名丝路病）
  白细胞分裂性血管炎
  斑秃（也称为局限性脱发）
  瘢痕性类天疱疮（也称为眼瘢
  痕性类天疱疮或良性黏膜类
  天疱疮）
  包涵体肌炎
  比克斯塔夫脑炎
  扁平苔藓
  变应性肉芽肿病（也称为过敏
  性肉芽肿病）
  变应性肉芽肿性血管炎
  别赫捷列夫征（也称为强直性
  脊柱炎或马-施二氏病）
  丙种球蛋白血症
  伯杰病（也称为 IgA 肾病或间
  质性肾小球肾炎）
  伯杰肉样瘤（也称为结节病）
  不宁腿综合征（也称为 Willis-
  Ekbom 病）

C Crow-Fukase 综合征（也称为
  克罗-深濑综合征或 POEMS
  综合征）
  蚕食性角膜溃疡
  成人线状 IgA 大疱性皮肤病（也
  称为线性 IgA 病）
  川崎综合征（也称为川崎病、
  淋巴结综合征或黏膜皮肤淋
  巴结综合征）
  纯红细胞发育不全（也称为红
  细胞减少症）

D 大疱性类天疱疮
  德维克病（也称为视神经脊
  髓炎）
  低丙种球蛋白血症
  淀粉样变性
  杜林病（也称为疱疹样皮炎）
  多发性肌炎（PM）
  多发性硬化

E 恶性贫血

F 发作性睡病
  反射性交感神经营养不良
  反应性关节炎（也称为莱特尔
  综合征）
  肺出血-肾炎综合征
  风湿热
  风湿性多肌痛
  复发性多软骨炎（也称为萎缩
  性多软骨炎或系统性软骨
  软化）
  复发性风湿病
  副肿瘤小脑变性

G 干燥综合征
  高安动脉炎或高安病
  格雷夫斯病
  巩膜炎
  骨髓性结膜炎
  关节炎银屑病（也称为关节病
  性银屑病或银屑病关节炎）
  过敏性脑脊髓炎

H 亨诺-许兰紫癜（也称为过敏性
  紫癜或风湿性紫癜）
  横贯性脊髓炎
  坏疽性脓皮症
  混合性结缔组织病（MCTD；也
  称为夏普综合征）
  霍顿病（也称为巨细胞动脉炎、
  颞动脉炎或颅动脉炎）

J 吉兰-巴雷综合征（也称为兰德
  里瘫痪和米勒-费雪综合征）
  急性播散性脑脊髓炎（ADEM）
  急性副银屑病（也称为急性滴
  状副银屑病、急性苔藓样糠
  疹、痘疮样副银屑病、穆-哈
  病或急性痘疮样苔藓样糠疹）
  急性肱神经病变（也称为急性
  臂神经根炎、神经痛性肌萎
  缩、臂神经炎、臂丛神经病、
  臂丛神经炎或 Parsonage-
  Turner 综合征）
  急性坏死性出血性白质脑炎
  僵人综合征（也称为 Moersch-
  Woltman 病）
  交感性眼炎（SO）
  结节病（也称为类肉瘤病）
  结节性多动脉炎（也称为
  Kussmaul-Maier 病）
  结节性红斑
  睫状体扁平部炎（也称为中间
  葡萄膜炎）
  进行性半侧颜面萎缩症（也称
  为帕瑞-罗姆伯格综合征）
  巨淋巴结增生（也称为淋巴性
  错构瘤、血管滤泡性淋巴结
  增生或卡斯尔曼病）

K 抗磷脂综合征（APS 或 APLS；
  也称为休斯综合征）
  抗肾小球基底膜性肾炎或抗肾
  小管基底膜性肾炎
  柯萨奇病毒性心肌炎
  克罗恩病
  寇甘综合征
  溃疡性结肠炎

L 拉斯穆森脑炎（也称为慢性局
  灶性脑炎）
  雷诺综合征
  类风湿关节炎

冷凝集素综合征

M 马-米二氏综合征（也称为阵发
性夜间血红蛋白尿）
慢性复发性多灶性骨髓炎
（CRMO）
慢性莱姆病
慢性淋巴细胞性甲状腺炎（也
称为桥本甲状腺炎）
慢性炎症性脱髓鞘多发性神
经病（CIDP）
梅尼埃病
美洲锥虫病（也称为查加斯病）

P 盘状红斑狼疮（DLE）
膀胱疼痛综合征（也称为间质
性膀胱炎）
皮肌炎（DM）
葡萄膜炎（也称为自身免疫性
葡萄膜炎）

Q 桥本脑炎或脑病

R 妊娠疱疹（也称为妊娠类天疱疮）
肉芽肿性血管炎（GPA；也称
为韦格纳肉芽肿）
乳糜泻（也称为麦胶性肠病或口
炎性腹泻）

S Susac综合征（也称为视网膜
耳蜗脑血管病变）
肾小球肾炎
施密特综合征（也称为Ⅱ型自
身免疫性多内分泌腺综合征）
施尼茨勒综合征
实验性过敏性脑脊髓炎（EAE）
视神经炎
视网膜皮脂性血管病变（也称
为苏萨克症候群）
嗜酸性筋膜炎
嗜酸性粒细胞性食管炎或胃肠炎
水疱性皮肤病
斯蒂尔病（也称为幼年类风湿
关节炎或幼年特发性关节炎）

T 特发性肺纤维化（IPF；也称为
隐源性纤维性肺泡炎或纤维
性肺泡炎）
特发性血小板减少性紫癜
（ITP；也称为血栓性血小板
减少性紫癜或自身免疫性血
小板减少性紫癜）
特发性炎性肠病（包括克罗恩
病和溃疡性结肠炎）
托洛萨-亨特综合征（痛性眼肌
麻痹）
脱髓鞘性神经病（也称为特发
性炎症性脱髓鞘疾病）

W 未分化结缔组织病（UCTD）

X 西德纳姆舞蹈病（也称为小舞
蹈症）
系统性红斑狼疮（SLE；也称为
狼疮）
先天性心脏传导阻滞
显微镜下多血管炎（也称为显
微镜下多动脉炎）
限制性系统性硬化症（也称
为限制性系统性硬皮病或
CREST综合征）
心包切开综合征
心肌梗死后综合征（也称为
Dressler综合征）
心内膜炎（也称为亚急性细菌
性心内膜炎）
血管炎
荨麻疹性血管炎（也称为慢性
荨麻疹，作为血管炎的表现）

Y 伊文思综合征
银屑病
硬化性苔藓
硬皮病
幼年型糖尿病（也称为胰岛素
依赖性糖尿病或1型糖尿病）
与链球菌感染相关的儿童自
身免疫性神经精神障碍
（PANDAS）
原发性胆汁性肝硬化（PBC）

原发性混合型冷球蛋白血症
原发性硬化性胆管炎（PSC）

Z 再生障碍性贫血（也称为自身
免疫性再生障碍性贫血）
中性粒细胞减少
重症肌无力
轴索和神经性神经病变
子宫内膜异位症
自身免疫性多内分泌综合征
（APS）
自身免疫性肝炎
自身免疫性高脂血症
自身免疫性甲状腺病
自身免疫性精子或睾丸衰竭
自身免疫性免疫缺陷
自身免疫性内耳疾病（AIED）
自身免疫性溶血性贫血
自身免疫性视网膜病变
自身免疫性心肌病
自身免疫性心肌炎
自身免疫性血管性水肿
自身免疫性荨麻疹
自身免疫性胰腺炎
自身免疫性孕酮皮炎
自身免疫性周围神经病（也称
为周围神经病）
自身免疫性自主神经功能紊乱

Ⅰ型自身免疫性多内分泌腺综
合征
Ⅱ型自身免疫性多内分泌腺综
合征
Ⅲ型自身免疫性多内分泌腺综
合征

既然自身免疫性疾病已经如此流行，为什么相关医疗资源仍然缺乏？

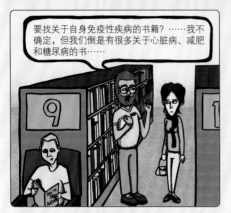

要找关于自身免疫性疾病的书籍？……我不确定，但我们倒是有很多关于心脏病、减肥和糖尿病的书……

（插图由杰森·佩雷斯创作）

受自身免疫性疾病困扰的人数量巨大，然而公众的意识却相当缺乏；两者之间的鸿沟源于多重因素。因为自身免疫性疾病没有广谱的特效药，制药公司（它们往往是公众认识疾病的信息来源）对于推广和宣传自身免疫性疾病的信息毫无兴趣。而各国政府（另一个公众的信息来源）仍然支持已经过时 20 年，与目前的生物学、医学和营养学研究完全脱节的营养指南。提高公众认识可能得等一段时间。

自身免疫性疾病不受大多数人关注的另一个原因是，它实际上不被认为是一类疾病（不像癌症可以包括多种疾病，或者像心血管疾病可以指代多种不同的情况）。这也是为什么现在还没有自身免疫性疾病的专科医生。所以，你必须去找与受影响的器官或系统对应的医学专家。虽然所有这些疾病有相同的根源，但你得去看不同的医生：如果你有关节炎，你得去看一个风湿病科医生；如果你有甲状腺功能减退症，你会去看内分泌科医生；如果你有乳糜泻，你会去看胃肠科医生；如果你有银屑病，你得去看皮肤科医生。

正如没有专门研究自身免疫性疾病的医生一样，自身免疫性疾病的研究通常是从某种特定的自身免疫性疾病出发的。很少有实验室侧重于研究不同自身免疫性疾病之间的共性，以找出其根源。流行病学研究迄今为止只集中于单个自身免疫性疾病。但这种情况正在改变。随着研究人员对自身免疫性疾病的根本原因了解的深入，并且随着此类信息在医学和公众知识领域的渗透，越来越多的人将了解自身免疫性疾病究竟是什么，以及他们是否也是自身免疫性疾病患者。

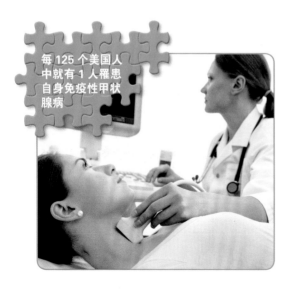

每 125 个美国人中就有 1 人罹患自身免疫性甲状腺病

原始饮食对你来说是正确的选择吗？

数以千计的人已经从原始饮食中获益，你也可以。如果你患有第 6—7 页提及的任何疾病，那么原始饮食绝对适合你。本书中的饮食和生活方式建议旨在减少炎症反应、帮助免疫系统恢复正常功能并促进疾病治愈。根据你的具体病情，你可以从本书中获益良多，从阻止疾病的进展到大大减轻症状，甚至使你的疾病完全缓解——一切都在不使用药物的情况下。

实施原始饮食对于那些认为自己可能处于自身免疫性疾病的早期阶段或者有患自身免疫性疾病风险的人来说也是一个好主意。但这本书不只是写给患有自身免疫性疾病的患者——

本书写给所有想要让自己更健康的人，因为这种饮食只由那些营养密度非常高且能抵抗炎症反应的食物构成——这些食物富于宏量营养素和微量营养素，能够让身体保持健康。

如果你患有疾病但其与自身免疫无关，你也能从本书中得到许多帮助：原始饮食可以明显降低患心血管疾病风险、治疗 2 型糖尿病，并改善哮喘、过敏和其他免疫（但不是自身免疫）相关的健康问题。重要的是，原始饮食及其基本框架是预防慢性疾病的绝佳方案——即使你没有自身免疫性疾病或者相关患病风险！

在我们逐渐对自身免疫性疾病的根源取得新的理解之时，饮食和生活方式因素的重要性越来越让人注意。本书是第一本通过饮食和生活方式控制自身免疫性疾病的完整指南。我真希望 10 年前我被诊断患有自身免疫性疾病的时候，我的医生能给我推荐这本书。现在，我希望这本书可以改变你控制疾病的方式，并能帮助你树立起对未来的信心。

所以，你准备好了吗?

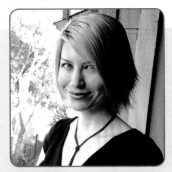

克里斯蒂娜·林恩·法因德尔的见证

"

从 12 岁起，我就出现了关节疼痛、偏头痛、胸痛、消化不良、躁狂、抑郁、失眠和神经病变等症状。每隔几个月我就要接受各种检查，被医生们用各种仪器戳来戳去，但直到最后，我看过的四位医生没有一个能弄明白我哪里出了问题。当听到他们的集体意见是我的症状都是我自己臆想出来的时候，我想，或许我长大了就没事了。

但我并没有。在我 22 岁的时候，我的偏头痛已经严重到让我无法上班。在大部分的日子里，我都希望我死了。但我的医生认为我的身体非常健康：我规律锻炼，只吃天然素食，睡眠充足并且懂得管理压力。但为什么我不觉得自己是健康的?

到目前为止，我看过的所有的医生都没有提到过乳糜泻或桥本甲状腺炎，尽管我对两者的检验结果都呈阳性。我不得不自己钻研，并根据我自己的研究，我自己要求进行这些检验，而我的医生仍坚持我没有一点毛病。遗憾的是，这是我们自身免疫性疾病患者经常遇到的问题，我们都想得到这个问题的答案："如果我们的医生甚至都不能诊断我们的疾病，我们到底要如何治疗它?"

答案是——我学会了依靠真正的专家：其他病友。我想感谢莎拉以及和她一样热心的病友。他们在网络上分享了他们的故事、他们取得的成功和遭遇的挫折。我过去从不相信改变饮食能够改变我的生活，但我想我也没什么可损失的了。

于是我逐渐从纯素饮食过渡到自身免疫饮食方案。

在几个月之内，我所有的症状消失了。我了解到我的偏头痛和情绪波动是由谷物引起的，而不仅仅是麸质。把豆类、坚果和茄子从我的食谱中划掉后，我的消化能力得到了改善。限制水果和糖分的摄入让我得以控制胸痛和神经病变症状。同时，维持全职工作、家庭生活和社会生活对我来说终于不再像参加奥运会那样充满压力。事实上，自高中毕业以来，这是我第一次真正开始享受生活。我认识到，我吃进身体里的东西决定了我身体感觉的好坏，而坚持原始饮食则是摆脱糟糕感受的最佳解药。我很感激尝试了原始饮食。

"

克里斯蒂娜·林恩·法因德尔是"重新开始"（acleanplate.com）的博主

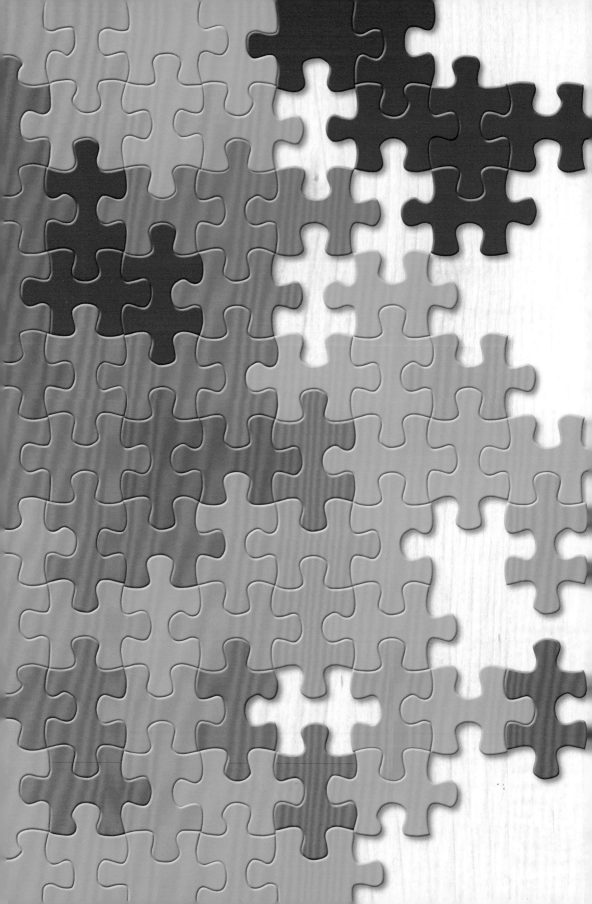

第一部分
起因

自身免疫性疾病的起因

自身免疫性疾病的发生是基因与环境之间相互作用的结果——是诸多影响因素导致免疫系统无法区分自己人（属于你的部分）与入侵者（不属于你的部分）的最糟状况。其中的遗传触发因素十分复杂。与许多遗传性疾病（由单基因或少数基因突变直接导致发病）不同，在自身免疫性疾病中，各种不同的基因共同作用，增加了疾病的易感性。不幸的是，只有少部分此类基因明确与自身免疫性疾病有关。

环境触发因素同样复杂，包括但不限于以下因素：暴露于化学品、污染物和毒素中，细菌、病毒、真菌和寄生虫感染（无论是过去发生还是正在进行的），压力（慢性和急性），激素（无论是自身分泌还是外源药物摄入），饮食（包括食物过敏以及饮食对肠道健康和免疫系统的影响），微量营养素缺乏，药物，体重增加，母体内胎儿血细胞的存在，紫外线（UVB）辐射。虽然大多数引发自身免疫性疾病的环境因素难以捉摸，但有一些相关的特定环境因素是已知的。例如，乳糜泻是因摄入麸质而引发，接触化学溶剂可能引起全身多发性硬化，吸烟可能加速类风湿关节炎的发展。

尽管饮食与一般意义上的自身免疫性疾病之间还未建立明确的因果关系，但越来越多的证据证实自身免疫性疾病（和许多非自身免疫性疾病）与麸质敏感相关。虽然此类研究还处于初期，但一些医生和研究人员甚至开始认为，麸质敏感可能与每一种自身免疫性疾病都有关。此外，肠道通透性增加（也称为肠漏症，我们稍后将详细介绍）是每一种自身免疫性疾病患者的共同症状，而所有检查结果都显示麸质会增加肠道通透性。

环境因素可以大致分为易于控制的因素（如饮食、睡眠和压力）和难以控制或无法控制的因素（如前文中提到的感染和某些类型的化学制品接触）。你不可能改变你的基因或者感染史，但你可以改变你的食物：你可以消除自身免疫性疾病的触发因素中与饮食和生活方式有关的部分，并借此缓解病情。为了能够表述得更清楚，我会将饮食和生活方式与所有其他环境因素分开讨论。

> 医生对他们开的药所知甚少，对于药物将进入的人体更不了解，他们对疾病一无所知。
>
> ——伏尔泰

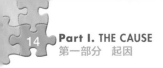

关于蛋白质、抗体和免疫系统的初步介绍

所有自身免疫性疾病都是源自免疫系统的背叛。本应保护我们免受外来刺激和病原体入侵的免疫系统把攻击目标转向我们体内正常的细胞和组织，将这些我们体内的基本组成部分当作病毒、细菌或者寄生虫来对待。这种误判的根源来自自身抗体。抗体是免疫系统的重要组成部分，它们的工作是识别外来细胞中的特定蛋白质，比如细菌、病毒和寄生虫细胞膜中的蛋白质。通过与这些入侵者的蛋白质结合的方式，抗体向免疫细胞（如白细胞）发出信号：这些是要攻击的目标。但是对于自身免疫性疾病，身体错误地产生了一些抗体。这些抗体不仅没有将外来蛋白质作为攻击靶标，反而把矛头转向了机体自身的蛋白质（即自身抗体）。这种错误的识别被称为交叉反应或分子拟态。自身抗体的形成是自身免疫性疾病发生发展的第一个关键步骤。

遗传决定了免疫系统意外产生自身抗体的可能性，但环境触发因素却能使其真正地发生。只携带几种自身免疫性疾病易感基因的人可能需要暴露在大量或者多种环境触发因素之中才可能形成自身抗体。而携带了数目众多的自身免疫性疾病易感基因的人，可能只需要很少的环境触发因素就可以打破平衡，让生成的抗体走入错误的方向。

但身体产生自身抗体并不一定意味着会发展出自身免疫性疾病。自身免疫性疾病的发生需要如下条件。

1. **自身抗体的形成。**
2. **身体中清除产生自身抗体细胞的备用机制失灵。**
3. **免疫系统被激发从而做出攻击行为。**
4. **细胞和组织受到了足够的伤害以让症状显现出来。**

环境和遗传因素共同决定了免疫系统攻击的剧烈程度。这就是控制环境触发因素为何如此重要：即使你的身体已经开始制造自身抗体，去除生活中的环境触发因素也能让免疫系统免于得到错误的刺激而火力全开。

了解免疫系统是如何学会攻击我们自己的身体非常重要；因为只有如此，我们才能明白为什么改变饮食和生活方式可以帮助控制自身免疫性疾病的病情。但在这之前，先让我们花点时间了解与自身免疫性疾病相关的一些基本知识吧。

我得事先提醒你，接下来的科学解释将变得相当密集，但这将有助于你了解第二章和第三章中讨论的内容。话是这么说，但如果你只想跳读每章后的小节直到第五章，我也不会为此伤心的。

蛋白质的结构不同，功能就不同

蛋白质是生命的基石，由氨基酸（蛋白质的基本结构单元）组成的长链构成。虽然有大约500种不同的氨基酸已经在各种生命形式中被发现，但人体内构建蛋白质时只使用到了其中的20种氨基酸。另有3种氨基酸可以在蛋白质构建完成后被整合到蛋白质中。氨基酸以各种不同的组合被组织架构在一起，肽链长度从20到2000多不等。可以想象，将20种不同的氨基酸组织架构在一起的组合非常多。

就是这20种简单的元件构建出了你体内所有的蛋白质，从器官的细胞组成成分到在你血液中循环的激素都包括在内。

可以将蛋白质想象成由各种氨基酸连接（它们可能具有不同的尺寸、形状或颜色）组成的或长或短的立方体。蛋白质是通过专门的细胞器（可以将其视为蛋白质工厂）在身体的每个细胞中制造的。它们根据DNA中的"配方"

连接氨基酸。蛋白质被制造出来以后，可以在需要的时候被修改（这被称为转译后修饰；见第16页），然后被运输到细胞内部或外部发挥作用。

氨基酸的具体序列决定了被合成的蛋白质种类。这种顺序被称为蛋白质的一级结构。

蛋白质链中不同氨基酸之间的连接结合略有差异。想象一下，三角形链接和圆形链接可

氨基酸分子结构

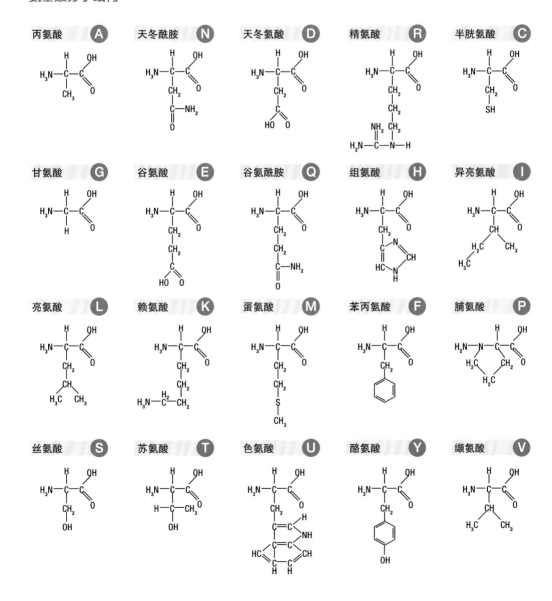

从氨基酸到蛋白质

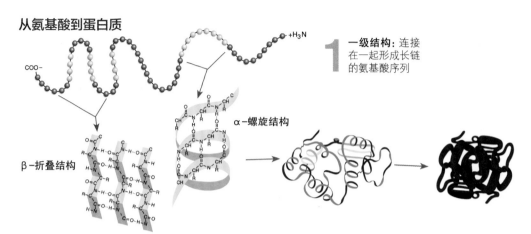

1 一级结构：连接在一起形成长链的氨基酸序列

α-螺旋结构

β-折叠结构

2 二级结构：氨基酸分子间形成的氢键使氨基酸长链发生部分折叠，形成的 α-螺旋结构和 β-折叠结构

3 三级结构：通过氨基酸长链中各部分间不同的化学键维持稳定的三维结构

4 四级结构：由一条以上氨基酸长链组成的蛋白质

什么是转译后修饰？

　　蛋白质被合成后（合成是由细胞中的蛋白质工厂执行），还可以通过各种方式（通常是通过酶）进行修改以改变蛋白质的功能。这些改变称为转译后修饰，意思是这些改变是针对已经合成的蛋白质的。转译后修饰的例子如下。

- 糖基化：将糖基添加到蛋白质上。
- 磷酸化：向某些氨基酸（酪氨酸、丝氨酸或苏氨酸）添加磷酸基团，这可能会使蛋白质被激活或失活（类似于开关）。
- 多肽链切割：一些蛋白质必须在被分成几个部分后才能发挥作用。例如，胰岛素就是其中一例，一开始被合成出来的是较长的胰岛素原。胰岛素原被切割后变成两种蛋白质：胰岛素和 C 肽。这种机制能让胰岛素水平得到更好的控制，因为身体可以选择合成胰岛素原但不激活它，直到其被切割为止。所以可以说，胰岛素可以被制造、储存（作为胰

岛素原存储），但直到你真正需要它时（当你的血糖水平上升时）才被激活。另一个例子是抗体，它们都由 4 条多肽链组成。
- 甲基化：向某些氨基酸（赖氨酸或精氨酸）中加入甲基，这可能会使蛋白质激活或失活，并影响其结合受体或底物的能力（另一种形式的开关）。
- 金属络合：某些蛋白质必须与金属离子（如铁、锌和硒）形成络合物才能起作用。

　　这些过程的最终产物都是有完全功能的蛋白质，这些蛋白质之后就会被分派到需要它们的地方，无论是在细胞内或细胞外。

能如何组合在一起，或者两个方形链接可能如何组合在一起。因此，氨基酸链具有自然的扭结和折叠；扭结和折叠的方式取决于连接的顺序。扭结或折叠的类型能告诉你正看到的是蛋白质的二级结构还是三级结构。二级结构是蛋白质内最小的常规重复结构。氨基酸中的某些

序列会让蛋白质长链形成螺旋，而其他序列会形成平板结构。这些基本结构被称为蛋白质的二级结构。三级结构是在二级结构上形成更大扭结和折叠所构成的复杂结构。二级结构和三级结构都是一级结构——特定氨基酸序列的直接结果。氨基酸之间的精准的连接决定了蛋白

质折叠的方式。

还有一个四级结构，它是指（相同或不同种类的）几个蛋白质链结合在一起的情况。这样的连结对某些蛋白质发挥正常功能是必需的。一些蛋白质由被称为肽或多肽的短小蛋白质组成，而肽或多肽本身不是完整的蛋白质。它们更像蛋白质片段，但当它们结合在一起时，它们可以形成完整的蛋白质。

最终形成的蛋白质形状或者"蛋白质结构"，让蛋白质得以在体内发挥其应有的作用。

抗体是一种能识别特定抗原的蛋白质

抗体是一种在学术上被称为免疫球蛋白的蛋白质。它们的工作是识别其他蛋白质中的氨基酸序列。通过与其他蛋白质的部分结构结合，

抗体往往可以使外来的蛋白质失活。最重要的是，当抗体与蛋白质结合时，它向免疫系统发出信号，让系统明白这些是必须被攻击的外来蛋白质。同时，与其他蛋白质一样，抗体的结构决定着它们的功能。

抗体由 4 条多肽链组成（多肽是氨基酸短链，并不是完整的蛋白质）：两条较长的多肽称为重链，两条较短的称为轻链。这些多肽形成"Y"型分子。"Y"字的每个顶端区域是抗原结合位点，能与外来蛋白质（即抗原）的特定氨基酸序列（称为抗原决定簇）结合。你可以将抗体的"Y"字的顶端区域视为两个相同的锁，而外来蛋白质上的氨基酸序列便是能插入任意一个锁的钥匙。

根据重链多肽链的类型，一共有 5 种类型的抗体，分别是：IgA、IgD、IgE、IgG 和 IgM 抗体（见第 28 页）。抗体的类型决定了其与抗

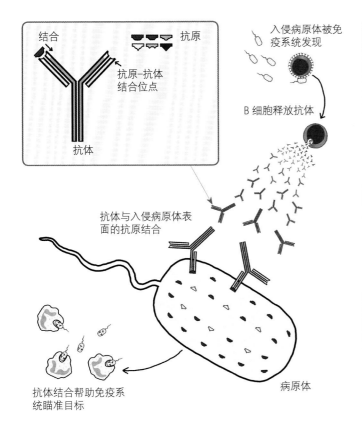

结合

抗原

抗原-抗体结合位点

抗体

入侵病原体被免疫系统发现

B 细胞释放抗体

抗体与入侵病原体表面的抗原结合

抗体结合帮助免疫系统瞄准目标

病原体

必需氨基酸是什么?

在构建人体的数千种不同的蛋白质的 20 种氨基酸中，有 8 种是必需氨基酸。另外 12 种因为可在体内由其他氨基酸的协助而合成，因此被称为"非必需氨基酸"。

"非必需"这个词可能具有欺骗迷惑性：这是指这种类型的氨基酸不需要通过饮食摄入，并不是说它们对机体正常运行不那么重要。如我将在本书后面要讨论的，即使非必需氨基酸能够在人体内被合成，但合成过程往往也是缺乏效率的，而这可能会造成问题，特别是当饮食中的蛋白质不够多样和丰富的时候。

是抗体还是自身抗体?

自身抗体是与你自身体内的蛋白质上的抗原决定簇(即特定的氨基酸序列)结合的抗体。自身抗体也称为自身靶向抗体。所有5种类型的抗体都可能成为自身抗体。

原结合的机制(进而摧毁带有此抗原的入侵微生物)。在讨论免疫系统的章节之后,我将会在本书的后面详细讲述抗体的类型。

制造抗体以及通过让抗体与外来入侵蛋白质结合来破坏这些入侵者都是免疫系统的工作。当抗体与抗原(外来蛋白)结合时,它对免疫系统说:"这里有些东西不应该在这里。"即使抗体仅仅与外来蛋白质的一小部分结合,入侵者的整个生物体都会被标记为外来入侵者。免疫系统在处理这些入侵者方面是非常强效的,它可以通过很多方式做到这一点。了解免疫系统如何运作对于了解自身免疫性疾病出现的原因非常重要,所以就让我们更深入地探讨人类生理学和免疫系统吧。

免疫系统(以及抗体如何在其中发挥作用)

免疫系统是你身体的防御系统,由各种细胞、抗体、蛋白质和化学物质组成,彼此协同合作,就像军事防御系统由步兵、骑兵、海军、空军、专门武器系统、核潜艇、隐形轰炸机、无人驾驶飞机等武装力量组成一样,在必要时集结起来上场杀敌。免疫系统可分为两个互补但不相同的防御系统。

1. 先天免疫系统(也称为非特异性免疫系统)。
2. 适应性免疫系统(也称为特异性或获得性免疫系统)。

免疫系统本应攻击谁?

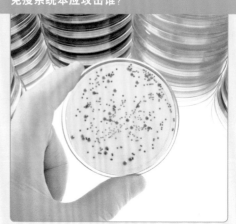

答案:所有不属于我们身体的东西。它可能是外来生物体,像病毒、细菌、真菌或者寄生虫。这些统称为病原体(外来的致病生物体)。攻击目标也可能是被外来生物体感染的自身细胞(病原体感染的细胞),也可能是其他外来物质:毒素、细菌碎片、细胞碎片、蛋白质碎片甚至是尘埃之类的物体(想想你的手指扎进了一根木刺的时候皮肤是如何红肿发炎乃至出现脓肿的)。

先天免疫系统

你可能很熟悉这个术语:炎症反应。从擦伤的伤口周围发炎的皮肤、脚踝扭伤引起的肿胀、花粉症引起的流鼻涕,到最终可能导致心脏病发作的动脉粥样硬化——这些都是炎症反应的结果。炎症反应实际上是描述先天免疫系统行为的概括性的术语,包括了多种细胞以及许多特定的蛋白质的活动,它们一起形成了机体抵抗感染的第一道防线,对伤口愈合也至关重要。

先天免疫系统会被两种类型的细胞——巨噬细胞和未成熟的树突状细胞(二者均属于抗原呈递细胞;见第20页)激发;这两种细胞都存在于身体的任何组织中。这些细胞是身体的哨兵,当外来生物体(或其他外来物质)越过了身体的防线时,它们就会迅速做出反应。这些细胞在屏障组织中特别重要——屏障组织负责将身体内部与外部环境隔离开来，如皮肤、肠道、鼻腔黏膜或肺脏黏膜。当病原体突破防线时，巨噬细胞和未成熟树突状细胞可以通过其细胞膜上的特异性受体（病原体识别受体，其包括 Toll 样受体）将其鉴别出来。一旦在感染部位（或炎症反应活跃部位）被激活，这些细胞就会产生一种专门的化学信使，即细胞因子。

什么是细胞因子？

细胞因子是一类由免疫细胞经刺激而合成、释放的具有广泛生物学活性的小分子蛋白质。它们能作为先天免疫系统和适应性免疫系统细胞之间的信使。不同的细胞因子具有不同的作用。有些可激活免疫细胞（不同的细胞因子激活不同的细胞）。有些能够通过使免疫系统的细胞失活来调节炎症反应和免疫系统。除了作为信使，细胞因子还可以直接影响外来入侵者。一些细胞因子对病毒、细菌、真菌或寄生虫有特别的杀伤力，是构成身体防御系统的武器。还有一些细胞因子被用来破坏人体内被感染的细胞或肿瘤细胞。

对一些病原体来说，细胞因子本身就是有杀伤性的。但更重要的是，它们会吸引其他巨噬细胞、树突状细胞以及来自血液和淋巴的白细胞前来以帮助消灭病原体（此过程被称为招募）。最快做出反应的白细胞是粒细胞（叫作粒细胞是因为它们含有颗粒状的结构），特别是中性粒细胞。

细胞因子也会激活被招募的炎症细胞。被激活的炎症细胞产生更多的细胞因子从而使炎症持续。除此之外，它们

也会进行另一项重要的工作：这些炎症细胞非常善于通过吞噬作用（往往由巨噬细胞和树突状细胞发动，加上从血液中招募的粒细胞）"吃"掉异物和其他受损的细胞。这些细胞（任何具有吞噬能力的细胞）都被称为吞噬细胞。特别是粒细胞，一旦被激活，它将一直持续吞噬直到死亡（脓液中主要就是死亡的中性粒细胞）。这样一来，先天免疫系统就可以形成一道物理化学屏障，将损伤或感染部位与身体其他部位隔离开来。

先天免疫系统的另一部分被称作补体系统。这是一组在血液中循环的特殊蛋白质（称为补体蛋白质），它们可以快速到达异物入侵部位和被损伤的部位，并与抗原发生反应。当它们被激活时，这些补体蛋白质可以招募炎症细胞到该区域，并附着在外来蛋白质或微生物上作为标记，以便让炎症细胞吞噬它们。补体蛋白质也可以直接杀死某些类型的入侵微生物。顾名思义，这些补体蛋白质能与先天免疫系统的其他成员互补，因此，才获得了这个有些奇怪的名字。补体系统十分重要，因为它帮助非特异性先天免疫系统集中火力，并最大限度地减少对健康细胞的伤害（尽管不像适应性免疫系统那样具有那么强的针对性）。

先天免疫系统还包括了血小板和血栓素等，它们是负责凝血的。除此之外，先天免疫系统还产生一系列可通过扩张血管（即增加其直径）来控制血流的分子。这时血管通透性也会增加（或渗漏），从而能让血浆和血液的其他液体成分从血管中渗出并进入发生炎症的组织（这就是肿胀或水肿）。

作为身体的第一道防线，先天免疫系统的动员速度非常快。然而，这种快速反应的代价就是先天免疫系统并不是特别地具有针对性。这意味着，无论先天免疫系统因为何种原因被激活，它在激活后的表现都几乎没有区别。而且更重要的是，先天免疫系统通常不能区分外

来入侵者、需要清理的受损细胞以及健康细胞（例如那些受伤或感染部位周边的细胞），除非有补体蛋白质的靶向标记。

由于先天免疫系统是非特异性的，健康组织常常在交火中被误伤，例如吞噬细胞或细胞因子会损伤到恰巧在附近的健康细胞。因为炎症反应是愈合过程中不可缺少的一部分并且大多数时候程度并不严重，所以当涉及小伤口的时候，交火时的误伤不是非常严重。但在长期处于压力、慢性感染、激素水平失衡或者食谱中致炎食物过多时，身体终日都会收到引发炎症反应的信号。这时候，炎症反应可能由局部发展至全身（也可以说是系统性或者普遍性的）。并且，尽管这时候的炎症反应更加分散，但它会持续不断地对整个身体造成伤害（第二章中的重要概念）。

先天免疫系统的反应很迅速，甚至有些时候它可以独自处理全部工作（比如皮肤从擦伤到愈合的全部过程）。在这种情形下，用于招募炎症细胞的细胞因子逐渐变少，从而通过让巨噬细胞和树突状细胞失活来消除炎症反应。当先天免疫系统不足以应付感染或损伤时，适应性免疫系统才加入进来。当炎症细胞被招募到发炎或受伤的地方时，它们通过"抗原呈递"激活了适应性免疫系统（见下文）。适应性免疫系统开始接管局面，它会用一群更复杂多样的细胞和蛋白质，去组织一场更有针对性的、更加协调的进攻以击败入侵者。

抗原呈递

当炎症细胞（特别是巨噬细胞或树突状细胞）吃掉外来入侵者时，来自入侵者的一小片蛋白质片段会留在炎症细胞的细胞膜表面。该蛋白质片段与嵌入细胞表面的、被称为主要组织相容性复合物（MHC）的特殊蛋白结合。MHC的工作主要任务就是将所吞噬的、来自外来入侵者的抗原呈递给适应性免疫系统。（"嘿，看看我发现了什么！"）当这种炎症细胞遇到一类称为辅助性T细胞的白细胞时（炎症细胞移动到邻近的淋巴结，或者由细胞因子或补体蛋白招募淋巴细胞到感染的地方），辅助性T细胞就会识别出存在于MHC中的抗原；然后辅助性T细胞就会被激活。一旦被激活，辅助性T细胞将开始分裂并产生会激活B细胞、其他类型T细胞以及其他类型免疫细胞的蛋白质。

巨噬细胞"吞食"病原体

MHC中，巨噬细胞表面上的抗原与B细胞、T细胞上的受体结合

抗原被处理并呈递在MHC上

巨噬细胞将抗原"呈递"给B细胞和辅助性T细胞

细胞因子激活其他T细胞、B细胞和炎症细胞

B细胞分裂成浆细胞和记忆B细胞

细胞因子

浆细胞产生针对病原体的抗体

记忆B细胞记住抗原

每个细胞都含有嵌入细胞膜中的MHC蛋白，能让细胞展示来自细胞内部的蛋白质片段，包括正常蛋白质的片段和入侵微生物的片段（如果有入侵者的话）。每个细胞都会不断展示这些片段，以帮助免疫系统侦察体内是否有受感染的细胞：就像是细胞在被感染后摇着小红旗示警一样。

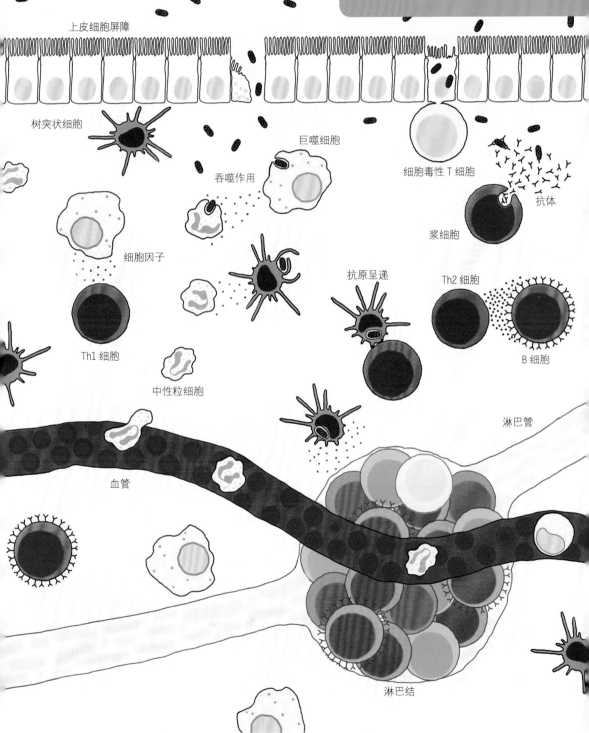

病原体

上皮细胞屏障

树突状细胞

巨噬细胞

吞噬作用

细胞毒性 T 细胞

抗体

浆细胞

细胞因子

抗原呈递

Th2 细胞

Th1 细胞

B 细胞

中性粒细胞

淋巴管

血管

淋巴结

免疫系统

组成部分		功能
物理屏障		皮肤、肠道、肺脏、唾液等都在为身体内部和外部之间提供物理屏障；这个屏障是病原体很难穿过的
吞噬细胞		吞噬和破坏病原体的细胞
巨噬细胞		作为哨兵存在于身体的结缔组织和器官中。这些"吞食"细胞产生各种细胞因子从而杀死病原体、刺激其他吞噬细胞并激活 T 细胞和 B 细胞。巨噬细胞也负责将抗原呈递给 T 细胞和 B 细胞
树突状细胞		位于身体的屏障组织中，担任哨兵的角色。这些"吞食"细胞产生各种细胞因子从而杀死病原体、刺激其他吞噬细胞并激活 T 细胞和 B 细胞。树突状细胞也负责将抗原呈递给 T 细胞和 B 细胞
单核细胞		可以分裂并成熟为其他类型的免疫细胞，能被招募到感染部位用来替补巨噬细胞和树突状细胞
粒细胞（中性粒细胞、嗜酸性粒细胞和嗜碱性粒细胞）		那些被招募到感染部位的具有较强"吞食"能力的白细胞。它们可以迅速包住表面有抗体的细胞，并分泌能杀死病原体、激活巨噬细胞和树突状细胞的细胞因子。嗜酸性粒细胞还具有向 T 细胞和 B 细胞呈递抗原的能力
肥大细胞		位于围绕血管和神经的大多数组织中。当被激活时，它们会释放组胺（过敏反应的关键组分）、抗凝血剂肝素和细胞因子，这些物质会引起肿胀并吸引更多的吞噬细胞
自然杀伤细胞		被招募到感染部位，专门破坏被病毒感染的细胞的白细胞。自然杀伤细胞与细胞毒性 T 细胞相似，但它们的反应更快。与记忆 T 细胞和记忆 B 细胞相似，它们还在适应性免疫系统中帮助维持免疫记忆
补体蛋白质		包括肝脏产生的在血液中循环的 25 种蛋白质。当被激活时，补体蛋白质与病原体的表面结合，有时可以直接杀死病原体，也可以吸引巨噬细胞和中性粒细胞，并促进这些"吞食"细胞吞噬（吞噬病原体）
细胞因子		作为免疫系统细胞之间信使的种类多样的化学物质的统称。一些细胞因子可以直接杀死病原体
B 细胞		在骨髓中产生，通过血液和淋巴管在整个身体中循环的淋巴细胞。这些细胞会搜寻与其抗体/受体相匹配的抗原。当 B 细胞被激活时，它们迅速分裂，产生许多浆细胞和一些记忆 B 细胞
浆细胞		作为生产抗体的工厂，它们将数千种抗体释放到血液或结缔组织中
记忆 B 细胞		巡视身体，以便在发现相同病原体的感染后能更快地响应
抗体		由浆细胞分泌。抗体结合抗原，可以直接灭活病原体，刺激补体蛋白质的释放，并激活吞噬细胞、肥大细胞和自然杀伤细胞

细胞免疫　　体液免疫

先天免疫系统　　适应性免疫系统

组成部分	功能
T 细胞	在骨髓中产生并在胸腺中成熟的淋巴细胞，通过血液和淋巴管在整个身体中循环，搜寻与其受体相匹配的抗原。T 细胞可根据细胞膜上带有的 CD4 或 CD8 蛋白质被大致分为两类。T 细胞都是初始 T 细胞，直到它们被细胞因子激活或与受体结合（与受体结合，初始 T 细胞将分化成下面的亚型之一）
细胞毒性 T 细胞	专门攻击被病毒和某些细菌感染的身体细胞的 CD8+T 细胞。细胞毒性 T 细胞释放一种被称为细胞毒素的化学物质，使被感染的细胞死于细胞自杀（该过程称为细胞凋亡）
辅助性 T 细胞	CD4+T 细胞是适应性免疫防御的主要驱动者和调节者。刺激初始 T 细胞的细胞因子的种类决定了将产生哪种辅助性 T 细胞
Th1 细胞	释放能招募并刺激巨噬细胞和树突状细胞的细胞因子。Th1 细胞也分泌刺激初始 CD8+T 细胞分化为细胞毒性 T 细胞的细胞因子
Th2 细胞	激活 B 细胞，使其快速分裂以产生浆细胞和记忆 B 细胞
Th3 细胞	保护肠道黏膜免受非致病性抗原的影响（除病毒、细菌、真菌和寄生虫以外的异物）。Th3 细胞可通过抑制 Th1 和 Th2 细胞来调节免疫反应
Th9 细胞	与 Th2 细胞相似，Th9 细胞激活 B 细胞
Th17 细胞	与 Th1 细胞相似，Th17 细胞激发炎症细胞
Th22 细胞	与 Th1 细胞相似，Th22 细胞激发炎症细胞
Tr1 细胞	控制记忆 T 细胞的活化，并抑制 Th1 和 Th2 介导的对病原体、肿瘤和自身细胞的免疫应答
Tfh 细胞	调节记忆 B 细胞和记忆 T 细胞的生成
调节性 T 细胞	抑制免疫和炎症细胞的活性，以在免疫反应快要结束时终止 T 细胞的免疫介导。调节性 T 细胞还抑制树突状细胞的活化，并抑制任何识别自身（即产生自身抗体）的 T 细胞的活性，因为这些识别自身的 T 细胞具有攻击体内健康细胞的能力
记忆 T 细胞	与记忆 B 细胞相似，但具有更长的生命周期。记忆 T 细胞能够记忆之前的感染，以在之后感染同一病原体的情况下加快免疫反应

细胞免疫

适应性免疫系统

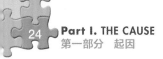

适应性免疫系统

与先天免疫系统不同，适应性免疫系统对入侵生物体的处理更具特异性。不仅如此，它还记住了入侵者（这被称为免疫记忆），从而让免疫系统对后续感染的反应更加强烈和迅速。适应性免疫系统解释了疫苗为什么能保护我们免受感染，以及为什么我们只会得一次水痘。适应性免疫系统负责识别敌人，并对身体中正常健康细胞和外来蛋白质的抗原进行区分。适应性免疫系统还可以修改反应的方式，以强效的方式清除特定病原体或被病原体感染的细胞。

适应性免疫系统是自身免疫性疾病中免疫系统攻击身体的罪魁祸首；因此，它更值得我们深入研究。适应性免疫系统包括两种反应方式：体液免疫和细胞免疫。

体液免疫。 这种免疫形式由被称为 B 细胞或 B 淋巴细胞的白细胞主导。B 细胞在骨髓中形成，并且根据需要被释放到血液和淋巴系统中。B 细胞可以针对不同外来入侵者产生特定的抗体，使得适应性免疫系统具有特异性。每个 B 细胞的细胞膜中都包含一种特异性受体（称为 B 细胞受体）。身体每天会产生数百万种不同的 B 细胞，每种 B 细胞识别不同的抗原。当 B 细胞在体内（通过血液和淋巴系统）循环的时候，它会搜索与其特异性受体相匹配的抗原。如果它发现和它相匹配的抗原，它会与其结合，并在细胞内部引发警报信号。这时候，B 细胞需要由辅助性 T 细胞产生的蛋白质（细胞因子）才能完全活化。一旦完全活化，B 细胞开始复制（由此产生越来越多的具有该特异性抗原受体的 B 细胞）。在这一过程中，两种新型的 B 细胞产生了：浆细胞（会分泌大量抗体进入体内从而促进免疫攻击）和记忆 B 细胞（负责侦测身体曾受过的感染）。大多数新产生的 B 细胞是浆细胞，其产生抗体和释放抗体的速率都相当惊人，每秒能释放数万个抗体。

当由浆细胞释放的抗体与其抗原结合时，它们会向"吞食"细胞（吞噬细胞）和先天免疫系统中的补体蛋白质发出信号："现在有活干！"当先天免疫系统和适应性免疫系统如此联合时，恢复往往快速有效。

细胞免疫。 这种类型的免疫是由被称为 T 细胞或 T 淋巴细胞的白细胞介导。这些细胞也在骨髓中形成，并且在未成熟时就被释放到血液中。T 细胞进入胸腺，并在腺体内发育成熟（这就是 T 细胞名字的来源；见第 29 页）。一旦 T 细胞在胸腺中成熟，它们会通过血液和淋巴系统到达身体的其他位置。胸腺主要将两类 T 细胞释放到体内，这两类 T 细胞的区别在于细胞膜中嵌入的两种不同的糖蛋白（附着有糖基的蛋白质）。这些糖蛋白被称为 CD4 和 CD8（CD 代表"分化抗原簇"，这一名称起源于 CD4 和 CD8 的真正功能被了解之前，现在仅用于区分这两种主要类型的 T 细胞）。CD4 和 CD8 作为T 细胞受体（类似于抗体但特异性较差，因此可以结合好几种不同的抗原）的辅助受体，与 T 细胞受体一起识别外来入侵者。

要注意的是，T 细胞有许多不同的类型，我们可以根据它们在细胞膜中是否具有 CD4 或 CD8（并且有时候两者皆无）来对它们进行分类。

T 细胞受体不同于 B 细胞受体（后者的功能完全像抗体）。T 细胞识别已经在细胞内被部分降解的蛋白质片段。细胞一直在其内部回收着蛋白质——无论是属于健康细胞的正常蛋白质，还是来自于入侵微生物（比如病毒）的蛋白质。然后这些蛋白质的片段被带到细胞表面，与名为"主要组织相容性复合体"（MHC）的蛋白质结合。如果被病毒或细菌感染，那么细胞就用这种机制来"摇小红旗"。

一旦被感染，大多数 T 细胞就能够呈递抗原并激活适应性免疫系统（与巨噬细胞和树突状细胞不同，后者在"吃掉"外来入侵者之后才会将其抗原呈递给适应性免疫系统）。如果细胞是健康的，被呈递的只有正常蛋白质的蛋白质片段（并且T细胞受体将不会与此蛋白质结合而活化T细胞）。如果细胞被感染了，被呈递的是外来蛋白质片段（混合着一些属于细胞的正常蛋白质）。当T细胞受体与外来蛋白结合时，T细胞就会被激活——就像开关已被打开，细胞知道它需要开始工作了。接下来会发生什么取决于哪种类型的T细胞被活化。

T细胞要么是CD4阳性（CD4+），要么是CD8阳性（CD8+）的。当T细胞离开胸腺时，可以根据它们是否是CD4+或CD8+进行分类，但不能进行"彻底区分"，因为它们尚未完全成熟为特定亚型。每个CD4+和CD8+的T细胞都有能力成为几种不同类型的成熟（即完全分化）T细胞中的任何一种。当T细胞通过受体结合（这意味着它在MHC中发现外源蛋白）或者被细胞因子（由其他炎症和免疫细胞分泌的炎症化学信使）激活时，成熟（分化）的最后阶段就开始了。这就像要从学校毕业、准备进入社会工作的人：她有资格做的工作有很多，所以她申请了各种职位。在经过面试，拿到了录用通知，并且选择了方向之后，她仍然没有正式开始工作。T细胞在离开胸腺时被称为初始T淋巴细胞（就像刚毕业的求职者一样一无所知），只有在之后它们被释放到特定环境后，它才会成为一种特定类型的T细胞。

那么T细胞都有哪些不同类型，它们的主要工作又是什么？

细胞毒性T细胞是CD8+T细胞，它会攻击被病毒和细菌感染的身体细胞。细胞毒性T细胞就像哨兵，它们会永不疲倦地寻找在那些MHC蛋白质中显示了外来蛋白质片段的细胞。

细胞毒性T细胞也可以被抗原呈递细胞（如巨噬细胞、树突状细胞、B细胞和辅助性T细胞）激活。被激活后（被细胞因子开启并发现外来蛋白片段后），细胞毒性T细胞会杀死被感染的细胞（更阴险的说法是，细胞毒性T细胞通过启动细胞自杀机制来杀死被感染的细胞，这个机制就是所谓的细胞凋亡）。细胞毒性T细胞也攻击癌细胞，并参与移植排斥反应。

辅助性T细胞是一种CD4+T细胞，它们是适应性免疫防御系统的主要驱动者和主要调控者。它们并不能直接杀死被感染的细胞或者清除病原体，而是通过指导其他细胞来执行这些任务以控制免疫反应。辅助性T细胞由先天免疫系统通过抗原呈递激活（见第20页）。一旦激活，辅助性T细胞开始快速分裂并释放细胞因子（炎症反应中的化学信使）。接着，就会形成几种不同的辅助性T细胞亚型，包括Th1、Th2、Th3、Th9、Th17、Th22、Tr1和Tfh。每种亚型会分泌不同的细胞因子以促进不同类型的免疫反应。由初始CD4+细胞分化成的成熟辅助性T细胞的特定亚型是由从抗原呈递细胞那儿接收的信号决定的。

能够驱动免疫系统和产生炎症反应的重要辅助性T细胞是Th1、Th2、Th9、Th17和Th22细胞。Th1细胞招募和调节非特异性免疫细胞，如巨噬细胞，并分泌使T细胞成熟为细胞毒性T细胞的细胞因子。Th2细胞激活B细胞（然后开始快速分裂并分泌抗体）。Th9细胞与Th2细胞相似（它们被不同的细胞因子激活），并在防御寄生虫感染中扮演重要角色，但它也会促进慢性过敏性炎症反应、哮喘中的气道重塑以及自身免疫性疾病的发展。Th17细胞与Th1细胞相似（它们分泌不同的细胞因子），与炎症反应高度相关，并且会因为某些细菌和寄生虫感染而被激活。在自身免疫性疾病中往往存在着过量的活化Th17细胞，它们可能造成组织损伤。还有一些证据表明，Th17

什么是 Th1 和 Th2 主导?

我们认为，促成自身免疫性疾病发生的一个因素是辅助性 T 细胞亚型的不平衡。具体来说，某些自身免疫性疾病往往与 Th1 细胞或 Th2 细胞的过度活化（分别称为 Th1 或 Th2 主导）相关。然而这不意味着没有例外。例如，桥本甲状腺炎经常和 Th1 主导有关，但不总是与 Th1 主导有关。Th2 主导的桥本甲状腺炎同样存在。也许更重要的是，不同 T 细胞的主导地位可以快速切换以响应各种刺激（例如营养状况）。这也意味着各种微量营养素的缺陷或过剩可能导致 T 细胞亚型从 Th1 主导向 Th2 主导转变，反之亦然。

Th1 主导或者 Th2 主导对疾病的发展和治疗有何重要作用，目前尚不清楚。更多关于辅助性 T 细胞其他类型的发现显示，该系统比我们原来想象的要复杂得多。一些

替代医学人员采用特定策略（往往是草药）来刺激 Th1 细胞或者 Th2 细胞（通常是刺激血液检测数据中量较少者）来使免疫系统重新平衡（有时是有用的，因为 Th1 和 Th2 细胞的确可能互相压制）。然而 Th1 细胞和 Th2 细胞的不平衡也可能是 Th3 细胞、Tr1 细胞或者调节性 T 细胞数量不足或者没有充分发挥功能的结果。此外，这些策略也没能考虑到 Th9、Th17 和 Th22 细胞在其中所起的作用。

Th1 与 Th2 之间的平衡（实际上是 Th9、Th17 和 Th22 之间的平衡）也可以通过全身减少炎症反应、去除免疫系统诱发因素以及维持健康的 Th3 细胞、Tr1 细胞和调节性 T 细胞的产生和活性来实现。基本上，平衡可以通过遵循原始饮食的方法自然实现，不需要刺激免疫系统的草药！

细胞可能具有类似于 Th3 细胞或 Tr1 细胞的调节功能（见下文），但是对此的研究结论并不是决定性的。Th22 细胞也与 Th1 细胞相似（虽然它们分泌不同于 Th1 和 Th17 细胞的细胞因子），并且已经在研究中被证实与炎症性皮肤病有关，如银屑病、特应性湿疹和变应性接触性皮炎。

也有调节免疫反应的辅助性 T 细胞：它们的工作是帮助抑制免疫系统。Th3 细胞（也称为适应性调节性 T 细胞或诱导性调节性 T 细胞）可保护肠道（肠道黏膜或肠道黏膜屏障）免受非致病性抗原（病毒、细菌、真菌和寄生虫以外的异物）的伤害。Th3 细胞也能抑制 Th1 和 Th2 细胞，这使 Th3 细胞成为重要的免疫调节者。Tr1 细胞（也称为 1 型调节性 T 细胞）类似于 Th3 细胞（虽然它会分泌不同于 Th3 细胞的细胞因子），能控制记忆 T 细胞的活化（见下文）并抑制由 Th1 细胞和 Th2 细胞介导的针对病原体、肿瘤和"机体自身"的免疫反应等。

Tfh 细胞（也称为滤泡辅助性 T 细胞）是记忆 B 细胞和记忆 T 细胞形成中的重要调节者。记忆 T 细胞与记忆 B 细胞相似，但通常具有更长的寿命（尽管记忆 B 细胞和记忆 T 细胞的寿命根据它们"记忆"的病原体的种类不同而变化，可以是数周、数年甚至数十年）。当入侵者再次试图入侵身体时，记忆 B 细胞和记忆 T 细胞会帮助免疫系统进行更快的反应：入侵者在引发任何症状之前就会被消灭。记忆 T 细胞可以是 CD4+ 或 CD8+。

调节性 T 细胞（以前被称为抑制性 T 细胞）属于至关重要的调节适应性免疫系统的 CD4+T 细胞。这些细胞通过抑制免疫和炎症细胞的活性，从而在免疫反应快结束时关闭 T 细胞介导的免疫反应。它们的免疫调节活性可以延伸到先天免疫系统，因为调节性 T 细胞也可以抑制树突状细胞的活化。调节性 T 细胞也负责维持"免疫耐受"，也就是免疫系统选择不攻击某些抗原的特性（在怀孕期间十分重要）。除此之外，调节性 T 细胞还具有一项关

键功能，即抑制任何可能把自身细胞作为可攻击对象的 T 细胞的活性。调节性 T 细胞缺乏（或者活性下降）在自身免疫性疾病的发展过程中扮演了极为重要的角色。Th3 细胞产生的细胞因子也被认为可能在调节性 T 细胞的激活中起作用。

好吧，我知道这有点太多了。而且我发现所有这些不同的细胞类型的命名听起来像胡言乱语，但我希望第 22—23 页的表格可以帮助你将它们分清楚。我保证，如果坚持读下去的话，一切都会变得清晰易懂。

每种类型的细胞在免疫系统内都具有特定的作用，并且这些细胞之间还有复杂的相互作用。此外，实际上可能还存在尚未鉴定的免疫细胞类型。但重要的是，我们要明白除了涉及对被感染细胞和外来入侵者的识别、致炎、破坏的细胞类型之外，还有几种细胞负责在入侵者被驱逐后抑制过于活跃的免疫系统。当这些细胞不好好工作时，免疫性疾病和自身免疫性疾病就出现了。

为什么身体会产生自身抗体？自身抗体的产生过程是怎样的？

如果没有自身抗体（那些会识别我们自身细胞中蛋白质对应的氨基酸序列的抗体），自身免疫性疾病就不会存在。那么自身抗体是如何形成的呢？

你可能会意识到这样一个有趣的生物学特征：人类 DNA 和蚯蚓的 DNA 之间有 67% 的相似性。这是因为生命的基本组成具有普遍性。不同形式的生命中的某些蛋白质具有很强的共性：从人类到试图感染我们的病毒再到我们所吃的植物（当然它们之间也有很多差异，不过正是不同物种的相似之处造成了自身免疫性疾病的问题）。

抗体能识别蛋白质的一小部分，通常为 15 个氨基酸长的氨基酸序列。并且，所有的真核

生物都是用相同的 20 种氨基酸构建它们的蛋白质。真核生物是其细胞具有内部结构的生命形式，这些内部结构称为细胞器。细胞间由细胞膜分隔开来。所有动物（从人类到寄生虫）、植物和真菌（如酵母）都属于真核生物。即使 20 种氨基酸组合成独特的蛋白质的方式有几百万种，但某些序列往往会在许多蛋白质中重复出现——就像我们自己身体的蛋白质和其他物种的蛋白质。当你开始查看这些蛋白质的一小部分时，你会发现抗体可以识别的 15 个氨基酸的可能序列并不是很多。当针对一种蛋白质的抗体（例如，致病细菌细胞壁中的蛋白质的一部分）形成时，该抗体也有可能具有与另一种蛋白质结合的能力。这种情况的发生被称为分子拟态或抗体交叉反应。如果该抗体碰巧能与几种细菌中的蛋白质结合，那么我们会因此受益，因为它可以保护我们免受感染。如果该抗体能与人体中的正常蛋白质结合，那我们就倒霉了。所以从根本上来说，自身抗体的形成是一个意外。

但某些因素会增加自身抗体形成的可能性。基因是关键，环境触发也很重要（第 30 和 32 页有更详细的讨论）。某些感染很可能导致自身免疫性疾病，特别是在特定基因突变的背景下。例如，具有 HLA-B27 基因变异体（见第 32 页）的患者感染肺炎克雷伯菌（一种可能引起肺炎的细菌）将显著增加患自身免疫性疾病（强直性脊柱炎）的风险。然而，如果同一个人感染奇异变形杆菌（一种可以引起肾结石和肺炎的细菌），那么他患风湿性关节炎的风险会显著增加。另外一个非常重要的触发因素，我将在后面详细讨论（本章和第二章），那就是膳食中的麸质。虽然麸质的确是乳糜泻的触发因素，但它似乎也在大量的自身免疫性疾病的形成中起了重要作用。

在很多时候，本应该攻击外来入侵者的抗体转而攻击人体内的蛋白质只是纯粹由于坏运

抗体类别和免疫系统

抗体可以在血液或其他体液中自由循环（由浆细胞分泌），或者会结合到 B 细胞的细胞膜上。抗体有 5 种主要类型，每种抗体在免疫系统中发挥不同的功能。

✤ IgA 抗体存在于黏膜区域（即身体内部和外部之间的屏障），例如，肠道、呼吸道和泌尿生殖道。它们也见于唾液、泪液和母乳中。其主要功能是防止病原体进入循环系统。IgA 的形成由 Th3 细胞调节。

✤ IgD 抗体位于未暴露于抗原的 B 细胞（即未成熟 B 细胞）的细胞膜上，主要作为抗原受体。它们也会激活其他免疫细胞（嗜碱性粒细胞和肥大细胞）以产生细胞因子（炎症反应的化学信使）。

✤ IgE 抗体结合过敏原并引发特异性细胞（肥大细胞和嗜碱性粒细胞）释放组胺，从而引起过敏症状。它们在抵御寄生虫方面也起着重要的作用。

✤ IgG 抗体由浆细胞分泌，并提供大部分基于抗体的免疫功能。每时每刻在血液中循环的抗体中有大约 75 % 是 IgG。它们也是唯一能够穿过胎盘为胎儿提供被动免疫力的抗体。

✤ IgM 抗体在 B 细胞的细胞膜上表达，并且在体液免疫的早期阶段、还没有足够的 IgG 被分泌时，由浆细胞分泌。IgM 会与先天免疫系统互动，以引导补体蛋白质和巨噬细胞攻击与 IgM 结合的抗原。

气。但由于在不同形式的生命中，生物体内的一些蛋白质都有相似之处，对绝大部分人来说，坏运气发生的可能性非常之高。事实上，几乎每个人身上都会经常发生此类事件。那么，如果形成自身抗体是常见的正常状况，为什么有些人会得自身免疫性疾病，而有些人不会呢？

因为身体有办法确保意外形成的自身抗体不会把免疫系统的火力引向我们自身的蛋白质。其中一种方法叫作自我选择。身体会破坏那些会识别自身蛋白质的 T 细胞和 B 细胞。自我选择发生在胸腺和骨髓中，我们之后会讨论。另一种方法称为抑制。调节性 T 细胞、Th3 细胞和 Tr1 细胞会抑制自身抗体的产生和作用——如果这些会产生自身抗体的细胞侥幸逃脱了自我选择的话。然而，在自身免疫性疾病中，这两种方法都失灵了。现在我们还不完全清楚为什么会发生这种情况。有一种可能是，具有自身免疫性疾病遗传易感性的患者意外地产生太多的自身抗体，使得身体无法处理。也可能是具有自身免疫性疾病易感性的患者往往也会有很多炎症反应，免疫系统已经疲于奔命，导致无法执行清除自身抗体这项重要任务。胸腺和骨髓可能无法很好地防止会攻击自身的 B 细胞和 T 细胞（通过"自我选择"）被释放。那些具有发生自身免疫性疾病倾向的人可能无法制造足够多的调节性 T 细胞和 Th3、Tr1 细胞来抑制免疫细胞的活性。当然，触发因素的强弱也是一个重要的因素。

因此，重要的不是为什么身体会制造自身抗体，而是这些自身抗体为什么可以发挥作用。一旦一个人患上了一种自身免疫性疾病，发生第二种甚至第三种自身免疫性疾病的概率就急剧升高。一旦免疫系统开始攻击人体内的一种细胞，学会去攻击下一种就不再困难。一旦系统崩溃到免疫系统无法区分自身细胞和入侵者的地步，所有产生的抗体都可能是自身抗体。这时候，任何饮食、感染或其他环境触发因素都可能导致新的自身抗体形成。

抑制自身抗体的正常过程：胸腺和骨髓

所有的 T 细胞都来源于骨髓中的特异性干细胞。它们被释放到血液中，并被输送至胸腺进行成熟和分裂。胸腺的主要目的是"教育"将要成熟的 T 细胞。胸腺内的未成熟 T 细胞称为胸腺细胞。最小的胸腺细胞（称为双阴性细胞）在其细胞膜中不具有 CD4 或 CD8。随着发育过程，它们成为双阳性胸腺细胞，在其细胞膜中同时表达 CD4 和 CD8 蛋白质。最后，它们成熟为单阳性（CD4+ 或 CD8+）胸腺细胞，然后从胸腺中（作为初始 T 细胞）被释放，到达身体的其他部位完成它们的工作。

大约 98 % 的胸腺细胞在发育过程中死亡，因为没有通过胸腺中的细胞对它们进行的两项测试之一。

第一个测试，称为阳性选择，是在双阳性胸腺细胞上进行的。阳性选择的过程会核查出能与 MHC（见第 20 页）相互作用的胸腺细胞。未通过阳性选择测试（因为它们不与 MHC 相互作用）的胸腺细胞将会死亡。阳性选择还指导通过测试的双阳性胸腺细胞变为 CD4+ 或 CD8+ 胸腺细胞。

趣味知识： 实际上有两类 MHC 蛋白。胸腺细胞与哪一类更强烈地相互作用将决定它成为 CD4+ 胸腺细胞还是 CD8+ 胸腺细胞。

第二个测试称为阴性选择，验证胸腺细胞不会与身体自己的蛋白质片段强烈结合。未通过阴性测试的胸腺细胞会死亡或被筛选成为调节性 T 细胞——因为它们能够辨认自身组织并能由此攻击人体内正常的健康细胞。

只有通过阳性选择和阴性选择测试的胸腺细胞才会被释放到体内。它们在释放时被称为初始 T 细胞，因为它们仍然需要通过与受体的结合和细胞因子的刺激才能被激活和分化，即成熟为某一类型的 T 细胞。

在未成熟的 B 细胞被释放到人体循环中之前，B 细胞也会在骨髓中接受对自身蛋白质片段识别能力的测试。如果 B 细胞受体（嵌入 B 细胞的细胞膜中的抗体）与"自身"抗原结合太强，则 B 细胞不能成熟。基于 B 细胞受体与自身抗原的结合强度，B 细胞要么会

死亡，要么在受体被修饰后进行重新测试，要么被关闭到永久无反应的状态（此时，B 细胞不会死亡，但实际上什么都做不了）。

免疫系统中还有一个备用方案。如果真的有会识别自身细胞的 T 细胞或 B 细胞成功进入循环（血液或淋巴），那么调节性 T 细胞、Th3 细胞和 Tr1 细胞会关闭这些漏网的细胞（它们可以抑制其活化，使其失活，或杀死这些 T 细胞或 B 细胞）。

有趣的是，随着人的年龄增长，胸腺生成的细胞会减少。由于在中年的时候胸腺每年会萎缩 3 %，胸腺生成的初始 T 细胞就会相应下降，使得周边 T 细胞扩增（经诱导的调节性 T 细胞的产生，比如 Th3 和 Tr1 细胞），这在保护老年人免受病原体侵害的方面发挥着更大的作用。

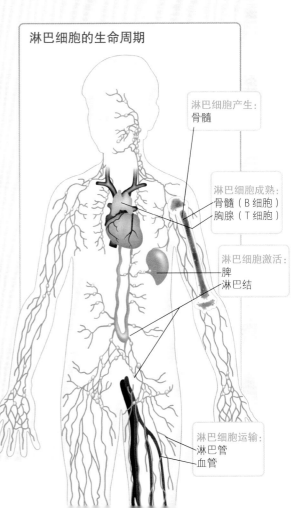

淋巴细胞的生命周期

淋巴细胞产生：
骨髓

淋巴细胞成熟：
骨髓（B 细胞）
胸腺（T 细胞）

淋巴细胞激活：
脾
淋巴结

淋巴细胞运输：
淋巴管
血管

自身免疫性疾病的 3 大成因

当免疫系统丧失了区分自身与外来入侵者的能力，自身免疫性疾病就会出现。此外，免疫系统也必须被某种因素激发才能开始攻击。实际情况十分复杂，而 3 个主要因素——①遗传易感性；②环境触发因素（包括感染或者纯粹的坏运气）；③饮食和生活方式——会相互作用。如前文所述，我们对遗传易感性是无能为力的。我们也不能很好地控制感染，甚至对我们是否已经暴露在了环境触发因素中也一无所知。然而，更多地了解这些疾病成因可以帮助你了解：控制我们能够控制的因素（即饮食和生活方式）有多么重要。

遗传易感性

其他遗传疾病，如镰状细胞性贫血、囊性纤维化和某些形式的乳腺癌，往往只涉及单个基因或者少数几个基因的突变。与之不同的是，自身免疫性疾病涉及许多基因。一个或几个基因的突变（或称为变异，也就是你从父母中一方或父母双方遗传到的基因的特定形式）增加了个体对自身免疫性疾病的易感性。我们所遗传的不是导致发病的某种特定基因的特定缺陷（至少在绝大多数情况下是这样）。相对的，遗传的是一群基因，这一群基因必须与环境因素相互作用才能导致发病。

基因存在剂量效应。具体来说，你所遗传的"自身免疫基因"越多，你就越容易发生自身免疫性疾病，无论环境因素如何。如果你继承了非常少的自身免疫基因，那么环境因素（从感染到化学暴露、饮食乃至压力等等）就会更

加重要，因为它们将决定你是否会发展出自身免疫性疾病。

遗传易感性是自身免疫性疾病往往呈现出家族遗传的原因。但是，不同的家庭成员并不一定会患有相同的自身免疫性疾病。因为虽然基因决定了疾病易感性，但它们本身不是致病的直接原因。相反，自身免疫性疾病是遗传因素与环境因素综合作用的结果。

关于特定基因突变及其在自身免疫性疾病中的作用可以写成一整本书。事实上，我们还没弄清楚的那些增加自身免疫性疾病易感性的相关基因的知识甚至可以塞满整个图书馆。但是，为了让读者得以窥一斑而知全豹，我将着重描述一些已知的自身免疫基因突变（突变是描述特定基因 DNA 序列改变的一般术语）或变异（变异是指在 1% 以上的人口中发现的基因的某种改变），来说明它们可以增加疾病易感性的各种方式。

RAG-1 和 RAG-2 基因突变。 在被释放到人体循环系统中之前，B 细胞对自身细胞的反应性（自身反应性）会在骨髓中被测试。一些未能通过此测试的 B 细胞（因为它们的受体会识别自身蛋白质）可能通过一种叫作受体编辑的过程修饰其受体，然后被重新测试。如果受体编辑失败，则 B 细胞死亡。该过程由重组激活基因（RAG）控制。RAG 出现缺陷（包括 RAG-1 和 RAG-2 两种）意味着受体编辑将不起作用（意味着这些 B 细胞死亡）。此种突变与严重联合免疫缺陷（SCID）有关。

FoxP3 基因突变。 自然出现的调节性 T 细胞可以通过被称为 "FoxP3" 的细胞内分子与其

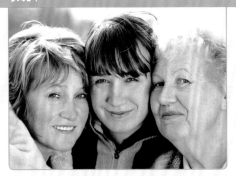

　　自身免疫性疾病在我的直系亲属中非常普遍。包括我的父母在内，我们家族中一共有 7 人患病。我的妈妈有虹膜炎、关节炎、骨质疏松症、黄斑变性和强直性脊柱炎。并且她已经切除了胆囊。我爸爸 40 多岁时出现心脏病症状，心跳停止整整 12 分钟！他还患有高胆固醇、结肠癌、皮肤癌、高血压、慢性偏头痛、眩晕频发以及多发性肺炎并且除了胆囊。我的大姐患有严重的克罗恩病，伴有关节炎和虹膜炎。今年她把整个大肠都切掉了。她也已经将胆囊切除。到目前为止，我的哥哥似乎逃过了自身免疫性疾病，但有高血压，出生时只有一个肾脏，最近得了肾结石。我的二姐是幸运的：她没有健康问题！然后就是我自己。我有强直性脊柱炎、甲状腺功能减退、肠应激综合征和偏头痛，自从我 30 多岁以来已经有骨质减少症和骨质疏松症。我的妹妹有多发性硬化。我最近开始看一位新医生，他在阅读我的文件和家族史后就笑了起来，并说："女孩，你需要些新的家族基因！"

他 T 细胞区分开来。FoxP3 基因的突变会阻止调节性 T 细胞的发育，从而引起致命但罕见的免疫调节性-多发内分泌性肠病综合征（IPEX）。

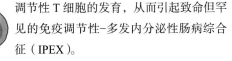

　　唾液酸乙酰酯酶（SIAE）基因突变。唾液酸乙酰酯酶是一种抑制 B 细胞受体信号传导的酶，是一种免疫耐受（指免疫系统"耐受"并选择不攻击抗原的过程）所必需的酶。没有

SIAE 的抑制作用，产生自身抗体的 B 细胞将不会被抑制，并且会继续将自身抗体释放到体内。一项研究表明，SIAE 的突变会表现为类风湿关节炎和 1 型糖尿病。虽然不会必然导致自身免疫性疾病，但 SIAE 突变大大增加了其风险。

　　Trex1 基因突变。3' 修复核酸外切酶 1（Trex1）可能具有对 DNA 合成的校对功能。它也是对检测到的病毒 DNA 产生所谓的干扰素刺激反应（基本上是刺激细胞因子的释放）的重要组成部分，并抑制抗病毒反应。人类 Trex1 基因突变会导致艾卡迪-古综合征（AGS）和冻疮样红斑狼疮，并可能参与许多其他自身免疫性疾病。

　　PTPN22 基因突变。该基因主要编码一种在淋巴组织中发现的酶。这种酶被称为蛋白酪氨酸磷酸酶、非受体 22 型（淋巴样）或者 PTPN22。PTPN22 影响 T 和 B 细胞受体的反应性，PTPN22 的某些突变与自身免疫性疾病的风险增加有关。尤其是 PTPN22 基因发生 R620W 突变与许多自身免疫性疾病，包括 1 型糖尿病、类风湿关节炎、系统性红斑狼疮、白癜风和格雷夫斯病有很强的相关性。

　　亚甲基四氢叶酸还原酶（MTHFR）基因突变。亚甲基四氢叶酸还原酶是甲基循环中的限速酶（这意味着它的工作速度决定了整个循环的运行速度）。甲基循环是身体循环使用甲基的过程，它们通过转译后修饰甲基化来控制大量蛋白质的活性（见第 16 页）。一些非常重要的激素，如皮质醇和褪黑素（在第三章中有更详细的讨论）和一些非常重要的神经递质，如肾上腺素和 5-羟色胺，都是通过甲基化来控制的。MTHFR 活性缺失，如 MTHFR 基因发生 C667T 变异，会导致体内同型半胱氨酸的积累，其是一种有毒的非蛋白质氨基酸，可能导致各种疾病，包括心血管疾病、肾脏疾病、神经变性疾

病、骨质疏松症和癌症。升高的同型半胱氨酸与许多自身免疫性疾病——包括糖尿病、桥本甲状腺炎、格雷夫斯病、类风湿关节炎、白癜风、阿尔茨海默病（疑似自身免疫性疾病）和精神分裂症（疑似自身免疫性疾病）的风险增加有关。

HLA-B 基因突变。人类白细胞抗原（HLA）负责编码能组成 MHC（在人体中也可称为 HLA；见第 20 页）的蛋白质。被称为 HLA-B27（B*2701-2759 亚型）的特定变异体已经被发现与多种自身免疫性疾病相关，包括强直性脊柱炎、反应性关节炎（Reiter 综合征）、血清阴性脊柱关节病、某些眼部疾病（急性前葡萄膜炎和虹膜炎）、银屑病关节炎、炎性肠病（包括克罗恩病和溃疡性结肠炎）和溃疡性结肠炎相关性脊柱关节炎。虽然其中的细节仍不清楚，但是这种特定的基因变异似乎影响了 MHC 对 T 细胞的抗原呈递。约 8% 的白种人、4% 的北非人、2%~9% 的华人和 0.1%~0.5% 的日本人拥有基因变异 HLA-B27。该基因的其他变异与乳糜泻密切相关：超过 90% 的乳糜泻患者有 DQ2 和 DQ8 的 HLA 基因变异。

这些基因突变和变异中的一些相当常见，而有一些则非常罕见。可能还有几十个，甚至数百个其他尚未确定的基因突变，也会极大增加发展出自身免疫性疾病的风险。但需要强调的是，虽然有一个或多个这些基因可能会增加你对特定自身免疫性疾病的易感性，但具有"自身免疫基因"并不意味着你一定会患特定的自身免疫性疾病，可能你根本不会患任何自身免疫性疾病。

所以基因到底有多重要？

虽然自身免疫性疾病常集中在家族内发病，因为使我们易感的基因具有遗传性，但基因因素大约仅占该易感性的 1/3；另外 2/3 来自（是的，我要重申一遍，因为这是本书的重点）环

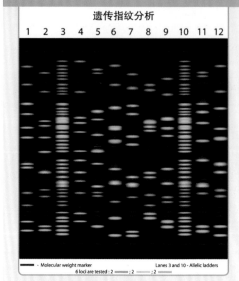

值得做自身免疫基因测试吗？

遗传指纹分析

1 2 3 4 5 6 7 8 9 10 11 12

▬▬▬ - Molecular weight marker   Lanes 3 and 10 - Allelic ladders
6 loci are tested : 2 ▬▬ ; 2 ▬▬ ; 2 ▬

在大多数情况下，基因测试不会影响诊断或治疗。然而，如果可以建立特异性遗传易感性（通过对已知与自身免疫性疾病相关的基因的变异检测的阳性结果所做出的结论），家族成员便可依此结果进行针对该基因的检测，这可能会影响他们改变饮食和生活方式的主动性。此外，一些基因突变可能提示某些能控制自身免疫性疾病的营养不足，因此，测试可能有助于管理自身免疫性疾病。例如，具有 MTHFR 基因的 C667T 变异的患者可以从额外摄入的维生素 B_6 和维生素 B_{12}（通过富含 B 族维生素的食物或有针对性的补充）中获益，因为维生素 B_6 和维生素 B_{12} 对维持甲基循环的正常功能十分重要。

境、饮食和生活方式。

环境触发因素

一些环境触发因素与自身抗体的形成有关。例如，某些感染更可能导致自身抗体的形成，因为这些病毒、细菌或寄生虫的蛋白质与人体内的蛋白质之间存在相似性。有些环境触发因素与适应性免疫系统的调节有关。例如，维生

素 D 缺乏症已经被证实会直接影响身体产生调节性 T 细胞的数量。当产生的调节性 T 细胞数量不足时，免疫系统将不能抑制自身免疫。环境触发因素也在免疫系统的攻击中发挥作用。例如，已知会引起系统性红斑狼疮的抗体可以在具有有机硅植入物的患者中检测到，但一旦植入物（即触发因素）被去除，这些抗体就消失了。

有一些环境触发因素是可以被解决的，如微量营养素缺乏症（无论是由饮食还是由生活方式造成）或长期的化学暴露。然而，对于绝大多数的环境触发因素，一旦暴露发生，损伤就已经造成（例如感染）。

感染

自身免疫性疾病与感染之间存在着很强的联系，尽管感染是否是所有自身免疫性疾病的致病原因仍然未知。了解"自身免疫性疾病的发展中有感染的参与"以及"感染直接导致自身免疫性疾病发生"之间的区别是很重要的。与传染病如流感、水痘和脊髓灰质炎不同，自身免疫性疾病不是由引起感染的病原体（病毒、细菌、真菌或寄生虫）引起的。实际上，被某些病原体感染只会增加发展出特定自身免疫性疾病的机会。

该机制似乎是自身抗体形成的机制之一。某些病毒、细菌、真菌和寄生虫增加了那些也会识别自身蛋白质的抗体的形成的可能性。更具体地说，特定的感染仅与部分自身免疫性疾病有关，可能是因为这些微生物中的蛋白质与我们身体中的特定蛋白质有高度相似性。

虽然我可以无休止地谈论这个话题，但我还是决定选择几个已知的特定感染与特定自身免疫性疾病之间的关系来讨论。我想要借此说明，想要通过控制感染来控制自身免疫性疾病几乎是不可能的。

疏螺旋体。疏螺旋体是一种通常由虱子和蜱传播的螺旋体细菌（莱姆病是由伯氏疏螺旋体引起的）。类风湿关节炎、结节病、精神分裂症（疑似自身免疫性疾病）和阿尔茨海默病（疑似自身免疫性疾病）都与疏螺旋体感染有关。

肺炎衣原体。通常导致咽炎、支气管炎和非典型肺炎（流行性肺炎）。衣原体感染与患关节炎、心肌炎、吉兰-巴雷综合征、阿尔茨海默病（疑似自身免疫性疾病）、慢性疲劳综合征、慢性阻塞性肺疾病（疑似自身免疫性疾病）、多发性硬化和抽动秽语综合征的风险呈正相关。

肠道病毒。肠道病毒（胃肠道病毒）可引起广泛的疾病：从普通感冒到手足口病、急性出血性结膜炎、无菌性脑膜炎和脊髓灰质炎。肌萎缩性侧索硬化（疑似自身免疫性疾病）、慢性疲劳综合征（疑似自身免疫性疾病）、1 型糖尿病、吉兰-巴雷综合征和精神分裂症（疑似自身免疫性疾病）均与肠道病毒感染有关。

贾第鞭毛虫病。贾第鞭毛虫在溪流和河流中繁衍，尽管不常引起明显的症状，但它可以完全破坏肠道黏膜屏障表层，或许最著名的就是会引起"海狸热"或"背包客腹泻"。这种寄生虫感染与神经性自身免疫性疾病如多发性硬化、肌萎缩性侧索硬化（疑似自身免疫性疾病）和帕金森病（疑似自身免疫性疾病）有关，而且与慢性疲劳综合征、关节炎和葡萄膜炎也有关。

幽门螺杆菌。幽门螺杆菌存在于世界上一半以上人口（多见于发展中国家）的上消化道中。虽然 80% 的感染者无症状，但幽门螺杆菌可引起慢性胃炎，其症状包括非溃疡性消化不良、胃痛、恶心、腹胀、反胃，有时会有呕吐或黑便。幽门螺杆菌带来更高的胃溃疡和胃癌风险。它也与免疫性血小板减少症、银屑病和结节病有很强的相关性。

疱疹病毒。疱疹病毒实际上是一个非常大的病毒家族，其中有几种与自身免疫性疾病密切相关。例如，吉兰-巴雷综合征和系统性红斑狼疮与感染巨细胞病毒属中的病毒有关。虽然

大多数感染的人是完全无症状的，但是有些人会出现类似于单核细胞增多症的症状（喉咙痛、肿胀、长期发热和轻度肝炎）。然而，巨细胞病毒会潜伏在身体里，当年龄增长、免疫系统受损时便可能发病。全世界估计有40%的成人感染过巨细胞病毒。

爱泼斯坦-巴尔病毒也是疱疹病毒家族中的成员。它会导致感染性单核细胞增多症（或称为淋巴结发热）。爱泼斯坦-巴尔病毒感染与发生皮肌炎、系统性红斑狼疮、类风湿关节炎、休葛兰症和多发性硬化的风险正相关。

人类疱疹病毒6型是另一种疱疹病毒类型，其感染通常的症状为皮疹和发热（例如小儿玫瑰疹）。人类疱疹病毒6型与多发性硬化之间存在很强的联系，它还会导致罹患慢性疲劳综合征的风险增加。

*诺如病毒。*诺如病毒是病毒性胃肠炎（即肠胃型流感；诺沃克病毒可能是该属中最著名）最常见的原因。感染的特征是恶心、严重呕吐、腹泻和腹痛。此外还可能会有嗜睡、虚弱、肌肉酸痛、头痛、咳嗽和低热。克罗恩病也与诺如病毒感染有关。实际上，动物研究中已经发现：结合诺如病毒、特异性易感基因（ATG16L1）和肠道化学毒性损伤可以制造克罗恩病。

*细小病毒B19。*这种病毒会导致传染性红斑。细小病毒B19也引起某种形式的急性关节炎。急性关节炎是否直接导致类风湿关节炎的发生仍有争议。然而，细小病毒B19与类风湿关节炎、系统性红斑狼疮和血管炎之间似乎都存在相关性。

*链球菌。*你曾经有过喉咙痛吗？是的，即使单纯的链球菌感染也能增加罹患自身免疫性疾病的风险，特别是抽动秽语综合征。

*弓形虫。*这种存在于鸟类和猫类中的寄生虫是孕妇不应该去铲猫屎的原因。西方国家中至少有40%~70%的人口有弓形虫感染的问题，但除非你免疫功能受损或者在怀孕期间感染，否则完全没有症状（如果在怀孕之前就感染了弓形虫并不会带来任何风险，但在怀孕期感染会导致胎儿出现一系列严重的健康问题）。这种寄生虫虽然通常被认为是完全良性的，但最近被发现会增加阿尔茨海默病（疑似自身免疫性疾病）、帕金森病（疑似自身免疫性疾病）、抽动秽语综合征、抗磷脂综合征、系统性硬化症和炎性肠病的发生风险。

在大多数情况下，只要在你生命的某个时候被这些微生物感染过，这就足以促进自身免疫性疾病的发展。记载这些极常见的感染的名单很长，其中还有很多被认为是儿童必然会经历的"成长惯例"的疾病。这意味着我们每个人都可能有过感染。然而，这些感染仅仅提供了自身抗体形成的机会，其本身还不足以引起自身免疫性疾病。

慢性感染

慢性感染是另一个值得注意的问题，因为它们不会表现出任何症状。慢性感染可能是入侵微生物的潜伏感染或者缓慢的感染。在慢性感染中，入侵的微生物缓慢地复制（并且数量如此之低，所以不会引起任何症状）。引起慢性感染的可能是病毒、细菌、真菌或寄生虫，它们可能是自身免疫性疾病形成的重要因素。与仅仅促成自身抗体形成的感染有些不同：慢性感染可能会持续地直接影响适应性免疫系统。

导致自身免疫性疾病的3种最常见的慢性感染如下。

*幽门螺杆菌感染。*幽门螺杆菌经常被认为与自身免疫性疾病的发病和进展密切相关（并且也是研究得最多的慢性感染的情况之一）。如前一节所述，幽门螺杆菌是在上消化道中发现的一种细菌，携带者约占世界人口的50%，已知会在易感个体中引起胃溃疡。它还会通过非常复杂的相互作用来改变适应性免疫系统。事实上，这种相互作用如此复杂，以至于在年少

时期感染幽门螺杆菌，反而可以帮助预防免疫疾病和自身免疫性疾病。相比之下，在成年之后感染幽门螺杆菌（在西方国家更常见）将增加免疫功能障碍的风险。

当幽门螺杆菌被树突状细胞吞噬时，会与树突状细胞的细胞膜表面影响细胞因子分泌的受体发生相互作用。回想一下，初始 T 细胞在不同的细胞因子环境刺激下，会发育成为特定类型的辅助性 T 细胞。幽门螺杆菌实际上能够决定树突状细胞是促进 Th1 细胞还是 Th2 细胞的形成（通常是前者）。幽门螺杆菌还会通过影响巨噬细胞、B 细胞和 T 细胞产生的细胞因子种类进一步与免疫系统作用。这些细胞因子会损害胃和小肠上部的细胞，并刺激炎症细胞如中性粒细胞的招募。此外，它们还会通过影响胃壁细胞来引起胃酸异常分泌，以及通过影响小肠上皮细胞改变肠液的分泌。通过阻断 T 细胞产生重要的细胞因子，幽门螺杆菌能够抑制适应性免疫系统从而确保其自身的存活，并同时引起慢性胃炎（胃和上消化道炎症）。

肠道中的慢性炎症增加了肠道黏膜通透性（即肠渗漏），这不仅加剧了自身免疫性疾病，而且对于慢性疾病的发展也有促进作用（肠渗漏在自身免疫性疾病中的作用将在以后讨论）。

当幽门螺杆菌感染持续存在时，Th1 与 Th2 细胞的比例越来越不平衡。极为重要的是，刺激适应性免疫系统以及让 Th1 或 Th2 占压倒性优势，也将促进自身免疫性疾病在易感人群中的发生。幽门螺杆菌可以在刺激 Th1 或 Th2 细胞形成之间来回切换，因此，控制这些细胞数量尤为不易（见第26页）。感染者携带的特定易感性基因似乎决定了幽门螺杆菌"选择"刺激哪种 Th 细胞以及在两种刺激之间的切换频率（如果真的会切换的话）。

弓形虫。最近的一项研究评估了健康人群以及患有 11 种自身免疫性疾病中任意一种的患者人群体内存在针对弓形虫抗体的百分比。只有 29% 的健康个体有此类抗体，而这个百分比在自身免疫性疾病患者那里是 42%。初次感染弓形虫后，巨噬细胞和自然杀伤细胞被激活，从而刺激炎症反应。肠道损伤使肠道细菌进入人体，进一步刺激免疫系统进行攻击。在正常条件下，弓形虫诱导 Th1 细胞产生强烈的反应。接着，这些 Th1 细胞分泌细胞因子，迫使寄生虫进入休眠期（但不能消除感染）。但在易感自身免疫性疾病的患者中，炎症反应和免疫反应持续增强，而不是在威胁解除后重归平衡。发生这种情况的确切机制以及肠道微生物群在其中的作用（见第 50 页）仍然未知。弓形虫还能降低巨噬细胞和树突状细胞产生某些细胞因子的能力（这在某种程度上驱动 Th1 细胞反应）。这削弱了身体防止细菌离开肠道穿入体内的能力，然后导致慢性继发性炎症反应和免疫激活。

细胞壁缺陷型细菌。最近的两项研究，虽然患者样本数目较小，但是发现在使用四环素治疗时，有很大比例的结节病患者的病情出现了改善。这项研究的动因是因为其他研究发现，细胞壁缺陷型细菌（一类有抗生素抗药性的细菌，可长期在人类细胞中潜伏或缓慢生长）存在于多种细胞类型中，包括结节病患者的吞噬细胞。当细菌完成其正常生命周期并死亡时，这些细菌可能将细菌毒素（称为内毒素）释放到吞噬细胞中而导致自身免疫性疾病。这种毒素会导致刺激 Th1 细胞生成的细胞因子的释放。在系统性红斑狼疮患者体内也发现了细胞壁缺陷型细菌。

慢性感染是否为自身免疫性疾病的一个因素尚不确定。与医生一起通过药物或者非药物的方式治疗慢性感染是控制自身免疫性疾病的一个重要部分。然而，对于大多数人来说，改变饮食和生活方式就能让他们的身体有能力应对慢性感染，而不需要药物干预。而另一方面，对于某些人来说，仅是准确诊断和治疗慢性感染，就可以使自身免疫性疾病完全逆转，而不需要立即采取饮食或生活方式的改变。但是对于这些人来说，需要注意的是他们的身体仍然对此易感，因此复发的可能性很高。本书提出的建议，将是防止旧疾复发或避免患上其他自身免疫性疾病的最有效方法。

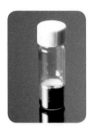

一些慢性感染（特别是寄生虫感染）似乎阻碍了许多人对其自身免疫性疾病进展的控制，即使在完全采纳了本书中的建议之后也不能改善。这意味着这些感染不能仅仅通过改变饮食和生活方式被逆转。我会在第八章中对此提供更详细的解释，但要强调的是，治疗感染需要与饮食和生活方式的改变结合起来，才能取得有效的、实质性的成果。

接触毒素、污染物、化学品和药物

各种环境毒素、污染物、工作场所有害物质和其他形式的化学物质暴露已经被发现与自身免疫性疾病有关。

根据毒素类型、暴露严重程度和自身免疫性疾病的种类，将有害化学物质从环境中去除可能会有些帮助，但也有可能不会。在某些情况下，将自身免疫性疾病的触发因素移除能够促使全面恢复。而在某些情况下，损害已经产生了，除去有害物质并不会促进痊愈（但这并不意味着你无法康复，只是意味着改变饮食和生活方式变得更加重要）。

这些触发因素包括了人工合成和天然的物质。我选择了一些最易理解的触发因素进行说明。

重金属。汞、镉、铅和金都属于重金属（一共包括23种），它们在低剂量时是无害的（实际上它们很多是生命必不可少的元素），但在高剂量的情况下，它们可能有毒，并会引发自身免疫性疾病。重金属毒性与自身免疫性疾病密切相关。在某些情况下，螯合疗法（将重金属从血液中滤出的方法）被证实能够完全逆转自身免疫性疾病。然而，重金属和自身免疫性疾病之间的关系并不总是如此清楚。例如，尽管金可能用于治疗类风湿关节炎，但其也可引起自身免疫性肾脏疾病。读者可以通过被称为"重金属筛查"的测试确定重金属毒性是否是你罹患自身免疫性疾病的促发因素。

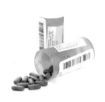

处方药。已有38种药物被发现与遗传易感人群所患的狼疮有关联（称为药物性红斑狼疮，与系统性红斑狼疮相对应，但其症状基本相同）。引起大多数药物性红斑狼疮的3种药物是肼屈嗪（抗高血压药物）、普鲁卡因胺（用于治疗心脏病心律不齐）和异烟肼（用于治疗结核病的抗生素）。在这些情况下，如果服用药物中止得足够早，可以彻底逆转病程。然而，许多人还是会继续出现症状，也可能再次发生狼疮或其他自身免疫性疾病（可能是由于其对自身免疫性疾病的遗传易感）。

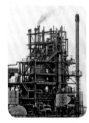

姥鲛烷。姥鲛烷（四甲基十八烷）是在石油中发现的天然存在的烃，通常用作润滑剂、免疫佐剂和防腐剂。它是生物医学研究实验室常用的化学物质。暴露于姥鲛烷中可以显著增加类风湿关节炎和系统性红斑狼疮的风险。事实上，由于居住在曾用作废油料掩埋坑的土地上而暴露于高水平的姥鲛烷和汞的环境中，新墨西哥州霍布斯镇的居民被发现患关节炎风险是其他美国人的10倍以上，而罹患狼疮的风险更是高达30~100倍（在霍布斯

区，更高的汞暴露水平使情况更糟糕）。

*二氧化硅粉尘。*二氧化硅粉尘是与采矿、石材切割、采石、爆破、道路与建筑施工以及农业相关的职业危害，暴露于二氧化硅粉尘的工人患系统性硬化症的风险增加。例如，暴露于二氧化硅粉尘的矿工们发病的可能性大约是其他人的 24 倍。系统性硬化症也与溶剂暴露相关，这些溶剂往往来自原油，例如苯、三氯乙烯（工业金属清洁剂）和四氯乙烯（用于干洗）。

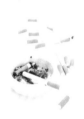

*吸烟。*吸烟有害健康已经广为人知。然而，自身免疫性疾病患者应该更有理由戒烟。因为吸烟是血清阳性类风湿关节炎发展的一个重要因素，并且也可能是其他自身免疫性疾病的重要触发因素。事实上，1/3以上的血清阳性类风湿关节炎（以及 55% 的携带 HLA 基因 DRB1 SE 变异的人群的类风湿关节炎）的发生可直接归因于吸烟。并且，有关节炎的吸烟者治疗效果往往不佳。如果你正在与自身免疫性疾病斗争并仍在吸烟，我极力建议你远离烟草。

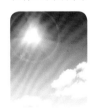

*紫外线辐射。*紫外线是我们身体需要的一种光线，它能让胆固醇转化为维生素 D。光照是维持健康必要且重要的一个方面（见第 135 页）。当涉及多发性硬化时，你获得的阳光照射越少，你患上该病的可能性越高：缺乏足够的阳光照射是一种环境触发因素。同样重要的是要注意，仅增加维生素 D 摄入而不增加光照并不能改善病情（尽管低维生素 D 水平也可能诱发自身免疫性疾病；见第 63 页），这反映了阳光照射的其他好处。然而，光照并不是越多越好：过度

的紫外线暴露会增加发生皮肌炎的风险（特别是与其他形式的肌炎相比）。

多重化学敏感（MCS）是另一种值得一提的毒性暴露。其特征是对许多污染物（包括溶剂）具有严重的过敏或过敏样反应。这些污染物包括挥发性有机化合物（VOC）、香水、汽油、柴油、香烟、化妆品、护肤品、肥皂、洗发水和家用清洁剂，甚至花粉、尘螨和宠物皮屑。由于不同患者的症状与敏感程度不同，以及由于还没有确定 MCS 的根本原因，MCS 是否是自身免疫性疾病真正的触发条件还存在争议。

MCS 可能是早期自身免疫性疾病的表现，或可能仅仅是相关的或次生条件。然而，MCS和自身免疫性疾病之间似乎的确存在相关性，尽管在大多数情况下，其先后顺序并不清楚。许多人发现，清除其环境中的化学物质（包括用于食物储存的塑料制品）可以减缓病情并促进康复。天然和环保的产品已经很容易取得；你甚至可以网上找到无毒护肤品和清洁产品的制作方法。

激素

如引言所述，自身免疫性疾病在女性中比在男性中更为普遍。据保守估计，受自身免疫性疾病影响的患者中有 78% 是女性，这可能反映了某些激素（特别是性激素）对自身免疫性疾病的影响。雌激素、孕激素和睾酮等激素不仅调节生殖功能，而且在代谢和免疫功能方面也起着重要作用。男性和女性虽然都有这些激素，但女性中雌激素水平较高，而雌激素的作用非常关键。此外，女性更有可能刻意调节激素水平（采用口服避孕药、生育治疗或激素替代疗法等方法），同时女性也对食物中的类雌激素化合物引起的激素变化更为敏感。

性激素以复杂的方式影响免疫系统。例如，雌激素可以是致炎或抗炎的，这取决于身体组织的种类、炎症的刺激源以及炎症反应或免疫

什么是激素？

激素是与身体几乎每个细胞都有接触的化学信使。它们响应细胞的需求和身体内化学环境的变化，以确保体内细胞获得保持健康所需的一切。由内分泌系统的各种腺体产生的50多种激素遍布全身，每一个都负责发送不同种类的信号。与我们讨论主题相关的激素如下。

- 性激素：雌激素、孕激素和睾酮
- 代谢和饥饿激素：胰岛素和胰高血糖素（见第105页和第119页）
- 肥胖（脂肪）和饥饿激素：瘦素（见第118页）
- 饥饿激素：胃饥饿素（见第119页）
- 应激激素：皮质醇（见第128页）
- 睡眠激素：褪黑素（见第135页）
- 爱情激素：催产素（见第134页）

反应的类型等因素。雌激素刺激免疫系统的某些成分（如B细胞活性和某些细胞因子），同时抑制其他成分（如Th1细胞活性及其他细胞因子）。事实上，它似乎对免疫系统的每个组成部分都有影响。此外，其他激素，如雄激素和孕激素能够抵消雌激素的一些作用，这使该系统理解起来极其复杂，并且极易受外界因素的影响而失去平衡。这就是为什么激素在某些情况下似乎是某些自身免疫性疾病的触发因素，而对某些自身免疫性疾病采用激素治疗似乎又是非常有益的。

把激素水平控制在令人放心的正常范围非常困难。激素水平会不断地上升和下降，无论是随着女性月经周期还是正常的昼夜节律（昼夜节律是激素分泌的循环，帮助你的身体辨识白天或黑夜；见第135页）。这个系统是变化多端的，而激素变化的时机与激素水平一样重要。

在某些情况下，超出正常范围的激素水平可能是自身免疫性疾病的症状，而不是其触发

原因。造成自身免疫性疾病的许多生活方式因素（在第三章中有更详细的讨论）也会影响雌激素水平，比如长期压力和昼夜节律紊乱（例如，摄取咖啡因和安眠药、熬夜看电视或整天待在室内）。促炎性细胞因子，如在自身免疫性疾病期间产生的细胞因子，也可能影响雌激素、孕激素和雄激素水平。甚至用于治疗某些自身免疫性疾病的皮质类固醇药物也会对雌激素水平产生很大的影响。

身体产生的激素。激素和自身免疫性疾病之间的复杂相互作用才刚刚开始被了解。一些自身免疫性疾病〔精神分裂症（疑似自身免疫性疾病）、1型糖尿病、肾炎、强直性脊柱炎和斯蒂尔病〕更可能在青春期期间显现。其他的一些疾病（包括艾迪生病、乳糜泻和克罗恩病）实际上会使青春期推迟。自身免疫性黄体酮性皮炎、系统性红斑狼疮和类风湿关节炎的症状的程度随着女性体内每个月性激素浓度的变化而周期变化。

一些自身免疫性疾病如系统性红斑狼疮的症状会在绝经期间消退。已知怀孕和使用口服避孕药会导致许多自身免疫性疾病进入缓解期，但许多其他疾病则会因此发作。

合成激素药物。生殖激素，如促性腺激素释放激素（GnRH），已知与自身免疫性甲状腺疾病有关。停止激素治疗症状不会立即缓解；症状通常还会持续2年以上。生育治疗也与多发性硬化有关。需要注意，由于不育可能是自身免疫性疾病的一种症状，因此，有可能在利用激素药物治疗不育之前，自身免疫性疾病就存在。只是由于激素治疗而导致疾病显现出来了。只有少数研究评估了口服避孕药对自身免疫性疾病风险的影响，其结果不一。例如，有研究显示长期使用口服避孕药会增加发生克罗恩病和系统性红斑狼疮的风险，但会降低发生类风湿关节炎的风险。

环境雌激素。环境雌激素指的是我们的环

怀孕了会怎样?

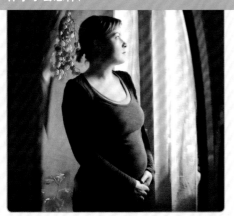

当涉及自身免疫性疾病时,怀孕往往让疾病走向两个极端之一（缓解或爆发）。这是由于孕激素和免疫系统的变化引起的。虽然许多人认为免疫系统在怀孕期间被抑制,但这并不是完全正确的说法:免疫系统的某些方面被抑制,但有些方面受到刺激。更合适的说法是操作系统发生了整体意义上的转变:不同的细胞类型和体液介质（介质是控制或激活其他细胞功能的分子,像信号或指令,如细胞因子和抗体）成为身体的主要保护者。例如,自然杀伤细胞（见第22页）会增加。对于自身免疫性疾病患者,更重要的变化可能是Th1细胞被抑制,而Th2细胞趋于升高。在某些情况下,女性怀孕时,自身免疫性疾病完全缓解。而在有些情况下,孕妇的病情会恶化。需要注意的是,许多在怀孕期间自身免疫性疾病消退的妇女在婴儿出生后（产后头几周,当其激素和免疫系统恢复为"正常"时）,或给孩子断奶后（当另一种激素调整发生时）会出现症状爆发。相反,在怀孕期间出现症状加重的妇女往往会在产后出现症状减轻。针对怀孕和哺乳期妇女的特殊建议在第188页和第255页进行讨论。

境中无处不在的雌激素或类雌激素化合物。植物雌激素天然存在于植物中,如亚麻籽、大豆和其他豆类。霉菌合成雌激素是由霉菌和其他真菌产生的,为常见的食物污染源（在苜蓿中很

常见）。打过雌激素的动物的肉、蛋和乳制品可能含有高浓度的雌激素。类雌激素是一类在工业产品（如农药、塑料和洗涤剂）中出现的合成雌激素。金属雌激素存在于重金属中。在大剂量时,所有这些环境雌激素都有免疫毒性（即对免疫系统有害）。虽然这些物质对人类健康的影响仍然是有争议的,并且尚有很多认识仍不充分,但暴露于某些环境雌激素与自身免疫性疾病的发生之间已被证明存在明确的相关性。

你可以通过以下方式限制对环境雌激素的暴露。

✜ 避免食用植物雌激素含量极高的食物（包括亚麻籽、大豆、全谷物、玉米、使用激素的动物肉或蛋）。植物雌激素的其他（较少的）来源包括所有坚果和种子（特别是芝麻、开心果、向日葵种子和栗子,含量更少的食物来源包括杏仁、核桃、腰果和榛子）和所有豆类（特别是扁豆、海军豆、芸豆和蚕豆,还有鹰嘴豆和绿、黄豌豆）。由于在生长过程中常受到真菌污染,苜蓿芽的霉菌合成雌激素水平往往较高。（许多蔬菜和水果含有量较少,但不是完全没有植物雌激素,如老南瓜、青豆、羽衣甘蓝、西蓝花、卷心菜和干梅子,大多数人不必回避这些食物,不过已知有激素不平衡症状的人减少此类植物摄入量是有益的。）

✜ 减少使用塑料容器储存食物（并且绝对不要使用塑料容器来加热食物,如用塑料容器在微波炉中加热）。

✜ 吃有机农产品,吃牧场养殖的动物的肉。

✜ 评估你的家用清洁产品、洗衣粉和化妆品中的类雌激素化合物。

如果你是一个患有自身免疫性疾病,并在服用口服避孕药或正在进行激素替代治疗的女性,你应该怎么办? 我很难给出一个明确的答案,但是本书给出的建议很有可能会帮助你得到实质性的健康改善,无论你是否选择停用合

成激素。然而，如果你在实施饮食和生活方式改变后症状仍未减轻，我建议你再来看看这些触发因素。在涉及口服避孕药或其他基于激素的避孕药时，你需要考虑换用另一种避孕方式可能带来的风险与继续使用这些避孕药可能带来的自身免疫性疾病风险孰轻孰重。这是一个私人的决定——只有你有权利做出这个选择。在为了其他医学目的使用激素时，你可能需要换用另一种药物或者改变剂量，而不是完全停止治疗。对于许多女性来说，进行连续一整个月经周期的激素测试可能是有益的，因为这可以确定不正常的激素水平在哪个阶段出现。相关信息可以帮助你的医生和你一起使激素水平回归正常。

寄生虫疗法?

"卫生假说"的支持因素之一是，某些研究发现有些寄生虫能够有效治疗某些自身免疫性疾病。(但不要担心——你不需要吞下寄生虫来扭转病情!)这些寄生虫与生活在我们肠胃及身体其他部位的共生细菌和真菌一样，被认为与人类共同进化，并且与人类互利共生。这是"卫生假说"的最新理论——"老朋友假说"。假说指出，调节我们免疫系统(特别是在生命早期的免疫系统)的有益微生物(如益生菌，但也有一些寄生虫)缺失是自身免疫性疾病发病率上升的原因之一。

饮食和生活方式

"卫生假说"的理论表示，过于干净可能会导致自身免疫性疾病。这个设想源自世界卫生组织的流行病学资料，资料显示在大多数非洲和亚洲的农村或传统社会中，自身免疫性疾病(如1型糖尿病和多发性硬化)非常罕见。并且，在同样地区的人迁徙到现代社会后，发病率也会随之升高。

迁移到发达世界带来的改变远不止多了消毒剂和消毒湿巾，还有包装食品、深加工食品、高果糖玉米糖浆、转基因作物、来自饲养场的动物——这些动物吃着本不该出现在它们自然食谱里的食物长大，并且被注射抗生素，以让它们能够在饲养场糟糕的环境中生存；还有现代社会的农作物——生长在营养不良的土壤中、喷洒了化学物质，并在成熟前就被收获(这样才能将其运送到千里之外的超市)；还有抗生素、阿司匹林和抗酸药。在早晨有咖啡让你精神振奋，在晚上有助眠药帮你入睡。现代社会还充斥着噪声和光污染、交通堵塞、闹铃、各种事物的最后期限、账单、灯泡、互联网和深夜电视节目。当然，谨慎使用这些现代技术可以提高我们的生活质量，但其中一些技术会增加我们的压力，导致昼夜节律紊乱和炎症反应。因此可以说，在大城市生活的人们自身免疫性疾病的增加显然不仅仅是因为缺乏农村生活环境中常见的有益微生物。

走进大自然玩玩泥巴，吃未经洗涤的、在当地种植的有机农产品肯定有好处(见第五章和第六章)。然而，我并不是说消毒剂、消毒湿巾导致了自身免疫性疾病。我的意思是，现代文化和城市生活带来的饮食和生活方式才是罪魁祸首。会导致自身免疫性疾病的特定饮食和生活方式因素分别在第二章和第三章中详细讨论。

自身免疫性疾病之间有什么共同之处？

你可能认为，如果你有易感基因，随时随地都可能引发自身免疫性疾病。虽然坏运气肯定是因素之一，但也有一些非常普遍的环境触发因素，它们可能存在于所有的自身免疫性疾病中。通过观察这些常见因素，我们可以确定控制自身免疫性疾病需要改变哪些饮食和生活方式。

虽然针对自身免疫性疾病的共同点的研究仍处于起步阶段，但医学文献已经呈现出一些非常明显的、可辨别的整体模式。幸运的是，"肠漏症"（更具学术性的名称是"肠道高通透性"）已被证实是自身免疫性疾病的必要前提。这意味着什么呢？要发展出自身免疫性疾病，首先你必须有相关的遗传倾向，然后你必须暴露于触发因素中，最后，你必须有肠漏症。与引发自身免疫性疾病的基因和环境触发因素的复杂相比，肠漏症是简单和明确的。

肠漏症是由饮食和生活方式因素引起的。解决这些因素就能将其治愈。仅仅通过治疗肠漏症，你就可以扭转自身免疫性疾病的病情！

> 除了遗传倾向和暴露于非自身抗原触发因素之外，与外部环境相互作用的黏膜屏障（主要是胃肠道黏膜和肺泡）的保护功能丧失是导致自身免疫性疾病发展的必要条件。
>
> ——阿雷索·法萨诺
> "Leaky Gut and Autoimmune Diseases,"
> *Clinical Review of Allergy Immunology*
> 42 (February 2012): 71–78.

肠漏症成了最新的流行语吗？

虽然肠漏症的说法在某些圈子里开始流行，但也被一些医生纳入"占卜式过敏"和"脉轮平衡"（即伪科学——译者注）的范畴。然而，科学文献表明，肠道通透性的增加与各种疾病的发生具有密切关系是有着令人信服的证据的。即使"肠道通透性的增加"和"肠漏症"没有任何区别，但如果你使用前者而不是后者，专家们会更认真地对待你的说法。我在本书中会交换使用这两个名词。

什么是肠漏症？

身体免疫系统的很大一部分位于肠道周围的组织内。这是因为肠道是外界和身体内部之间的重要屏障——是的，肠道内实际上是身体外。整个消化道，从食物进入到废物排出，基本上是一个连续的管。小肠是大多数营养素被身体吸收的地方，但它不是一扇敞开的门（至少不应如此）：营养物质可以进入，其他的一切则都停留在外面。

食物必须被分解成最简单的形式才能穿过小肠内层。这种分解是通过由胃壁细胞产生的酸、消化酶以及由肝脏制成的胆盐（会被储存在胆囊中待需要时动用）共同完成的。另外，胰腺甚至肠道微生物群落（生活在肠道中的友好细菌）也可产生消化酶并分泌到小肠。在被身体吸收之前，蛋白质必须被分解成氨基酸，脂肪必须被分解为脂肪酸，碳水化合物必须被分解成单糖。一旦食物被分解成最简单的形式，肠壁细胞就会将这些成分从肠内输送到体内。

我们的身体消化不了的物质会像废物一样被排泄（伴随着死亡的肠道细菌）。令人惊讶的是，仅仅靠一层高度特化的细胞——肠上皮细胞，就足以将身体内部环境与外部环境分开。这些细胞有两个具体的工作。

1. **将消化的营养物从细胞的"肠内"侧输送至细胞的"肠外"侧。**

2. **让其他所有东西都留在肠内（即阻止它们进入身体）。**

紧挨着这个屏障的是消化系统的两个重要部分。

1. **肠道的常驻免疫细胞，其工作是保护我们免受可能穿过肠上皮细胞屏障的病原体的伤害。**

2. **血管和淋巴管网络，可以将吸收的营养携带到需要它们的身体组织中。**

氨基酸、单糖、矿物质和水溶性维生素通过血液运输，而脂肪酸和脂溶性维生素通过淋巴系统运输。

了解肠屏障功能对人体健康的作用非常重要，因为如前所述，此功能的丧失是引发自身免疫性疾病的关键因素。

肠屏障的第一部分称为黏液层，这一层厚厚的消化道黏液由杯状细胞分泌，杯状细胞规律地分布在肠道上皮层。该黏液层在肠内和体内之间形成了一道物理屏障。肠上皮细胞的面向肠内环境的细胞膜形成一层称为微绒毛的突起结构，这一层连续不断的微绒毛被称为刷状缘。肠上皮细胞自身形成了屏障的下一层。然而，由于吸收营养是这层屏障的两个主要功能之一，因此，这层屏障不是不可渗透的：病原体和其他物质仍然可以穿过。

消化系统

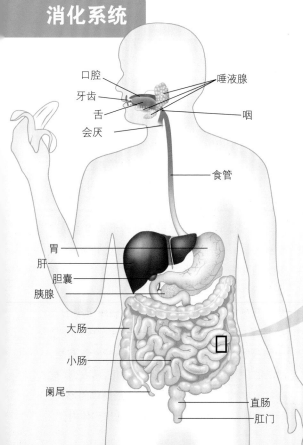

口腔
牙齿
舌
会厌
唾液腺
咽
食管
胃
肝
胆囊
胰腺
大肠
小肠
阑尾
直肠
肛门

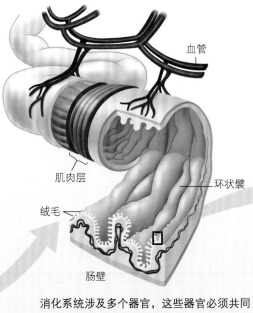

血管
肌肉层
环状襞
绒毛
肠壁

消化系统涉及多个器官，这些器官必须共同作用，以获得最佳的消化和健康。小肠是消化道中吸收营养物质的主要部位。小肠的肠上皮细胞的细胞膜会形成指状突起，称为微绒毛，这些突起可以增加每个细胞吸收营养物质的表面积（突起仅存在于细胞膜面向肠道内的一侧）。

在肠上皮细胞层的内侧是肠道的常驻免疫细胞，主要是巨噬细胞、树突状细胞、分泌 IgA 的 B 细胞和 Th3 淋巴细胞。这些是肠屏障的哨兵，它们保护身体免受攻击。肠道也是个淋巴器官（而且是身体中最大的淋巴器官），其内的淋巴组织统称为肠道相关淋巴组织。这种组织中容纳了大量初始 T 细胞和 B 细胞（与脾脏内一样多），因此，其适应性免疫系统非常活跃，随时准备加入任何针对入侵病原体的防御战斗。

当单个或一组肠上皮细胞被损坏或者在这些细胞之间形成的紧密连接被破坏（见第 46 页）时，肠漏症就发生了。这时，首先会形成微孔，肠内的一些内容物可以通过这些孔渗漏到血液、淋巴系统以及最重要的——进入肠道的常驻免疫细胞群中。渗漏的不是什么食物碎块，而是病原体的组合：不完全消化的蛋白质、那些应该留在肠内的有益细菌或细菌碎片、传染性微生物（如果它们存在于肠道中的话），以及通常本应该被身体排出的各种有毒物质或废物。当这些病原体通过这些孔渗漏进身体时，肠道的常驻免疫细胞会将其识别为外来入侵者并做出反应，从肠道相关淋巴组织中招募更多的免疫细胞。当大量病原体渗漏时，身体的其他器官，特别是肝脏，也会参与进来。此过程会唤起全身炎症反应并使免疫系统超速运转。渗漏物的种类和数量决定了这种免疫反应的确切性质。

一些致病物质（如细菌碎片和毒素）通过促炎性细胞因子（血液中循环的化学信使，它能通知白细胞发动攻击）招募先天免疫系统的细胞来引发全身性的炎症。回想一下，因为这种类型的炎症反应没有特定的目标，所以身体中的所有细胞都可能成为无辜的受害者。这些毒素必须通过肝脏过滤。当肝脏过度劳累时，

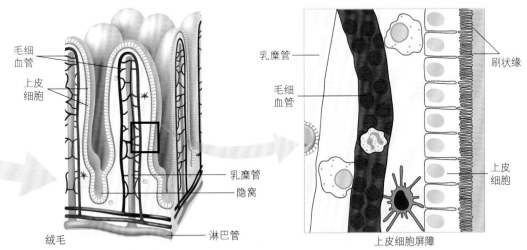

上皮细胞屏障

这些细胞排列成柱状结构，此结构称为绒毛，绒毛间被称为隐窝的低陷分开。这增加了构成肠道上皮所需的肠上皮细胞的数量（同时增加吸收表面积）。小肠本身有很大的皱褶，叫作环状襞。你可以想象成将一张绒毛地毯卷成柱状，然后沿着这个柱状产生皱褶。甚至每一根绒毛都是由具有波浪和皱褶结构的小纤维组成的。这些结构大大增加了肠道的表面积——大约与网球场一样大！

每根绒毛（或肠上皮细胞柱）都有网状的毛细血管和毛细淋巴管（称为乳糜管）分布其中。这是营养物质被吸收的地方，也是肠道的常驻免疫细胞随时准备防御入侵病原体的地方。

派尔集合淋巴结

派尔集合淋巴结位于小肠内，其功能是促进免疫系统和肠内环境之间更直接的相互作用。派尔集合淋巴结的功能之一是警戒：集合淋巴结内的免疫细胞能够评估肠内是否有病原体以及是否需要身体准备开始防御。

派尔集合淋巴结是小肠表面微小的圆顶状结构，与小肠表面高耸的绒毛和低陷的隐窝结构不同。与其他小肠部位相比，这些淋巴结里面有更多的免疫细胞。在这些集合淋巴结中的细胞之一就是 M 细胞，M 细胞因细胞膜表面的形状得名。M 细胞表面有厚厚的糖被（其被 M 细胞用于控制与肠内潜在病原体的相互作用），但不分泌黏液，因此，在派尔集合淋巴结外并没有黏稠的黏液层。这种黏液缺乏使得 M 细胞和树突状细胞（树突状细胞在 M 细胞之间向肠道内部延伸出触手，成

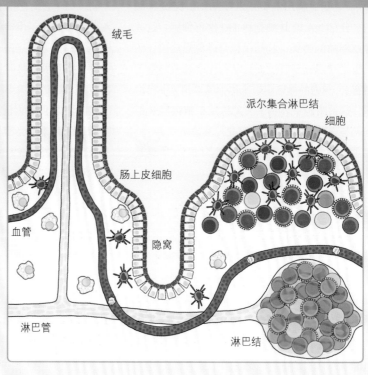

绒毛

派尔集合淋巴结
细胞

肠上皮细胞

血管

隐窝

淋巴管

淋巴结

为潜望镜状的树突状细胞）得以巡视肠内的病原体。如果它们发现了病原体，集合淋巴结内免疫细胞的高密度意味着免疫系统可以迅速采取行动。

毒素在体内积累，炎症反应扩散并开始引发适应性免疫系统参与战斗。这种类型的炎症反应可能是各种健康问题的主要原因，不仅仅限于自身免疫性疾病。

其他物质（如未完全消化的蛋白质）会刺激适应性免疫系统，使其以各种方式做出反应，产生过敏和自身免疫性疾病等问题。当 B 细胞分泌 IgE 抗体时（此抗体以来自特定食物的特定蛋白质为靶向），过敏反应就发生了，例如针对牛奶中的酪蛋白的抗体导致的牛奶过敏。当 B 细胞分泌 IgA、IgD、IgM 或 IgG 抗体时，也会产生类

似的免疫反应。这种免疫反应在学术上被认为是食物不耐受（不是过敏），会导致过敏反应的症状，以及通常不会被归因于过敏的症状——比如疼痛、疲劳和湿疹。此反应产生的一些抗体也可能是自身抗体。细胞因子也会受到刺激而释放，这促使了先天免疫系统和适应性免疫系统进一步招募细胞。这构成了自身免疫性疾病拼图的最后一块。

肠漏症向身体提供触发因素以产生自身抗体，并且对适应性免疫系统进行额外的刺激以使其攻击自身。这是自身免疫性疾病的 3 个必要成因中的两种（剩下的一种是遗传易感性）。

在一些人身上，肠漏症可以慢慢发展，用时可长达几年或几十年。压力、睡眠不足和一些感染可能使情况加速变得糟糕（很难预知）。一旦你有肠漏症，其他疾病开始出现只是时间问题。根据肠道被损伤的程度、漏出的物质种类以及你的具体基因构成，由肠漏症引起的炎症反应和免疫反应可能会增加各种各样健康问题的风险，其中许多问题可能危及生命，包括自身免疫性疾病。

即使是正常的肠道细菌也可以刺激机体产生自身抗体，如果它们从肠道内向肠道外渗出的话。最近的研究论文表明，双歧杆菌和乳酸菌（通常定居在每个人肠道中的益生菌）菌株中的蛋白质与甲状腺过氧化物酶和甲状腺球蛋白（两种与甲状腺相关的重要蛋白质）内的氨基酸序列具有惊人的相似性。实际上，这项研究明确指出，针对这些甲状腺蛋白的抗体也可以结合益生菌——而这些抗体就是临床用以鉴别自身免疫性甲状腺疾病的。

肠道可能会因为种种原因渗漏，但都与饮食和生活方式有关。造成肠漏症的其他原因包括药物（如皮质类固醇和非甾体抗炎药）以及感染（如本章前面所述的许多感染）。对于短期的药物治疗或感染的情况，在疗程或感染结束之后肠道持续渗漏的原因仍然是饮食和生活方式。在慢性感染的情况下，饮食和生活方式因素也会削弱免疫系统，使其不能处理入侵微生物。

所有检测出的自身免疫性疾病中都存在肠漏症，包括类风湿关节炎、强直性脊柱炎、炎性肠病（克罗恩病和溃疡性结肠炎）、乳糜泻、多发性硬化和 1 型糖尿病。乳糜泻、克罗恩病和溃疡性结肠炎中存在肠漏症应该是显而易见的，毕竟它们都是肠道疾病！但是在另外 3 种自身免疫性疾病中，肠道通透性增加也已经被证明先于疾病发生。是的，肠漏症是自身免疫性疾病到来的信使。

有些令人担忧的是，一些关于强直性脊柱炎的研究表明，自身免疫性疾病患者的健康亲属也有更高的肠道通透性。这些人可能与患者一样携带有自身免疫性疾病的易感基因。亲属患有肠漏症（这也可能是因为家庭成员中相似的饮食和生活方式）应该被视为一个强烈的警戒信号。

你可能并不知道你有肠漏症，因为你可能毫无胃肠道症状。小肠屏障的破坏会导致感染，但可能不会在早期疾病阶段就引起明显症状。小肠吸收营养的表面积减少可能会导致微量营养素缺乏（维生素和矿物质缺乏），但其表现形式十分多样。肠上皮细胞层受损可能会导致乳糖和果糖不耐受，并且使人不能正常消化脂肪及吸收脂溶性维生素，但你可能不会将其归因于肠漏症。无论如何，如果你患有自身免疫性疾病，那么你患有肠漏症的可能性非常高。

虽然大多数营养吸收发生在小肠中，但也有一些维生素和矿物质在口腔、胃和大肠中被吸收。水主要在大肠中被吸收。

肠漏症是如何发生的?

有几种途径可以破坏肠道上皮屏障。有些蛋白质可以与肠道上皮刷状缘中的载体分子结合,诱导肠上皮细胞放任其穿过屏障。有些蛋白质会刺激或破坏细胞。还有些蛋白质能够影响肠上皮细胞之间的结合。

✤ **肠上皮细胞损伤。** 当某些特定物质与这些细胞相互作用时,肠道细胞就会产生损伤。这些物质包括病原体和毒素,还有一些特定的膳食蛋白质,其中最重要的是谷蛋白、豆类和茄科蔬菜中丰富的谷醇溶蛋白、凝集素和皂苷(第二章进一步讨论了谷醇溶蛋白、凝集素和皂苷是如何损伤肠上皮细胞的)。如果肠上皮细胞死亡,它会在肠屏障中留下一个孔,肠道内容物便可以渗漏出来。这些孔在健康的个体中可以被快速关闭。但是当肠上皮细胞死亡变得很常见时(如在某些感染的人中,或对麸质和谷醇溶蛋白敏感的人,或者吃了谷醇溶蛋白、凝集素和皂苷素含量过于丰富的食物,或者有肠道菌群过度增生,或具有某些遗传倾向的人),身体会无法跟上修复所需要的速度,便会引发肠漏症。缺乏有效修复肠屏障所需的重要营养成分的饮食也会让状况更糟(这也会在第二章进一步讨论)。

✤ **紧密连接被破坏。** 肠道细胞通过称为紧密连接的结构结合在一起。紧密连接是由许多不同类型的蛋白质形成的复合结构,这些蛋白质从细胞内部向外延伸,通过细胞膜以达细胞外部。这些蛋白质与来自相邻细胞的蛋白质结合一起并以形成紧密连接的方式折叠。这种紧密连接对于肠上皮屏障的形成是必要的。除了这个功能之外,紧密连接还负责将肠上皮细胞的细胞膜分为两个部分:顶膜(细胞的"顶部"或面向肠内的部分)和基底外侧膜("侧面"和"底部",也就是面向体内的部分)。因为细胞膜的不同部分具有不同的功能,所以正常工作的紧密连接对于细胞至关重要。事实上,所谓的上皮细胞极性(细胞分辨其顶膜和其基底外侧膜之间的差异的能力)的丧失就发生在紧密连接不能正常运作时,而这也是癌症的重要前兆。

破坏紧密连接的方式有很多。事实上,紧密连接不是一个静态固定的结构,而是被设计为有开放和封闭两种状态,以便能够吸收特定的营养物质。当这种高度受控的调节失效,并且紧密连接处被打开时,问题就发生了。这不仅会导致肠道内容物渗漏到体内,而且如果情况持续存在,甚至会让身体向细胞发出错误的凋亡信号(即让细胞自杀)。

能打开紧密连接的一种物质是连蛋白。连蛋白是肠上皮细胞分泌到肠道中的蛋白质,它能够调节紧密连接点的快速打开和关闭。然而,现在研究者认为,连蛋白可能在自身免疫性疾病的发展中起着关键作用。乳糜泻患者往往连蛋白水平更高,其可以刺激开放紧密连接,并可能使其开放时间更长。在这些患者中,连蛋白的分泌受到摄入的麸质(或更具体地说,是被称为麦醇溶蛋白的蛋白质碎片)的刺激。作为对麸质摄入的反应,连蛋白分泌增加也会导致肠漏症,而后者往往是 1 型糖尿病的前兆。研究者相信,这种机制可能在所有自身免疫性疾病中都起作用,这也意味着在其他谷物和类谷物(像阔叶植物的淀粉种子,如藜麦)中发现的麸质和类似蛋白质可能会加重自身免疫性疾病患者的肠漏症(见第 79 页)。其他食物中的蛋白质、酒精、高皮质醇水平、某些药物、某些感染性微生物以及目前尚未鉴别出的未知物质也会打开紧密连接。这些会在第二章和第三章中更详细地讨论。

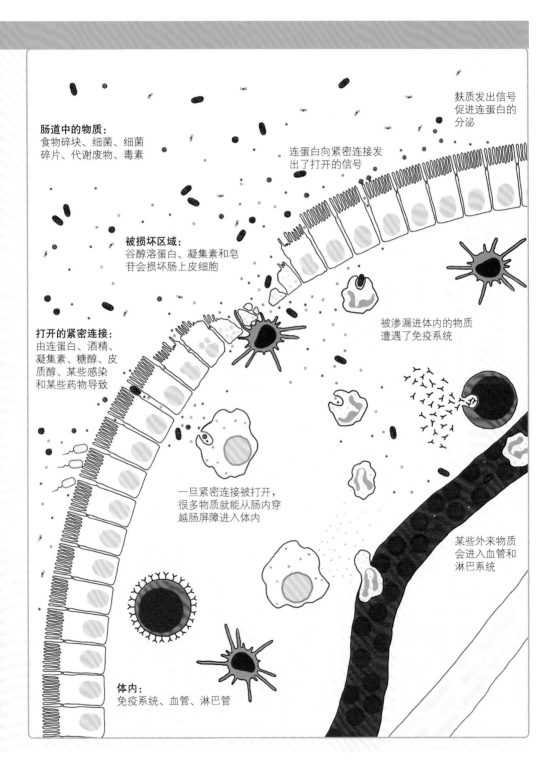

麸质发出信号
促进连蛋白的
分泌

连蛋白向紧密连接发
出了打开的信号

肠道中的物质：
食物碎块、细菌、细菌
碎片、代谢废物、毒素

被损坏区域：
谷醇溶蛋白、凝集素和皂
苷会损坏肠上皮细胞

打开的紧密连接：
由连蛋白、酒精、
凝集素、糖醇、皮
质醇、某些感染
和某些药物导致

被渗漏进体内的物质
遭遇了免疫系统

一旦紧密连接被打开，
很多物质就能从肠内穿
越肠屏障进入体内

某些外来物质
会进入血管和
淋巴系统

体内：
免疫系统、血管、淋巴管

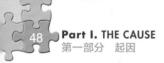
自身免疫性疾病和麸质

对大多数患有自身免疫性疾病的人来说，麸质敏感可能是肠漏症的最大致病因素。麸质不耐受意味着身体会对小麦和许多其他谷物中的蛋白质产生抗体，其在人群中的发生比例为 20%~40%。麸质敏感可以通过测定血液中的 IgE（专业名称是过敏性测试）、IgA、IgG 和 IgM 抗体来诊断，这些抗体都可针对谷蛋白及麦醇溶蛋白。然而，目前还没有针对麸质的 IgD 抗体形成的测试方法。此外，麸质敏感的人也可能不形成相关的抗体。麸质可能通过与肠上皮细胞之间的紧密连接相互作用而引起肠漏症（见第 46 页和第 79 页）。麸质也可以激活免疫细胞，并直接触发补体释放（见第 19 页）。不幸的是，最后两种机制没有测试可做。真正诊断麸质敏感度的唯一可靠方法是停止摄入麸质，看看情况是否会有所改变。

麸质是谷醇溶蛋白家族的一员，它们是富含脯氨酸的凝集素（见第 15 页）。凝集素是一类能结合糖类的蛋白质，在所有生命体中都能找到。虽然凝集素通常被认为是肠漏症的原因，但其实只有一小部分凝集素（通常是谷醇溶蛋白和凝集素）在肠漏症中扮演重要角色，主要是因为这些蛋白质难以消化，并且会与小肠的刷状缘产生剧烈反应（第二章进一步讨论）。人体很难消化谷醇溶蛋白——我们的消化酶不能很好地分解两个谷醇溶蛋白之间的连接。这带来的后果是双重的：首先，麸质可以全部或部分穿过肠屏障；其次，麸质（和其他谷醇溶蛋白）可能为肠道中的细菌提供不均衡的营养，导致肠道生态系统紊乱（在第 50、82、102 页中加以讨论）。

麸质可以直接穿过肠上皮细胞（并且通常会在这一过程中损伤它们）或它们之间的连接（通常紧密连接会在它们通过之后保持打开状态）。麸质似乎能够诱导肠上皮细胞通过至少两条途径将其输送穿过肠屏障进入体内。但是，将麸质运送到体内可能会损伤甚至杀死肠上皮细胞（这在第二章中有更详细的讨论）。另外，已知麸质可以刺激连蛋白的释放，连蛋白直接作用于肠上皮细胞之间的紧密连接以将其打开，从而使肠内容物渗漏出来。一旦麸质渗漏，它就会与肠道的免疫系统相互作用。要注意，谷物中的麸质和其他谷醇溶蛋白还可能引起自身抗体的产生，因为在谷醇溶蛋白中存在许多非常类似于人体蛋白质的氨基酸序列。

乳糜泻、多发性硬化、疱疹样皮炎和大疱性类天疱疮已经被证明与麸质明确相关。病例研究发现，麸质过敏可能还是其他许多自身免疫性疾病的重要触发因素；在某些情况下，仅仅采用无麸质饮食就能使病情完全缓解。此外，乳糜泻患者的继发性自身免疫性疾病的高发病率支持了麸质是其他自身免疫性疾病的触发因素。尽管麸质在大多数自身免疫性疾病中的确切作用还没有被研究清楚，但麸质过敏与肠漏症之间的关系是非常明确的，以至于该领域的许多专家认为，麸质过敏可能在所有自身免疫性疾病中扮演了重要角色。

麸质非常善于破坏肠屏障，导致肠内容物漏出，然后直接激活免疫系统。如果你有自身免疫性疾病并且在膳食中摄入麸质，我强烈建议你在你的余生中杜绝麸质饮食。你的身体会感谢你。

> 在我们已经确定了的 140 种自身免疫性疾病中，唯一被科学家公认的根源就是麸质过敏。自身免疫性疾病的确还存在其他许多触发因素，感染可引发自身免疫性疾病，维生素缺乏也可以——特别是维生素 D，但麸质往往是那个始终存在的核心。
>
> ——彼得·奥斯本博士，
> 麸质过敏专家

有时，你可能只是运气不好

有时候，会不会发展为自身免疫性疾病就像在玩 21 点时是否能够打败庄家。如果你遗传了自身免疫性疾病基因，如果你暴露于环境触发因素中，如果你的身体对抗病原体产生的抗体也会攻击自身的组织，那么庄家就拿着所有的好牌。堆积在你身上的因素越多，你会发展为自身免疫性疾病的可能性越大。虽然如此，但运气仍然是一个因素。认识到这一点这很重要，因为我们很容易因我们的疾病而责怪自己。我们审视自己吃的食物和生活的方式，然后认为我们得为自己的不幸负全部责任。

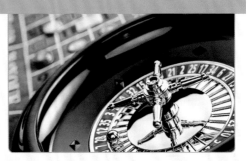

的触发因素赶出你的生活。通过阅读本书获得的知识，可以确保你战胜疾病的赢面很大。现在就采用本书中的指导原则（而不是在自身免疫性疾病症状出现之后），你可以停止这个用自己身体为赌注的危险游戏，并确保未来有更高质量的生活。

这不是你的错。

好消息是，你可以通过改变饮食和生活方式来治愈你的肠道，将众多的自身免疫性疾病

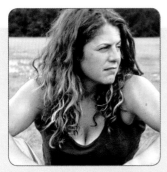

惠特尼·罗斯·格雷的见证

"

多发性硬化太可怕了！有段时间我失去了视力和行走能力。我是在婚礼前两周被诊断出这种病症，所以我不得不和我的未婚夫谈谈他可能会娶一个残疾妻子。我从没有想过这种事情会出现在我的生命中。我从来没有认为自己是一个"患者"。但事实是，在我的医疗记录中，我的确生了病。除了接受这个事实之外，我没有任何出路。真的就是这样

了吗？

当我读到和听说可以通过禁止麸质饮食来控制多发性硬化时，我觉得我无法做到。食物是我生活的一大乐趣。我是来自新泽西的美食爱好者，而面包已经深深扎根于我的生命之中。我过去曾说："我宁愿得多发性硬化也不要不吃面包。"

幸运的是，即便如此，我也在无意之中存储了关于饮食干预的信息。当我无法行走时，我回想起这些知识。不幸的是，在我几乎丧失了全部的行动能力时，我才找到了改变生活方式的动力。

好在这个方法起效了。我摒弃了被认为是触发疾病的食物，一年内我就恢复了正常。实际上，我比正常还要好。随

着多发性硬化的消除，我的体重也减轻了很多，而且我的脾气也从容易激动变为温柔平和。这种变化是深刻的。我完全无法对此保持沉默！我想站在屋顶对所有人喊出来，因为这一切差点就没能实现。我几乎错失了痊愈的机会，仅仅因为我无法想象不吃面包的日子。这就是我成为这种生活方式倡导者的原因。健身房里的一个伙伴称我是用饮食和生活方式治愈多发性硬化的宣传大使，这让我哈哈大笑！我很乐意接受这个荣誉！

"

惠特尼·罗斯·格雷的博客在 Nutrisclerosis（nutrisclerosis. com）。

肠道菌群失调

　　我们每个人的肠道内都含有 500~1000 种微生物（全人类共有约 35000 种），尽管大约 99％来自 30~40 种细菌。不同细菌倾向于生活在消化道的不同区域，所以在小肠的第一部分（十二指肠）生长的细菌与生活在结肠中的细菌种类不同。一些细菌喜欢嵌入到肠上皮细胞附近的黏液层中生活，而有些细菌则常驻于远离肠道壁（管腔）、被部分消化的物质附近。这些细菌被统称为肠道菌群。因为它们对我们的健康有益，它们也被称为益生菌。

　　我们的肠道内除细菌外还有其他微生物，包括古菌（类似于细菌）、病毒和单细胞真核生物（如酵母）。事实上，估计有人类细胞总数 7~10 倍的微生物存在于我们的肠道中！这些微生物统称为肠道微生物群（术语微生物群包括其他类型的有益微生物，如酵母，也包括细菌），有时也被称为肠道菌群，我们依靠它们维持健康和生存。

　　可能与你以为的不同，细菌实际上存在于整个消化道，从你的嘴到你的直肠，而不是只存在于你的大肠里。然而，细菌的数量在不同部位会显著变化，通常越靠近肠道下端细菌越多。例如，在胃和十二指肠中每克（你正在消化的东西中）只有 10~1000 个细菌，小肠的第二和第三部分（分别是空肠和回肠）每克含有 1 万到 1000 万个细菌，而结肠每克含有 1000 亿至 1 万亿个细菌！

　　肠道微生物群对我们的健康至关重要，其中消化作用最广为人知。我们的肠道微生物群能够分解食物中某些特定的糖、淀粉和纤维素，以便让我们慢慢将食物消化并吸收营养。细菌还在我们的消化道中发酵某些碳水化合物，产生短链脂肪酸，如乙酸、丙酸和丁酸——这是对身体非常有益的能量来源，也是调节新陈代谢所必需的。这些短链脂肪酸还有助于矿物质

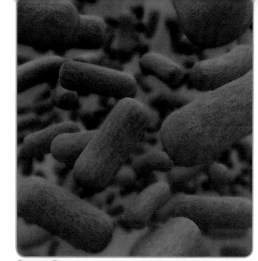

趣味知识：

人体内有将近 10 万亿个细胞以及 100 万亿微生物，分别存在于肠道（70％）和其他屏障组织中（30％）。

的吸收，如钙、镁、铜、锌和铁。我们的肠道细菌也能以其他方式辅助矿物质吸收：它们可以帮助释放复合在植酸中的矿物质（在所有可以结合矿物质的植物性食品中，有不同程度的这种抗营养素存在，使矿物质难以吸收；见第 93 页），使这些矿物质可以被吸收。我们的肠道细菌还能合成维生素，特别是维生素 B 和维生素 K，随后这些维生素便被我们的身体吸收（并为我们提供重要的、通过其他方式不能充分获取的微量营养素）。肠道细菌还在促进膳食脂肪酸的吸收中起着关键作用，从而促进重要的脂溶性维生素 A、维生素 D、维生素 E 和维生素 K 的吸收。已知许多上述微量营养素的缺乏是引起自身免疫性疾病的因素，这将在第二章进一步讨论。总之，我们的肠道微生物群非常重要。

　　我们的肠道微生物群对免疫系统也有直接影响，其细节仍在深入研究之中。健康肠道微生物群对免疫系统的发育和成熟至关重要，不同的细菌成分调节免疫系统的不同方面。例如，若肠道微生物群完全缺失，会导致大多数 CD4+T 细胞严重缺乏，但使 Th2 细胞增加。我们也已经知道一些细菌通过调节树突状细胞的活性来平衡 Th1、Th2 和 Th3 细胞群（根据

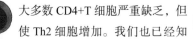
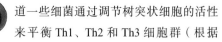

什么是抗营养素？

　　很简单，抗营养素就是你饮食中的任何会干扰食物营养吸收的物质。一些抗营养素存在于自然中（这些是本书主要讨论的），有些则是合成的。本书在第二章中将更详细地讨论抗营养素。

情况增加或减少树突状细胞的活性）。一些细菌会刺激 Th17 细胞的产生，有些会调节自然杀伤细胞的活性，有些还会影响免疫细胞表面的抗原受体和抗原本身之间的相互作用。这些友好的细菌不仅在健康时期使免疫系统保持工作，还有助于免疫系统对入侵病原体的防御，如刺激对抗外来微生物的抗体的产生。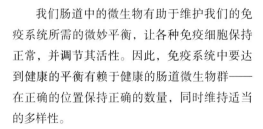

　　我们肠道中的微生物有助于维护我们的免疫系统所需的微妙平衡，让各种免疫细胞保持正常，并调节其活性。因此，免疫系统中要达到健康的平衡有赖于健康的肠道微生物群——在正确的位置保持正确的数量，同时维持适当的多样性。

　　肠道菌群失调是形容肠道微生物群中出现任何异常的一般术语。这包括在胃肠道的各个部位的微生物的生长数量过多或过少，微生物的种类异常或不同种群微生物之间没有达成正确的平衡，以及微生物出现在错误区域。任何这些情况都可能对消化和免疫系统的调节产生很大的影响。肠道菌群失调常见于自身免疫性疾病。

　　肠道菌群失调的最常见形式是小肠细菌或酵母菌的过度生长。这被称为小肠细菌过度生长（SIBO；该术语也适用于酵母菌过度生长，

但实际上细菌过度生长更常见），现在被认为是肠易激综合征（IBS）的原因（至少对某些种类 IBS 是这样，因为 IBS 也可能包括许多还有待明确的疾病）。每个自身免疫性疾病都有高概率并发 SIBO（只要做了 SIBO 的相关测试的话）。非常重要的是，小肠中细菌的过度生长可能是肠漏症的直接原因。

　　许多因素会导致肠道菌群失调。已知使用抗生素以及食用使用过抗生素的动物肉类和乳制品会对肠道微生物群的数量和多样性有不利影响（某些菌株会被抗生素杀死，导致其他菌株过度生长）。虽然我不是建议你完全避开抗生素，但我建议避免过度和无意义的使用（见第 154 页）。我也建议你避免食用使用了抗生素的动物产品。

　　导致肠道菌群失调的一个重要而又经常被忽视的原因是饮食。因为肠道中的细菌会吸收你吃入的食物，所以饮食可以直接影响它们的数量。特别是谷物，因为谷物不能被身体很好地消化，并且为肠道中的微生物提供了大量结构复杂的碳水化合物作为食物。在我们的肠胃中，这种过量的微生物食物使得微生物过度生长，直接导致了 SIBO。然而，任何难以消化的食物都可能导致细菌过度生长。如果同时存在其他的消化障碍，如胃酸分泌不足、胰酶不足或胆盐不足的时候，情况尤其严重。

　　拥有一个健康的肠道不仅仅意味着修复肠渗漏，也意味着将肠道菌群恢复到适当的数量、分布和多样性。遵循本书的指导，你将能够自动建立一个有利于健康微生物群的肠道环境。第五章和第七章还会详细介绍益生菌支持和补充的建议。

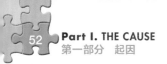
尽你所能做出改变

> 上帝，请赐我接受无法改变之事的平静，改变
> 可改变之事的勇气，以及能知晓两者间不同的智慧。
>
> ——宁静祷告

正如你阅读本章所学到的，自身免疫性疾病没有单一病因。相反，很多因素组合在一起创造了有利于自身免疫性疾病发展的环境：遗传因素、环境触发因素、饮食和生活方式因素引起的肠漏症。诀窍在于改变环境——使其不再促使疾病发展，而是有利于健康。

正如我已经提到的，本章讨论的许多触发因素是你不能改变的。那么你能改变什么呢？你可以通过改变你的食物和生活方式来改变肠道环境。你可以提供身体治愈需要的营养。你可以通过增加睡眠、户外时间，以及参加适量的锻炼来调节你的昼夜节律和压力。这会治愈你的肠道，减少炎症反应，并避免持续刺激你的免疫系统。

在我为自身免疫性疾病中的饮食和生活方式因素做充分阐述时，我不希望你认为仅仅是饮食不良导致了你的自身免疫性疾病。它只是一个方面的原因，但不是全部原因。做出不恰当的饮食选择或者没有一周去健身房5次不意味着你的疾病都是自作自受。然而，想要得到健康仍然需要避开一些食物，重要的是了解为什么不能吃它们。

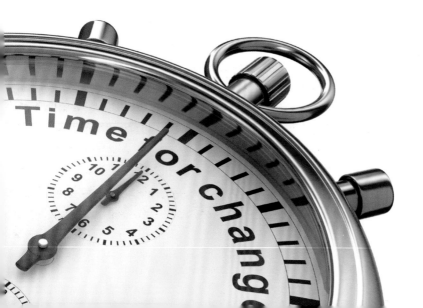

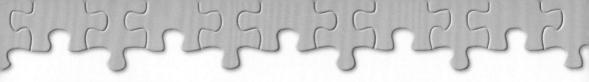

第一章回顾

▶ 免疫系统可以分为两个部分：先天免疫系统和适应性免疫系统。

▶ 先天免疫系统是非特异性的（不针对任何特定的入侵者），会引起一般的反应。情况超出了先天免疫系统的应对能力时，适应性免疫系统就会采取行动。

▶ 适应性免疫系统是特异性的（针对特定的外来入侵者）。抗体会识别并针对来自外来入侵者蛋白质中含有的特定氨基酸序列。适应性免疫系统负责记忆外来入侵者，以便能够更有效地对以后的入侵做出反应（这就是为什么你只会得一次水痘）。

▶ 患自身免疫性疾病时，适应性免疫系统失去了区分人体内蛋白质和细胞与外来入侵的蛋白质和细胞的能力。

▶ 在自身免疫性疾病中，免疫系统被刺激以展开攻击，造成体内细胞和组织的损伤。这种损伤导致了各种症状。

▶ 易感基因占个体自身免疫性疾病风险的 1/3。没有单一的自身免疫基因，而是各种基因的组合共同提高了风险。

▶ 2/3 患自身免疫性疾病的风险来自环境触发因素、饮食习惯和生活方式。

▶ 环境触发因素包括感染（病毒、细菌、真菌和寄生虫）、慢性感染（病毒、细菌、真菌和寄生虫）、暴露于毒素和体内的激素状况。

▶ 麸质可能是所有自身免疫性疾病的重要触发因素。

▶ 肠漏症是自身免疫性疾病发展的必要条件。

影响自身免疫系统的饮食因素

> 饮食中的1/4让你得以生存，
> 另外3/4让你体会病痛。
> ——埃及墓中的
> 象形文字

自身免疫性疾病的患病率逐年上升，预计年增长率为2%~10%。当然，其中一部分归因于健康意识的提高和诊断技术的改进，但是医生和医学研究人员一致认为，诊断技术的改进仅使其中一部分疾病的诊断率上升了。这一趋势与过去40年来，肥胖、2型糖尿病和心血管疾病的增加形成了完美呼应。这有可能是因为它们都是由共同的因素导致的吗？由于肥胖、2型糖尿病和心血管疾病都与饮食有关（特别是充满了精炼碳水化合物、反式脂肪和Ω-6脂肪，但严重缺乏纤维素和微量营养素的饮食），会不会也正是我们的饮食的方式诱发了自身免疫性疾病？

答案是肯定的！虽然我们只了解部分机制，但我们目前理解的饮食因素大致分为3类。

1. **造成营养缺乏的饮食因素。**
2. **导致肠漏症或肠道菌群失调的饮食因素。**
3. **促进炎症反应或免疫系统激活的饮食因素。**

由于没有吃到足够多高营养密度的食物（或者不能够充分消化这些食物）导致的微量营养素缺乏会造成免疫系统缺陷，并损害身体愈合与康复的能力。许多矿物质与维生素缺乏已经被证明与自身免疫性疾病有密切关联。

了解哪些饮食因素导致了自身免疫性疾病，在很大程度上是了解哪些饮食因素导致了肠漏症或肠道菌群失调。你吃的食物（和你应该吃但没有吃的食物）可以以各种方式影响肠道的健康。一些食物会直接刺激肠道内壁，破坏肠上皮细胞，在小肠上造成漏洞，从而让肠道内容物渗漏到身体内。一些食物会引起细菌和酵母菌的过度生长，引起肠道菌群过度增生（更具体地说是引起小肠细菌过度生长），而这本身又会引发肠漏症。

还有一些会引起炎症反应的食物，虽然这些食物不会直接导致自身免疫性疾病，但只要还在食用这些食物，人体自身免疫性疾病恢复的能力就会受到限制。还有一些食物会扮演佐剂的角色，意思是它们不会引起自身免疫性疾病，但会刺激免疫系统进行攻击。最常见的佐剂应用是在疫苗中，加入它们可以增强免疫系统对抗原的应答能力并确保免疫力得以形成。这是为了确保身体产生免疫力所必需的，因为疫苗中包含的抗原是已经死亡的病原体或毒性减弱的病原体。由于疫苗中的病原体不能复制繁殖，因此疫苗中必须包含能够刺激免疫系统形成抗体的物质，而该物质就是佐剂。佐剂可以让疫苗效果更好，但在食物里就不是什么好事了。

饮食和营养状况是人类健康决定因素中最重要且可以改变的。这就是说，你吃什么对你的健康有很大的影响，而且你可以完全自由选择吃什么。你可以将本章视为介绍"需要远离的食物"的章节。我相信，理解为什么某种食物会造成问题会激励你从你的饮食中去除它。如果你想看需要避免食物的总结，请随时跳到第 124 页。如果你想看应该多吃哪些食物，请随时跳到第五章。现在，让我们去挖掘科学知识吧！

营养不足的饮食

营养物质和营养状况对免疫功能、抵抗感染和自身免疫都有很大的影响。营养素可以影响免疫系统，增强或抑制免疫活性，这些取决于营养素的量及其消耗和吸收的方式。膳食营养素缺乏，特别是伴随着碳水化合物和某些炎性脂肪过量摄入，已经被证实与自身免疫性疾病的发展密切相关。

现代饮食，也就是标准的美国饮食，是低营养饮食的一个最佳例子，其碳水化合物和炎性脂肪都已过量（这解释了许多疾病增加的原因）。在这种饮食下，我们往往处于能吃饱，但营养摄入却不足的状态。你可能会认为我指的是那些饮食中充满快餐食品、加工食品和垃圾食品的人。的确是这样，但范围不限于此。我指的也包括那些自认为正在吃健康饮食——充满全谷物和低脂肪乳制品饮食的人。

趣味知识: 宏量营养素是指食物中的碳水化合物、脂肪和蛋白质；微量营养素是指维生素、矿物质和植物化合物。

很大一部分美国人几乎每天都不能达到各种维生素和矿物质的推荐摄入量（RDA）。根据需要摄入的维生素和矿物质的种类，这个比例范围为17%（维生素 B_{12}）~73%（锌）——针对2岁以上的所有美国人。平均来说，美国人还缺乏其他 B 族维生素、维生素 A、维生素 D、铁、镁、钙等。许多这些维生素和矿物质的缺乏与自身免疫性疾病密切相关。

为什么现代饮食中维生素和矿物质如此缺乏？从很多方面来看，谷物是罪魁祸首。即使全谷物也不属于高营养密度的食物：就连蔬菜都至少含有多种维生素和矿物质（通常含量是

现代饮食的营养有多糟糕?

微量营养素	不符合 RDA 标准的百分比
维生素 A	56.2
维生素 B_1（硫胺素）	30.2
维生素 B_2（核黄素）	30.0
维生素 B_3（烟酸）	25.9
维生素 B_6（吡哆醇）	53.6
维生素 B_9（叶酸）	33.2
维生素 B_{12}（钴胺素）	17.2
维生素 C	37.5
钙	65.1
铁	39.1
镁	61.6
磷	27.4
锌	73.3

这个表格列出了13种美国人饮食中最缺乏的维生素和矿物质，以及2岁以上的人中不符合此微量营养摄入要求的百分比。

经允许摘自 L.Cordain et al., "Origins and Evolution of the Western Diet: Health Implications for the 21st Century," American Journal of Clinical Nutrition 81 (2005): 341–354.

谷物的10倍以上！）。唯一的例外是钠和锰，谷物与蔬菜中的含量一样多，还有硒，其在谷物中含量较高（但在肉类、海鲜、家禽、坚果和蛋中含量更高）。乳制品也是一种低营养密度的食物。当这些食物从我们的食谱中取代了肉类、鱼类、蔬菜和水果时，我们饮食中的微量营养素密度就降低了，这使我们的身体受损。导致我们营养不足的其他因素有：工业化农耕导致我们土壤中的微量矿物质耗竭，以及工厂化养殖的用谷物饲喂的动物肉类的营养减少。

微量营养素缺乏与自身免疫性疾病，是谁导致了谁？

虽然流行病学研究通过血液检测证实了特定营养素的低膳食摄入量或营养不足与自身免疫性疾病风险增加之间的相关性，但这些研究主要是在为未来研究创造基础，而不是确定因果关系。在大多数情况下，我们不知道营养缺乏是否是自身免疫性疾病的前兆，或者营养不足是否是自身免疫性疾病的结果。当然，两者都是有可能的。并且，许多患有自身免疫性疾病的患者的确有各种微量营养素缺乏。显然，它们之间有联系。

许多微量营养素是免疫调节剂，意味着需要足够量的这些物质来调节免疫系统。有一种可能是，膳食营养不足或由于肠漏症导致的维生素吸收不良使免疫系统在自身免疫性疾病中过度活跃。然而，当存在炎症反应时，这些微量营养素的摄入也需要增加。另一种可能是，自身免疫性疾病患者的身体需要更多的维生素、矿物质和抗氧化剂，以帮助在免疫系统进入过度反应时控制炎症反应，而饮食中的微量营养素无法满足他们的需求。无论是哪一种可能，患者都需要增加这些重要营养素的摄入量，以帮助身体控制炎症反应，调节免疫系统，并促进恢复。

谷物和乳制品还存在其他方面的问题，我将在本章后面讨论。

当代西方的饮食也极为缺乏优质脂肪。脂肪不足导致脂溶性维生素缺乏，这是自身免疫性疾病的最大风险因素之一。当脂肪，特别是饱和脂肪在20世纪70年代中期被指责为心血管疾病的原因时，我们饮食中的脂肪含量就变得越来越低。虽然研究已经证明饱和脂肪不会增加心血管疾病的危险（糖才会），但这种信息似乎需要很长时间才能在社会中广泛传播（十

多年来，低脂饮食不能预防心血管疾病，反而会让你增加患上多种其他疾病的风险。虽然这已经被证实，但营养学家和医生仍然向患者推荐低脂饮食）。另一个问题是机械分离的种子油（如菜籽油、玉米油、大豆油和红花油）已经在我们的饮食中取代了更健康的饱和脂肪（如黄油、猪油、牛油和椰子油）。这些种子油中的Ω-6多不饱和脂肪含量非常高，这让我们Ω-3和Ω-6脂肪酸的摄入比例变得非常不平衡（更多信息见第71页和第112页）。

谷物相对于蔬菜中的微量营养素比例

谷物相对于蔬菜中的维生素含量百分比

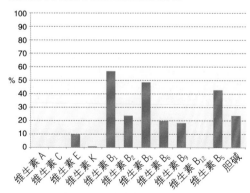

谷物相对于蔬菜中的矿物质含量百分比

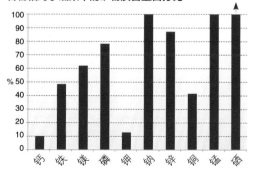

这些图表显示了与蔬菜相比维生素和矿物质在谷物中的相对比例——在热量相同的情况下，包括了8种最营养的全麦食品和50种常见蔬菜。数值代表的是谷物中的维生素或矿物质的含量与蔬菜中维生素或矿物质含量的百分比（例如，谷物中的维生素E含量大约是蔬菜的10%）。数据来源：USDA数据库。

胃酸的关联性

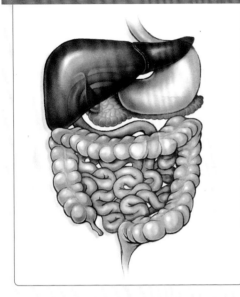

胃酸不足是一个常见的问题，但很少受到关注。衰老是胃酸不足的主要原因之一，其他重要原因还包括肾上腺疲劳（更专业的名称是肾上腺皮质功能不全）、饮酒、细菌感染、长期压力（见第128页）和某些药物（见第152页）。

当你吃饭时，胃壁细胞会产生胃酸和一些消化酶。这些酸和酶开始将你的食物分解成各种成分，这些成分将在之后被肠上皮细胞运输并穿过肠屏障，然后进入血液或淋巴系统。胃酸对于将蛋白质分解成你所需要的各种氨基酸的过程尤其重要。当你的胃内的酸性内容物排到小肠的第一部分（十二指肠）时，这些内容物（食糜）的酸性会向胰腺发出信号，使其将消化酶释放到小肠内，并令胆囊释放胆汁（其中含有由肝脏产生的胆盐，有助于分解脂肪）到小肠中。胃酸还可以保护胃免受细菌和真菌的过度生长的危害（细菌和真菌在酸性环境中不能滋生），而且对于吸收许多维生素和矿物质也至关重要。

胃酸不足意味着胰腺和胆囊不能分泌足够的酶或胆汁——这直接影响到你的身体消化食

物的能力。胃酸和消化酶不足意味着你的食物没有被适当的消化，所以最终在你的小肠里会出现"大块"的食物。其中一个结果是养分（宏量营养素和微量营养素）吸收不良。但更令人担忧的可能是，这些未消化的食物会成为肠道细菌和酵母菌的绝佳食物来源，导致肠道菌群失调。这些未消化的食物使肠道蠕动变慢，从而增加了通过时间（食物由消化道一端进入到另一端排出的时间）。细菌和酵母菌如兔子一样快速繁殖（或者更糟，像细菌和酵母一样快速繁殖！），最终会造成小肠细菌过度生长（SIBO），引起对肠道黏膜的刺激，造成炎症反应，并导致毒素的产生，而这些毒素又必须通过肝脏过滤。

注意，胃酸不足的症状实际上与胃酸过多的症状是相同的。小肠中细菌数量增加会导致产生的气体增加。加上消化缓慢，小肠的体积增加会对你的胃和食管下端的括约肌施加压力（食管下端括约肌的任务是使食物进入胃部，并防止胃酸反流）。但上述的压力使食管下端括约肌不能完成工作，进而让胃酸等胃内容物反流到食管中，引起胃灼热、消化不良和胃酸反流。胃酸不足的其他症状包括腹泻、便秘、腹胀、胀气、口臭、恶心、呕吐、直肠瘙痒和痔疮。更不用说因SIBO和肠漏症引起的肠道刺激和炎症反应，以及自身免疫性疾病。

你会以为你胃酸过多（可能是由于酸反流），并据此开展治疗——你服用抗酸药、酸性抑制剂和H_2阻断剂（见第152页）——但实际上，你需要的是更多的胃酸，而不是更少的胃酸！除非已经明确诊断出胃酸过多，否则解决方案是停止服用抗酸药并开始服用消化补剂（将在第264页上讨论），与此同时，采用原始饮食的方案。还有一些其他重要的措施，包括：坐在桌子前吃饭，确保在宁静祥和的时段进餐，充分咀嚼你的食物，以及在两餐之间（而不是用餐时）摄入大部分的水分。

 为了在小肠中进行下一阶段的消化，胰腺也会释放出碳酸氢钠来中和胃酸。

加工食物的问题

	甜菜 （100g 或 3/4 杯）	白糖 （7g 或 2 茶匙）
糖	7g	7g
维生素 A	2μg	0μg
维生素 B$_1$	31μg	0μg
维生素 B$_2$	40μg	1μg
维生素 B$_3$	334μg	0μg
维生素 B$_5$	200μg	0μg
维生素 B$_6$	67μg	0μg
维生素 B$_9$	109μg	0μg
维生素 C	4.9mg	0μg
钙	16mg	0μg
钾	325mg	0μg
镁	23mg	0μg
磷	40mg	0μg
锌	400μg	0μg
铜	100μg	0μg
硒	0.7μg	0μg
锰	300μg	0μg

注：1μg=1×10^{-6}g。

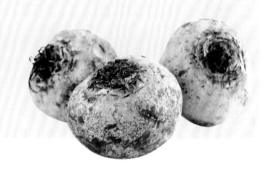

精制程度越高，食物中的营养成分就越少。例如，甜菜中的微量营养素含量（其中特别富含维生素 B$_9$ 和锰，其他还有维生素 A、维生素 B$_1$、维生素 B$_2$、维生素 B$_3$、维生素 B$_5$、维生素 B$_6$ 和维生素 C，以及钙、钾、镁、磷、锌、铜和硒等矿物质）与精制糖中微量营养素含量的差距悬殊（精制糖几乎不含任何维生素和矿物质）——即使精制糖是由甜菜制成的。

除了精制和加工会从食物中去除有价值的营养素外，加工常常会添加或产生抗营养素（妨碍人体从食物中吸收营养物质的物质），更不用说会添加影响健康的其他化合物（如防腐剂）——它们甚至在低剂量下都是有毒的。这将在第 101 页进一步讨论。

消化不良、受损和发炎的肠道，以及肠道菌群失调也可能导致营养不足。即使你只吃营养密度最高的食物，由于身体无法正常消化或吸收营养物质，也会发生营养不良。

营养不良是自身免疫性疾病的最大危险因素之一。不只是因为我们目前的饮食不能提供足够的必需营养素来保持基本健康，还因为我们没有摄取自身免疫性疾病修复所需的额外微量营养素。

一些特定的微量营养素缺乏与自身免疫性疾病的风险增加密切相关。其他的一些微量营养素缺乏并不直接与自身免疫性疾病有关，但是会促进炎症反应。虽然下面列出的可能不是导致自身免疫性疾病的所有可能的微量营养素，但这些可能是最关键的。

抗氧化剂

氧化剂（氧自由基或活性氧）是我们的身体代谢产生的天然副产物。氧化剂是造成我们身体中的蛋白质的氧化损伤并刺激炎症反应的化学物质。事实上，正是氧化损伤的终身积累最终导致了死亡。此外，氧化剂还由炎症细胞产生，属于身体自然防御机制的一部分；这意味着那些具有自身免疫性疾病的人具有更多的氧化应激（指身体中氧化损伤的累积）。

氧化剂在我们的身体中也具有正面作用（包括作为我们的免疫细胞的工具杀死外来入侵

者），但是保证其水平受到严格控制是非常重要的。我们的身体已经发展出多种方式来保护我们的组织，并减少氧化损伤（这就是为什么氧化损伤通常需要 80 多年的时间才能终结我们的生命）。保护方式中的一种是具有抗氧化活性的各种化合物，这些化合物可以结合氧化剂（此过程被称为清除）或以其他方式使氧化剂无害化。这些化合物大致分为 3 类。

1. **由我们的身体产生的蛋白质和酶（也称为内源性酶），如谷胱甘肽过氧化物酶（硒酶）、超氧化物歧化酶和一氧化氮合酶。**

2. **具有抗氧化活性的脂溶性有机化合物，如生育酚（维生素 E）、胡萝卜素和类胡萝卜素（维生素 A）、泛醌（辅酶 Q_{10}）。**

3. **具有抗氧化活性的水溶性有机化合物，如植物多酚或类黄酮、抗坏血酸（维生素 C）、α-硫辛酸（有机硫化合物）和谷胱甘肽（由 L-半胱氨酸、L-谷氨酸和甘氨酸组成的肽）。**

抗氧化剂的充足供应对于控制身体的氧化损伤而言十分重要，对控制炎症反应也很重要。氧化剂会使免疫细胞增加细胞因子的产生，作为对炎症刺激的反应。在自身免疫性疾病的环境下，这意味着过量的氧化剂会加重炎症反应和对免疫系统的刺激。

体内氧化剂过多的直接原因就是饮食中糖和复合碳水化合物过高，比如美国人的标准饮食。虽然所有的食物都会产生氧化剂（因为它们是天然的代谢副产物），但是对高血糖负荷饮食（含有大量增加血糖的食物，如谷物和含糖的垃圾食品）进行评估的研究表明，高血糖负荷饮食比起较低血糖负荷的饮食会引起更多的炎症反应。事实上，富含高血糖负荷食物（如小麦、土豆和燕麦）的饮食的确增多了炎症基因和炎症反应标志物。虽然这并不意味着你必须进行低碳水化合物饮食，但这的确意味着你不应该再进行高碳水化合物饮食。调节血糖和维持胰岛素敏感性对于控制氧化剂和促炎性细胞因子的产生至关重要。我将在第 104 页更详细地讨论这点。

虽然膳食中缺乏抗氧化剂没有明确地与自身免疫性疾病联系在一起，但增加膳食中的抗氧化剂或服用抗氧化剂补剂已被证明在几种自身免疫性疾病（包括自身免疫性甲状腺炎、1型糖尿病和类风湿关节炎）中是有益的。此外，一些内源性抗氧化剂（由身体产生的抗氧化剂，特别是谷胱甘肽）在具有自身免疫性疾病的那些人中产生的量较少。也许可以简单地说，对于那些患有自身免疫性疾病的人来说，需要更多的膳食的或补充的抗氧化剂来抵消由其免疫细胞产生的更高水平的氧化剂，并且来减少整体的炎症反应。

虽然在不同的食物中抗氧化剂的种类和含量不同，但原始饮食所推荐的所有食物都具有丰富的抗氧化剂。各种矿物质的抗氧化作用也很重要，如铜、锰、硒和锌。我们推荐食用各种蔬菜、动物内脏、鱼和骨头汤，同时也建议避免高血糖负荷食物；这将有助于身体在抗氧化剂和氧化剂之间建立健康的平衡，从而减少炎症反应。

但是吃饱和脂肪和胆固醇不是会引起心脏病？不是会让我变胖吗？

吃动物性脂肪，包括饱和脂肪和胆固醇，已经一再被证明并不会增加心血管疾病的风险。事实上，吃足够的脂肪对于生命是必不可少的。身体中每个细胞的细胞膜都是由脂肪分子组成的。许多激素也是由脂肪，更明确地说，是由胆固醇制成的。神经递质需要胆固醇才能正常发挥作用。你的大脑有60％是脂肪。你需要脂肪才能吸收脂溶性维生素。如果你不摄取足够的脂肪，包括胆固醇，你身体中的每个系统都会受到伤害。

什么会增加心血管疾病的风险？体重严重超重，以及摄入富含精制碳水化合物的饮食。

此外，吃丰富的脂肪（特别是优质的动物脂肪，来自鱼类的脂肪和来自椰子、牛油果和橄榄的脂肪）不仅不会让你变胖，而且可以帮助你达到更健康的体重。部分是因为释放胰岛素有助于储存能量（并且是糖而不是脂肪刺激了胰岛素释放）。导致肥胖症发生的确切膳食因素仍然是一个正被大量研究的课题，但目前一致认为与摄入高糖饮食有关。最近的研究已经将这种关联扩展到所有的糖类，但仅在高热量饮食的情况下（当你摄入的热量超过了一日所需）。这意味着过量的膳食糖和过多的热量是导致肥胖的重要因素。

当用高质量的脂肪代替饮食中的糖时，人们的体重往往会减轻，并且心血管疾病的发病率也会下降——这可能是因为血糖稳定对调节饥饿和代谢的激素产生了影响，并且改善了营养状况以及提升了身体合成维生素D的能力。膳食脂肪（以及一些重要的微量营养素）是正常、健康的胆固醇合成所必需的原料。胆固醇是所有类固醇激素的主要组成部分，类固醇激素包括皮质醇、雌激素和睾酮。身体甚至可以利用阳光将胆固醇转化为维生素D。而维生素D缺乏与心血管疾病密切相关。难怪饱和脂肪被诬蔑为罪魁祸首后，心血管疾病的发病率反而上升了！

那么这是否意味着高胆固醇并非坏事？不幸的是，事情没那么简单。胆固醇很重要并不意味着你不必担心其在身体内的水平过高。你血液中的胆固醇和细胞中的胆固醇会导致完全不同的后果。尽管血液中胆固醇含量高不是心血管疾病的原因，但当这个因素与高血甘油三酯和高水平的炎症标志物（如C反应蛋白）同时存在时，心血管疾病的风险还是会增加。但要着重强调的是，虽然减少这些风险因素是非常关键的，但避免饮食里的脂肪不是减少风险的办法。

你需要摄入脂肪来保持健康！

脂溶性维生素

所有脂溶性维生素（维生素A、维生素D、维生素E和维生素K）都具有有效的免疫调节特性（意味着它们能调节免疫系统）；每一种都可能在自身免疫性疾病中具有潜在的治疗作用。

多种自身免疫性疾病与脂溶性维生素缺乏有关，特别是维生素A、维生素D和维生素E（维生素K是研究中的新鲜事物，研究其在炎症反应和免疫中的作用的报告还很少）。事实上，这些维生素的缺乏似乎在现今十分猖獗，这要归因于人们不再选择高质量的动物脂肪（如黄

油、猪油、牛油和培根油，最好是来自牧场养殖的动物的油）来烹饪和食用，而选择营养密度比较低的植物油（如橄榄油、菜籽油和红花油）来烹饪和食用。

因为原始饮食强调食用足量的高质量脂肪——取自动物的油脂、脂肪含量丰富的冷水域鱼和饲养于牧场的食草动物的肉类，所以才会自然地提高脂溶性维生素的水平。

维生素A。维生素A是一种基本的营养素，涉及人体多种多样的生理功能，从骨骼健康、眼睛健康到免疫健康等。其在自身免疫性疾病中最重要的作用是调节免疫系统。

维生素 A 对黏膜屏障（如肠上皮细胞）的维持和再生至关重要。维生素 A 对炎症细胞如中性粒细胞、巨噬细胞和自然杀伤细胞的正常功能也至关重要。维生素 A 缺乏与免疫力受损和感染性疾病易感性密切相关，并且与多种自身免疫性疾病有关，包括斑秃、多发性硬化和自身免疫性肝炎。

维生素 A 水平对不同的 T 细胞亚群、细胞因子和各种抗体亚型的产生具有深远的影响。特别地，维生素 A 缺乏会减少由 Th2 细胞主导的抗体应答，从而会对 Th1 细胞产生过多刺激。也许最有说服力的是一项最近的证据：维生素 A（以视黄酸的形式存在）支持调节性 T 细胞的形成（通过在胸腺中刺激 CD4+T 细胞分化成调节性 T 细胞）——这在自身免疫性疾病的情况下非常重要，并且可能是补充维生素 A 能够带来益处的关键。补充维生素 A 已被证明在动物模型中可减少自身免疫性关节炎中 Th17 细胞的数量。补充维生素 A 的儿童体内的各种肠道病原体（包括大肠杆菌和贾第鞭毛虫）、炎症标志物和感染都会明显减少。维生素 A 补剂也已被证明能够为斑秃患者和多发性硬化患者带来明显的改善（这些改善都能够直接归因于维生素 A 引起的免疫调控作用）。

维生素 D。根据在自身免疫性疾病中的作用，被了解得最透彻的脂溶性维生素就是维生素 D。在所有脂溶性维生素中，维生素 D 缺乏是导致自身免疫性疾病原因（或者至少是一个重要促进因素）的证据最有力。事实上，维生素 D 缺乏或许可以解释一些自身免疫性疾病与地理环境的相关性。例如，类风湿关节炎在远离赤道（以及全年暴露在强烈阳光下的地区）的地方更为普遍。

维生素 D 是由嵌入皮肤细胞（皮肤角质细胞和真皮成纤维细胞）的靠外细胞膜中的胆固醇，在身体吸收了来自太阳的 UVB 辐射后合成的。它是一种类固醇激素，可以控制 200 多种

食用动物脂肪还是植物油？

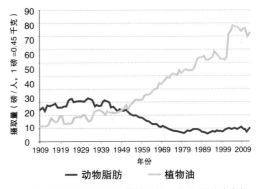

从吃动物脂肪转变为吃植物油，也会通过改变摄取的脂肪类型来影响健康，这是第 71 页和第 112 页进一步讨论的问题。

数据来自 USDA 经济研究中心，人均食物消费量数据系统（www.ers.usda.gov）。

吃小麦麸会减少维生素 D！

20 世纪 80 年代初进行的流行病学研究表明，尽管有足够的食物，维生素 D 缺乏性佝偻病（由维生素 D、磷和钙缺乏引起的具有软骨特征的疾病）在大量食用无酵母全麦面包的人群中要常见得多，即使这些人的日照充足。为了解其原因，一组研究人员观察了正常饮食志愿者与对照组志愿者（饮食中每天额外添加 60g 麸皮）体内的血浆维生素 D 水平。30 天后，对照组志愿者的维生素 D 水平显著降低。虽然麸皮摄入对维生素 D 的影响机制是不确定的，但研究者推测，麸皮中的某些物质会干扰维生素 D 代谢物的肝肠循环（即维生素 D 由肠道到肝脏的循环利用；见第 95 页），并导致维生素 D 在肠中被加速排出（维生素 D 因此被排泄掉而不是在肠中被吸收）。钙缺乏也可能让肝脏中的维生素 D 失活。

基因和这些基因调控的蛋白质的表达。维生素D对于矿物质代谢（调节钙、磷和镁的吸收与运输）以及骨骼矿物质化和生长至关重要。它还参与神经营养因子的生物合成，调节一些重要激素如5-羟色胺的释放（对精神健康和正常消化都很关键；见第138页）。

维生素D有助于控制细胞生长，所以它是身体恢复的关键。它还能激活负责生物节律的大脑区域（见第135页）。科学家们继续寻找着维生素D对人类健康至关重要的新证据：例如，现在有证据表明维生素D可以预防癌症。

维生素D对于调节免疫系统的几个关键组分也是至关重要的，包括形成重要的抗氧化剂和控制T细胞亚群。最重要的是，调节性T细胞的功能依赖于维生素D（这就是说，若没有维生素D，调节性T细胞就无法正常发挥功能）。此外，维生素D可减少Th1细胞，并且已知有助于平衡Th1和Th2细胞。维生素D也可调节巨噬细胞、树突状细胞、T细胞和B细胞的活性。

维生素D缺乏与自身免疫性疾病密切相关，它被认为是系统性红斑狼疮、1型糖尿病、自身免疫性间质性肺病、多发性硬化、类风湿关节炎、乳糜泻、银屑病和炎性肠病的环境触发因素。补充维生素D_3或增加膳食摄入维生素D的初步研究显示，自身免疫性疾病有些许降低。维生素D不是孤立起效的，这意味着仅补充维生素D_3不是解决方案；还需要其他脂溶性维生素、植物性抗氧化剂甚至雌激素的协同作用。解决维生素D缺乏对于自身免疫性疾病的治疗非常重要，特别是在同时处理肠道健康、激素平衡、压力和其他微量营养素缺乏等问题的情况下。

维生素E。维生素E实际上是由8种脂溶性化合物构成的集合，其中包括生育酚和生育三烯酚。维生素E在免疫系统中的主要作用似

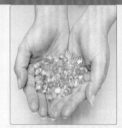

脂溶性维生素有摄入过度的可能吗？

严格来说，是的。然而，这些维生素之间重要的协同关系有助于防止摄入过量。例如，维生素D有效地保护身体免于维生素A中毒，而维生素A也有效地保护身体免于维生素D中毒。只要你一起摄入两种维生素，即使是非常高的摄入量也是相当安全的。针对动物的研究表明，维生素A和维生素D的最佳摄入量实际上非常高（高于目前的RDA）。我不是建议你补充大量的维生素，毕竟脂溶性维生素之间的平衡是微妙和复杂的。例如，大量的维生素A和维生素D增加了维生素K_2的需要。但你不必进行计算：这些维生素在优质动物食品中会以适当的比例存在。评估脂溶性维生素毒性的研究针对的是特定单独一种维生素。当这些维生素以"全食物"的形态（如动物肝脏）被吸收时，也不用担心毒性问题。

乎是其抗氧化活性，但也有研究显示其会促进胸腺中T细胞的成熟。也许对自身免疫性疾病来说，最重要的是，维生素E似乎影响胸腺中的阳性选择（见第29页）；这意味着维生素E缺乏对不同类型的T细胞的相对数量及其发挥功能的能力都有很大的影响。

维生素E缺乏已经被证明与银屑病、白癜风、斑秃和类风湿关节炎有关。补充维生素E已被证明可以降低类风湿关节炎患者体内的炎症反应。同时补充共轭亚油酸可以增强这些效果（见第115页）。

维生素K。长期以来，我们都知道维生素K对于凝血因子的生成至关重要。然而，最近的研究发现，其实存在两种形式的维生素K——维生素K_1和维生素K_2，它们在身体中起到的作用各不相同。虽然关于维生素K_2的研究还处于起步阶段，但现在已知其对骨骼和牙齿健康

至关重要，而维生素 K_2 补剂用于治疗骨质疏松症的研究也正在进行之中。维生素 K_2 与自身免疫性疾病相关，其具有抗氧化和抗炎等功能；更具体地说，维生素 K_2 还可以保护神经细胞免受甲基汞诱发的氧化损伤（见第 176 页）。增加维生素 K_2 的饮食摄入可以降低冠心病、主动脉粥样硬化甚至全因死亡率的风险（这意味着饮食中维生素 K_2 越丰富，你死于任何因素的风险都会降低，包括衰老！）。在动物多发性硬化的研究中发现，补充维生素 K_2 可改善疾病症状、降低炎症反应和增强免疫功能。

维生素 K_2 的最佳来源是动物产品（特别是来自牧场的动物）和发酵食品，但也可由小肠中的菌群处理饮食中的维生素 K_1 得来，维生素 K_1 常见于绿色蔬菜之中。

水溶性维生素

相比于脂溶性维生素，水溶性维生素缺乏与自身免疫性疾病之间的联系较少。这可能反映了水溶性维生素缺乏较不常见的事实，或其在免疫系统中的作用不太重要。然而，它们之间还是有一些值得一提的有趣联系。

维生素 C。维生素 C 又称抗坏血酸，是非常重要的抗氧化剂（见第 60 页）。足够的水平对于预防各种胃炎（无论其原因是自身免疫性、化学性还是感染性）都是必不可少的，有助于控制幽门螺杆菌等慢性感染。已经发现扁平苔藓和特发性血小板减少性紫癜患者的维生素 C 水平较低。尽管维生素 C 在调节免疫系统中可能没有直接作用，但它的抗氧化能力在控制由炎症细胞产生的氧化剂引起的损伤方面似乎很重要。

B 族维生素。包括 8 种维生素（类似于维生素 E 等其他维生素，部分 B 族维生素中的成员实际上是高度相似的一群化合物，而不是每个维生素名称和数字代表一种分子），所有这些维生素对于细胞代谢都是非常重要的。维生素 B_6（吡哆醇）、维生素 B_9（叶酸）和维生素 B_{12}（钴胺素）对维持甲基循环十分关键（见第 31 页）。重要的是，DNA 甲基化（太多和太少）可能与自身免疫性疾病有关，如系统性红斑狼疮。因此，这 3 种 B 族维生素特别与自身免疫性疾病相关就不奇怪了。

维生素 B_6 被转化为辅酶形式的吡哆醛 5-磷酸（PLP），参与氨基酸和脂质的代谢，并且是糖异生（从氨基酸或甘油产生葡萄糖）所必需的。PLP 也参与神经递质和血红蛋白的合成。PLP 缺乏与 1 型糖尿病有关。

维生素 B_9 被转化成能参与核酸和氨基酸代谢的辅酶四氢叶酸（THF）。THF 对于正常细胞分裂和红细胞生成也是必需的。膳食中的叶酸与自身免疫性疾病之间的关系尚不清楚。活化的巨噬细胞和一些涉及自身免疫性疾病的 T 细胞的细胞膜上确实具有叶酸受体——这已经在银屑病、类风湿关节炎、多发性硬化和系统性红斑狼疮中被发现了。称为甲氨蝶呤的叶酸拮抗剂是用于治疗类风湿关节炎的标准药物，但除非患者在服药的同时补充叶酸，否则药物会产生多方面的副作用（见第 154 页）。在其他自身免疫性疾病中使用这种药物的疗效有好有坏。似乎甲氨蝶呤对免疫系统的影响与其拮抗能力（即抑制叶酸向 THF 转化的能力）无关；因此，通过补剂补充或避免叶酸的证据都不足。然而，相比之下，有研究显示低叶酸水平与一些自身免疫性疾病相关，这是我们需要通过饮食保证足够叶酸摄入量的依据。

维生素 B_{12} 在自身免疫性疾病中的作用方面是被了解得最清楚的。它是所有维生素中最大且分子结构最复杂的，并且对于身体每个细胞中的碳水化合物、蛋白质和脂质的代谢都是必不可少的。维生素 B_{12} 对于 DNA 的合成与调节、脂肪酸合成以及能量产生尤为重要，并且在血细胞、髓鞘和蛋白质的生成中起关键作用。维生素 B_{12} 是 4 种非常相似的化合物的集合，虽然人体可以将任意一种维生素 B_{12} 化合物转化为另一种，但维生素 B_{12} 本身只能由细菌合成——这意味着通过饮食获得维生素非常重要（我们的肠道细菌可以制造但似乎生产的不够）。同样需要着重提醒的是，维生素 B_{12} 只在动物性食品中被发现，特别是在鱼类、贝类和肝脏内；这些食物含有的维生素 B_{12} 是由其肠道细菌产生的。维生素 B_{12} 是甲基循环中的两种重要酶——甲基丙二酰辅酶 A 变位酶（MCM）和 5-甲基四氢叶酸-高半胱氨酸甲基转移酶（MTR，有时也称为甲硫氨酸合成酶）——的必需因子（见第 31 页）。适量维生素 B_{12} 的摄入对于具有 MTHFR 基因突变的患者尤为重要。在多发性硬化、乳糜泻、自身免疫性萎缩性胃炎和 1 型糖尿病患者身上已发现维生素 B_{12} 缺乏的问题。

矿物质

许多矿物质对于生命来说是必需的，包括硼、钙、氯、铬、钴、铜、氟、碘、铁、锂、镁、锰、钼、磷、钾、硒、硅、钠、锶、硫和锌（见第 67 页）。这些矿物质中有的负责形成重要氨基酸和酶的骨架，有的是酶催化过程中的重要辅因子（意味着没有它们，这些酶不能正常发挥功能），有的是蛋白质激活或失活或者细胞之间的通信所必需的元素。矿物质缺乏与自身免疫性疾病密切相关。

铜。铜是骨骼形成和维持所需的重要元素，铜也是铁元素吸收和利用的必需元素，并且被用于构建结缔组织（与锌和维生素 C 一起）。生成 RNA、磷脂和三磷酸腺苷（ATP，所有细胞的基础能量分子）以及蛋白质代谢也需要铜。

免疫系统需要铜来支持 T 细胞产生一些细胞因子，T 细胞增殖（细胞分裂）的调控也需要铜。饮食中的铜元素对抵御感染十分重要。在类风湿关节炎和寻常型天疱疮

患者中常发现铜缺乏的问题。

碘。碘对于甲状腺的发育和功能十分重要，它也是甲状腺激素的重要组成部分。碘在身体中的作用仍未全部知晓，但可以确定的是，碘是乳腺组织中重要的抗氧化剂，并且与肾上腺皮质类固醇激素分泌升高的应激反应相关（皮质醇与自身免疫性疾病之间的联系将在第三章中讨论）。碘可能也在免疫功能中发挥作用，因为吞噬性白细胞会产生各种碘蛋白（含有碘的蛋白质），包括 T_4 甲状腺激素。

虽然碘缺乏和碘过多都与自身免疫性甲状腺疾病有关，但需要着重指出的是碘和硒在甲状腺功能方面的联系。碘过多可能会抑制甲状腺激素合成；然而，身体有一种酶（钠碘转运体）可以尽可能快地处理过量的碘以恢复甲状腺功能。最近的研究表明，如果硒蛋白-硫氧还蛋白还原酶缺乏，这种酶就不能起作用；这意味着碘过量和自身免疫性甲状腺疾病之间的联系实际上可能是由于硒缺乏引起的（或至少是部分原因）。

铁。铁是血红蛋白的关键组分，红细胞中的血红蛋白负责将氧从肺部携带到身体中其他部位的每个细胞。铁是血红素分子的一部分：血红蛋白中含有 4 个血红素分子，血红素中的铁负责与氧结合。血红蛋白不是体内含有血红素的唯一蛋白质。血红素也是涉及保护机体免受氧化损伤的蛋白质家族的关键组成部分。铁还是 B 族维生素代谢过程中的必需元素，是各种酶的必需辅因子，并且还在蛋白质代谢中扮演了重要角色。当然，缺铁也是自身免疫性溶血性贫血、自身免疫性再生障碍性贫血和恶性贫血的标志。它与类风湿关节炎、自身免疫性胃炎、系统性红斑狼疮和乳糜泻有关。

镁。你的细胞中有 300 多种不同的酶需要镁才能发挥正常功能，包括使用或合成 ATP 的所有酶、合成 DNA 和 RNA 的酶。镁也是骨骼和牙齿的组成部分，对于神经肌肉收缩也很重

矿物质元素说明

　　虽然这些矿物质元素的缺乏并不是都被证实与自身免疫性疾病有关，但是我们还是需要保证足够的摄入量。

硼：硼可以维持骨骼健康，对身体中维生素 D 和钙的利用至关重要。

钙：除了形成骨骼外，钙还是细胞内的许多活动，像神经递质释放和肌肉收缩（包括你的心脏的跳动）必不可少的元素！

氯：在胃中产生盐酸需要氯离子（由于失去一个电子而带有负电荷的单一氯原子）并且能促进电解质平衡。

铬：铬对糖和脂肪代谢有着非常重要的作用。

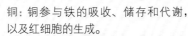**铜**：铜参与铁的吸收、储存和代谢，以及红细胞的生成。

碘：碘是甲状腺激素的成分，因此在身体中具有各种重要作用。它对泌乳有着重要作用，也在免疫系统中发挥作用。

铁：铁是血红蛋白的关键组成部分，血液中的血红蛋白与氧气结合并将其运送到身体的各个部位。

镁：镁是细胞生存所必需的。你的细胞中有 300 多种不同的酶需要镁才能正常工作，包括使用或合成 ATP（细胞中的基础能量分子）的酶，还有合成 DNA 和 RNA 的酶。

锰：锰是合成保护身体免受自由基造成损伤的酶的必需元素。

钼：钼是在肝脏中执行解毒功能的关键酶的必需辅助因子。

磷：磷在身体的各个代谢反应中都起作用，对于脂肪、碳水化合物和蛋白质的代谢必不可少。

钾：钾是身体细胞发挥正常功能的必要条件，维持正常的神经功能、心脏功能和肌肉收缩也需要钾。

硒：硒是维持 20~30 种不同酶（硒酶）的活性所必需的，其工作是保护大脑和其他组织免受氧化损伤。

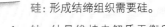**硅**：形成结缔组织需要硅。

钠：钠是维持电解质平衡所必需的，它也用于调节血压、血液总量和血液 pH 值。钠还可以控制细胞膜的过滤功能以及神经功能。

硫：硫出现在各种生物化学过程中，是蛋白质的组成成分，是许多酶和抗氧化剂发挥正常功能所需的。硫还支持肝脏排毒。

锌：锌在细胞的几乎每项功能中都起作用。因此，身体的每个系统都需要锌，其中也包括免疫系统。

微量矿物质：其他各种矿物质，包括金、砷、钴、镍、锶、锂、钒、碲，甚至氟，都被认为在身体中起作用，尽管具体作用仍然未知。

　　要，并且在睾酮和黄体酮的生成中是必需的。镁对磷、钙、钾、钠、B 族维生素、维生素 C、维生素 E 的代谢也很重要。镁也是甲基化反应中的辅因子（见第 31 页），并且对于排毒功能也是必需的。

　　重要的是，镁耗竭已经被证明对胸腺有很大的影响（见第 29 页），而这对所有自身免疫性疾病都有意义。在绝经女性中，饮食中更高的镁水平相关于更低的炎症水平。（回想一下，随着年龄的增长，胸腺会萎缩。）虽然镁缺乏与自身免疫性疾病之间的联系尚未得到广泛的研究，但镁缺乏与系统性红斑狼疮的联系已经被证明了。

　　硒。硒是两种不寻常的氨基酸——硒代半

植酸盐和矿物质的吸收

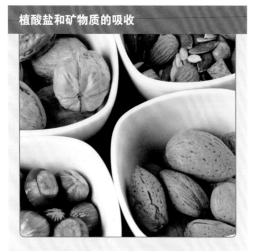

所有种子（以及其他植物部分，尽管数量少得多）中都含有一种称为植酸盐的抗营养素。植酸盐是植酸的盐，即植酸盐是植酸与矿物质的结合产物。在种子中，植酸的主要功能是作为磷的储存分子，但也可作为能量仓库，并为植物中的各种化学反应提供阳离子（正离子），或者作为植物细胞的细胞壁前体（称为肌醇）的来源。我们的身体不能消化植酸盐。

谷类和豆类含有特别高的植酸盐，它们集中在种子的外层和麸皮上。当植酸结合矿物质（通常是钙、镁、铁、钾和锌）形成植酸盐后，这些矿物质无法被肠道吸收（这就是为什么植酸盐被认为是抗营养素）。因此，摄入谷物和豆类可能导致矿物质的缺乏，特别是当这些富含植酸盐的食物在饮食中替代了其他富含矿物质的食物时。

另外，过量摄入植酸盐可能会刺激肠道的内壁并促进肠漏症（见第93页）。

盐是好东西还是坏东西？

最近的研究表明，饮食中盐的浓度越高，被激活的Th17细胞数量越多。Th17细胞越多，其分泌的促炎性细胞因子的数量越多。在多发性硬化小鼠的研究中，喂食高盐饮食的小鼠症状明显加重，研究者将其直接归因于Th17细胞分化（成熟）、增殖（分裂）和活化的增加。因此，通过刺激Th17细胞，饮食中大量的盐可能是自身免疫性疾病的重要风险因素。

但是，盐中的钠和氯都是人体必需的矿物质（见第67页）。它们是身体许多系统正常和健康运作所必需的。就像其他矿物质一样，太多或太少都会导致问题。此外，优质的盐，如喜马拉雅粉盐或凯尔特海盐（有时称为灰盐）是微量矿物质的重要来源（粉盐通常含有超过80种不同的矿物质），包括那些已知对患自身免疫性疾病的人极为重要的矿物质，比如铁、碘、钼、硒、锌和铜。

通过不吃加工食品、快餐食品和绝大多数包装食品，同时遵照原始饮食的方法饮食，你的盐摄入量会远远低于典型的现代饮食。对于大多数人来说，这会将他们的盐摄入量自动降回到健康范围。我还建议只使用粉盐或灰盐做饭，以便吸收这些盐中含有的微量矿物质，但请注意仍然要适量使用。

胱氨酸和硒代甲硫氨酸的组成成分。这两种氨基酸并不能用于构成蛋白质，而是在转译后修饰时被添加到蛋白质中（见第16页）。含有一种或多种此类氨基酸的蛋白质被称为硒蛋白，它们在细胞的抗氧化防御系统（每个细胞中都有此系统）中起关键作用。硒蛋白也作为各种酶反应的关键催化剂。目前的研究发现，存在多达100种不同的硒蛋白，但只有15种被研究

过；所有硒蛋白似乎对人体健康都非常重要。

硒蛋白谷胱甘肽过氧化物酶是体内的一种关键的抗氧化剂〔包括4种不同形态的酶，其中包括胃肠道谷胱甘肽过氧化物酶，这种酶对于抵抗食物中的氧化脂肪（被称为过氧化氢脂质）的毒性至关重要〕。这种抗氧化剂遍布整个身体，在细胞内、细胞膜上和细胞外（在血液中或在组织中的细胞之间）都有分布。另一种称为硫氧还蛋白还原酶的含硒酶在调控细胞氧化还原反应中具有关键作用。人体中许多化学过程（包括细胞中最基本的能量利用）都是氧

化还原反应，它们都涉及将电子从一个分子转移到另一个分子。这些转移需要严格控制，硫氧还蛋白还原酶是实现这一目标的酶之一（通过还原会失去电子的硫氧还蛋白）。非常重要的是，硫氧还蛋白的积累（这是由于硫氧还蛋白还原酶不足）与肿瘤生长有关。被称为甲状腺素脱碘酶的另一类硒蛋白是催化 T_4 甲状腺激素（甲状腺素）转化为活性 T_3 甲状腺激素（三碘甲腺原氨酸）的酶。甲状腺激素的全部活性依赖于这种转化；因此，这种硒蛋白对全身的细胞代谢具有很大的影响。

硒在免疫系统的许多方面都有重要作用。硒缺乏会增加病毒感染的风险，硒似乎对 T 细胞功能至关重要（这在 HIV 感染的背景下已被深入地研究过），并且与中性粒细胞和自然杀伤细胞的活化密不可分。除此之外，硒还可以防止数种促炎性细胞因子的生成，以及调控数种炎症反应标志物的生成。硒有助于防止砷、镉和汞的毒性作用。硒对于维生素 E 的吸收也很重要，并且已被证明可以预防某些种类的癌症、降低心血管疾病的风险及降低临床护理中发生并发症的风险。

硒缺乏与自身免疫性甲状腺功能紊乱有着密切的联系。把补充硒作为桥本甲状腺炎和格雷夫斯病的治疗手段已得到了深入的研究（并取得一定成效）。硒缺乏也与寻常型天疱疮和扁平苔藓有关。

锌。锌是人体内含量仅次于铁的金属元素，是维持大约 300 种不同的酶的活性的必需元素。锌有着许多重要的作用。DNA 和 RNA 转录（读取 DNA 来制造蛋白质）中涉及的蛋白质都需要锌，这两种过程控制了细胞内的基因表达和细胞间的沟通，是合成蛋白质所必需的。锌也能够调控细胞凋亡（程序性细胞自杀，在很多情形下这是一种正常的细胞过程）。锌对于 B 族维生素的吸收和活化以及肌肉收缩也很重要，并且在胰岛素和睾酮的生成中扮演了关键角色。

锌也参与了胶原蛋白的生成、帮助维持健康的免疫系统以及愈合伤口。锌也是维生素 D 受体（细胞中与维生素 D 结合的受体）的重要组成部分，这意味着维生素 D 的作用至少部分依赖于锌。

现已证明，锌通过控制 T 细胞的发育和激活可以直接影响免疫系统。研究还显示，锌能减少 Th1 和 Th17 细胞生成细胞因子。锌缺乏可以说是自身免疫性疾病中最常见的微量营养素缺乏。它已经被证实与类风湿关节炎、多发性硬化、寻常型天疱疮、阿尔茨海默病、自身免疫性肝炎、原发性胆汁性肝硬化、自身免疫性甲状腺疾病、系统性红斑狼疮和 1 型糖尿病有关。所有补充锌的临床试验都能观察到病情的改善，其中一些情况下甚至有戏剧性的病情逆转。

膳食纤维

过去 50 年来现代饮食最大的变化之一是碳水化合物摄入总量中，膳食纤维所占的百分比大幅度下降。从富含纤维素的食物转向富含精制碳水化合物的饮食，在饮食与心血管疾病、2 型糖尿病和肥胖症发病率上升的各种联系中具

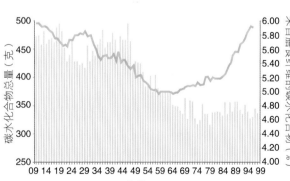

1909—1997 年，美国消耗的碳水化合物总量的变化（——）以及来自膳食纤维的碳水化合物所占的百分比（竖线）

经允许摘自 L. S. Gross et al., "Increased Consumption of Refined Carbohydrates and the Epidemic of Type 2 Diabetes in the United States: An Ecologic Assessment," *American Journal of Clinical Nutrition* 79 (2004): 774–779.

有最强的相关性（你没有看错，问题在于精制碳水化合物，而不是饱和脂肪！）。事实上，膳食纤维的比例可能比碳水化合物的总量要重要得多（这可以从 20 世纪上半叶的较高的碳水化合物摄入量推测，当时饮食中纤维素的百分比也高得多，但疾病发生率却较低）。

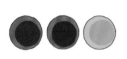

膳食纤维很重要。它能调节消化功能并减缓胰岛素的释放；它增加镁的吸收并且在控制炎症反应中扮演了重要的角色。富含纤维的饮食已被证明有助于降低炎症反应程度。还记得我们的健康肠道细菌在消化我们吃的纤维素时产生的那些短链脂肪酸吗（见第 50 页）？如乙酸、丙酸和丁酸，也是抗炎物质。短链脂肪酸可以影响 T 细胞群，并且减少促炎性细胞因子的产生。这些短链脂肪酸还可以保护肠道免受疾病的损害，并可能预防癌症（包括肠道和肝脏的）。事实上，纤维素可以让肠道微生物们快乐、平和地生活。

膳食纤维有许多种（正如有许多不同类型的糖和淀粉分子一样）。纤维素大致可分为可溶性纤维素和不可溶性纤维素，依据在于其溶于水或不溶于水。这两种类型的纤维素对消化过程的影响不同，带来的健康效益也不同。

可溶性纤维素。可溶性纤维素会在肠道中形成凝胶状物质，并且倾向于减缓食物通过消化系统的速度。可溶性纤维素通常易于发酵（尽管并非所有形式的可溶性纤维素均可发酵），发酵时由结肠中的细菌产生气体和活性副产物（如短链脂肪酸和维生素）。可溶性纤维素既可以是益生元性的，也可以是黏性的，或者二者兼具。（益生元是指该纤维素是可发酵的，也就是说，它可以喂养肠道益生菌。）研究已经显示，可溶性纤维有助于降低血液胆固醇并调节血糖水平。

不可溶性纤维素。不可溶性纤维素往往会加快食物通过消化系统的速度。大多数类型的不

菊粉注意事项

菊粉是被研究得最为透彻的益生元纤维素（评估菊粉的研究很多，这是人们有"关于可溶性纤维素的研究更多"的错误印象的原因）。由于其具有的高果糖含量，菊粉很不容易被我们的消化酶消化，并且很容易被细菌发酵，这使得它成为我们肠道细菌的优质食物（也使它成为了一个"发漫"；见第 191 页）。然而，也正因为如此，它也可能导致细菌和酵母菌的过度生长。菊粉含量最丰富的食物包括菊苣根、菊芋和椰子，这些食物并没有被明确地被排除在原始饮食的食谱之外，但我强烈建议读者注意食用频率和用量，特别是对于具有小肠细菌过度生长症状的人群——他们需要绝对避免添加了菊粉的食物和菊粉补剂。

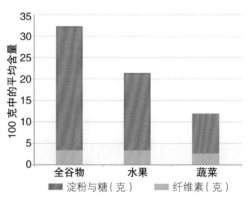

想要从谷物那里得到纤维素就像是想要从萝卜糕那里摄取蔬菜一样。全谷物中的糖分远比水果和蔬菜要高。

可溶性纤维素是可发酵的，同时也产生气体和活性副产物（如短链脂肪酸和维生素）。不可溶性纤维素在消化道中通过吸收水分会增加粪便体积（被认为对调节排便和管理便秘非常有益）。

吃哪种类型的纤维素是否重要呢？评估膳食纤维对人体健康影响的研究大多数并不区分可溶性和不可溶性纤维素，但表明纤维素总体

上是有益的。从这些研究中，我们知道相比于可溶性纤维素，提高不可溶性纤维素的摄入量降低了结肠癌、胰腺癌和憩室炎的风险，并且与较低水平的 C 反应蛋白（一种炎症标志物）相关。

还有证据表明，不可溶性纤维素可以改善胰岛素敏感性（见第 105 页）、调节饮食后的血糖水平、支持胆汁酸的再吸收（见第 95 页），并且能调节饥饿激素，特别是胃饥饿素（见第 119 页）。然而，许多评估纤维素对健康影响的动物研究，尤其是针对菊粉（一种在甘薯、椰子、芦笋、韭菜、洋葱、香蕉和大蒜中发现的高度可发酵的并富含果糖的可溶性纤维素）的研究发现，纤维素能降低肠道通透性并调节免疫系统。因此，可溶性纤维素受到了更多关注。另一方面，也有研究表明，不可溶性纤维素可以改善动物的溃疡性结肠炎，并且还有研究显示，在没有不可溶性纤维素的情况下，非常高摄入量的可溶性纤维素可能产生潜在的负面健康影响。一个可能的推测是，纤维素能否带来健康上的好处取决于它们能否被发酵（这意味着你的肠道细菌能否以之为食），而不在于可溶性或不可溶性。尽管可溶性纤维素通常更容易发酵，大多数可溶性及不可溶性纤维素都属于益生元。可溶性或不可溶性纤维素谁更可取，医学文献目前还没有明确答案。然而，大量的研究显示两者对于最佳的健康状态都是必需的。

你应该从哪里获取纤维素呢？我们习惯性地认为必须吃"健康的全谷类"，以得到所需的膳食纤维；但事实上，谷物并没有提供比水果和蔬菜更多更好的纤维，而谷物中所含有的糖分对纤维素的比例比水果的还高！是的，水果的每克纤维素中的糖分比谷物中的要低。（过量的糖分和淀粉的有害影响见第 104 页。）请放心，当你遵循原始饮食的方法时，你会从各种水果和蔬菜中得到足够的纤维素。纤维素补充品不是必要的甚至是不建议的。

必需脂肪酸

如前所述，脂肪是消化和吸收脂溶性维生素所必需的，而脂肪和脂溶性维生素都是免疫系统正常运作所必不可少的。同样重要的是，我们需要认识到脂肪本身是一种必不可少的营养——它是生命所必需的，但所摄入的脂肪的种类也很重要。

脂肪恐惧已达到相当严重的程度。在过去 30 年里，我们不断被告诫食用脂肪会使人发胖，饱和脂肪和胆固醇会引起心脏病，全谷物意大利面是更好的选择！真相与此完全相反，我必须强调吃高质量脂肪的重要性。这种错误信息最有害的影响之一是让人们从健康的动物脂肪转移到加工过的植物油。为什么这是个问题？因为这些现代植物油中的 Ω-6 多不饱和脂肪含量都非常高。

让我们先后退一步，讨论一下脂肪到底是什么。脂肪由脂肪酸链组成，脂肪酸是脂肪的结构单元，正如氨基酸是蛋白质的结构单元、单糖是碳水化合物的结构单元一样。有许多不同种类的脂肪酸，它们对人类健康各有不同的影响。脂肪酸有两个组成成分。

1. **烃链**。烃链是碳氢化合物（1 个碳原子与 1~3 个氢原子键合的化合物）组成的链（长度随脂肪种类的不同而变化）。脂肪酸往往由偶数个碳氢化合物组成。通常来说，烃链是直链；然而，少数脂肪酸具有支链烃链，还有一些含环结构。碳氢化合物的数量决定了脂肪酸的长度，由此脂肪酸可以大致分为以下几类。
   - **短链**：含有少于 6 个碳氢化合物
   - **中链**：含有 6~12 个碳氢化合物
   - **长链**：含有 13~21 个碳氢化合物
   - **超长链**：含有 22 个或更多的碳氢化合物

2. **羧基**。羧基的分子式是 COOH（两个氧原子结合一个碳原子和一个氢原子），它使脂

肪酸成为酸。羧基总是在烃链的一端。

羧基结合的那一端被称为脂肪酸 α 端，非羧基端则是脂肪酸的 Ω 端。

除了基于烃链长度的分类之外，脂肪酸大致还可分为饱和、单不饱和、多不饱和脂肪。这些术语反映了烃链中碳原子之间的分子键的类型（也反映了与每个碳原子结合的氢原子数）。

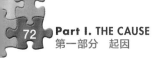

饱和脂肪酸。饱和脂肪酸是指整个烃链中碳原子间所有键均为单键（其中两个相邻原子共享一个电子的简单分子键）的脂肪酸。由此可知，每个碳原子与氢原子达到"饱和"，这意味着烃链中的每个碳原子都与 2 个氢原子结合，并且烃链非羧基端的碳原子会与 3 个氢原子结合。

饱和脂肪酸的特殊之处在于它们非常稳定，不易氧化（这意味着它们不容易与氧气发生化学反应）。这除了使饱和脂肪保质期长，能耐高温烹饪之外，也意味着吃它们不会增加身体的氧化应激。饱和脂肪也是身体最容易分解和使用的能量。饱和脂肪（如牛油、猪油、黄油、椰子油和棕榈油）在室温下呈固体形态。

单不饱和脂肪酸。单不饱和脂肪酸是指其中烃链中两个碳原子之间的键中有一个是双键（即其中两个相邻碳原子共享 2 个电子的分子键）的脂肪酸（这个双键也代替了 2 个氢原子）。如果双键位于烃链的中间，则其两侧的每个碳原子仅与 1 个氢原子结合，因此烃链不再"饱和"（如果双键在烃链的非羧基末端即 Ω 末端，末端的碳原子与 2 个氢原子结合，与其相邻的碳原子与 1 个氢原子结合）。双键也可以使烃链

发生扭结或弯曲，这取决于氢原子相对于键的位置。弯曲的烃链被称为"顺式"结构，是自然界中发现的有双键的脂肪酸中最常见的结构。其他可能的结构是"反式"结构，其中烃链在双键位置处不弯曲。有一些天然存在的反式脂肪，但不是很多。单不饱和脂肪比饱和脂肪更不稳定，在室温下为液体。相比于饱和脂肪，单不饱和脂肪需要更多的酶将它们分开，以提供能量。单不饱和脂肪（如橄榄油和牛油果油）能带来各种健康益处。

多不饱和脂肪酸。多不饱和脂肪酸是指烃链中碳原子之间具有两个或多个双键（取代了链中更多的氢原子）的脂肪酸。同单不饱和脂肪一样，这些双键可以是顺式结构（弯曲结构）或者反式结构（保持直线结构）。多不饱和脂肪容易氧化，这意味着它们易于与氧气发生化学反应。反应通常会分解脂肪酸并产生氧化剂（自由基）。被氧化的多不饱和脂肪会对身体造成氧化损伤。多不饱和脂肪（如玉米油）在室温下呈液态。多不饱和脂肪储存在黑暗和阴凉的地方最为稳定（光和热都会催化其发生氧化反应）。

多不饱和脂肪大致分为 Ω-3 脂肪酸、Ω-6 脂肪酸和 Ω-9 脂肪酸。这些分类依据第一个双键相对于尾端（脂肪酸的 Ω 端）的位置。如果第一个双键位于第三个和第四个碳原子之间，那么它是 Ω-3 脂肪酸；如果位于第六个和第七个碳原子之间，它是 Ω-6 脂肪酸；如果位于第九个和第十个碳原子之间，它是 Ω-9 脂肪酸。

脂肪在消化道中被分解成脂肪酸。脂肪酸在我们的细胞中被进一步分解作为能量来源（此过程称为 β-氧化，由细胞内的特定的酶进行催化。饱和脂肪是最容易被分解的）。脂肪酸也被用作人体内结构的组成单元，如细胞的细胞膜。重要的是，细胞里含有多种酶，可以将

常见脂肪酸举例

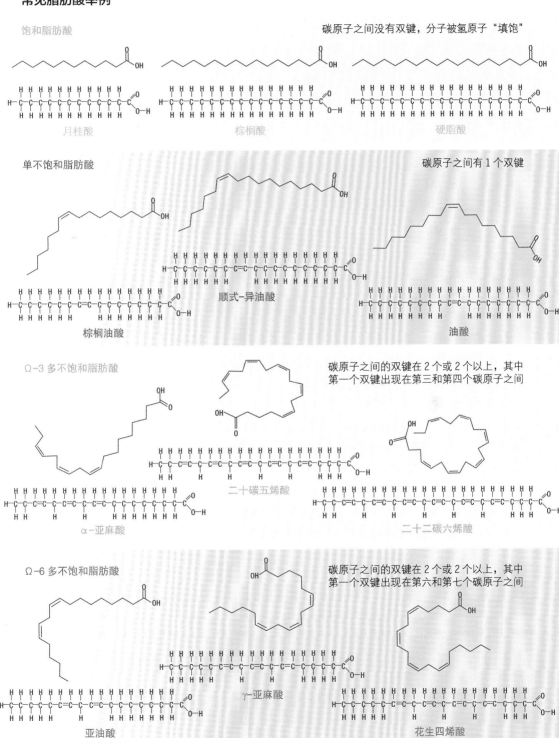

饱和脂肪酸 碳原子之间没有双键，分子被氢原子"填饱"

月桂酸　　　　棕榈酸　　　　硬脂酸

单不饱和脂肪酸 碳原子之间有1个双键

顺式-异油酸

棕榈油酸　　　　油酸

Ω-3 多不饱和脂肪酸 碳原子之间的双键在2个或2个以上，其中第一个双键出现在第三和第四个碳原子之间

二十碳五烯酸

α-亚麻酸　　　　二十二碳六烯酸

Ω-6 多不饱和脂肪酸 碳原子之间的双键在2个或2个以上，其中第一个双键出现在第六和第七个碳原子之间

γ-亚麻酸

亚油酸　　　　花生四烯酸

去皮、无骨的鸡胸肉有什么问题?

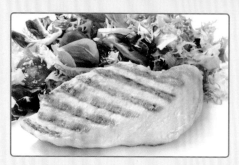

为了减少饱和脂肪而减少肥肉摄入意味着鸡肉已成为许多人食用肉类的主要选择。如此一来,不仅剥夺了人们从红肉和鱼类那里获得的许多关键营养物质,还加重了 Ω-6 与 Ω-3 脂肪酸的不健康比例。饲养场养殖的鸡实际上比任何其他肉类含有高得多的 Ω-6 脂肪酸。放养的鸡具有较低水平的 Ω-6(这取决于它们的饮食),但家禽天然就比其他肉类具有更高的 Ω-6 脂肪酸含量。鸡和其他家禽仍然可以提供有价值的营养,因此,它们并没有被排除在原始饮食外,但是野外捕获的鱼类和贝类,放养的猪和打猎获得的野味(如果可能的话)是更好的蛋白质来源(而且不要忘记内脏;见第 177 页)。

一种脂肪酸转化为另一种,这取决于细胞的需求。这些不同脂肪酸在免疫系统中的作用在第 111—116 页中有详细的讨论。

只有 2 种必需脂肪酸身体不能自己合成,它们都是多不饱和脂肪酸:α-亚麻酸(ALA)和亚油酸(LA),其余所有 Ω-3 脂肪酸和 Ω-6 脂肪酸都可以由它们合成。然而,虽然 ALA 和 LA 被认为是两种必需脂肪酸,但实际上我们只需要食用任何在 Ω-3 和 Ω-6 位置有双键的脂肪。这是因为身体可以将一种 Ω-3 脂肪酸转化为另一种 Ω-3 脂肪酸,而且 Ω-6 脂肪酸也能够做相同的相互转换。ALA 和 LA 之所以能得到"必需脂肪酸"的荣誉,是因为它们是最短的两个 Ω-3 和 Ω-6 脂肪酸,每个分子里的碳氢化合物只有 18 个。事实上,许多专家认为必需脂肪酸这个名称实际上是错误的,因为长链 Ω-3 脂肪酸 EPA(二十碳五烯酸)和 DHA(二十二碳六烯酸)在生物学方面更为重要(见第 112 页)。而 ALA 转变成 DHA 或 EPA 的效率低到令人尴尬。

那么哪些必需脂肪酸在自身免疫性疾病中尤为重要? Ω-3 脂肪酸在现代饮食中相当缺乏。然而,重要的是要明白,Ω-3 不足与 Ω-3 和 Ω-6 之间的摄入比例不平衡有关。Ω-6

与 Ω-3 脂肪酸的理想比例在(1:1)~(4:1)。然而,这个比例在典型的现代饮食是(10:1)~(25:1)!这主要是由加工的种子油、谷物以及吃谷物饲料长大的动物中有较高水平的 Ω-6 脂肪酸所致。评估膳食 Ω-3 脂肪酸在人类健康中的作用的研究表明,Ω-6 脂肪酸与 Ω-3 脂肪酸在膳食中的比例比这些脂肪酸的实际摄入量要重要得多。虽然一些研究通过控制这些脂肪酸的饮食摄入来评估 Ω-3 与 Ω-6 的确切比例对健康的影响,但大多数科学研究使用的是补充 Ω-3 脂肪酸的方式——通常是两种长链 Ω-3 脂肪酸,EPA 和 DHA。只有少数研究评估了 EPA 和 DHA 的不同作用,我们将在第 114 页进一步讨论。

已经有研究评估了以鱼油(有高含量的 DHA 和 EPA,尽管具体的含量各有不同)作为膳食补剂对几种自身免疫性疾病(包括类风湿关节炎、克罗恩病、溃疡性结肠炎、银屑病、系统性红斑狼疮等)的益处。这些研究显示的益处有大有小,但都具有统计学意义。

蛋白质

膳食中的蛋白质不足仅在严重营养不良的

情况下被证明与自身免疫性疾病有关。还没有研究评估特定氨基酸的不足是否会对免疫系统产生影响。所以，目前还不可能得出关于饮食中缺乏完全蛋白质会不会增加自身免疫性疾病风险的结论。然而，我们身体中的每个细胞都含有各种各样的蛋白质，每种蛋白质都具有独特的功能，而膳食中的蛋白质要提供所有这些蛋白质所需的组成单元。虽然在理论上（在身体不能制造它们因此必须从食物中获取的意义上来说）并不是所有 20 种用于构建这些蛋白质的氨基酸都是必需的，但它们对于我们的健康都是重要的，并且从一种氨基酸合成另一种氨基酸通常是低效的（见第 14 页）。

身体恢复需要蛋白质的参与，而让身体恢复的最简单的方法就是最好在饮食中摄入全部 20 种氨基酸。这可以通过食用动物性食品来实现，包括肉类、家禽、鱼类和贝类（如果你喜欢的话可以吃昆虫）。这也包括吃动物的每一部分，因为不同的氨基酸在不同的组织中的含量不同（见第 179 页）。因此，食用动物的皮、内脏、关节组织和骨头（通常以骨头汤的形式）也同样重要。这也确保了不会浪费食物，也是一种非常经济的吃饭方式。"人如其食"这个谚语实际上是正确的。身体恢复需要的结构单元通常位于与动物身上相对应的部分。这不意味着如果你有皮肤问题，你就应该只吃猪皮，倒不如说，我们需要明白的是在我们的饮食中加入富含结缔组织的肉类（如动物的皮还有骨头、脸肉等）的重要性。

深入思考

一些矿物质摄入过量可能会看起来像自身免疫性疾病。例如，过多的钼可能导致痛风，因为其会在软组织和关节中形成沉积物，并引发类似关节炎的症状。过多的钼还会在儿童身上导致铜缺乏，进而导致贫血、腹泻和发育迟

缓（可能被误诊为源于自身免疫问题的症状）。矿物质过剩也可能与一些自身免疫性疾病有关。有时在自身免疫性甲状腺功能障碍的患者中可以检测出高碘水平。在多发性硬化患者体内的铜含量往往过高。每一种微量营养素都有一个健康的范围：太少可能会对健康产生负面影响，太多也是一样。

不同微量营养素之间也有重要的协同作用。它们之间需要维持适当的比例才能让身体达到最佳的状况。某一种微量营养素过量可能是另一种微量营养素缺乏的直接后果。对某些微量营养素来说，摄入量处于合适的范围要比摄入"足够"或"太多"重要得多。但当你食谱里的食物种类丰富且营养密度高时，你会得到所需要的一切。

过量的微量营养素可能是有害的，这就是为什么我一般不支持使用补剂的原因，特别是如果你没有检测过你的营养水平的话。当然，接受常规检查后，在专业人士的指导下采取有针对性的补充措施对于一些微量营养素缺乏是有用的——特别是如果你刚刚开始你的"原始饮食"之旅的时候。如果你有乳糜泻或者肠道炎症，那么很容易发生严重的吸收不良，这时补剂也会很有用（对于补剂会在第八章进行更详细地讨论）。对于大多数人来说，更好的策略是吃富含特定微量营养素的食物，并把这些食物作为一个营养丰富的完整饮食的一部分。如果你已被诊断出微量营养素缺乏，封底二维码链接的营养成分表可帮助你选择富含这些元素的食物，从而能自然且安全地解决这些问题。

但是让我讲清楚一点：对于大多数人来说，只要吃的食物营养丰富，仅仅通过饮食就能获得维持健康所需的所有维生素和矿物质，并且其剂量和比例都会是恰当的，也很容易被身体吸收。因此，虽然营养缺乏绝对是自身免疫性疾病的一个因素，但是如果你遵循原始饮食，就大可不必担忧某种特定的微量营养素会缺乏。

导致肠漏症和肠道菌群失调的食物

如第一章所述，现在认为，肠漏症和肠道菌群失调是自身免疫性疾病发展的必要条件。这意味着如果你有健康的肠屏障和健康的肠道微生物环境，其他环境触发因素和遗传因素都是无关紧要的。避免会导致肠漏症和肠道菌群失调的饮食和生活方式因素是原始饮食最重要的基础。关键是要避免会刺激和损伤肠道或者会导致肠道菌群失调的食物。

幸运的是，这些食物很容易被归类。任何已经熟悉原始饮食的人都知道，谷物、类谷物、豆类和乳制品都会促进肠漏症和肠道菌群失调。这些食物也是现代饮食中营养成分最差的食物。是的，正如本章已经讨论的那样，与蔬菜相比，谷物含有的维生素和几乎每种矿物质都较少。乳制品只有极少数的营养成分，而且所有这些营养物质也很容易在肉和蔬菜中获得，后两者中还含有营养密度更高和种类更丰富的营养成分。经常被推荐为肉类替代品的豆类，其营养素与动物产品大相径庭。谷类和豆类也有很高的 Ω-6 多不饱和脂肪酸，这加重了现代饮食中 Ω-6 和 Ω-3 脂肪酸之间的不平衡。当人们每天都摄入谷物、豆类和乳制品时，我们饮食的营养密度大大降低，从而导致营养缺乏。更糟糕的是，这些食物也会伤害肠道，并促进小肠细菌和酵母菌的过度生长。这些食物本不应该出现在我们的饮食中。

因为那些患有自身免疫性疾病的人更容易发生肠漏症，并且会对渗漏出的肠道内容物产生更强烈的免疫反应；因此，他们还必须避免一些其他食物，包括所有坚果、种子以及茄科植物，我将在下文讨论这点。

谷物、类谷物、豆类、乳制品、坚果、种子和茄科植物都含有能直接增加肠道通透性的物质（通过损伤肠上皮细胞或通过打开肠道细胞之间的紧密连接）或含有间接增加肠道通透性的物质（通过促进小肠细菌和酵母菌的过度生长）。这些有害物质包括凝集素（特别是谷醇溶蛋白和凝集素）、消化酶抑制剂、皂苷（特别是苷糖生物碱）和植酸。

凝集素

原始饮食的核心原则之一是避免凝集素（有时被称为有毒凝集素）。有毒凝集素的名字来自凝集素的发现过程：凝集素是一类在所有食物中可以发现的能结合碳水化合物的蛋白质，但只有一部分凝集素会导致健康问题（因此才有有毒凝集素与其他凝集素的区别）。有毒凝集素有两个重要的特性：它们很难消化，并且已知它们与肠道刷状缘可发生很剧烈的相互作用（见第43页）。这些有毒凝集素包括两大类：谷醇溶蛋白和凝集素。

有毒凝集素的摄入与许多疾病（不仅仅是自身免疫性疾病）有关。这是因为这些蛋白质不仅可以增加肠道通透性（引起肠漏症），而且会过度激发免疫系统。包含这些蛋白质的食物，如谷物和豆类的种子，是在 10000~15000 年前的农业革命后才成为人类饮食的重要组成部分的。下面两个因素共同作用，使有毒凝集素走进了千家万户的日常食谱：用火烹饪（已经存在了数十万年）和农业（让人们发现植物的种子可以通过受控的方式保存和种植）。

农业让人类形成更大、更稳定的社区，这些社区最终成为村庄、城镇和城市。这些更大的社区使我们能够分享知识和新发现。这也促成了分工，并推动了技术的进步（从车轮到手机）。农业是文明的源泉，农业让人类能够享受舒适的、基于新技术的现代生活方式。即使我们今天面临的大多数（即使不是全部）非传染性疾病都来自我们食谱里的谷物，我们仍然得感激农业这个现代人类（是的，这指的是我们）发展背后的动力。

谷类、豆类和类谷物中的有毒凝集素并不足以使大多数人在吃完后立即发生严重的疾病（否则人类永远不会种植他们！）。相反，它们会在不知不觉中造成影响，并且这些影响可能需要很多年才能以疾病的形式显现。此外，人们对这些食物的反应多种多样。对于一些人来说，有害的影响十分严重，并且在生命的早期就会出现（乳糜泻是一个很好的例子）。而有些人可以一直吃这些食物也不会受到任何不良影响。大多数人可能在这两个极端之间：谷物的有害影响是如此微妙，以至于他们从没有意识到他们的健康问题与他们正在吃的食物之间有联系。例如，麸质摄入与肥胖有关，而肥胖本身又与许多疾病的风险相关。但超重者可能不认为麸质与他们的体重有任何关系。遗传易感性在人们对这些食物的敏感方面起着至关重要的作用。有时，一些有毒凝集素可能只会影响具有某些基因的个体（这些基因通常也是使他们易感自身免疫性疾病的基因）。有毒凝集素几乎对每个人都有害。

那么让我们来谈谈谷醇溶蛋白和凝集素——两种最会造成问题的凝集素类型。了解这些蛋白质如何损害肠屏障，对于了解为何要在饮食中避开含有它们的食物至关重要。

哪些东西是谷物？

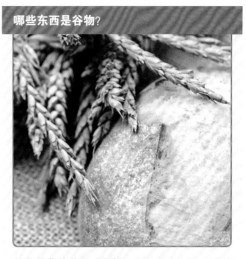

谷物是草的种子，包括：

- 大麦
- 玉米
- 福尼奥米
- 薏仁
- 卡姆小麦
- 小米
- 燕麦
- 大米
- 黑麦
- 高粱
- 古麦
- 苔麸
- 黑小麦
- 小麦（所有品种，包括纯种、硬粒小麦和粗面粉）
- 野生稻

什么是类谷物？

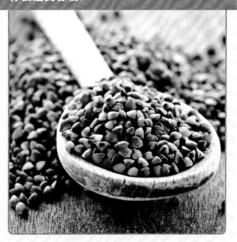

类谷物是阔叶植物富含淀粉的种子，包括：

- 芡实
- 荞麦
- 奇亚籽
- 藜麦

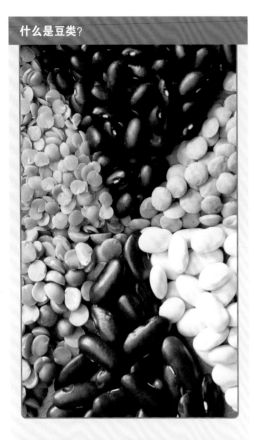

什么是豆类?

豆类是豆科的成员。通常只食用豆（种子），但有时也会与荚一起吃，比如在吃豌豆或青豆时。豆类包括：

- 苜蓿
- 角豆
- 鹰嘴豆
- 三叶草
- 普通豆
- 蚕豆

- 青豆
- 扁豆
- 利马豆
- 羽扇豆
- 螺丝豆
- 绿豆

- 花生
- 豌豆
- 南非博
  士茶
- 红花菜豆
- 大豆

豆类中会出问题的物质在种子（也就是豆本身）中的浓度最高，但在豆芽中也有发现。成熟的豆科植物叶子（如可能在沙拉中使用的豌豆叶子或者是南非博士茶里的叶子）或没有豆的豆荚（比如大多数角豆粉）通常是安全的。此外，传统上可以被生吃或与豆荚一起吃的豆类，如豌豆、青豆、雪豌豆、糖豌豆和红花菜豆，通常都能被健康的肠道消化，并且可以被加入你的饮食中——在你的疾病症状有明显缓解之后。

谷醇溶蛋白

谷物、豆类和类谷物（特别是植物种子，如小麦、燕麦、大麦、藜麦、大米、花生和大豆）中谷醇溶蛋白丰富。麸质是最著名的一种谷醇溶蛋白，它是该蛋白质家族中研究最深入的，也是最危险的一种。最近，术语"麸质类"强调了该蛋白家族的其他成员与麸质之间的联系。目前关于谷醇溶蛋白对于肠屏障以及整体免疫系统的影响的了解，大部分来自对麸质（特别是麸质的一种蛋白质成分，称为麦醇溶蛋白）的研究，通常是在关于乳糜泻的研究中。虽然关于"麸质类"的研究还没有跟上，但是当此类研究丰富起来之后，人们就会明白为什么那些不含有麸质的谷物也会造成健康问题。

谷醇溶蛋白作为植物中的储存蛋白，是种子发芽所需的主要蛋白质。事实上，所有谷物中的谷醇溶蛋白总量约占总蛋白质的一半。谷醇溶蛋白有许多种类，其特征是脯氨酸含量高。常见的谷醇溶蛋白包括：小麦中的麦醇溶蛋白（当你分解麸质的四级结构时，主要得到麦醇溶蛋白和麦谷蛋白；见第 16 页），大麦中的大麦醇溶蛋白，黑麦中的黑麦醇溶蛋白，玉米中的玉米醇溶蛋白等。

趣味
知识：

谷醇溶蛋白中的氨基酸谷氨酸含量也很高，它只溶于酒精。

通常来说，食物中的蛋白质在通过肠屏障之前会先被消化酶（称为肽酶或蛋白酶）降解成非常小的肽或单个氨基酸。然而，在正常消化过程中，谷醇溶蛋白不会被完全分解，这不仅是因为这些蛋白质的结构与我们的消化酶不相容（这不利于将富含脯氨酸的蛋白质分解成单个氨基酸），还因为含有谷醇溶蛋白的种子中同时含有蛋白酶抑制剂（它阻止我们的酶分解蛋白质，这是种子的自然防御机制；见第 90 页）。因此，许多谷醇溶蛋白片段在通过消化道时，也能够完全穿过肠屏障，并且这一过程会损害肠屏障并造成肠漏症。

目前对谷醇溶蛋白如何损伤肠屏障的了解都来自对各种麦醇溶蛋白的碎片研究（常常在麸质被我们的蛋白酶不完全分解时形成）。麦醇溶蛋白的碎片已经被充分证明有损伤肠屏障以及激活先天免疫系统和适应性免疫系统的能力。麦醇溶蛋白片段可以通过以下两条途径穿过肠屏障。

1. 细胞旁路：**从细胞之间的缝隙中穿入肠道。**

2. 跨细胞：**直接从细胞中穿入肠道。**

在某些人中，一条途径或另一条途径将成为主导（可能依赖于遗传因素）。而对于其他人来说，这两种途径都是肠漏症的重要因素。尽管谷醇溶蛋白采取的是哪种途径引起了你的肠漏症并不真的重要，但了解这些途径对于理解避免谷物、类谷物和豆类的必要性非常重要。

细胞旁路。如第一章所述，已知麸质可以打开肠上皮细胞之间的紧密连接（至少在遗传易感个体中；见第46页）。这是由于麸质的刺激，肠上皮细胞所制造的连蛋白增加的结果〔更确切地说，是特定麦醇溶蛋白片段与肠上皮细胞细胞膜上的趋化因子3型受体（CXCR3）结合的结果〕。回想一下，连蛋白是一种通过肠上皮细胞分泌到肠道中的蛋白质，其调节着紧密连接的快速开放和闭合，让健康个体能吸收特定的营养物质。已知患有乳糜泻的人体内连蛋白的含量增加，刺激更多的紧密连接开放，并且可能使其开放得更久。当紧密连接打开时，肠道内的内容物可以穿过肠屏障进入体内。然后这些内容物遇到肠道相关的淋巴组织，并刺激先天免疫系统和适应性免疫系统。细胞因子的产生和炎症反应的产生可能导致肠上皮细胞损伤，从而导致肠漏症。此外，漏出肠道的许多蛋白质提供了自身抗体形成的机会。

跨细胞：有两种跨细胞途径——逆胞吞转运作用和溶酶体。麦醇溶蛋白的逆胞吞转运作用在最近才被发现，并且仅在乳糜泻的背景下进行了研究。然而，逆胞吞转运作用的机制不一定仅限于乳糜泻，并且可能发生在任何具有麸质不耐受和缺铁的人中。溶酶体途径也不限于具有麸质抗体或遗传易感性的人。

逆胞吞转运作用。由肠道相关淋巴组织中的B细胞产生的IgA抗体通常从肠上皮细胞的基底外侧（面向身体的一侧）输送到肠上皮细胞的顶端（面向肠内的一侧）并进入肠腔（肠内空间）。此过程称为胞吞转运作用（意思是通过肠上皮细胞运输）。IgA抗体在刷状缘和肠腔中有各种功能，其中包括所谓的免疫排斥，也就是干扰抗原（包括病毒、细菌、细菌毒素和某些酶）穿越肠屏障。然后IgA抗体通过被称为逆胞吞转运作用的机制被回收；也就是说，它们从细胞的顶端再被运输到细胞的基底外侧，即从肠内被输送回身体。除了允许这些IgA抗体的再循环之外，逆胞吞转运作用还允许在受控的条件下从肠内携带抗原呈递给

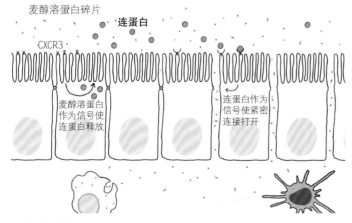

麦醇溶蛋白碎片

连蛋白

CXCR3

麦醇溶蛋白作为信号使连蛋白释放

连蛋白作为信号使紧密连接打开

细胞旁路运输途径

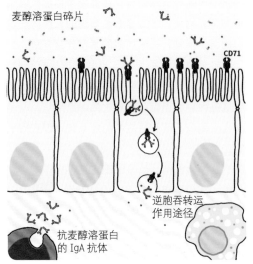

麦醇溶蛋白碎片

CD71

逆胞吞转运
作用途径

抗麦醇溶蛋白
的 IgA 抗体

跨细胞运输途径

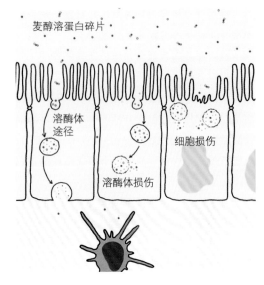

麦醇溶蛋白碎片

溶酶体
途径

细胞损伤

溶酶体损伤

免疫系统（见第 20 页）。重要的是，逆胞吞转运作用（通过结合细胞内的抗原）可以保护肠道细胞免受病毒和细菌感染，从而保持肠屏障完整。此外，IgA 逆胞吞转运作用是一种受保护的跨细胞转运方式，这意味着当 IgA 抗体穿过细胞时，IgA 抗体不会被分解或修饰（这在许多其他形式的转运中会发生，如溶酶体运输）。

针对麦醇溶蛋白产生的 IgA 抗体会与麦醇溶蛋白中的片段在肠腔中结合，形成一种稳定的复合物。这种 IgA-麦醇溶蛋白的复合物会与一种受体结合（称为转铁蛋白受体，一般用于铁的吸收）。然后这种复合物会发生逆胞吞转运作用，这会导致麦醇溶蛋白片段被运送到肠道相关的淋巴组织，进而刺激先天免疫系统和适应性免疫系统。再一次的，这又会刺激细胞因子的释放以及激活炎症反应，然后导致肠道上皮损伤，从而引发上皮漏症。

这些抗麦醇溶蛋白的 IgA 抗体到底来自哪里？没有人知道，但是肠道黏膜中的高 IgA 抗体水平不仅在乳糜泻个体中被发现，在健康个体中也存在。重要的是，在乳糜泻患者的肠上皮细胞中，转铁蛋白受体数量异常高；它会将 IgA-麦醇溶蛋白复合物运送到细胞中。转铁蛋

白受体的增加可能是由缺铁引起的（缺铁性贫血在肠道疾病中极为普遍），这是另一个微量营养素缺乏与自身免疫性疾病有关联的例子（见第 66 页）。

当麦醇溶蛋白通过逆胞吞转运作用穿越肠屏障时，它利用了用于保护肠屏障的细胞不被有害微生物损伤的正常机制来对细胞造成损害。

溶酶体运输。即使在健康的个体中，麦醇溶蛋白片段也能由胞吞作用被肠上皮细胞摄取。胞吞作用是身体所有正常细胞都有的功能，细胞通过它可以吸收大分子（例如不能通过细胞膜进入细胞的长段蛋白质）。这个"胞吞"过程是在一种膜状结构上发生的（有点像一个表面由细胞膜构成的气泡）。这些"气泡"被称为内体，内体使细胞可以有针对性地分类和回收蛋白质（蛋白质回收是细胞非常重要的功能，因为它允许蛋白质被重复使用，比构建新的蛋白质更有效率）。

内体有许多不同的类型。在这种情况下，被胞吞作用吞进来的蛋白质被束缚在称为溶酶体的一种内体中。溶酶体含有可将蛋白质分解成单个氨基酸的酶（称为溶酶体酸性蛋白酶）。之后，溶酶体被运输到基底外侧的细胞膜（细

组织型转谷氨酰胺酶（tTG）：麸质与自身免疫性疾病之间的另一个关联

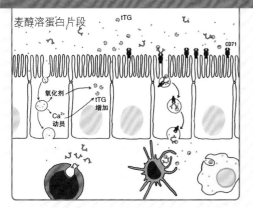

作为对膳食麸质的反应，通常会生成一种常见的抗体。该抗体针对的是我们体内的组织型转谷氨酰胺酶（tTG）。事实上，针对 tTG 的 IgA 抗体的分泌被认为是乳糜泻的特征之一。但抗 tTG 抗体（IgA 或 IgG 抗体）不单在乳糜泻患者体内被发现，它们也见于疱疹样皮炎、类风湿关节炎和 1 型糖尿病患者。这些自身抗体的形成，不同于更常见的分子拟态（在分子拟态中，针对抗原形成的抗体也恰巧与其他蛋白质结合；见第 27 页）。

tTG 是身体每个细胞中必不可少的酶，它对细胞生产蛋白质有重要作用。tTG 属于一种钙依赖性酶，负责催化两种蛋白质修饰：转酰胺基作用和脱酰胺基作用。

当人体摄入麸质时，tTG 的活性在肠道内壁中升高（锌缺乏也可能是这种升高的必要条件；见第 69 页）。当发生这种情况时，tTG 会催化富含脯氨酸的麸质蛋白片段（麦醇溶蛋白或麦醇溶蛋白片段）发生脱酰胺基作用（一种蛋白质修饰，即将酰胺基从蛋白质中除去，这通常是蛋白质降解过程中的一步）。作为该过程的结果，tTG 和被修饰的麦醇溶蛋白之间形成复合物。

基于一些未知的原因，该麦醇溶蛋白-tTG 复合物会作为适应性免疫系统的抗原被呈递在 MHC 中（见第 20 页）。然后 T 细胞分泌细胞因子，以刺激 B 细胞产生针对麦醇溶蛋白和 tTG 的抗体（见第 24 页）。

问题是，tTG 活性升高会增加激活免疫系统和产生抗麸质（尤其是麦醇溶蛋白）的自身抗体的可能性。然而，tTG 抗体本身可能也是一个问题。tTG 促进伤口愈合，但如果针对 tTG 的抗体形成了，当小肠（或体内任何其他受损组织）中受损的细胞分泌 tTG 时，组织只会因为抗体攻击 tTG 而成为免疫系统的攻击目标，而不是加速愈合。这是麸质会导致肠漏症的另一种方式。事实上，研究已经发现抗 tTG 抗体可抑制肠上皮细胞分化（成熟），诱导肠上皮细胞增殖（分裂），增加肠道通透性（不仅限于肠道，也包括其他身体屏障，比如肺部和皮肤），促进炎症细胞（特别是单核细胞）活化，并破坏血管新生（生长新血管的过程，这是愈合所必需的）。重要的是，当抗 tTG 的抗体形成时，身体中的每个细胞和器官都会成为潜在的攻击对象。

采用无麸质饮食可以减少 tTG 自身抗体的生成，并同时减少循环中的 CD4+T 细胞，这提示麸质摄入、tTG 抗体形成和免疫系统激活三者之间是有关系的。

虽然麸质之外的谷醇溶蛋白对 tTG 抗体形成的影响还没有被研究，但重要的是要注意，tTG 抗体会被麸质刺激而形成的原因在于蛋白质中的脯氨酸成分，所以 tTG 抗体可能会被所有含醇溶蛋白（谷物、豆类和类谷物中的）刺激而形成。在这种情况下，遗传易感性起了重要作用：HLA 基因的两个基因变异体（见第 32 页）已被证明会增加 tTG 抗体形成的可能性。

胞面对体内的而不是肠内的一侧），在这里溶酶体的内容物可被胞吐（胞吐与胞吞相反，是指物质从细胞中移出来，之后溶酶体膜会被重新整合到细胞膜中）。但对蛋白质来说，这一从细胞的顶端被运输到细胞的基底外侧的过程也可被视为胞吞转运（因为这是这些蛋白质通过细胞的正常运输方向）。在许多健康人群中，麦醇

溶蛋白片段可以在溶酶体内被完全消化，但对于乳糜泻患者则不是这样。目前还不知道在自身免疫性疾病患者中有多少比例的麦醇溶蛋白片段在这一过程后仍未被消化。

还有证据表明，溶酶体损伤可能发生在对麦醇溶蛋白片段的反应中。（有趣的是，酪蛋白，一种牛奶中的蛋白质，也会导致同样的反应。）

溶酶体还向 MHC 提供蛋白质片段以呈递给免疫系统，见第20页。

如果溶酶体受损伤，不仅完整的麦醇溶蛋白片段会进入细胞质，而且溶酶体中的酶也可以进入细胞内攻击蛋白质并可能杀死细胞。基本上，如果在细胞内消化和运输蛋白质时损伤了溶酶体，溶酶体内容物释放在细胞内就会导致细胞死亡。损伤或死亡的细胞还会在肠屏障上打开一个洞，肠道的其他内容物可以通过这个洞渗入身体并激活免疫系统。这是另一种麦醇溶蛋白（和酪蛋白）可以导致肠漏症的机制，这种机制甚至在无麸质过敏或不耐受的人身上也会出现。目前还不清楚是否存在导致这种溶酶体损伤的饮食"门槛"，或者这种"门槛"是否会因遗传或其他因素而变化。

溶酶体运输的另外一个影响是通过产生氧化剂来刺激炎症反应的发生。在溶酶体内的某些特定麦醇溶蛋白片段的积累会导致活性氧（即氧化剂；见第60页）浓度增加，但并不引起溶酶体损伤。虽然这个过程的细节还不清楚，但一些信号通路已被发现，显示有些麦醇溶蛋白片段可以刺激促进炎症反应的信号生成。氧化剂的产生也可能导致细胞的损伤，从而改变细胞形变（也影响细胞功能）和细胞分裂（增殖），并且可能影响细胞活性并引发细胞凋亡（程序性细胞自杀）。同样地，损伤或死亡的肠上皮细胞会在肠屏障上留下一个缺口。

溶酶体运输可能会产生损伤的另外一个方式是通过生成氧化剂来刺激细胞释放其储藏的钙离子，这会导致内质网应激——这是因为内质网是细胞内钙离子浓度最高的细胞器，失去这些钙离子会让内质网无法正常发挥功能。内质网是负责蛋白质合成、脂质代谢、碳水化合物代谢和解毒的细胞器。当内质网应激发生时，内质网就不能有效工作。在完整的溶酶体中的麦醇溶蛋白片段会引发钙离子的动员，尽管我们还不知道是如何发生的。在乳糜泻的情况中，这种氧化剂的产生和钙离子的动员会促进组织型转谷氨酰胺酶的初始增加（见第81页）。重要的是，当内质网应激严重或持久时，会发生细胞死亡（通过细胞凋亡）。这又会在肠屏障中产生一个洞。在溶酶体损伤的情况下，无法确知饮食"门槛"或遗传倾向是否是促成因素，然而，这两种机制似乎都在普遍地起作用。产生氧化剂和钙离子动员也可能是特异性麦醇溶蛋白片段通过逆胞吞转运作用进入细胞的结果。

这里面有什么启示？即使在没有肠漏症遗传易感性的人群中，即使你被诊断出没有麸质敏感，麦醇溶蛋白（麸质的成分）也可以穿过和损伤肠屏障。无论是通过细胞间隙运输还是跨细胞运输的途径穿越，一旦进入体内，这些蛋白质片段就会与相关的淋巴组织相互作用，刺激促炎性细胞因子的释放并激活先天免疫系统和适应性免疫系统的细胞。

麦醇溶蛋白可以通过各种方式引起肠道细胞的损伤和死亡，所有这些都会导致肠屏障出现缺口；肠道内的各种内容物可以通过这些缺口渗漏出来。这些引发炎症的内容物包括通过肠屏障的麦醇溶蛋白片段以及其他部分消化的蛋白质、肠道细菌、细菌片段、废物或毒素。这会进一步激活免疫系统，造成炎症恶性循环和肠屏障损伤。

遗传易感性在此过程中起到多大的作用？当然，它涉及连蛋白对麦醇溶蛋白的反应。尽管遗传因素在导致肠上皮细胞损伤的细胞运输中所起的作用尚未得到证实，但遗传易感性或许可以解释摄入小麦对不同个体造成的损伤为何轻重程度不一。

可能的解释是，每一个摄入小麦的人肠屏障都可能出现一定的损伤，但是基因因素可能解释了为什么有些人会因此患上严重的肠漏症或者自身免疫性疾病，而其他人则似乎可以耐受小麦并不会表现出显著的健康问题。

从麸质损伤中恢复需要多长时间？

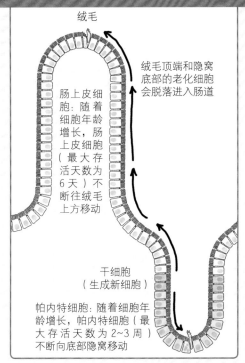

绒毛

绒毛顶端和隐窝底部的老化细胞会脱落进入肠道

肠上皮细胞：随着细胞年龄增长，肠上皮细胞（最大存活天数为6天）不断往绒毛上方移动

干细胞（生成新细胞）

帕内特细胞：随着细胞年龄增长，帕内特细胞（最大存活天数为2~3周）不断向底部隐窝移动

如前所述，肠上皮细胞被组织成高低起伏的形状（以最大化肠道的表面积），形成被称为"绒毛"的细胞柱，由隐窝分开（见第43页）。肠上皮细胞不断再生（一个常驻的干细胞池会供应新的肠上皮细胞）。随着细胞年龄的增长，它们会迁移到绒毛上方，最终剥落进入肠道被再消化（是的，我们不断吃掉自己的细胞）。这被称为肠上皮的"周转"。在正常健康的肠道中，肠上皮细胞的寿命为1~6天（最常见的是2~3天），这也是所有绒毛细胞全部更换需要的时间（随着个体年龄的增长，这个速度越来越慢）。迁移到隐窝底部的细胞有2~3周的寿命（称为"帕内特细胞"）。这意味着一个健康的人的肠道内壁每2~3周就会全面更新一次。

修复（由摄入的毒素、感染或某些其他药

物所损坏的）肠道是一个非常重要和复杂的过程，受到身体的严格调控。恢复时间取决于损伤程度：关于常驻肠道干细胞的研究表明，在没有减缓恢复的其他因素干扰的情况下，损伤后的肠壁隐窝和绒毛结构的修复可能需要2~12周（在干细胞本身没有受损的情况下）。

这意味着什么？对于健康的个体，麸质和其他谷醇溶蛋白对肠道细胞及它们之间的紧密连接造成的损伤，愈合是相对快速的——从几天到3周。对于他们来说，其中大部分时间可能是无症状的。许多人在无麸质或原始饮食后意外摄入麸质，症状持续的时间只有几个小时到几天。

但对于那些有破坏身体修复能力的干扰因素的人，恢复时间会更长。这些干扰因素种类众多，包括麸质不耐受或过敏、在肠道中不受控制的炎症反应、营养缺乏、肠道菌群失调、感染、压力、全身感染和胰岛素长期处于高水平——所有这些都阻碍了恢复过程。大多数（如果不是全部）因素都在自身免疫性疾病中发挥了作用。

这些因素对恢复的影响有多大？最严重的情况是乳糜泻，其中一个特征是肠绒毛的缩短或钝化（通过进行小肠活检可观察到）。健康人群肠绒毛长度通常是乳糜泻患者的3~5倍。一项研究表明，只有66%的乳糜泻患者在经过5年的严格的无麸质饮食后才能恢复正常的绒毛结构。这意味着即使经过了5年的健康饮食，34%的乳糜泻患者还没有恢复。这意味着许多人恢复的道路注定是漫长而缓慢的。然而，这些研究是在无麸质饮食下进行的，而不是按照原始饮食进行的，所以许多不适宜的甚至有害的食物可能仍被摄入了。即使恢复是一个渐进的过程，但在恢复的早期通常就能看见症状的改善，并且在恢复过程中持续改善。虽然没有办法估计你的身体需要多长时间才能治愈，但根据亲历者的经历，遵循原始饮食会让恢复变得更快。

谷醇溶蛋白也会引起肠道菌群失调，如第一章所讨论的那样；仅是肠道菌群失调本身就可以导致肠漏症。这不仅是因为我们的身体本来就很难消化谷醇溶蛋白，还因为它们会干扰

肠道刷状缘中的重要消化酶。特别的是，麦醇溶蛋白会抑制3种重要酶的活性：乳糖酶、蔗糖酶和二肽基肽酶4。这些酶对于将糖分解成单糖、将蛋白质分解为氨基酸以使其能够跨越

麸质交叉反应和污染

虽然目前仍然不清楚自身免疫性疾病患者身体的哪些部分会对麸质产生免疫反应（即形成针对麦醇溶蛋白的抗体），但一些研究人员和医学专业人士认为，麸质过敏可能在自身免疫性疾病患者中普遍存在。当然，我们已经有足够多令人信服的理由避免麸质，甚至所有谷物。还有一个令人担忧的问题，不仅对那些患有乳糜泻和麸质不耐受的人尤为重要，而且也许对于任何患有自身免疫性疾病的人来说同样如此，这就是会导致麸质交叉反应的食物。

正如身体合成的、本来用于识别病原体或食物的抗体最后却去识别人体内的蛋白质一样（被称为分子拟态或抗体交叉反应，这是导致自身抗体形成的原因；见第一章），针对一种食物蛋白质形成的抗体也去识别另一种食物中的蛋白质。这在麸质中似乎特别常见。最近一项研究测量了抗麦醇溶蛋白抗体与 25 种食物中的蛋白质结合的能力。研究发现，这些抗体也与乳蛋白（包括酪蛋白、酪啡肽、嗜乳脂蛋白和乳清蛋白，这可能解释了乳糜泻患者为何往往对乳制品过敏）、燕麦、啤酒和面包酵母、速溶咖啡、高粱、小米、玉米、大米和土豆反应。虽然不是所有的麸质不耐受的人都对这些食物不耐受，但这些食物确实伴随着刺激免疫系统的高风险。

并且，麸质污染在食物中很常见：许多本身无麸质的谷物和面粉仍可能含有麸质。在生长和生产过程中，麸质有许多机会污染这些食物。

一些作物与小麦作物轮作种植（在大豆和燕麦种植中很常见）。因为它们在不同年份生长但占有相同的田地，所以一些小麦可能会作为杂草生长，并且可能混入加工后的成品中。其他污染源包括收获、储存、运输和加工时的共用设备。常见的此类粮食产品包括小米、白米粉、荞麦面粉、高粱粉和大豆粉。由于这些原料通常用于市售的无麸质烘焙食品，因此，应该特别小心。

肠上皮细胞屏障必不可少（其中乳糖酶能分解乳糖，蔗糖酶分解蔗糖，二肽基肽酶 4 具有与消化、代谢和免疫调节相关的多种功能）。这可能对肠道菌群失调（尤其是细菌过度生长）影响很大，因为这些酶被抑制意味着有更多的营养成为肠道细菌的食物。事实上，在给小鼠喂食含麸质或无麸质饮食的研究中，喂食含麸质饮食的小鼠表现出更高的肠道细菌水平。

虽然各种因素都可能促进肠道菌群失调，但消化不良是非常常见的原因——无论是由于缺乏消化酶或胃酸而引起的消化不良（见第 59 页），还是因为摄入的食物本质上就很难消化（例如谷物、类谷物和豆类中的谷醇溶蛋白）。当食物不能被我们的身体消化和吸收时，这些剩余的物质就被喂给了肠道细菌，导致它们过度繁殖，这是一种肠道菌群失调的形式。此外，富含谷醇溶蛋白的食物是某些特定肠道细菌的食物，所以只有某些特定菌株的数量增加，导致菌群种类不平衡，这是另一种形式的肠道菌群失调。当某些细菌菌株过度生长时，一般这种过度生长由大肠中开始，但发展到回肠（小肠最后一段）只是时间问题；在严重情况下，细菌会进入空肠、十二指肠（小肠前两段）甚至胃中。

因此，如果大多数关于谷醇溶蛋白的知识来自于麸质和乳糜泻的研究，那么我们如何知道这是否适用于所有的谷醇溶蛋白呢？

不同谷物和豆类中谷醇溶蛋白之间的结构和功能有很多相似性（由于氨基酸序列的同源性或相似性）。虽然还没有综合研究评估所有食物中谷醇溶蛋白的有害影响，但是已经有足够多令人信服的证据表明，不含麸质的谷物和类谷物也需要从我们的食谱中消失，因为它们含有与麸质类似的蛋白质。例如，研究表明藜麦、玉米和燕麦中的谷醇溶蛋白可以通过完全类似于麦醇溶蛋白的方式对肠道造成损伤，并刺激

✖ 如何避开小麦 / 麸质

　　避免麸质需要付出一些努力。小麦和其他含麸质的谷物成分不仅在众多包装食品和加工食品中十分常见，而且还会出现在一些通常不被认为是加工食品的食物成分中。以下列表包括一些明显或不明显的麸质来源。

- 亚洲春卷皮
- 面粉
- 培根（需检查成分表）
- 大麦
- 大麦草
- 大麦麦芽
- 啤酒（除非标明无麸质）
- 漂白或未漂白的面粉
- 糠
- 面包屑
- 啤酒酵母
- 小麦片
- 面包粉混合物
- 餐饼
- 调味品
- 古斯米
- 油炸面包块
- 斯佩耳特小麦
- 达勒姆
- 单粒小麦
- 二粒小麦（杜翰小麦）
- 谷粉
- 麦米（在其他地方也叫二粒小麦，意大利除外）
- 食用淀粉
- 炸薯条
- 麸（干面麸质）
- 麦醇溶蛋白

- 在一些信封、邮票和标签上使用的胶水
- 麸质
- 麸质肽
- 麦谷蛋白
- 全麦粉
- 肉馅
- 水解小麦麸质
- 水解小麦蛋白
- 冰淇淋（可能含有面粉作为抗结晶剂）
- 素鱼
- 卡姆小麦
- 午餐肉
- 印度小麦粉
- 麦芽
- 麦芽醋
- 腌料
- 犹太面包（犹太逾越节薄饼）
- 米尔（小麦和黑麦的一种杂交作物）
- 营养和草药补品
- 燕麦
- 面包糠（面包屑）
- 肉饭（含意大利麦）
- 包装食品（通常含有麸质）
- 加工谷物（通常含有大麦芽）
- 黑麦

- 沙拉酱
- 调味汁
- 素肉（麸质）
- 加入肉汤、油脂或面粉糊处理的家禽
- 粗面粉
- 一些药物（处方药或非处方药）
- 肉汤
- 大豆或米饮料（制造过程中可能使用大麦麦芽或麦芽糖）
- 酱油（除非无小麦）
- 斯佩尔特小麦
- 香料混合物（经常含有小麦作为抗结块剂、润滑剂或增稠剂）
- 淀粉
- 糖浆
- 增稠剂
- 黑小麦
- 小麦
- 麦麸
- 小麦胚芽
- 小麦草
- 小麦淀粉

麸质 / 小麦污染的常见来源

- 小米、白米粉、荞麦面粉、高粱粉和大豆粉
- 批发食物（经常被其他容器和粉尘所污染）
- 用于制备过含麸质食品的烤面包机、烤架、平底锅、砧板、餐具、电器和油
- 面粉粉尘
- 刀（用刀切面包后有可能会粘上含麸质的面包屑）

- 橡胶手套内的粉末涂层（可能源于小麦）
- 颜料、黏土、胶水和胶泥团（如果饭前不洗手，可能会转移到口中）
- 个人用品，特别是洗发水（可能会转移到嘴唇并摄入体内）
- 家居用品（可能会转移到嘴唇并摄入体内）
- 一些水果和蔬菜上的蜡或树脂

✗ 如何避开玉米

大部分包装食品和加工食品都可以发现玉米的成分。如果你对玉米衍生产品非常敏感，想要避免如此普遍的食物成分可能会非常困难。然而，仅仅是避免加工食品一项就可以产生巨大的改变。你可能需要也可能并不需要去避免所有的微量玉米衍生成分（比如添加在药物中的玉米成分）。然而，意识到玉米可能从哪些地方偷偷潜入你的食物能够帮助你辨别那是否会造成问题。以下列表包括一些隐藏得很深的和比较明显的玉米成分来源。

玉米成分：

- 醋酸
- 酒精
- 生育酚
- 人工调味料
- 人造甜味剂
- 抗坏血酸盐
- 抗坏血酸
- 阿斯巴甜
- 虾青素
- 发酵粉
- 大麦麦芽
- 漂白面粉
- 混合糖
- 红糖
- 柠檬酸钙
- 富马酸钙
- 葡萄糖酸钙
- 乳酸钙
- 醋酸钙（CMA）
- 硬脂酸钙
- 硬脂酰乳酸钙
- 焦糖和焦糖色素

- 羧甲基纤维素钠
- 微晶纤维素
- 甲基纤维素
- 粉状纤维素
- 鲸蜡硬脂酰糖苷
- 氯化胆碱
- 柠檬酸
- 柑橘云乳液（CCS）
- 椰子甘油酯（椰油甘油酯）
- 细砂糖
- 玉米油
- 玉米甜味剂
- 玉米糖
- 玉米糖浆固体
- 玉蜀黍粉
- 交联羧甲基纤维素钠
- 结晶葡萄糖
- 结晶果糖
- 环糊精
- 面团调理剂

- 癸基葡糖苷
- 癸基聚葡萄糖
- 糊精
- 右旋葡萄糖（如单水化合物或无水化合物；也见于静脉注射溶液）
- d-葡萄糖酸
- 蒸馏白醋
- 干燥剂
- 异抗坏血酸
- 赤藓糖醇
- 无水乙醇
- 乙基纤维素 20
- 乙酸乙酯
- 乙醇
- 乙基纤维素
- 乳酸乙酯
- 乙烯
- 乙基麦芽酚
- 果糖
- 果汁浓缩液

- 富马酸
- 胚芽 / 胚芽粉
- 葡萄糖酸盐
- 葡萄糖酸
- 葡萄糖酸 δ-内酯
- 葡萄糖酸内酯
- 葡萄糖胺
- 葡萄糖
- 葡萄糖浆（也可见于静脉注射溶液）
- 谷氨酸
- 麸质
- 麸质饲料 / 膳食
- 甘油酯
- 甘油
- 丙三醇
- 金色糖浆
- 粗磨粉
- 蜂蜜
- 水解玉米
- 水解玉米蛋白
- 水解植物蛋白

乳糜泻患者的免疫系统。显然，这意味着那些患有乳糜泻的人不应该摄入其他谷物或类谷物。而且，由于我们已经认识到麸质可能是所有自身免疫性疾病的罪魁祸首（如第一章所述），任何患有自身免疫性疾病（甚至有高自身免疫性疾病风险）的人都应绝对避免摄入谷物、类谷物和豆类。

凝集素

谷物和豆类中另一类有问题的凝集蛋白是凝集素。凝集素可以诱导红细胞聚集成团（或凝集）。一些来自蓖麻籽壳的凝集素毒性很大，如蓖麻毒素，如果吸入或注射于静脉内或肌内，仅 1 毫克就足以致命。1 毫克蓖麻毒素是多少？大概一粒沙子那么大。事实上，保加利亚持不同政见的格奥尔基·马尔科夫于 1978 年在伦敦遭到暗杀，被发现含有 0.2 毫克蓖麻毒素的弹丸被注射到了他的大腿上，据称是用伞尖刺入或注射进去的。

凝集素是种子自然防御机制的一部分。虽

- 羟丙基甲基纤维素
- 羟丙基甲基纤维素邻苯二甲酸酯（HPMCP）
- 肌醇
- 转化糖浆或糖
- 碘盐
- 乳酸盐
- 乳酸
- 月桂基葡糖苷
- 卵磷脂
- 亚油酸
- 赖氨酸
- 富马酸镁
- 玉米
- 苹果酸
- 丙二酸
- 麦芽，麦芽提取物
- 玉米糖浆
- 麦芽糖醇
- 麦芽糖糊精
- 麦芽酚
- 麦芽糖
- 甘露醇
- 人造黄油
- 甲基葡萄糖醇聚醚
- 甲基葡萄糖
- 甲基葡萄糖苷
- 甲基纤维素

- 微晶纤维素
- 纤维素胶
- 玉米淀粉
- 食用淀粉
- 糖蜜（可能存在玉米糖浆；了解你的产品）
- 甘油单酯和甘油二酯
- 谷氨酸钠（MSG）
- 天然调味料
- 奥利斯特拉油（一种油脂代用品，不含胆固醇，热量较低，供糖尿病患者等用的食物添加剂）
- 玉米粥
- 葡聚糖
- 聚乳酸（PLA）
- 聚山梨醇酯（如聚山梨醇酯80）
- 聚乙酸乙烯酯
- 柠檬酸钾
- 富马酸钾
- 葡萄糖酸钾
- 粉末状白糖
- 预胶化淀粉
- 丙酸

- 丙二醇
- 丙二醇单硬脂酸酯
- 糖精
- 盐（碘化盐）
- 粗面粉（除小麦外）
- 二甲硅油
- 钠
- 羧甲基纤维素
- 柠檬酸钠
- 异抗坏血酸钠
- 富马酸钠
- 乳酸钠
- 淀粉羟乙酸钠
- 富马酸硬脂基钠
- 山梨酸酯
- 山梨酸
- 脱水山梨糖醇
- 脱水山梨醇单油酸酯
- 脱水山梨醇三油酸酯
- 山梨醇
- 高粱（所制成的糖浆或谷物本身可能与玉米混合）
- 三氯蔗糖（人造甜味剂）
- 淀粉
- 硬脂酸

- 硬脂
- 甜蜜素（人造甜味剂）
- 蔗糖
- 糖
- 滑石
- 苏氨酸
- 柠檬酸三乙酯
- 未修饰淀粉
- 香草，天然风味
- 香草，纯化或提取物
- 香草精
- 醋，蒸馏白醋酸
- 乙烯酯
- 维生素C
- 维生素E
- 维生素补剂
- 黄原胶
- 木糖醇
- 酵母
- 玉米饼
- 玉米蛋白

然这些凝集素在保护种子方面所起的作用尚未被全部发现，但我们知道的是，它们能够保护种子免受真菌感染或昆虫摄食。事实上，转基因谷物通常含有较高水平的凝集素，以保护工业化作物免受有害生物的侵害。麦胚凝集素（WGA）在抵抗昆虫方面如此强大，产生WGA的基因甚至被添加到转基因的玉米中。

与谷醇溶蛋白的情况类似，凝集素难以消化，因为我们缺乏能够将其分解成单个氨基酸的水解蛋白酶（分解蛋白质的消化酶）。（凝集素在高温和酸性条件下也非常稳定，所以烹饪和胃酸都不会有很大的帮助。）

WGA是被研究得最彻底的凝集素，可能也是最有害的（尽管大豆凝集素紧接着排在第二位，我们会马上谈到）。常见食物中的WGA浓度对肠上皮细胞没有直接毒性，但是由于我们的身体不能将其消化，所以WGA在很大程度上可以完整地通过小肠。WGA与肠道刷状缘相互作用非常频繁，因此会增加肠道通透性（你好，肠漏症来了）。WGA也是有名的免疫系统刺激物。事实上，其在肠道中的活动让其够得上成为一种生物活性蛋白质，作为我们食品中的蛋白质，这可不正常（或健康）。

　　每个细胞的细胞膜都是由双层脂肪分子（称为脂质层）组成，其中包含许多具有各自功能的蛋白质（受体为其中之一；见右侧图示）。

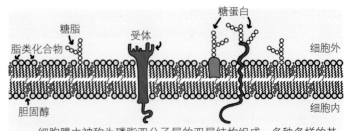

细胞膜由被称为磷脂双分子层的双层结构组成。多种多样的其他成分镶嵌在磷脂双分子层上，比如蛋白质（受体）。一些镶嵌在细胞膜的蛋白质或脂类可以与碳水化合物发生连接（变成糖蛋白或糖脂），这些与其连接的碳水化合物被总称为膜糖。

细胞膜中的一些脂肪和蛋白质具有糖分子（对于各种正常膜功能十分重要）。这种物质被称为膜糖，它们实际上占细胞膜成分的 2%~10%。这些膜糖包括葡萄糖、半乳糖、甘露糖、岩藻糖、木糖、N-乙酰半乳糖胺、N-乙酰葡糖氨和N-乙酰神经氨酸 8 种不同的糖。

　　WGA 与两种膜糖（N-乙酰葡糖胺和 N-乙酰神经氨酸）结合，这两种膜糖都是胃肠上皮细胞糖被的关键组成部分（见第 43 页）。WGA 与这些膜糖结合的速率非常快，并可以通过胞吞作用（见第 80 页）快速进入肠上皮细胞中。

　　WGA 可以结合的一种糖蛋白（通过与糖蛋白的糖成分结合）就是表皮生长因子（EGF）受体。EGF 受体能促进受体介导的胞吞作用，这可能是 WGA 如此容易被肠上皮细胞吞入的原因。更重要的是，EGF 受体还能调节肠上皮细胞的细胞通透性。这意味着当 EGF 受体被激活时（例如通过与 WGA 结合），信号被传送到整个细胞，导致肠上皮细胞之间的紧密连接开放。有观点认为，EGF 受体在维持肠上皮组织结构和通透性方面起着非常重要的生理作用，从而保持肠屏障的完整性。

　　浓度非常低的 WGA（很容易通过食物获得）也能增加肠上皮细胞的通透性，这意味着 WGA 会导致肠上皮细胞之间的紧密连接打开从而让分子能够穿过（至少科学家已经在体外细胞试验中证实了这一点）。WGA 会在溶酶体中积累（这是否会像麦醇溶蛋白那样损害溶酶体尚未被研究），并且会有一些 WGA 完整地穿过肠上皮细胞屏障（尽管我们还不知道它们是如何做到的）。虽然跨越肠上皮细胞屏障的 WGA 的量非常小，但其对免疫系统的影响是相当严重的。事实上，即使在这些非常低的浓度下，WGA 都会刺激促炎性细胞因子的分泌。

　　WGA 对先天免疫系统和适应性免疫系统都有很大的影响。由 WGA 引发的一些促炎性细胞因子会引起炎症反应，包括刺激中性粒细胞的吞噬作用（白细胞"吃"掉有害物质；见第

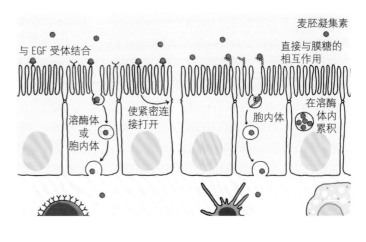

麦胚凝集素

与 EGF 受体结合　　　　　　　　　　　　直接与膜糖的相互作用

溶酶体或胞内体　　使紧密连接打开　　　　胞内体　　在溶酶体内累积

19 页），刺激活性氧（氧化剂；见第 60 页）的产生。此外，引发的广泛炎症反应还会损伤无辜的旁观者——肠上皮细胞。WGA 也会增加能引起所有类型的辅助性 T 细胞增殖（细胞分裂）的细胞因子。但是，WGA 也可以结合 T 细胞上的细胞因子受体从而抑制增殖（这可能反而会过度刺激某个 T 细胞亚型，此情况常见于自身免疫性疾病和免疫相关的失调症）。WGA 还会刺激 B 细胞产生抗体。并且 WGA 可以与血液中的免疫细胞结合，增加炎症细胞的活化和白细胞的凋亡。

　　WGA 非常善于穿过肠上皮细胞，这就是为什么研究人员想要用它作为口服药物的载体；他们的想法是让 WGA 与药物分子结合以帮助药物被吸收进体内。所幸的是，关于 WGA 作为药物载体可能出现的毒副作用的研究已经发出了危险信号，这些研究结果表明 WGA 可能是各种胃肠道疾病的原因。

　　那么其他凝集素呢？虽然大多数没有像 WGA 一样被广泛研究，但是来自其他植物的凝集素已被证明具有相似的效果。红腰豆含有高水平的、毒性强大并具免疫原性的凝集素，称为植物凝集素（有时称为红肾豆凝集素）。植物凝集素也在小茴香豆、菜豆和蚕豆中被发现，尽管浓度较低。只要 5 粒生红腰豆就可以引起极大的胃肠道应激，其症状类似于食物中毒（万幸没有很多人想要生吃红腰豆）。虽然浸泡和煮熟豆子都可以大大降低植物凝集素的活性，但其并没有被完全去除，特别是在较低温度下煮熟时（比如慢炖）。植物凝集素可以穿过肠屏障，增加肠道通透性，并刺激免疫系统。事实上，摄入红腰豆后血液中容易发现植物凝集素。也有研究显示，植物凝集素可以在小肠中引起大肠杆菌的过度生长（适量的大肠杆菌是正常的，但大肠杆菌过度生长的确是小肠细菌过度生长的常见原因）。

　　其他凝集素，如花生凝集素（PNA），也会

茄科植物中的凝集素

　　虽然本节重点关注谷物、类谷物和豆类中发现的谷醇溶蛋白和凝集素，但这些麻烦制造者也见于茄科植物的蔬菜中（见第 97 页）。研究得最彻底的茄科凝集素是番茄的凝集素，它是凝集素的一种，更学术性的名称是"番茄红素凝集素"（LEA）。与 WGA 类似，LEA 能与肠上皮细胞表面结合，并能够穿过肠屏障。LEA 已在研究中被用于鼻内疫苗的佐剂（免疫刺激结合物），因为它可以激活抗体产生。来自曼陀罗花（属于茄科植物，其中几种被用作草药）的凝集素也增加了肠道通透性。

在摄入后迅速进入血液，这意味着其对肠道通透性也有显著影响。来自荨麻的凝集素（处理方式通常是煮熟）也能增加肠道通透性。研究已经发现大豆凝集素和刀豆凝集素（刀豆通常被用于动物饲料）可以像 WGA 一样增加肠上皮细胞通透性。刀豆凝集素可以刺激来自先天免疫系统的细胞毒性 T 细胞和炎症细胞，因此，被作为化疗药物正在研究（因为化疗药物对癌细胞的毒性大于对正常细胞的毒性，刀豆凝集素正好也是这样）。大豆凝集素能与树突状细胞结合并刺激 T 细胞的增殖。事实上，大豆凝集素可以如此有效地激活免疫系统，以至于被考虑用作增强免疫力的疫苗。

　　凝集素能引起肠漏症，并通过与免疫细胞的直接结合刺激先天免疫系统和适应性免疫系统。虽然一些凝集素（如植物凝集素）在烹饪后大部分会失活，但其他凝集素（如 WGA）并非如此。当你将凝集素的毒性和免疫刺激作用与谷醇溶蛋白的毒性和免疫刺激作用结合在一起看时，情况变得非常明显：对于那些自身免疫性疾病患者，含有这些物质的食物应该严格避免。事实上，基于现在已知的 WGA 和麦醇

✖ 如何避开大豆

大豆是另一种渗进食物供应链的成分。大豆卵磷脂和大豆蛋白是包装食品中特别常见的成分。以下列表是从大豆衍生出的食物。

- 豆花
- 豆芽
- 巧克力（大豆卵磷脂可用于制造巧克力）
- 新鲜大豆
- 水解大豆蛋白（HSP）
- 黄豆粉
- 味噌（发酵大豆酱）
- 单甘酯和甘油二酯

- 谷氨酸钠（MSG）
- 纳豆
- 煮豆
- 豆渣
- 大豆白蛋白
- 大豆奶酪（豆腐乳）
- 大豆纤维
- 大豆面粉
- 大豆粗碎片
- 大豆冰淇淋

- 大豆卵磷脂
- 大豆粉
- 豆浆
- 大豆坚果
- 大豆蛋白（浓缩、水解、分离出来的）
- 大豆芽
- 酸豆奶
- 大豆面条
- 酱油

- 大豆
- 大豆（凝乳、颗粒）
- 豆油
- 豆豉
- 照烧酱
- 植物性蛋白（TVP）
- 豆腐
- 腐竹

潜在交叉污染的食品必须标注：

- "可能含有大豆"
- "处理时与大豆共用器械"
- "加工场所同时也处理大豆产品"

通常包含大豆的产品：

- 亚洲菜（中国菜、日本菜、韩国菜、泰国菜）
- 焙烤食品
- 烘焙粉
- 肉汤粉
- 糖果
- 谷物
- 鸡肉汤

- 用鸡汤加工的鸡肉（生或熟）
- 熟肉制品
- 能量棒/营养棒
- 模仿乳制品，如豆浆、素食干酪和素食冰激凌
- 婴儿配方奶粉
- 人造奶油

- 蛋黄酱
- 肉类制成品（如汉堡或香肠）
- 营养补剂（维生素）
- 花生酱和花生酱替代品
- 蛋白粉
- 酱汁和肉汁
- 冰沙

- 蔬菜汤
- 素食肉替代品（素食汉堡、仿鸡肉饼、仿午餐肉类、仿腊肉）
- 水果上的蜡或园艺用油

溶蛋白的危害，我们把小麦当作一种食物的这个事实才让人吃惊。如果你觉得谷物、类谷物和豆类的凝集素还不足以造成伤害，这些食物还有其他方式损害我们的健康。

消化酶抑制剂

被消化的种子不能长成新植物，所以种子不想被消化。因此，种子含有能保护它们通过胃肠道的物质是有进化意义的。这些物质包括消化酶抑制剂，其在谷物、类谷物和豆类中都有特别高的浓度。消化酶抑制剂可以经受烹饪和抵抗消化并保持稳定。被摄入之后，它们可引起肠道通透性增加和肠道菌群失调，甚至能激活先天免疫系统。

当完整的种子被吃入后，消化酶抑制剂抑制人体的消化酶——这也是其名字的由来——特别是会使负责分解蛋白质、淀粉和糖的酶无法发挥功能。对于水果中的小种子（例如浆果或香蕉），消化酶抑制剂富集于种子的外层，以帮助将该种子完整地传送到消化系统的另一端（在现代厕所出现之前，这意味着种子会生长在非常肥沃的土壤中）。但是当种子被磨碎，或足够大以至于在进入胃肠道之前需要咀嚼时，消

化酶抑制剂会被释放到肠道中，在那里它们会造成严重破坏。所以，消化酶抑制剂的问题，有一部分与不同种子中的浓度如何有关，同时也与这些种子的加工方式相关（如将小麦磨成面粉、将大豆研磨制成豆腐或者在吞咽之前咀嚼红腰豆）——咀嚼或加工都会使消化酶抑制剂释放到肠道中。

消化酶抑制剂被认为是一种抗营养素——干扰食物中营养素吸收的物质。然而，它们的影响不仅仅限于单纯地降低对微量营养素的吸收。摄入含消化酶抑制剂的食物会刺激胰腺分泌更多的消化酶。合成消化酶需要氨基酸（通常是富含硫的氨基酸），因此，胰脏消化酶的过度生产会对器官本身造成压力，并导致身体营养流失。是的，消化酶抑制剂可以消耗你身体的营养，这个结论有动物研究支持。研究发现，胰腺肥大和胰腺增生（其中胰腺细胞的大小和数量都出现了病理性的增加）是摄入大豆来源的消化蛋白酶抑制剂的直接结果。

如前所述，存在于谷物、类谷物和豆类中的消化酶抑制剂有两种主要类型：蛋白酶抑制剂和淀粉酶抑制剂。蛋白酶抑制剂负责阻止消化酶将蛋白质分解为独立的氨基酸。淀粉酶抑制剂负责阻止淀粉酶将淀粉分解为单糖。蛋白酶和淀粉酶有许多类型，这些消化酶被抑制带来的后果仍然是研究热点（尽管奇怪的是，大部分研究是关于这些食物对养殖场的鱼类和家禽带来的影响）。

由于胰腺不能选择性地分泌特定消化酶，因此抑制某一类型消化酶的影响之一就是，当胰腺将补偿性的消化酶释放到小肠中时，其他类型的消化酶可能发生过度活化的情况。这可能会导致肠屏障受损。例如，当某些蛋白酶在消化道中数量过多时，蛋白酶（如胰蛋白酶、胰凝乳蛋白酶和弹性蛋白酶）可以分解组成肠上皮细胞之间紧密连接的蛋白质，从而让其打开并增加肠道通透性（见第 46 页）。所以当你

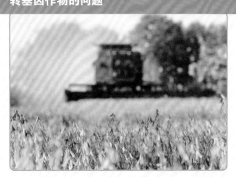

转基因作物的问题

导致自身免疫性疾病在增加的可能原因之一是，在转基因作物中谷醇溶蛋白、凝集素、消化酶抑制剂和皂苷的含量更高。这是因为转基因作物的种子被基因修饰设计成含有更多的这些化合物，以保护种子免受虫害和感染。不幸的是，使转基因作物变得更优良的特质恰恰是这些作物造成健康问题的原因。

的胰腺分泌过多的消化酶来补偿某些被谷物、类谷物和豆类中的消化酶抑制剂抑制的消化酶时，最后造成的后果便是肠漏症。更糟糕的是，肠道通透性的增加伴随着大量未完全消化的谷醇溶蛋白和凝集素的存在，于是后者就能更容易地穿过肠屏障并与肠道淋巴组织相互作用。

消化酶抑制剂的另一个影响是对消化的整体干扰。如前所述，那些我们无法正确消化的营养都会成为肠道微生物的食物（见第 51 页）。在食物过多的情况下，这些微生物（或更糟糕的是它们中的某些类别）可能变得过多，导致细菌过度生长和肠道菌群失调。回想一下，仅是肠道菌群失调本身就足以引起肠漏症，并干扰免疫系统的正常功能。事实上，研究发现，给大鼠饲喂来自红腰豆的淀粉酶抑制剂（用于治疗糖尿病的剂量）会导致非常严重的肠道细菌过度生长，大鼠的盲肠（大肠的第一部分）会因此破裂而不得不被安乐死。淀粉酶抑制剂的其他影响包括发育迟缓（由于氮、脂质和碳水

关于乳制品的更多知识

常规的、以谷物为饲料的、巴氏消毒的动物乳制品和以青草为饲料的动物乳制品〔特别是全脂和（或）发酵的〕之间的营养价值差异很大。草饲的动物乳制品，特别是来自草饲动物乳制品中的脂肪，是脂溶性维生素和共轭亚油酸（抗炎和恢复相关的脂肪）的极好来源（见第 115 页）。发酵乳制品是益生菌的极佳来源（见第 201 页）。在乳制品中还有一些有价值的蛋白质，如谷胱甘肽（对减少炎症反应和减少氧化应激非常重要）和乳清（可能有助于预防癌症）。然而，即使高品质的乳制品也不像高质量肉食、海鲜、蔬菜和水果那样营养密集。甚至，连高品质的乳制品也可能会对自身免疫性疾病的患者构成潜在的严重问题。

所有乳制品均被排除在原始饮食的食谱之外（至少在最开始的阶段；见第 308 页），原因如下。

- 牛奶含有蛋白酶抑制剂，可能会引起肠漏症的发生
- 牛奶会高度刺激胰岛素分泌，有可能导致炎症和胰岛素抵抗（见第 105 页）
- 乳制品蛋白质很难消化，并且会优先成为大肠杆菌的食物，这可能导致肠道菌群失调
- 牛奶含有活性牛激素，有可能改变人的激素

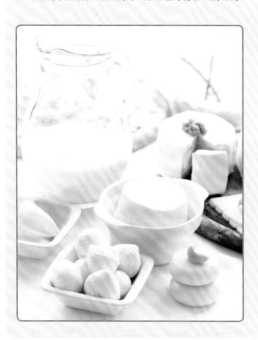

水平。虽然摄入这些食物中的激素对人体的影响还没有被深入研究，但胰岛素样生长因子-1（IGF-1）已被证明与乳腺癌、结肠直肠癌和前列腺癌风险增加相关，并且有研究强烈表明摄入乳蛋白对血液中 IGF-1 水平升高有巨大的促进作用

- 牛奶会增加黏液的生成，这可能加剧哮喘等疾病，并且会在胃肠道中产生过多的黏液，引起肠道内部的刺激，并阻碍营养素和矿物质的吸收
- 成人对乳糖的耐受性差。约 25 % 的白种人（在美国和欧洲）乳糖不耐受。接近 100 % 的东亚人乳糖不耐受。生牛奶含有帮助消化乳糖的酶
- 乳制品有高度致敏性。流行病学报告牛奶过敏（IgE 抗体对牛奶蛋白质的反应）在学龄前儿童中占 1 % ~17.5 %，5 ~16 岁儿童占 1 % ~13.5 %，成人占 1 % ~4 %。对牛乳的敏感性（IgA、IgG、IgD 和 IgM 抗体反应）有多普遍尚属未知。但非常重要的是，即使酥油中的微量乳蛋白也可能产生问题
- 牛奶蛋白质也是麸质交叉反应物，这意味着麸质不耐受的人产生的抗麸质抗体也可以识别乳蛋白。对于这些人来说，吃乳制品和吃麸质没有区别（见第 84 页）

化合物的损失）、肠和胰腺肥大、肝脏和胸腺萎缩（见第 29 页）。

可能最令人担忧的是，蛋白酶抑制剂可以直接引起炎症反应。最近的一项研究显示，来自小麦的胰蛋白酶抑制剂和

α-淀粉酶（一种淀粉酶）抑制剂会强烈激活先天免疫系统，特别是单核细胞（白细胞）、巨噬细胞和树突状细胞（见第 19 页）。这种激活由 Toll 样受体完成（在哨兵型细胞的细胞膜上的专门传感器），并会显著增加小肠和血液中的促

炎性细胞因子。消化酶抑制剂也会刺激乳糜泻患者的促炎性细胞因子产生（其可以从患者的活检样本中被发现）。研究的作者表示，虽然这些发现肯定与乳糜泻相关，但 Toll 样受体的活化意味着这些物质的促炎作用是普遍的。这意味着谷物、类谷物和豆类中的消化酶抑制剂可能在所有肠道和非肠道炎症性疾病中都起着关键作用，而不仅限于自身免疫性疾病。

那么哪些食物含有消化酶抑制剂？谷物、类谷物、豆类、坚果和种子都含有蛋白酶抑制剂和淀粉酶抑制剂。谷物中的蛋白酶抑制剂浓度非常高，然而大豆是常见食物中胰蛋白酶抑制剂最集中的来源。所有的豆类中淀粉酶抑制剂浓度也都非常高。需要注意的是，乳制品中的蛋白酶抑制剂含量也很高。

植酸盐和植酸

之前我在介绍矿物质吸收时已经讨论了植酸盐和植酸的抗营养素性质（见第 68 页）。然而，植酸盐还会限制各种消化酶的活性，包括蛋白酶（胰蛋白酶和胃蛋白酶）、淀粉酶和葡糖苷酶。植酸盐可以作为消化酶抑制剂摧毁肠屏障和肠道微生物群平衡，即增加肠道通透性（通过刺激胰腺以释放过量的消化酶）和促进肠道菌群失调（通过抑制消化）。

重要的是要强调，过量的植酸盐和植酸才是问题。在植物非生殖部位（如叶和茎）中也

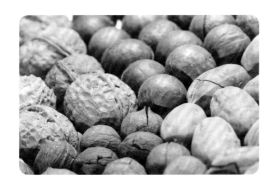

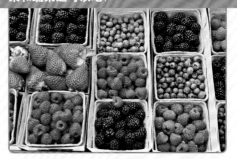

如果种子有这样的问题，为什么有种子的水果和蔬菜还可以吃？

水果不受原始饮食的限制（尽管你需要限制数量以调节果糖摄入量，这在第 109 页中有所讨论）。你可能想知道为什么水果的种子，如浆果类、香蕉、猕猴桃、小黄瓜和西葫芦（是的，小黄瓜和西葫芦在分类上是水果）的种子被允许摄入，但所有其他种子被认为是有问题的。

这些类型的水果来自具有更好的防御策略的植物：我们可以吃含有种子的美味水果，然后它们的种子可以完整地通过我们的消化道，然后被置于营养丰富的粪肥中（对植物来说）。如何知道无害的种子与含有有害凝集素的种子之间的区别？规则是这样：如果你可以生吃它，那么它就是没有问题的。如果你需要把它煮熟食用，它就含有有害的凝集素。

但此规则有一个附加项：如果种子大到可以用牙咬开（如石榴），你应该谨慎食用这些食物。这些种子可能含有蛋白酶抑制剂，用牙咬开这些种子可能会刺激肠道。你可以通过取出种子（例如刮出小黄瓜的籽或吐出石榴籽）来避免此状况，或者在采用原始饮食时完全避开这些食物。

有植酸盐，但其浓度要低得多。摄入适量的植酸盐可能可以提供重要的抗氧化功能，并有助于降低心血管疾病和癌症风险。而且，适量摄取意味着健康且多样的肠道细菌将能够把植酸盐中的一些矿物质释放出来供身体吸收。然而不要忘记，肠道菌群失调在自身免疫性疾病中非常常见，这就是为什么从饮食中去掉高植酸盐的食物如此重要。

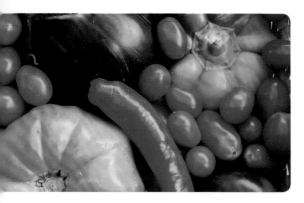

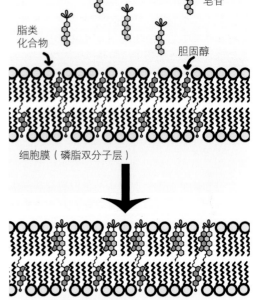

皂苷

脂类
化合物

胆固醇

细胞膜（磷脂双分子层）

皂苷与细胞膜上的胆固醇分子相互作用

皂苷使胆固醇分子重新排列，在细胞膜上
形成穿孔

所有种子中都有植酸盐和植酸，植酸盐除了存在于谷物、类谷物和豆类中，还可见于坚果和可食用的花和蔬菜种子（如葵花子和南瓜子），后者通常被认为是原始饮食可以接受的食物。

皂苷和糖苷生物碱

你可能已经接受了这个事实——应将谷物、类谷物、豆类和茄科植物从你的饮食中去掉。但还有另一类化学物质也能够增加肠道通透性，并且可以充当强效佐剂（特别是在刺激抗体生产方面）——皂苷。

所有植物都含有皂苷，其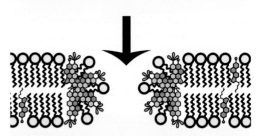常富集于种子中。这种化合物具有类洗涤剂性质，它们可溶解植物潜在捕食者的细胞膜，以保护植物免受微生物和昆虫的侵害。皂苷由具有一个或多个水溶性碳水化合物侧链的脂溶性核心（核心具有类固醇或三萜结构）组成。（水溶性和脂溶性成分的组合使皂苷像洗涤剂一样，可以使油和水混合。）豆类、类谷物和茄科蔬菜中皂苷含量很高。

皂苷的类洗涤剂结构使得它们能够与体内细胞膜上的胆固醇分子相互作用，并使这些胆固醇分子重新排列以形成稳定的、孔状的复合物。基本上，食物中的皂苷可以在肠上皮细胞的表面膜中产生孔，让肠内的各种物质进入细胞。除了一些渗入细胞的物质可能会产生的毒

性作用之外，通常细胞也无法在细胞膜的通透性发生巨大的、不可逆的改变下存活。皂苷有许多不同类型，一些皂苷比其他的更容易紧密地与细胞膜中的胆固醇分子结合。因此，不同的皂苷可以产生不同大小、不同数量和不同稳定性的孔。孔越大、越稳定、越多，肠上皮细胞就越难恢复。然而，较小和较不稳定的皂苷孔（存在时间短暂、闭合快速、不损害细胞），对营养吸收反而有正面作用。它可以促进某些矿物质的吸收而不损害肠上皮细胞。一些皂苷

皂苷、肝肠循环和脂溶性维生素

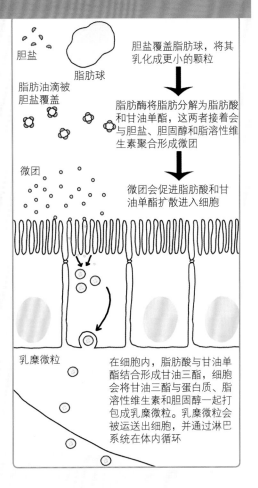

胆盐覆盖脂肪球，将其乳化成更小的颗粒

脂肪酶将脂肪分解为脂肪酸和甘油单酯，这两者接着会与胆盐、胆固醇和脂溶性维生素聚合形成微团

微团会促进脂肪酸和甘油单酯扩散进入细胞

在细胞内，脂肪酸与甘油单酯结合形成甘油三酯，细胞会将甘油三酯与蛋白质、脂溶性维生素和胆固醇一起打包成乳糜微粒。乳糜微粒会被运送出细胞，并通过淋巴系统在体内循环

肝脏产生的胆盐（也称为共轭胆汁酸）储存在胆囊中，在进食后会被分泌到小肠。胆盐是消化脂肪所必需的。胆盐以胆固醇为原料，胆固醇先被转化为两种类型的脂肪酸（胆酸和鹅脱氧胆酸），之后再与氨基酸、甘氨酸或共轭牛磺酸连接在一起形成一种类洗涤剂的结构（非常类似于皂苷）。大多数（高达90％）的胆盐会被小肠再吸收，并循环回肝脏再次使用（这因此被称为肝肠循环）。胆盐通过分解大的脂肪球（作为乳化剂），使脂肪酶（将脂肪分解成单一脂肪酸的消化酶）可以更有效地完成其工作。胆盐还通过产生微团（由脂肪酸、脂质、胆固醇和脂溶性维生素组成）来促进脂肪和脂溶性维生素的吸收。微团是水溶性的，并且容易被肠上皮细胞吸收。

脂肪酸、胆固醇和脂溶性维生素被吸收后，肠上皮细胞将这些成分重新包装成被称为乳糜微粒的结构。乳糜微粒被运送到细胞的另一侧，然后通过淋巴系统在体内循环。

由于皂苷与胆固醇的相互作用十分强烈，皂苷已被研究者归类为可能的降胆固醇药物。由于皂苷与胆固醇强大的结合特性，皂苷有能力阻止胆固醇嵌入微粒结构中，从而可以终止胆固醇的吸收或再利用。这具有降低总胆固醇的作用。这听起来像一件好事，对吧？然而，不要忘记，血液中的胆固醇不仅不是心血管疾病的原因，胆固醇本身也担负着重要的生理功能。尽管高胆固醇血症不是好事，但阻止胆固醇在肠道中的吸收以降低胆固醇并不能解决问题。并且，微团的形成对于机体吸收脂溶性维生素是必需的。虽然有证据表明，膳食中的皂苷也直接与脂溶性维生素结合，但是它们最终会通过抑制微团形成而影响脂溶性维生素吸收。鉴于自身免疫性疾病患者往往有脂溶性维生素缺乏，皂苷显然是个问题。

我们的讨论表明马铃薯的糖苷生物碱，特别是茄碱和辣椒碱，对人类和动物都极有毒性。这个问题不应该被忽视，因为它可能会变成严重的健康威胁。

——雅罗斯拉夫·科罗潘博士

"Potato Glycoalkaloids: True Safety or False Sense of Security?"
Trends in Biotechnology 22 (March 2004): 147–51.

甚至被发现可以预防癌症。所以，虽然一些皂苷对肠屏障有非常大的破坏作用，但是饮食中皂苷的作用其实非常广泛，其中的一部分甚至是有益的。

饮食中被研究得最彻底的毒性皂苷是被称为"糖苷生物碱"的一类物质，它们广泛存在于茄科植物中。茄科植物的花、果实和叶子都含有糖苷生物碱（例如，马铃薯中的 α-茄碱和 α-辣椒碱、茄子中的 α-茄碱、番茄中的 α-番茄碱）。动物毒性研究显示各种糖苷生物碱对健康有非常显著的影响，包括体重减轻（由于营养吸收不良）、胎儿存活率降低和婴儿出生缺陷发生率升高。幸运的是，人类似乎并不像动物那样容易被此类毒素影响（不然我们根本不会吃番茄），而且我们不会像动物实验中那样摄入这么高水平的糖苷生物碱。但是即使在人类中，过度摄入茄科植物的确可以导致糖苷生物碱中毒，虽然许多研究人员已经开始认为，来自适量摄入茄科植物的低毒性的暴露反而可能有助于各种健康状况（包括自身免疫性疾病）。

一些非常重要的研究已经调查了相对低浓度的糖苷生物碱对人体肠上皮细胞的影响。糖苷生物碱中的 α-辣椒碱、α-茄碱和 α-番茄碱已显示可以降低人体肠上皮细胞的活力（是的，这意味着杀死它们）并增加肠上皮细胞通透性（是的，这意味着可能导致肠漏症）。肠道通透性的增加不仅来源于糖苷生物碱对细胞健康的影响，而且也来源于其对细胞与细胞之间的连接的影响（糖苷生物碱似乎不影响紧密连接，而是影响另一种称为"黏附连接"的连接）。α-番茄碱还非常善于穿过肠屏障。

无论是由于其直接增加了肠道通透性，还是由于其已经存在于肠漏症的环境，皂苷往往能够进入血液。当血液皂苷浓度足够高时，皂苷会引起溶血（破坏红细胞的细胞膜）。皂苷也作为疫苗佐剂；事实上，科学家正在研究 α-番茄碱用于疫苗的前景（见第 56 页）。虽然还存

茄科植物和类固醇

茄科植物的花朵、果实和叶子中含有类固醇（例如，辣椒中的刺激性辣椒素、烟草中的镇定性尼古丁）。其中特别令人担忧的是辣椒素，它是在辣椒中发现的，是辣椒让人发热的物质之一。虽然研究显示辣椒素有各种健康益处，但它的确对组织〔如皮肤、眼睛和黏膜（包括肠道）〕有强烈刺激性。非常重要的是，有证据表明辣椒素可以增加肠道通透性。

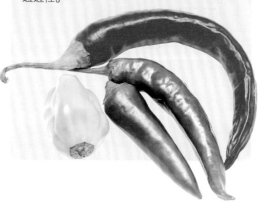

在对其使用的一些疑虑，但是许多研究已经表明 α-番茄碱是细胞毒性 T 细胞的有效刺激剂，并且与自身免疫性疾病相关。

除了皂苷的这些作用之外，糖苷生物碱还会抑制一种关键的酶——乙酰胆碱酯酶，它是进行神经活动所必需的酶。还有证据表明，富含马铃薯的饮食会导致炎症反应增加（尽管这也可能是由于土豆的碳水化合物含量丰富，而非糖苷生物碱本身的影响；见第 104 页）。

皂苷在细胞膜上形成孔后（即使是小而短暂，并且不会明显伤害肠上皮细胞的细孔），一个有趣的后果是，肠上皮细胞积极运送某些营养素（特别是碳水化合物）的能力似乎被剥夺了。减少从肠道往血液运输糖似乎是一件很好的事情（因此豆类经常被推荐给糖尿病患者用来取代碳水化合物），但它也给肠道细菌提供了

什么是茄科植物

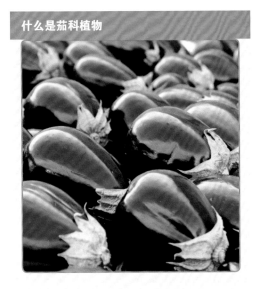

茄科植物家族有 2000 多种植物，其中绝大多数是不可食用的，并且许多具有剧烈的毒性（像致命的颠茄和曼陀罗）。烟草是一种茄科植物，它能引起心脏、肺、脑和循环系统的问题，还会造成癌症和其他健康问题（尽管其中一些显然与来自加工的烟草制品中混入的其他毒素有关）。以下是所有的茄科植物的成员（有几个你只会在热带地区旅游时或补剂中看到）。

- 南非醉茄（见第 278 页）
- 甜椒
- 灯笼果
- 科科纳果
- 茄子
- 园艺越橘（不要与普通越橘混淆）
- 枸杞
- 辣椒
- 澳洲沙漠葡萄干
- 奎东茄
- 香瓜梨
- 土豆（不是甘薯）
- 新西兰番茄
- 黏果酸浆
- 番茄

尽管这些蔬菜是可食用的，但过度摄入对任何人都可能是有毒的，并且茄科植物的低水平毒性特性随着时间的推移会导致各种健康问题。

有些网站错误地"报告"说，一些非茄科植物的水果和蔬菜也含有糖苷生物碱和茄碱。事实上，这些水果和蔬菜（包括蓝莓、黑莓、秋葵、苹果、樱桃、甜菜和朝鲜蓟）的糖苷生物碱水平对于食用都是安全的。

更多的食物，并因此增加了肠道菌群失调的风险。事实上，皂苷还可能以另一种方式促进肠道菌群失调：它可能会阻碍一些益生菌菌株的生长，同时刺激一些革兰阴性菌如大肠杆菌的过度生长。事实上，即使在存在抗生素的情况下，皂苷也被证明可增强 6 种不同的大肠杆菌菌株的生长。过量的大肠杆菌是小肠细菌过度生长的常见特征。

酒精

酒精是一种毒素，这并不让人奇怪。酒精能让人喝醉（在英文中，"酒醉"的词根是"毒素"），长期、慢性地摄入酒精与危及生命的疾病（如肝硬化）有关联。然而，适度饮酒（不仅仅是红葡萄酒）似乎提供了多种多样的健康益处：它可以降低心血管疾病的风险，降低 2 型糖尿病的风险，预防阿尔茨海默病（怀疑是自身免疫性疾病）甚至可能降低一些癌症的风险（尽管适量饮酒也增加了其他癌症的风险）。然而，就自身免疫性疾病而言，酒精饮料极有可能害大于利。

酒精能导致肠道通透性增加：它会打开肠上皮细胞之间的紧密连接和黏附链接。如你所

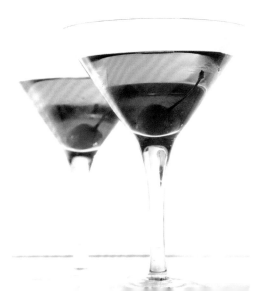

溶菌酶: 鸡蛋的问题

　　鸡蛋是最易致敏的食物之一，影响全部人口的2%~3%（相比之下，大约6%的儿童和4%的成人有食物过敏）。蛋清的主要功能之一是在胚胎生长时保护蛋黄免受微生物侵袭。实现这一目标的一个方法是通过溶菌酶。溶菌酶是一种非常善于分解革兰阴性细菌细胞膜的酶（糖苷水解酶）。此外，溶菌酶还非常擅长把这些细菌蛋白质片段运输穿过肠屏障。

　　溶菌酶能快速地分解肽聚糖（细菌细胞膜中的一种糖蛋白，特别是革兰阴性细菌）。溶菌酶非常耐热，并且在强酸性环境中也能保持稳定。人类也会产生溶菌酶，作为我们正常抗细菌感染机制的一部分：溶菌酶存在于在我们的唾液、眼泪和黏液（包括肠道的黏液层）中。那么，如果我们自己都可以制造溶菌酶，为什么蛋清会成为问题？

　　溶菌酶有与其他蛋白质或蛋白质片段形成强复合物的能力。这意味着来自蛋清的溶菌酶可与其他蛋清蛋白质形成大型复合物的形态，通过我们的消化系统。蛋清中的许多其他蛋白质本身就是蛋白酶抑制剂（见第91页），因此，溶菌酶和蛋清蛋白质的复合物对我们的消化酶具有抗性。最可能与溶菌酶结合的蛋清中的蛋白酶抑制剂有：卵黏蛋白和卵球蛋白，两者都是胰蛋白酶抑制剂（胰蛋白酶是我们的主要消化酶之一）；胱蛋白酶抑制剂是半胱氨酸蛋白酶抑制剂，可以抑制半胱氨酸蛋白酶的分解；卵蛋白酶抑制剂则是丝氨酸蛋白酶抑制剂。这些都不会抑制溶菌酶的活性。当溶菌酶复合物基本完好地通过我们的肠道时，溶菌酶也通常与存在于我们消化道中细菌（如大肠杆菌）的蛋白质结合，并将其加入复合物中。

　　溶菌酶还具有不寻常的化学性质（溶菌酶带正电荷），这允许其通过静电引力嵌入肠上皮细胞表面的带负电荷的糖蛋白上（糖蛋白又称蛋白聚糖，是糖被的重要组成部分；见第44页）以穿过肠上皮细胞。

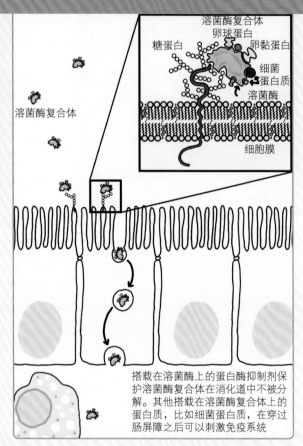

搭载在溶菌酶上的蛋白酶抑制剂保护溶菌酶复合体在消化道中不被分解。其他搭载在溶菌酶复合体上的蛋白质，比如细菌蛋白质，在穿过肠屏障之后可以刺激免疫系统

　　研究表明，即使在健康个体中，摄入的溶菌酶也可以进入体内循环（即通过血液循环遍布全身。不仅限于以分离提纯的方式如药物或补剂摄入，食物中摄入的溶菌酶也同样如此，尽管进入血液的浓度较低）。单纯将蛋清溶菌酶吸收到体内循环中可能不危险（至少从一盘炒鸡蛋中获得的溶菌酶数量不会造成问题，但非常大剂量的溶菌酶也会导致肾脏损伤）。问题出在随着溶菌酶通过肠屏障的其他蛋白质：蛋清中其他蛋白质的"渗漏"是鸡蛋过敏如此常见的原因；而细菌蛋白质有很大的可能性黏附着溶菌酶一起渗漏进体内——这可以解释为什么鸡蛋会对自身免疫性疾病患者造成问题。

　　目前普遍认为，对那些肠道健康的人来说，鸡蛋并不是个问题，特别是在适量摄入的情况下。鸡蛋是你的自身免疫性疾病症状缓解后可能可以重新开始摄入的食物之一（见第九章）。

知的那样，打开肠上皮细胞之间的连接会在肠屏障上产生孔，肠道内容物可通过这些孔渗入体内。通过打开紧密连接和黏附连接，酒精能够产生足够大的孔，从而让一些非常大的分子能够进入体内，尤其是内毒素。内毒素是肠道中革兰阴性菌细胞壁上的有毒成分。

肠道中居住的正常细菌包括革兰阴性菌和革兰阳性菌。革兰阴性和革兰阳性是什么意思？革兰指的是一种染色方法，能够区分这两种细菌：革兰阴性细菌不能将使用的紫色染料留下，而革兰阳性菌可以。革兰阴性细菌具有更复杂的细胞膜，并且倾向于致病（即它们会引起疾病），但是我们正常的肠道微生物群中有相当一部分是革兰阴性益生菌。有研究比较了意大利儿童和非洲农村儿童（狩猎采集者型饮食）的肠道微生物群，非洲儿童的革兰阴性菌比革兰阳性菌稍多，革兰阴性菌主要来自拟杆菌门（如拟杆菌属，是一种补剂会使用的益生菌；见第 270 页）。意大利儿童的革兰阳性菌比革兰阴性菌多，主要来自厚壁菌门（乳杆菌属是补剂和发酵蔬菜中常见的益生菌，属于厚壁菌门；见第 201 页）。

肠道菌群失调，特别是小肠细菌过度生长，通常表现为过量的革兰阴性菌（主要来自除拟杆菌门以外的门），例如肺炎克雷伯菌（见第 27 页）和大肠杆菌。酒精是革兰阴性菌（包括大肠杆菌）的食物。过量的酒精摄入与消化道、十二指肠甚至胃中的革兰阴性菌过度生长高度相关。革兰阴性菌的过度生长导致肠道中的内毒素大量增加，后者是在细菌完成了正常的生命周期死亡后释放到肠道中的。由于酒精本身也会导致肠漏症，因此，这些内毒素也可以进入身体。事实上，酒精似乎特别增强了内毒素进入体内的转移程度。

内毒素实际上是由蛋白质、脂质和毒素脂多糖（LPS）组成的一组化合物。内毒素特别容易引发炎症反应（通过 Toll 样受体；见第 19 页）并损伤组织。

术语内毒素通常与脂多糖（LPS）互换使用，因为 LPS 代表了内毒素的大部分生物特性。

由革兰阴性菌和革兰阳性菌产生的另一种毒素是肽聚糖（是细胞壁的组成部分，当细菌死亡时释放到肠道中）。有证据显示，酒精能增加肠道对肽聚糖的通透性，而且这种毒素在刺激免疫系统和引发炎症反应方面非常强效。

目前关于酒精和肠漏症之间联系的了解大多来自于对慢性酒精摄入的研究。但有研究显示，这种损害可能由一杯酒引发。即使是非常少量的酒精也可能损害肠道内壁，特别是在小肠中上部（这种损伤的特征是肠绒毛顶端的肠上皮细胞损伤、绒毛溃疡、黏膜下出血、出血性糜烂甚至固有层大出血，所有这些都会导致肠屏障功能障碍），从而引起肠漏症。一杯酒精饮料也能对小肠造成如此严重的损伤确实令人怀疑研究者之前的结论：适度饮酒真的有什么好处吗？身体健康、偶尔饮酒的人也许摄入的酒精量不足以导致肠道细菌过度生长，并可能在每次饮酒之间有足够长的间隔来给身体足够的时间恢复。这也可能会导致一些适应机制（称为"毒物兴奋效应"），比如增加抗氧化剂的生成，这可能是适量的酒精摄入为何可能提供健康益处的一部分原因。

饮酒与一些自身免疫性疾病中炎症反应增加有关。一个针对类风湿关节炎患者血液检测的有趣研究发现，饮酒与炎症标志物呈正相关，这意味着酒精可能促进了自身免疫性疾病。研究还表明饮酒会增加银屑病和自身免疫性肝病的风险。

所以很不幸，饮酒不利于治愈已经出现肠漏症的肠道或者补救已经存在的肠道菌群失调。然而，在观察到疾病症状明显改善之后，患者偶尔小酌一杯（并且饮料不含麸质）是可以的。

抗营养素的奇妙世界

任何干扰营养素消化或吸收的化合物都是抗营养素。一般而言，抗营养素分为两类：天然存在的和人工合成的。本章中讨论的大多数蛋白质和其他抗营养素化合物都是天然存在的，包括谷醇溶蛋白、凝集素、消化酶抑制剂、皂苷、糖苷生物碱和植酸。但是，并没有必要避免所有的饮食抗营养素；事实上，许多抗营养素在适量摄入时都有健康益处（它们通常在非常高的水平下才是有毒的，但是当吃完整饮食时，你几乎不可能达到有毒摄入剂量）。其他天然存在的抗营养素如下所示。

✦ 氰苷。当含有它们的植物被咀嚼和消化时，极高毒性的氰化氢从氰苷中释放出来。木薯（也称为树薯或丝兰，是麸麸面粉的主要成分）、高粱、利马豆、杏仁、竹子、玉米、山药（不是红薯）、鹰嘴豆、腰豆、核果（如桃子和杏子）和苹果家族的水果都是氰苷的食物来源。多数情况下，使用传统的制备方法可以大大减少这些化合物的含量，这些方法包括浸泡（通常是研磨然后浸泡）或发酵后进行彻底的烹饪。已知由于不恰当的制作方式导致的过多氰化物残留可以引起急性氰化物中毒和甲状腺肿（因为氰化物与碘结合，身体中的碘因此被消耗，因此，氰苷是一种抗营养素），并且与共济失调（一种影响行走能力的神经障碍）有关。它也与热带性钙化性胰腺炎相关，并可以导致慢性胰腺炎。你可以通过不吃苹果和核果家族的水果的果核和种子，以尽可能减少氰苷摄入。如果你喜欢吃竹类植物（如竹笋），请只吃罐装的，并避免食用新鲜竹笋（除非你知道如何加工：传统的加工方法包括至少浸泡24小时，然后彻底煮熟）。

✦ 硫代葡萄糖苷。硫代葡萄糖苷是一类富含硫的化合物，几乎所有十字花科蔬菜（卷心菜、西蓝花、胡萝卜、萝卜、球芽甘蓝和羽衣甘蓝）中都能找得到。硫代葡萄糖苷可以阻止甲状腺摄取碘，所以高剂量的硫代葡萄糖苷可以影响甲状腺功能（至少在碘缺乏的情况下是如此；见第66页）；因此，硫代葡萄糖苷被认为是一种致甲状腺肿大物质。但硫代葡萄糖苷含量高的饮食也有多种健康益处，包括预防癌症。对于这些化合物在第190页中有更详细的讨论。

✦ 草酸和草酸盐。草酸和草酸盐存在于许多植物中，特别是菠菜家族的成员，但也包括萝卜、浆果、谷物和豆类。草酸可以结合矿物质，特别是钙（并形成草酸钙），从而阻止矿物质被吸收。由于最常见的一类肾结石主要是由草酸钙构成的，所以医生建议肾结石患者（也包括胆结石患者）避免摄入含有草酸或草酸盐的食物。然而，有科学文献实际上支持了相反的建议：增加摄入富含草酸盐的食物可防止肾结石的形成。

✦ 嘌呤。嘌呤是一种生成尿酸的核酸（DNA和RNA的组成部分），即能提高血清尿酸水平的核酸。嘌呤被认为是抗营养素，因为它们能与铁结合。高嘌呤食物包括肉类、贝类、芦笋、胡萝卜、菠菜、蘑菇、谷物和豆类。传统上，低嘌呤饮食被推荐给痛风和高尿酸血症患者；然而，最近的科学研究表明，精制糖，特别是果糖，更有可能是罪魁祸首。这其中的原因当然比"果糖引起痛风"更复杂，因为肥胖和饮酒才是痛风的主要危险因素。事实上，高嘌呤蔬菜反而可以降低痛风的风险，食用红肉也是如此。调节血糖迄今为止仍是痛风治疗最重要的方面。

✦ 单宁。单宁是在谷物、豆类、绿茶和红茶、葡萄酒、熏制食品、坚果和某些类型的水果（最集中的是浆果）中发现的水溶性多酚化合物。单宁是抗微生物化合物，可以带来一些健康益处，这可能是由于其强大的抗氧化特性。然而，单宁可以与蛋白质结合并使其凝结（它们与蛋白质聚集在一起后将不再是水溶性的）；因此，单宁可以降低氨基酸消化率。单宁似乎主要与富含脯氨酸的蛋白质（如凝集素）相互作用；因此，这些化合物是阻碍谷物和豆类消化的另一个因素。

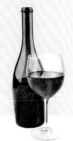

与天然存在的抗营养素不同，来源于加工食品或食品添加剂中的抗营养素通常是有害的。在加工食品中发现的抗营养素包括（但不限于）如下几种。

✤ D-氨基酸和赖丙氨酸。在许多加工食品的生产中，食物蛋白质暴露于热或碱后，导致两个主要的化学变化，即 D-氨基酸和赖丙氨酸（LAL）的同时形成（D-氨基酸基本上是食物及人体内正常 L-氨基酸的镜像分子，但它一般无法被我们的身体利用，尽管有少数例外情况）。这些化合物在经过巴氏消毒的乳制品、熟奶酪、小麦和玉米制成品（如饼干和玉米饼）、大豆蛋白、蛋清蛋白粉和烤培根中都有发现。D-氨基酸和 LAL 被认为是抗营养素，因为它们会降低蛋白质消化率。LAL 也是一种强力的螯合剂（这意味着它能与矿物质结合，包括铁、钙、铜和锌），因而不利于这些矿物质的吸收。

✤ 乳化剂、增稠剂和稳定剂。它们包括各种各样的食品添加剂，比如黄原胶、瓜尔胶、卡拉胶、纤维素胶和卵磷脂。这些用于乳化（使脂肪和水混合）或者增稠的多糖非常难消化。这些化学物质的来源多种多样：瓜尔胶来自瓜豆；卡拉胶是红海藻的衍生物；黄原胶由特定细菌分泌；磷脂通常从大豆中分离，但也可以从鸡蛋或向日葵种子中提取出来。这些物质被认为是抗营养素，因为它们会降低膳食中矿物质如钙的吸收率。此外，研究人员已经开始对一些乳化剂的安全性感到担忧。例如，卡拉胶已被证明能在动物中引起胃肠道炎症、溃疡和结肠炎样疾病。卡拉胶和瓜尔胶均被证实能增加肠道通透性。黄原胶（通常被麸质污染，因为分泌黄原胶的细菌最易在含有小麦、玉米或大豆的培养基中生长）是一种高效泻药，可以引起胃肠胀气和腹泻。我们已知道纤维素胶（更学术的名称是"羧甲基纤维素"）可以在动物的小肠中引起严重的细菌过度生长和炎症反应。卵磷脂的肠道代谢产物已

被证明与心血管疾病和动脉粥样硬化的风险增加有关——可能是促进炎症反应。

✤ 被氧化的含硫氨基酸。含硫氨基酸（蛋氨酸和半胱氨酸）对生命至关重要。然而，它们在加热和碱性处理过程中可能会被氧化，从而使其营养变得不可吸收（或使吸收率降低）。这些化合物通常存在于巴氏消毒和热处理过的食物中，例如乳制品、蛋白粉、大豆制品和玉米粉。

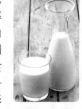

✤ 美拉德反应产物。美拉德反应是当食物经受热处理（如巴氏消毒、褐变反应、烧灼或油炸）时发生的一种化学反应。食物变成褐色时涉及的化学反应很复杂，美拉德反应只是其中一种（例如，焦糖化虽然外观和味道与美拉德反应类似，但其实是不同的过程）。美拉德反应分阶段发生，反应的本质是特定种类的糖与赖氨酸发生反应，将赖氨酸改造成生物体无法利用的形式。一些美拉德反应产物（处于赖氨酸改造的各个阶段）有强大的抗氧化和抗癌特性，而另一些产物（糖化蛋白反应的产物）则与更高的疾病风险（包括心血管疾病和阿尔茨海默病）相关。这些产物被广泛认为是抗营养素，因为美拉德反应产物会降低蛋白质的消化率（这是反对吃油炸和快餐食品的一个论据）。在降低蛋白质消化率方面，受影响最大的蛋白质之一是巴氏消毒的乳制品蛋白质（这构成反对食用巴氏消毒乳制品的另一个论点）。美拉德反应是形成晚期糖基化终末产物的其中一步，这将在第 213 页进一步讨论。

这将在第 213 页进一步讨论。

　　如果你不能正确念出食物的名字，就不要吃它。

——迈克尔·波兰，《保卫食物》

食物和你的肠道微生物之间的关系

你应该听到过"人如其食"这个说法，其实也可以这样说：肠道细菌如其食。

研究人员对现代社会的西方人、偏远地区以采集狩猎为生的人以及野生灵长类动物如黑猩猩的肠道微生物进行了对比分析，他们发现现代城市人的肠道菌群明显缺乏生物多样性。这是工业加工食品（也是低营养密度食物）导致的直接后果，这些食物不能够为我们的肠道微生物群（或我们身体本身）提供健康生长所需的营养。有趣的是，肥胖人群中肠道细菌的多样性比瘦小人群更缺乏，这意味着更多的食物并不等于更多的营养。饮食质量越差，肠道菌群受到的损害越多。

饮食对肠道微生物群的影响最大。事实上，你的饮食直接决定了你肠道中 60% 以上的细菌菌种的类型。此外，你肠道中的微生物群（类型、总数、相对数量以及分布）在几天到几周之内就会适应你的饮食变化，这对于想改变自己饮食的人是个好消息。

问题不仅仅在于你的饮食会滋养哪种细菌，问题还在于细菌的代谢。正如高糖饮食在我们身体中引起氧化应激（见第 104 页）一样，高糖饮食也会给肠道细菌造成氧化应激。这些细菌通过改变其代谢来适应高糖饮食，这极大地影响了我们的健康。

你的饮食会影响肠道运动和结肠的收缩性，进而影响肠道菌群组成。另一方面，你的饮食也会直接影响肠道微生物群组成，而微生物又会影响肠道运动和结肠收缩性。对肠道细菌的影响很大程度上取决于饮食中淀粉和纤维的数量和类型（可发酵与不可发酵的比例）。一般来说，当饮食中蔬菜和水果含量高时，肠道细菌会向好的方向转变。这是要避免将谷物和豆类作为碳水化合物来源的另一个原因。

需要考虑的另一个重要因素是肠道微生物群在消化、合成维生素和帮助吸收某些维生素与矿物质方面所起的作用。你摄入食物的营养价值实际上受到肠道细菌群落的影响（至少部分是）。你的饮食、你的生活方式（压力、睡眠和昼夜节律等）与你的肠道微生物群之间的关系复杂，而科学家才刚刚着手研究它。然而，已经有研究表明，改变肠道微生物群是改善免疫功能和控制自身免疫性疾病的有效途径。但这并不像补充益生菌那么容易。你需要为肠道细菌提供合适的食物，以促进有益菌群的多样性和有益微生物相对数量的增长。为了做到这一点，我们可以从当代的采集狩猎者中获得启发：正确的食物是优质的肉类、海鲜、水果和蔬菜。改善饮食习惯不仅可以直接改善你的健康状况，还能支持你的肠道菌群，从而进一步改善你的健康状况。

"肠道健康就是一切"不算是一个夸张的说法。肠道健康对你的整体健康有深远的影响。肠道是你身体与外界之间最重要的屏障（它比你的皮肤面积还要大）。它有一个非常复杂的任务：选择性渗透，以使营养物质进入体内，同时保持对病原体和毒素的防御。由于 80% 的免疫系统位于肠道及其周围的组织中，肠道成为免疫和免疫耐受的重要枢纽。随着肠屏障功能与炎症反应和自身免疫性疾病之间的联系得到越来越多的认可，饮食和生活方式的作用正在被更深入地研究。

原始饮食建议避免那些能引起肠道菌群失调或肠漏症的食物。与之相对的是吃能帮助保持肠屏障功能的食物，从而促进肠道和整个身体的治愈，并提升肠道菌群的多样性、有益菌的相对数量和分布。修复肠道对成功管理自身免疫性疾病至关重要。修复的确需要时间，而且这个时间因人而异，但是坚持必会带来回报，而且随着肠道开始恢复，你可以切实地感受到你的状况在变得更好。

炎症反应和免疫原性食物

炎症反应是自身免疫性疾病的一项主要构成要素，也是所有慢性疾病的主要组成部分。因此，控制和减轻炎症反应对于身体恢复以及控制自身免疫性疾病病情都至关重要。有两个主要饮食因素会造成全身性炎症反应：①高碳水化合物饮食，特别是富含精制碳水化合物的饮食；②富含促炎性 Ω-6 多不饱和脂肪酸的饮食。

在 20 世纪，特别是在过去的三四十年里，我们的糖摄入量呈指数级增长。这种增长主要是由于天然食品中的碳水化合物逐渐被精制碳水化合物所代替，而且加工食品中被添加了越来越多的糖。赶巧的是，糖摄入量增加的同时，肥胖、糖尿病、心血管疾病、癌症和自身免疫性疾病的发病率也在增加。虽然糖的摄入与这些疾病之间的因果关系仍只有初步证据，但有充分的证据表明糖的摄入与炎症反应之间有联系。

由于植物油如大豆油、玉米油和菜籽油已经替代了黄油、猪油和牛油等动物脂肪而成为烹饪和食用的油脂（见第 63 页），我们远离了饱和脂肪（来自于动物的油脂、椰子油和棕榈油），而开始食用多不饱和脂肪，主要是富含促炎性 Ω-6 脂肪酸的植物油和种子油（这些种子油使用溶剂萃取或压榨方法提取，压榨过程涉及高温和高压）。如前所述，维持食物中 Ω-3 与 Ω-6 脂肪酸的适当比例对我们的整体健康非常重要。

我们知道过量的碳水化合物和 Ω-6 多不饱和脂肪酸都是炎症反应的主要原因。这意味着自身免疫性疾病患者必须解决这些问题。

糖摄入量增加与肥胖的关系

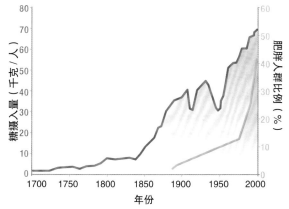

经允许摘自 R.J.Johnson et al., "Potential Role of Sugar (Fructose) in the Epidemic of Hypertension, Obesity, and the Metabolic Syndrome, Diabetes, Kidney Disease, and Cardiovascular Disease," *American Journal of Clinical Nutrition* 86 (2007): 899–906.

Ω-3 与 Ω-6 不饱和脂肪酸摄入量的变化

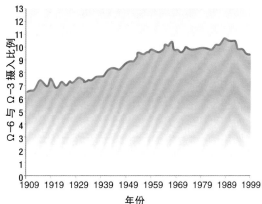

经允许摘自 T.L.Blasbalg., "Changes in Consumption of Omega–3 and Omega–6 Fatty Acids in the United States during the 20th Century," *American Journal of Clinical Nutrition* 93 (2011): 950–962.

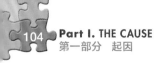

高碳水化合物饮食与炎症反应之间的联系

如前所述，氧化剂是正常代谢的副产物。氧化剂更科学的名称是活性氧（ROS，或称为氧自由基）。ROS 是一组含氧的具化学活性的分子。当我们的细胞产生能量（ATP）时，ROS 是线粒体正常有氧代谢的天然副产物。ROS 在细胞信号传导（细胞内和细胞间的复杂通信）和体内环境平衡（维持细胞内外的稳定环境）中具有重要作用。但是，ROS 也是强烈的促炎信号，它可以刺激促炎性细胞因子的产生。ROS 本身也会损伤细胞和组织。事实上，免疫系统细胞甚至可以分泌 ROS 作为一种武器以使我们免受病原体的侵害。

健康的身体有能力控制 ROS 的数量及其造成的损害。在正常情况下，ROS 造成的有害作用由抗氧化剂（见第 60 页）平衡。然而，当产生的 ROS 超过抗氧化剂能控制的程度时，由此产生的不平衡会造成问题。特别是，过量的 ROS 可以刺激并损伤细胞和组织，此过程被称为氧化应激。

当你进食时，无论你吃什么，你的新陈代谢都会增加，进而导致 ROS 增加。这被称为餐后氧化应激或餐后炎症反应，这个过程一直都是研究热点。在这个意义上，所有的食物都是促炎的——这是我们作为有氧生物所付出的代价。然而，一些饮食模式会导致更多的氧化应激反应。一般来说，暴饮暴食是罪魁祸首，但暴饮暴食主要是高碳水化合物摄入量的结果（是的，摄入太多碳水化合物会导致你吃得太多）。

当你进食时，你摄入的能量，不管是碳水化合物、脂肪还是蛋白质，都必须加以处理。一般来说这是肝脏的工作。回想一下，为了吸收食物中的大量营养物质，碳水化合物必须被分解成单糖（主要是葡萄糖，因为淀粉通常是由葡萄糖组成，而其他糖比如果糖也可以被身

体转化成葡萄糖），脂肪必须被分解成脂肪酸，蛋白质必须被分解成氨基酸。虽然氨基酸也可以用于产生能量，但较为次要，这里不再赘述。

淀粉（复合碳水化合物）是主要由葡萄糖组成的长链结构，而糖（如蔗糖）由一个葡萄糖分子和一个果糖分子组成。你摄入的大多数碳水化合物都会被分解成葡萄糖，然后会迅速进入血液（血糖检测可以测定血液中的葡萄糖含量）。果糖（在第 108 页有更详细的讨论）和其他非葡萄糖单糖通常需要通过肝脏转化为葡萄糖。葡萄糖是能量的主要来源，可以被身体中的每个细胞使用（细胞也可以利用脂肪来获得能量；见第 71 页）。然而，血液中的葡萄糖太少和太多都是危险的，所以身体有各种机制来将血糖维持在一个狭窄而正常的范围内。

当你摄入碳水化合物时，血糖升高。胰岛素由于血糖升高而被胰腺释放，胰岛素可以促进葡萄糖进入体内的细胞中。然而，你的细胞可以容纳的葡萄糖有一个上限，所以这个上限之外的葡萄糖都会交给肝脏处理。

借助一群不同的酶，肝细胞首先将过量的葡萄糖转化为糖原（存储在肝脏和肌肉组织中）用于短期储存。当机体有需要时，糖原被迅速转化成葡萄糖，并释放到血液中以维持正常的血糖水平，为进食间隔时的身体细胞提供能量。肌肉组织和肝脏也有糖原储存能力的限制；因此，被摄入的葡萄糖如果超过该限制，则会转化为甘油三酯（由 3 种脂肪酸和甘油组成的分子）以在脂肪细胞中长期储存。胰岛素在此过程中也会受到刺激。甘油三酯由肝脏释放到血液中，接着循环到脂肪组织（脂肪储存），在那里它们将会被脂肪细胞吸收。所以当你进食大量的碳水化合物时，血糖和血液中的甘油三酯水平会升高。

高甘油三酯血症是心血管疾病的主要危险因素，并反映身体内部的炎症水平。虽然摄入过量的碳水化合物是血清甘油三酯升高的主要

作为饥饿激素的胰岛素

除了在能量代谢中起重要作用外，胰岛素还有一个额外的作用，即作为饥饿激素给大脑传递饥饿信号——也就是告诉大脑你是否饿了以及你身体的能量状况如何。刺激胰岛素分泌的主要机制是胰腺检测到血糖水平升高（当你吃碳水化合物时，血糖水平会升高）。胰岛素通过循环进入大脑（进入量与血液中循环的量成比例），与下丘脑中的受体结合。虽然具体的细节仍然未知，但目前的理解是，通过与中枢神经系统的这种相互作用，胰岛素可以促使食物摄入量降低（这取决于血液中可用的葡萄糖）。这里的逻辑是合理的：进食后，你的血糖水平上升，你的身体释放胰岛素以让细胞储存血液里的葡萄糖；接着，升高的胰岛素告诉你的大脑，能量摄入已经够了，非常感谢你的努力。

葡萄糖刺激胰岛素分泌的程度与身体脂肪含量呈正相关。身体脂肪越多，胰岛素分泌越多，无论是在没有进食时的低水平分泌还是进食后的高水平分泌。（过量的胰岛素具有促炎作用。）可以穿过血脑屏障以引发饱腹感的胰岛素也存在上限。当胰岛素的血液浓度超过该水平，无论多高的胰岛素都不会转换成传递给大脑的信号。在这个时候，你的大脑不会知道你不需要再吃了。饥饿激素在第 116 页有更详细的讨论。

原因，但脂肪代谢在其中仍有影响。脂肪酸先被肠上皮细胞吸收（在微团中；见第 95 页），然后被重新包装成被称为乳糜微粒的结构，通过淋巴系统在体内循环（乳糜微粒也可以在血液中循环）。乳糜微粒本质上是甘油三酯的运输工具（乳糜微粒的核心就是一些胆固醇酯和甘油三酯，然后用磷脂和蛋白质包围自身来稳定结构，并与人体内的水环境相容）。乳糜微粒主要由脂肪细胞处理，脂肪细胞会释放大量的酶（脂蛋白脂肪酶）将乳糜微粒分解成甘油三酯和游离脂肪酸。之后，被释放的游离脂肪酸被脂肪细胞或相邻细胞吸收，或者可以在循环中被

体内任何其他细胞吸收。接着，脂肪细胞在细胞内重新合成甘油三酯以进行长期储能。类似的过程也可以发生在肝脏内，肝脏也可以将脂肪酸用于各种目的，或重新合成甘油三酯，然后释放到循环中。

过度进食刺激了 ROS 的产生，因为过量的食物给身体供给了过多的能量（以葡萄糖或游离脂肪酸的形式）。在这种能量可以被细胞利用之前，每个细胞中的线粒体必须将这些葡萄糖分子和脂肪酸转化成三磷酸腺苷（ATP），这是所有细胞的能量源，这个过程会产生 ROS 作为副产物（这被称为克雷布斯循环，即三羧酸循环）。一般来说，摄入的能量越多，尤其是以碳水化合物的形式存在的能量越多，产生的 ROS 也越多。

摄入的碳水化合物的数量和类型（以及个体的健康状况）决定了餐后血糖水平升高的程度。当血糖显著上升时，急性高血糖症就发生了（更通常的名称是葡萄糖高峰）。摄入大量碳水化合物后的急性高血糖症会发生在每一个人身上。健康人和糖尿病患者的差异只在于血糖水平升高的程度（摄入同样水平的碳水化合物能带来多大程度的血糖升高）以及身体如何快速地将这些水平恢复到正常范围。当血糖长时间升高时，慢性高血糖症就发生了，这是糖尿病的诊断标准。进食后的高血糖水平是 ROS 形成的主要刺激因素。碳水化合物的质量当然也是一个影响因素：精制碳水化合物和简单碳水化合物对血糖的影响比水果和蔬菜等（非粮食的）天然食物中的碳水化合物要大得多（见第 69 页）。

葡萄糖摄入与 ROS、促炎性细胞因子的产生有关，即使在健康人群中也是如此。高碳水化合物饮食比低碳水化合物饮食会导致更高水平的餐后炎症反应，这在肥胖、2 型糖尿病、高胆固醇或代谢综合征患者中更加严重。这是因为餐后炎症反应水平与胰岛素的敏感性（身

体对胰岛素的反应效率）成反比：胰岛素越不敏感的人（即对胰岛素更有抵抗的人）每次吃的饭就越多。此外，胰岛素抵抗本身就是由炎症反应引起的。

当血糖水平长期升高时，其引发的长期炎症反应让细胞不得不适应新状况，使其对胰岛素的敏感性降低。这种适应还包括减少嵌入在细胞膜内的胰岛素的受体数量，并抑制胰岛素与其受体结合后发出的信号传导。导致的结果是胰腺需要分泌更多的胰岛素以降低升高的血糖水平。这种症状被称为胰岛素抵抗或胰岛素敏感丧失。而当血糖水平不能维持在正常范围内时，你就患上了 2 型糖尿病。胰岛素抵抗也可以由高甘油三酯血症和某些激素引起（在第三章有更多讨论）。胰岛素抵抗也增加了饥饿的感觉，因为它阻止大脑接收到相反的信号。低碳水化合物饮食比低脂肪饮食更少引发炎症，这可能是因为低碳水化合物饮食不会引起血糖水平剧烈波动（因此胰岛素和促炎性细胞因子水平也不会大幅上升），并且这种饮食可以增加胰岛素敏感性。

也有证据证明胰岛素本身是促炎的。一项对健康受试者进行静脉注射胰岛素和葡萄糖以获得受控的高胰岛素血症的研究表明，高胰岛素血症会强化身体对内毒素（来自革兰阴性细菌的细胞壁的毒素）的炎症反应。研究还观察到更剧烈的应激反应，这意味着高胰岛素血症也有助于皮质醇的升高（见第 128 页）。另一项研究测定了具有正常血糖水平的志愿者的空腹胰岛素水平（早晨胰岛素水平），发现那些空腹胰岛素水平较高的人群也有更多的炎性标志物（如 C-反应蛋白）。当胰岛素抵抗发生时，胰腺会分泌越来越多的胰岛素来控制血糖升高，而这反而会加剧胰岛素抵抗。

摄入过量的碳水化合物（例如精制碳水化合物和富含糖分的垃圾食品）会迅速刺激血糖升高，这会导致糖饥渴的恶性循环。这是因为

乳制品和胰岛素

乳制品，更具体地说，乳制品蛋白质（乳清蛋白作为罪魁祸首）是高度促胰岛素分泌的。这意味着牛奶、原味酸奶、奶酪等不含足够的糖来引起高血糖症和餐后炎症反应的乳制品，也会促使胰岛素释放。事实上，与白面包相比，它们会导致更多的胰岛素释放。这有两个方面的问题。首先，高胰岛素——即使没有发生高血糖，也会刺激炎症反应。其次，高胰岛素会引起饥饿和糖饥渴。此外，研究已经将大量摄入牛奶与胰岛素抵抗的发生联系起来。

血糖急剧升高时，身体需要大量的胰岛素来清除血液中的葡萄糖，但是一旦葡萄糖开始进入身体细胞之后，胰岛素活动却不能立刻停止，结果就是太多的葡萄糖从血液中被移除，导致低血糖。该症状被称为反应性低血糖，它是"糖快感"之后不可避免的"糖崩溃"的罪魁祸首。接着，低血糖水平又引发了饥饿激素的释放，结果就是食欲增强和糖饥渴。胰岛素不是唯一受饮食习惯影响并与免疫系统相互作用的激素。实际上，免疫系统中管理饥饿和能量的激素之间的相互作用十分复杂。这将在下一节和第三章中详细讨论。

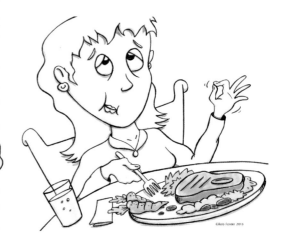

这里的结论是，血糖调节对于控制炎症反应是必不可少的。现代饮食的特点是过量摄取能量密度高但营养匮乏，会造成血糖浓度异常升高的食物。这并不意味着你需要吃低碳水化合物饮食，但是你应该避免吃高碳水化合物饮食。调节血糖水平和维持胰岛素敏感性对于控制 ROS 和促炎性细胞因子的产生至关重要。

血糖指数和血糖负荷是量化特定食物对血糖影响的两种方式。高血糖指数和高血糖负荷食物包括所有谷物制品、甜味饮料、果汁和糖，包括（但不限于）糖和添加糖的食物。全谷物制品对血糖有深刻影响：例如，2 片杂粮面包升高血糖的作用相当于 6 勺糖。虽然选择健康食品远不止于简单地避免那些刺激血糖的食物（大量低血糖负荷食物仍然不是健康的选择），但避免高血糖负荷食物仍然是健康饮食的重要方面。在第五章中有更详细的讨论。

在原始饮食中，绝大多数的碳水化合物来自蔬菜和一些水果。由于原始饮食会注意提供大量的各色蔬菜（见第 183 页），因此大多数人的血糖水平在不需要计算碳水化合物或糖的情况下将得到很好的调节。

多种形式的糖

现在，糖在食品中几乎无处不在。随便拿起一种预包装的食物，而在标签上没有发现任何一种形式的糖，这是很难的。而且几乎所有这一类食物都缺乏营养。愈是经过加工和处理的食物，其所具有的营养越少。那么当你向营养缺乏的食物中添加糖（还有盐和 Ω-6 或反式脂肪）时会发生什么？首先，这些食物（通过添加糖、盐和脂肪）是设计好要让你上瘾的（这样一来，你才会更多地购买，从而让生产这些食物的公司赚更多的钱）。其次，因为你的身体没有从这些食物中获得需要的营养，所以你会渴望吃下更多的食物。这样就形成了一个恶性循环，并

标签上真实身份为糖的成分

当你阅读食物标签时，知道如何破译哪些成分是糖，这是很有帮助的。这些成分大多数是经过提炼的，但有些是未经提纯的（这通常意味着糖保留了一些矿物质）。加工产品也常含有多种形式的糖。以下标签成分都是糖的各种形式。

- 龙舌兰
- 龙舌兰花蜜
- 大麦麦芽
- 大麦麦芽糖浆
- 甜菜糖
- 糙米糖浆
- 红糖
- 冰糖
- 甘蔗汁
- 蔗糖
- 焦糖
- 椰子糖
- 玉米甜味剂
- 玉米糖浆
- 玉米糖浆固体
- 结晶果糖

- 椰枣糖
- 脱水甘蔗汁
- 德马拉糖
- 糊精
- 葡聚糖
- 糖化麦芽
- 蒸发甘蔗汁
- 果糖
- 果汁
- 果汁浓缩液
- 半乳糖
- 葡萄糖
- 葡萄糖固体
- 金色糖浆
- 高果糖玉米糖浆
- 蜂蜜

- 菊粉
- 转化糖
- 乳糖
- 麦芽糖浆
- 麦芽糖糊精
- 麦芽糖
- 枫糖浆
- 糖蜜
- 罗汉果
- 黑糖
- 棕榈糖
- 软糖
- 粗糖
- 蔗糖糖砖
- 原蔗糖
- 原糖

- 精制糖
- 米糠糖浆
- 大米糖浆
- 甘蔗糖
- 高粱
- 高粱糖浆
- 黑红糖
- 食糖
- 糖浆
- 结蜜糖
- 天然粗糖
- 雪莲果糖浆

血糖指数与血糖负荷有什么不同？

血糖指数可衡量特定食物中的碳水化合物对你血糖水平的影响程度。血糖指数越高，食用特定食物后的血糖升得就越高（越快）。然而，血糖指数没有考虑到特定食物中的碳水化合物密度。血糖负荷除了测量特定食物中碳水化合物影响血糖浓度的速度有多快，还将食物中有可能被摄取的碳水化合物的量纳入计算。有些食物血糖指数高但血糖负荷低：尽管这些食物中的糖容易被吸收，并迅速影响你的血糖浓度，但含量并不是很多，所以这些食物通常还是健康的选择（西瓜便是一个很好的例子）。封底二维码链接的营养成分表可查到原始饮食所包括食物的血糖负荷。

鼓励过度进食，进而导致高血糖水平和胰岛素抵抗。

我倡导回归使用天然来源的甜味剂，主要是水果和蔬菜。当水果成为甜点时，你的味蕾将迅速适应；过不了多久，就算是富含抗氧化剂、维生素和矿物质的水果吃起来都会成为最过瘾的美食。

甜味剂：愈换愈糟糕

任何引起血糖升高的食物都不利于健康。因此，出现了一波低血糖指数甜味剂的浪潮，强力推向面向糖尿病患者和采用低碳水化合物饮食者的市场。这些甜味剂分为以下 3 类。

1. **不像葡萄糖或以葡萄糖为基础的淀粉那样快速或显著地影响血糖水平的糖，它们作为低血糖指数的糖（果糖、菊粉）来进行推销。**
2. **糖醇（山梨糖醇、木糖醇、赤藓糖醇）。**
3. **不含营养的甜味剂，包括安赛蜜、阿斯巴甜、纽甜、糖精、三氯蔗糖以及"天然"代糖甜叶菊糖。**

我们的身体并不能消化出现在加工食品中的大量代糖。是的，即使是打着"天然甜味剂"

（如龙舌兰花蜜和甜叶菊糖）名号在市场上销售的食物和代糖实际上对我们的身体来说都不是天然的。在大多数情况下，食用这些葡萄糖替代品比直接食用葡萄糖本身更有害。

果糖可能是最具破坏性而又最为普遍的非葡萄糖。由于加工食品中高果糖玉米糖浆的增加，人类的饮食中从未充斥过如此多的果糖（除了一般碳水化合物的摄取量增加外）。在人类历史的绝大多数时期，人们每天会摄入 16~20 克的果糖，主要来自新鲜水果。然而，现今的平均摄取量达到 80~100 克。果糖会增加血液中的甘油三酯浓度，而且当作为高热量饮食的一部分大量食用时，会引起胰岛素抵抗，刺激食欲并引起体重增加。事实上，摄入大量果糖与肥胖、2 型糖尿病和心血管疾病有很大的关系。

果糖与葡萄糖的消化和吸收并不相同。当糖或淀粉进入消化道时，它们首先会被分解成简单的糖（单糖，如葡萄糖和果糖）。葡萄糖会被运送到体内消化道较前段的部分，并在穿过肠屏障时需要钠的参与。相比之下，果糖在消化道较前段如十二指肠和空肠中被吸收，同时果糖的运输并不需要钠的参与。吸收后，葡萄糖和果糖都会进入血液并循环到肝脏或体内其他组织。

果糖进入细胞以及代谢的方式都与葡萄糖不同。在大多数情况下，葡萄糖需要胰岛素才能进入细胞。胰岛素会结合并激活胰岛素受体，胰岛素受体又会传递信息给细胞以增加细胞表面葡萄糖转运蛋白（称为 GLUT4）的数量。相比之下，果糖通过不同转运蛋白（称为 GLUT5）进入细胞，这个过程不需要胰岛素的

> 吃起来甜的东西消化起来是苦的。
>
> ——威廉·莎士比亚，
> 《理查二世》

果糖消耗增加与肥胖相关

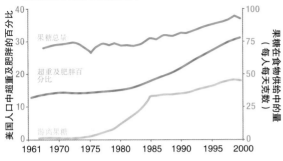

* 果糖总量包括单糖中的果糖（即单糖形式）以及二糖（如蔗糖）和更复杂的碳水化合物的果糖含量。

** 游离果糖（单糖或简单的糖中的果糖）的增加主要归因于高果糖玉米糖浆。

经允许转载自 G.A.Baray,et al., "Consumption of High-Fructose Corn Syrup in Beverages May Play a Role in the Epidemic of Obesity," *American Journal of Clinical Nutrition,* Errata for 79 (2004): 537–543.

参加。葡萄糖可以很容易地被任何细胞转化为能量（即代谢），果糖的代谢则主要发生在肝脏。葡萄糖和果糖由许多相同的酶代谢，尽管最终产物的差异很大。葡萄糖代谢是严格控制葡萄糖转换为葡萄糖-6-磷酸的过程，然后可以将葡萄糖-6-磷酸用于 ATP 生成或转化为肝糖原或甘油三酯进行储存。与之相对的，果糖首先被转化为果糖-1-磷酸，然后再被转化为可用于糖原合成的一种被称为三糖的简单糖；但是一旦当糖原储备充足，三糖就成了一种相对不受控制的甘油三酯合成前体。这表明，摄取大量果糖时，会产生过多的甘油三酯，这会引起胰岛素抵抗。

**　　　　　　　胰腺 β 细胞和脑细胞都缺少 GLUT5 转运蛋白。**

还有证据表明果糖——而非葡萄糖，可能通过促进内毒素通过肠屏障而引起肝损伤。这是因为直接影响肠道道透性还是因为改变了肠道菌群的组成，其原因仍然不清楚。在一项于大鼠肠周围结缔组织的血管中注射果糖（模拟

从食物中吸收果糖）的研究中，由于氧化应激的缘故，果糖会使炎症反应增强。在另一项研究中，果糖被证明会增加血管内皮细胞中调控炎症反应的细胞表面分子。一些癌细胞会优先利用果糖来获得能量，而高果糖饮食与罹患癌症风险增加有关。

即便如此，也并不需要完全避免饮食中的果糖；事实上，适量的果糖是有益的。例如，少量的果糖实际上可以降低摄取葡萄糖后的血糖水平并改善胰岛素敏感性。也就是说，由浓缩食物或摄取过量碳水化合物而来的果糖过量才是需要担心的。我建议你避免使用所有的含果糖甜味剂。高果糖玉米糖浆并不是唯一一种需要注意的浓缩果糖来源。龙舌兰花蜜中果糖占 70%，甚至可以高达 90%。雪莲果糖浆和椰子糖（或棕榈糖）主要含有的是菊粉纤维，也就是高果糖含量的纤维，因此，在消化道中会被分解成果糖。蔗糖（餐用砂糖，但它也是糖蜜和枫糖浆中的主要糖类）是由一个葡萄糖和一个果糖分子组成的双糖。大量蔗糖仍然会提供过量的果糖。

原始饮食对吃适量的水果是允许和支持的。你每天可以吃多少水果？根据水果的种类，每天 2~4 份通常能将果糖摄入量保持在每天 10~20克的允许范围内。为了帮助你做出最佳选择，水果和蔬菜的果糖含量可以在封底二维码链接的营养成分表中找到。

葡萄糖和果糖是目前人类饮食中主要的单糖。其他 3 种天然存在的单糖是半乳糖、木糖和核糖。半乳糖是组成乳糖的单糖之一（另一种是葡萄糖），而乳糖是主要存在于乳制品中的糖。半乳糖可以非特异性地结合蛋白质和脂质，因而使身体能迅速将其转化为葡萄糖。在我们的食物供应中没有发现木糖和核糖（木糖见于木材中；核糖实际上能在所有活细胞中找到，但在食物中没有足够的核糖让它在碳水化合物含量中占有一席之地）。

甜叶菊糖的麻烦

甜叶菊糖通常被推荐作为天然代糖使用，因为它来自一种植物的叶子。它比糖甜约300倍，且不含葡萄糖。虽然一些专家警告不要使用纯化和过度加工的甜叶菊糖，但通常认可甜叶菊的绿叶。它比糖还要甜，因此你不必使用太多，加上不含热量——听起来很棒，对吧？也许是。但是，即使是最为自然的形式，我也不建议使用甜叶菊糖。负责甜叶菊糖甜度的化学物质被称为甜菊糖苷（甜叶菊植物中至少有10种不同的甜菊糖苷）。甜叶菊糖的纯化或加工形式通常分离出这些甜菊糖苷中的1种或2种，而甜叶菊叶（简单地，甜叶菊植物的干燥和粉末叶）包含所有10种。

甜菊糖苷和植物激素赤霉素和贝壳杉烯的合成路径和最终产物的结构十分相似；这意味着甜菊糖苷具有激素结构。尽管大多数毒理学研究已经确定甜叶菊糖是安全的，但一些研究表明它可以诱发基因突变，并可能增加患癌症的风险（这些研究倾向于使用相当高浓度的甜叶菊糖，因此，在讨论摄取甜叶菊糖的总体安全性时很快被排除在外）。然而，甜叶菊糖是否会导致遗传突变不是唯一令人担忧的原因。对于那些自身免疫性疾病患者，由于激素对疾病发展具有如此巨大的影响，甜叶菊糖对性激素的潜在影响才令人担忧。

有证据表明，甜菊糖苷在男性和女性中都具有避孕的作用。特别是，一种被称为蛇菊苷的特定的甜菊糖苷已被证明在雌性大鼠中具有有效的避孕效果，这意味着甜叶菊糖可能对雌激素、孕酮或两者均有影响。在另一项研究中，喂食甜叶菊糖提取物的雄性大鼠表现出生育力下降、睾酮水平降低、睾丸萎缩，这有可能归因于甜菊苷与雄激素受体的结合。虽然有研究成功地重复了最初的动物研究，但也有研究却没有检测到甜叶菊对生育力有影响。尚未有研究探讨过甜叶菊糖对人类生育力的影响，但甜叶菊植物在传统上被瓜拉尼印第安人用于控制妇女的生育力。尽管少量和偶尔的甜叶菊糖摄入可能对健康无害，但那些体内激素失调和免疫系统功能障碍的人应该避免食用。

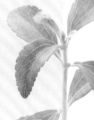

糖醇（也称为多元醇，将在第191页进行讨论）是氢化形式的糖，意味着它们含有羟基；因此严格来说，糖醇属于醇类。它们是天然存在的糖，通常在水果中有少量存在。不过，一些糖醇被精炼和纯化来用作甜味剂，包括山梨醇、甘露醇、木糖醇和赤藓糖醇。木糖醇由于可以替代糖而受到欢迎，因为它们相对较甜，但对血糖水平的影响较小。

除了赤藓糖醇之外，糖醇被动地且不完全地被肠道吸收。它们也是可发酵的糖，这意味着它们可以喂养肠道细菌。事实上，摄入糖醇最常见的副作用是严重的胃肠道症状，如水样便、腹泻、恶心、腹胀、无力和肠鸣音（气体通过肠道所产生的隆隆声）。产生副作用所需的剂量根据具体的糖醇种类和个体的敏感性而变化。有证据证明，糖醇会不成比例地喂养革兰阴性细菌，并且可能引起肠道菌群失调。此外，一项研究表明，木糖醇和甘露醇等糖醇可以直接打开紧密连接，从而增加肠上皮细胞的通透性（在细胞培养系统中）。另一项研究表明，赤藓糖醇也具有相似的作用，导致肠上皮屏障的通透性增加。赤藓糖醇也被证明可以增强布鲁杆菌属细菌的毒力，其中包括出现在被污染、未经巴氏消毒的牛奶中的病原菌。虽然糖醇对人类肠道通透性的影响还需进一步研究，但以上所述应该足以成为避免摄入精炼形式的糖醇的证据。

趣味知识： 最简单的糖醇（乙二醇和甲醇）是防冻剂中使用的臭名昭著的毒性化学品。

非营养甜味剂是具有甜味但不能提供大量

防腐剂、色素、人工香料和其他添加剂

许多健康问题都来自添加到加工食品中的化学物质。腌制食物通常会增加某些癌症的风险。过量的亚硝酸盐（通常被加入到加工的肉类）与癌症的风险增加有关。色素和防腐剂可增加儿童多动症的发病率。亚硫酸盐（在食物制备、储存和分配中用来防止食物变色或褐变；见第 285 页）与哮喘有关。磷酸盐（在肉类、乳制品和海产品中用作防腐剂，作为加工食品中的调味剂、酸化剂和乳化剂）与肾脏疾病有关。此外，对这些化学物质过敏也十分常见。虽然还没有专业评估这些化学物质对自身免疫性疾病的影响的研究，但是在科学文献中有足够的信息表明，避免含有这些添加剂的食物是一个好主意。当然，如果你采用原始饮食的建议，你就更不用担心会摄入这些化学物质了。

能量的物质。其包括安赛蜜、阿斯巴甜、纽甜、三氯蔗糖以及"天然"代糖（见上文），并与肥胖和代谢综合征的风险增加相关。例如，研究表明，你摄入的无糖汽水越多，你越有可能超重或肥胖，并发展出代谢综合征；事实证明，无糖汽水比其他饮食因素的影响更大。事实上，在动物研究中发现，即使在食物摄入量没有变化的情况下，摄入非营养甜味剂也会导致体重显著增加，这意味着这些甜味剂会影响代谢或激素。

在某些人中，非营养甜味剂的摄入会引起胰岛素的释放，这被称为脑部调节的胰岛素释放。这就是说，身体在品尝有甜味的食物时预期血糖升高而释放胰岛素（因为舌头上的甜味受体产生神经脉冲传递给大脑）。在摄入糖的情况下，这种胰岛素的预释放有助于控制血糖水平。然而，在摄入非营养甜味剂的情况下，这将导致高胰岛素血症（因为没有升高的血糖），其影响在第 106 页讨论。脑部调节的胰岛素释放不是每个人都会发生，这其中的机制尚不清楚。

最近的研究表明，非营养甜味剂具有改变食欲和葡萄糖代谢的生理效应。这些证据表明这些甜味剂可以结合肠内分泌细胞（与内分泌系统相互作用并分泌激素的胃肠道特异性细胞）和胰岛细胞（胰腺中分泌激素如胰岛素和胰高血糖素的细胞）中的受体。通过与这些内分泌细胞相互作用，非营养甜味剂可以刺激或抑制激素分泌。尤其是，有证据表明，非营养性甜味剂可以通过肠内分泌细胞引起胰高血糖素样肽-1（GLP-1；见第 118 页）的分泌增加，其向胰腺发出信号以增加胰岛素的分泌并降低胰高血糖素的分泌。这也会导致在没有升高血糖的情况下引起高胰岛素血症。

炎症反应也可能是一些非营养甜味剂的直接效应。例如，阿斯巴甜会增加氧化应激和大脑中的炎症反应，尽管其机制仍然未知。

甜味是无法骗来的。我不推荐使用任何代糖。虽然高血糖浓度是有害的，但身体处理真正的糖的能力比处理代糖要好得多。但你的味蕾将很快适应营养密度高的新饮食，你会发现，水果和蔬菜，以及偶尔的低甜度甜点就可以满足你对甜食的渴望。重要的是，原始饮食并不是低碳水化合物或不含糖的饮食：偶尔的放纵是被允许的（见第 211 页）。但血糖水平必须加以调节，这意味着糖的摄入量很重要。另外，调节血糖对具有肥胖、糖尿病、高血压、心血管疾病或代谢综合征病史的人群要困难得多，对于那些由于胰岛素抵抗引起肾上腺功能不全的患者、承受长期压力的人更是如此。这些人对于碳水化合物摄入（的质量和数量）都需要非常重视，特别是在饮食改变的初期（见第 188 页和第 291 页）。

坏脂肪和好脂肪

是的，我们又说到脂肪了。摄取足够的合适种类的脂肪至关重要。我们已经讨论了摄取

高质量（动物性）脂肪在饮食供应和吸收脂溶性维生素方面的重要性（见第 62 页），我们也介绍了现代饮食中 Ω-3 脂肪酸（相对于 Ω-6 脂肪酸）摄入不足的事实及其在自身免疫性疾病的发展中发挥的作用。当涉及脂肪时，还需要讨论一个更加必要的主题：它们在炎症反应中的作用。

你不应该害怕吃脂肪，但你也应该明白，并不是所有的脂肪都是一样的。一些脂肪会促进炎症反应，而另一些脂肪则可以缓解它。因为炎症反应是自身免疫性疾病的一个主要特征，吃更多的抗炎性脂肪（和较少的促炎性脂肪）至关重要。这部分的讨论主要涉及 Ω-6 与 Ω-3 脂肪酸的比例，其重要性已经在第 71 页介绍过。

重新回顾 Ω-6 与 Ω-3

回想一下，Ω-6 与 Ω-3 多不饱和脂肪酸是仅有的必需膳食脂肪酸。如前所述，许多炎性慢性疾病的增加与近几十年来所观察到的 Ω-6 脂肪酸摄入量的增加有关〔大多数美国人的 Ω-6 与 Ω-3 之间的膳食摄入比例在（10∶1）~（25∶1）之间〕。相比之下，大多数专家认为，最佳的比例应该是（1∶1）~（4∶1）之间。

Ω-6 脂肪酸因具有促炎性而恶名昭彰。虽然过高的 Ω-6 与 Ω-3 摄入比例的确是炎症和很多慢性疾病的主要原因，但我们也需要认识到，Ω-6 与 Ω-3 都是生命必不可少的营养物质。尤其是，花生四烯酸（AA，是身体代谢亚油酸的产物）是所有细胞的细胞膜的重要组成部分。虽然 AA 也是重要的促炎性介质（介质是控制或激活其他细胞功能的化合物，像某种信号或指令），但也不是在所有情况下都促炎（它会增加一些细胞因子，同时也减少其他一些细胞因子）。因此，重要的不是完全消除 Ω-6 脂肪酸，重要的是达到平衡。

Ω-3 脂肪酸也是必需的，并且往往在现代饮食中十分缺乏（见第 103 页）。机体主要使用

Ω-6 脂肪与肠道菌群失调之间的联系

饮食中摄入过多的 Ω-6 脂肪酸的有害影响不仅限于炎症反应和免疫过激。最近的研究表明，含有过多 Ω-6 脂肪酸的饮食会促进小肠内细菌的过度生长（特别是回肠中）。此外，拟杆菌门和厚壁菌门中理想益生菌菌种的生长资源会被耗尽（这些益生菌的重要性在第 50 页和第 99 页有更多讨论），导致肠道菌群失调。该研究还警告说，高剂量的鱼油补剂可引起氧化应激（虽然可让肠道微生物恢复正常）。这可能是因为一旦被分离出来，油脂中的 Ω-3 多不饱和脂肪酸就容易被氧化（见第 72 页）。这个研究带给我们启发如下。

1. 减少 Ω-6 脂肪酸摄入量，而不仅仅是利用补剂促进 Ω-3 脂肪酸摄入。

2. 从天然食物中获得 Ω-3 脂肪，如鱼类、贝类和用牧草饲养的牲畜肉，而不是服用高剂量的鱼油。

两种 Ω-3 脂肪酸，由 20 种碳氢化合物组成的长链二十碳五烯酸（EPA）和由 22 个碳氢化合物组成的长链二十二碳六烯酸（DHA）。你可能已经看到了 DHA 和 EPA 出现在鱼油补剂的宣传语上。这些 Ω-3 脂肪酸都可以由身体从短链 α-亚麻酸（ALA）中代谢而来，但是 ALA 转化为 EPA 或 DHA 的效率非常低。事实上，一些研究人员建议将 ALA 排除在必需 Ω-3 脂肪酸之外，因为对健康而言，至关重要的是 EPA 和 DHA。

之所以 Ω-6 与 Ω-3 脂肪酸比例很重要，是因为这两种类型的脂肪会在身体中竞争执行许多相同的功能（特别是 AA 会与 EPA 及 DHA 竞争），不过吃不同种类的脂肪会造成不同的具体结果。如前所述，每个细胞的外膜都由双层脂质组成（脂质的"尾部"朝向内，"头部"朝向外；见第 88 页）。该双层脂质结构中插入了各种脂肪酸和蛋白质，如胆固醇分子、免疫受体以及 AA、EPA 和 DHA。基本上 AA、EPA

和 DHA 都被储存在细胞膜中。当需要时，它们可以被内化并被代谢成前列腺素、血栓素和白三烯（稍后会对此做进一步讨论）。

当饮食主要含有 Ω-6 脂肪酸时，在细胞膜中存在比 DHA 和 EPA 多得多的 AA。然而，当膳食补充足够的 Ω-3 脂肪酸时，EPA 和 DHA 可以快速取代所有细胞膜中的 AA。包括免疫系统中的许多关键参与者，如单核细胞、巨噬细胞、粒细胞（如中性粒细胞）、淋巴细胞以及一些其他关键细胞类型，如红细胞、血小板、内皮细胞（血管细胞）、神经细胞和肝细胞。当 DHA 和 EPA 被插入双层脂质时，DHA 和 EPA 可以影响细胞膜的性质，例如细胞膜的流动性、延展性和通透性，并改变嵌入细胞膜中的酶的活性。这对细胞的健康和功能是有益的。例如，对于吞噬细胞（像"巨噬细胞""树突状细胞"或"中性粒细胞"这样的"吞噬者"）来说，具有更具弹性和流动性的细胞膜意味着其可以有效地"吞噬"病原体。这是个好消息，因为它有助于免疫系统的正常运作。当炎症细胞工作正常时，炎症细胞分泌细胞因子招来更多继续分泌细胞因子的"雪球效应"便不会发生。此项结果在补充 DHA 和 EPA 以减少促炎性细胞因子产生的研究中得到证实。

在细胞膜中 AA 的存在（相对于 EPA 和 DHA）深刻地影响了自分泌和旁分泌系统的信使分子的产生，特别是那些基于脂肪的类激素分子，如前列腺素、血栓素和白三烯。科学地讲它们不是激素，因为它们不是在特定器官中产生并释放到体内的，根据它们是被作为细胞内的信号（自分泌）还是作为邻近细胞间的信号（旁分泌），这些分子分别被称为"自分泌信号"或"旁分泌信号"。本质上，它们都是短距离、基于脂肪的信使分子，而激素都是远距离沟通所使用的。前列腺素、血栓素和白三烯是身体中许多细胞都会产生的信使分子，它们是身体各种功能的重要介质，

包括炎症反应。有许多不同种类的前列腺素、血栓素和白三烯（以及针对它们的许多不同的受体），其功能各有不同。

前列腺素。其在人体各种系统中具有重要作用，包括作为血液凝固、疼痛信号、细胞生长、肾功能、胃酸分泌和炎症反应的调节剂。Ω-3 与 Ω-6 脂肪酸之间的竞争深刻地影响形成的前列腺素的类型，从而影响其在体内传达的信号和所引起的效应。特别的，与细胞膜中 EPA 和 DHA 相比，AA 的相对可用比例决定了不同类型的前列腺素的形成。当 AA 占主导地位时（因为摄入 Ω-6 相对于 Ω-3 太多时），前列腺素 E_2 被合成，它是疼痛和炎症反应的强力介质，并且已经被证明与类风湿关节炎有关。当饮食中补充了足够的 EPA 和 DHA 时，前列腺素 E_2 形成减少，前列环素 I_3 形成增多，前列环素 I_3 具有有效的抗炎和抗血栓作用，并能增进血管健康。这可能就是为什么增加 Ω-3 脂肪酸的摄入与心血管疾病的减少有如此强烈的相关性的原因。

趣味知识：非甾体抗炎药（NSAID），如阿司匹林和布洛芬，能够减少前列腺素的形成。这些药物往往会产生令人不悦的副作用，如由于前列腺素活性降低引发的胃肠道出血。我将在第 150 页对 NSAID 进行更详细的讨论。

血栓素。它由血小板产生，能够同时引起血小板聚集和血管收缩（血管直径缩小），因此在血液凝固中起重要作用。与前列腺素的情况类似，Ω-3 与 Ω-6 脂肪酸的相对可用比例影响了形成的血栓素类型。当 AA 在细胞膜中占优势时，血栓素 A_2 形成，它是强力的血小板聚集剂和血管收缩剂。然而，当膳食补充 EPA 和 DHA 时，血栓素 A_2 产生减少，血栓素 A_3 增多，血栓素 A_3 是弱血小板聚集剂和弱血管收缩剂。这可能是为什么高 Ω-3 脂肪酸饮食可以通过减少血块形成来预防心血管疾病。这也解释了为

什么鱼油补剂对那些容易形成血栓的人非常有帮助。

白三烯。其主要由炎症细胞合成，是炎症反应和免疫反应的必要介质。同样地，Ω-3 和 Ω-6 脂肪酸之间的竞争影响了形成的白三烯类型。当 AA 在细胞膜中占优势时，形成白三烯 B_4，这是一种强大的趋化剂（基本上是一种从血液中招募白细胞并进入组织的化学信号）。当通过膳食补充 EPA 和 DHA 时，白三烯 B_4 的形成量减少，形成白三烯 B_5。虽然仍然是促炎的，但后者的效力仅为前者的 1/10。

趣味知识：　各种不同的白三烯受体拮抗剂（阻断白三烯信号传导的药物）是治疗哮喘的常规处方药物。

在炎症反应的早期阶段，身体在释放过量的细胞因子的同时也释放前列腺素、血栓素和白三烯。因此，可用于前列腺素、血栓素和白三烯合成的脂肪酸类型在调节炎症反应中起着关键作用。当 AA 和 EPA 与 DHA 这两种类型的脂肪酸都存在于细胞膜中时，引发炎症反应的脂质介质的产生能够进行自我调节。基本上，AA 的代谢会导致强烈的促炎信号（这是先天免疫系统对外来入侵者的正常的第一反应），但是 EPA 和 DHA 可以与 AA 竞争，从而产生更少的炎症信号。这意味着当身体发出信号以引起炎症来应对即时威胁时，身体也发出信号来控制炎症反应并确保其不会失控。但是如果你没有足够的 EPA 和 DHA 可用，这些调节炎症反应的信号就不够强大，炎症反应还会持续。这就是为什么吃太多富含 Ω-6 脂肪酸的食物是有害的。也是为何大量的研究表明在饮食中或以补剂方式（通常以鱼油的形式）补充 Ω-3 脂肪酸可以减少炎症反应。

然而，Ω-3 脂肪酸的作用不仅仅体现在先天免疫系统中。它们也是适应性免疫系统中的

Ω-9 脂肪酸怎么样？

是的，Ω 脂肪酸不止 Ω-3 和 Ω-6。还有 Ω-9 脂肪酸，尽管我们对其与身体的相互作用还了解甚少。橄榄、橄榄油、牛油果、牛油果油、核桃和夏威夷果中都含有油酸，它就是一种 Ω-9 脂肪酸，有抗炎特性。它实际上是长链单不饱和脂，在第九和第十个碳原子之间含有双键。还有些 Ω-9 多不饱和脂肪酸有不止一个双键。

一些研究人员认为，高橄榄油摄入量带来的健康益处（例如在地中海饮食中）可归因于油酸以及橄榄油中较高的抗氧化剂含量（特别是冷压和特级初榨橄榄油），而不是高含量的单不饱和脂肪。

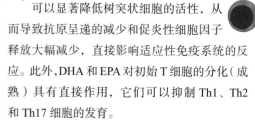
重要调节分子，尽管确切的机制仍然在深入研究中（但似乎是通过影响细胞因子的产生和通过控制基因表达）。研究显示，补充 Ω-3 脂肪酸（通过鱼油）可以显著降低树突状细胞的活性，从而导致抗原呈递的减少和促炎性细胞因子释放大幅减少，直接影响适应性免疫系统的反应。此外，DHA 和 EPA 对初始 T 细胞的分化（成熟）具有直接作用，它们可以抑制 Th1、Th2 和 Th17 细胞的发育。

研究人员开始试图了解 DHA 和 EPA 的不同效果，迄今为止的结果非常有趣。虽然 EPA 显然仍然是有益的，但 DHA 的免疫调节作用似乎更强。这是因为在淋巴细胞中，DHA 和 EPA 调节控制淋巴细胞增殖（分裂）和分化（成熟）的基因的方式不同。特别是树突状细胞的活化以及会刺激初始 T 细胞分化为 Th1、Th2 和 Th17 亚型的细胞因子的生成，全部可以通过单纯补充 DHA 而减少。此外，补充 DHA 已被证明可直接影响参与产生 Th1、Th2 和 Th17 细胞的各种基因（或者转录因子，它们是控制基因表达和蛋白质生产的蛋白质）。

一些有益的 Ω-6 脂肪酸

不要把婴儿和洗澡水一起倒掉。还是有两种值得讨论的有益的 Ω-6 脂肪酸。

共轭亚油酸（CLA）是极少数天然存在的反式脂肪酸之一（见第 72 页）。具体地说，它是亚油酸的异构体（意味着其分子式是相同的，但是由于双键的几何形状不同结果导致其形成了不同的形状），CLA 的主要天然来源是来自反刍的食草动物（如牛、山羊和绵羊）的肉和乳制品。研究显示，CLA 可以提供各种健康益处，包括降低肥胖、动脉粥样硬化、心血管疾病、骨质疏松症、糖尿病、胰岛素抵抗、炎症反应和各种类型的癌症发病率，特别是乳腺癌。在克罗恩病患者中，补充 CLA 可以抑制 CD4+ 和 CD8+T 细胞产生促炎性细胞因子的能力，也能抑制 T 细胞的增殖（分裂）。虽然膳食中的 CLA 肯定是有益的，但在学术界关于以补剂形式补充 CLA 对肝功能、葡萄糖代谢和氧化应激的影响，以及其是否会降低母乳脂肪含量仍有顾虑。

γ-亚麻酸（GLA）是一种能增强 Ω-3 脂肪抗炎作用的 Ω-6 脂肪酸。它是亚油酸的去饱和形式，意味着它比亚油酸多一个双键，但其第一个双键仍然在 Ω-6 位置。在人体中，GLA 会被转化为另一种称为"亚麻酸衍生物（DGLA）"的脂肪酸，它也与 AA 竞争插入细胞膜的机会。此外，与 EPA 和 DHA 一样，DGLA 可以被代谢形成前列腺素和血栓素。具体地说，当 DGLA 存在于细胞膜时，身体可以形成具有抗炎和抗血栓形成特性的前列腺素 E_1。增加的 DGLA 还能减少血栓素 A_2 产生，并且因为 DGLA 不能被代谢成白三烯，所以从 AA 代谢的促炎性白三烯会减少。DGLA 已被证明对类风湿关节炎患者有益。DGLA 常见于绿叶蔬菜以及琉璃苣油和月见草油之类的补剂中。

许多临床试验已经显示，在几种炎症和自身免疫性疾病中通过饮食补充 Ω-3 脂肪酸可以带来益处（虽然有时效果有限），包括类风湿关节炎、克罗恩病、溃疡性结肠炎、银屑病、红斑狼疮、多发性硬化和偏头痛。事实上，在类风湿关节炎患者中，补充鱼油会显著改善关节肿胀、疼痛和晨起的僵硬，并可以使患者减少非甾体抗炎药用量。此种补充是有益的，因为它有助于纠正 Ω-6 与 Ω-3 脂肪酸摄入的平衡。原始饮食除此之外还有一点非常重要的改善，它不仅注重增加 Ω-3 脂肪酸（来自天然食品，如鱼、贝类和牧草饲养动物的肉类），而且还注重减少 Ω-6 脂肪酸（通过避免食用加工过的植物油、谷物、豆类、坚果和种子）。保证 Ω-6 与 Ω-3 脂肪酸的适当比例将对自身免疫性疾病的治疗和提高整体健康有极大的贡献。

饱和脂肪和单不饱和脂肪

虽然 Ω-6 脂肪酸，而不是 Ω-3 脂肪酸，更可能是在自身免疫性疾病中刺激炎症反应和免疫系统的罪魁祸首，但研究人员也开始评估饱和脂肪酸和单不饱和脂肪酸的影响。

许多研究表明，用单不饱和脂肪酸代替饮食中的饱和脂肪酸具有多种益处，可以使餐后炎症反应（见第 104 页）以及肥胖或代谢综合征患者体内的炎症反应总体减少。动物研究显示，单不饱和脂肪酸可以以类似于 Ω-3 脂肪酸的方式调节先天免疫系统（尽管效果较弱）。摄入更多的单不饱和脂肪酸可以减少炎症反应，这是通过降低自然杀伤细胞的活性和细胞分裂速率以及减少由血液进入组织中单核细胞的数量和活性达成的（见第 22 页）。

既然单不饱和脂肪是健康的，那饱和脂肪是不健康的吗？如之前讨论过的那样，饱和脂肪是最稳定、最难被氧化并且最容易被人体分解并用于产生能量的脂肪（因为它们没有双键）。请注意：当饱和脂肪摄入量高且碳水化合物摄入量低时，炎症反应度明显减轻（甚至当 Ω-6 脂肪酸摄入量严重超过 Ω-3 脂肪酸时）。此外，食物中饱和脂肪越多，脂溶性维生素来

✖ 需要避开的富含 Ω-6 的食物

使 Ω-6 与 Ω-3 摄入比例重归正常的最佳策略可能就是减少食用富含 Ω-6 多不饱和脂肪的食物。其中最主要的是植物油、种子油以及坚果油，具体如下。

- 杏仁油
- 菜籽油
- 腰果油
- 玉米油
- 棉籽油
- 榛子油
- 花生油
- 山核桃油
- 松子油
- 开心果油
- 红花籽油
- 芝麻油
- 大豆油
- 葵花籽油

谷物和豆类中的多不饱和脂肪主要是 Ω-6 脂肪酸。此外，当给动物喂食富含谷物（通常是小麦、玉米和大豆）的饲料时，它们脂肪中的 Ω-6 脂肪酸的比例也会上升。即使在牧场、草饲的环境下长大的家禽的肉中的 Ω-6 也要比 Ω-3 高。

通过避免谷物、豆类、坚果、种子和加工的植物油，并尽可能多地吃海鲜和牧场养殖的动物肉类，Ω-6 摄入量将显著下降，Ω-6 与 Ω-3 脂肪酸的比例也将回归平衡。

源越丰富。

原始饮食专注于平衡 Ω-6 与 Ω-3 脂肪酸含量，以及保持饱和脂肪与单不饱和脂肪的质量（而非数量）及多样性。牛油，猪油，草饲、放养的鸭子的脂肪，以及椰子油、红棕榈油、橄榄油和牛油果油都是健康脂肪的极佳来源。有关食用和烹饪用油的最佳来源，详见第 197 页。

饥饿激素和炎症反应

部分饥饿激素和免疫系统之间存在着复杂的相互作用。了解这些激素的功能、它们如何与免疫系统相互作用，以及哪些饮食因素有助于发挥它们的正常功能（或产生调节紊乱）十分重要，因为这有助于我们选择能促进整体健康和疾病痊愈的饮食和生活方式。

在脑部下丘脑区域中，多种激素会与其中

的神经递质及其受体相互作用——这个复杂的系统调控着饥饿的感觉。这些激素的激活或失活都会刺激下丘脑中特定的控制饥饿的神经元。这些神经元具有神经肽 Y（NPY）的受体，NPY 是调节饥饿的必需神经递质。激素可以通过结合 NPY 的受体或者改变 NPY 本身的水平来增强或减轻饥饿感。一般来说，会激活 NPY 神经元的激素会增加饥饿感，而使 NPY 神经元失活的激素会减少饥饿感，从而让你感觉到有饱腹感。这些激素之间的相互作用还没有被完全理解；并且，能够调节食欲、饱腹感、新陈代谢和消化的新激素在不停地被发现。现将目前已知的主要参与者总结于下表（饥饿激素：关键参与者）。

既是饥饿激素也可作为免疫系统调节剂的 4 种物质是胰岛素、皮质醇、瘦素和胃饥饿素。我们已经讨论了胰岛素的促炎作用（见第 106 页）。皮质醇是一种主要的应激激素，在第三章中有详细的讨论。因此，这里主要讨论瘦素和胃饥饿素在免疫方面的作用。

瘦素。储存脂肪的细胞（脂肪细胞）产生瘦素，这种激素为脂肪储存提供了负反馈机制。瘦素由脂肪细胞分泌，与身体储存的脂肪含量成正比，特别是皮下脂肪的量。瘦素类似于胰岛素，循环中的瘦素可以进入大脑，在大脑中它会与相应的受体结合（下丘脑中含有瘦素的受体，除此之外大脑的其他几个区域也有瘦素受体）。其中的确切细节仍然未知，不过已知瘦素与大脑的相互作用会让摄取食物的欲望减少并增加能量消耗。实际上，如果你有足够的脂肪储备，脂肪细胞会释放瘦素并告诉你的大脑你有足够的能量，所以你不需要再吃了。瘦素还会告诉身体"让我们动起来！"然而，身体会对瘦素产生抵抗，其类似于胰岛素抵抗，不过瘦素抵抗可能是肥胖、过度饮食、禁食或摄入太少热量及减重的结果。

科学家最初认为瘦素的主要作用是告诉大

脑停止饮食。然而，最近的研究表明，瘦素也控制身体适应禁食。定期禁食或摄取太少热量会降低瘦素的敏感性，从而加剧饥饿、食物饥渴和缺乏能量。这也是为什么人在节食减肥后很难保持体重，因为瘦素敏感性降低导致机体代谢减慢和饥饿感增加，这种组合又往往会在之后导致体重增加。瘦素和皮质醇释放之间也有联系，这可能解释了为何许多人在间歇性禁食期间会发生皮质醇升高（见第 148 页）。

瘦素不仅仅是一种饥饿激素，它也与生殖激素、甲状腺激素、生长激素以及肾上腺轴的调节有关。瘦素会促进血管生成、调节伤口愈合，并控制造血（血细胞生成）。与自身免疫性疾病患者最相关的是，瘦素似乎是先天免疫系统和适应性免疫系统的关键调节蛋白。

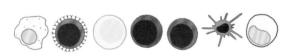

作为一种饥饿激素，瘦素由脂肪组织和胃壁细胞产生。然而，瘦素也可由先天免疫系统和适应性免疫系统的细胞（特别是巨噬细胞和 T 细胞）产生，瘦素水平在急性感染和炎症反应中大大提升。瘦素的结构以及功能与促炎性细胞因子非常相似（瘦素受体的结构非常类似于促炎性细胞因子受体）。瘦素受体存在于单核细胞、巨噬细胞、中性粒细胞、树突状细胞、自然杀伤细胞、CD4+T 细胞、CD8+T 细胞和B 细胞的细胞膜中（见第一章）。鉴于瘦素与细胞因子（重要的炎症和免疫的信使）的相似性，瘦素在免疫系统中起作用并不奇怪。也许更令人吃惊的是，瘦素调控对于先天免疫系统和适应性免疫系统的正常功能至关重要。

瘦素以各种方式调控先天免疫系统。它刺激巨噬细胞产生和分泌促炎性细胞因子，并促进这些细胞的吞噬功能。瘦素支持中性粒细胞释放活性氧，并抑制中性粒细胞凋亡（程

序性细胞死亡）。瘦素也通过影响细胞增殖（分裂）、细胞分化（成熟）、细胞活化和细胞毒性（损害其靶标的能力）对自然杀伤性细胞展开广泛的调节。瘦素还调节树突状细胞从肠道到淋巴结的迁移，在那里它们可以将抗原呈递给适应性免疫系统的细胞（见第 20 页）。

瘦素也是适应性免疫系统的关键调节剂。它可以促进初始 T 细胞的增殖（但抑制记忆 T 细胞的增殖），促进 T 细胞的细胞因子产生，并且是 Th1 和 Th2 细胞增殖的重要调节因子。在某些情况下，瘦素会使 Th1 细胞获得主导地位；在其他情况下，则会促使 Th2 细胞获得主导，这表明瘦素失衡可能与 T 细胞免疫失调有关。此外，瘦素可以促进 Th17 细胞的增殖，并抑制调节性 T 细胞的增殖。短期饥饿、禁食和营养剥夺会显著降低瘦素水平（但记住，更长时间的禁食和营养剥夺反而会提升瘦素水平），并将直接导致适应性免疫系统被抑制。当瘦素缺乏时，胸腺萎缩，脾脏中的 CD4+ 淋巴细胞数会减少。

当瘦素水平升高时，先天免疫系统和适应性免疫系统会受到刺激。在自身免疫性疾病中，瘦素水平升高可能驱使 Th1、Th2 和 Th17 细胞的过度活化。瘦素抵抗让情况变得更复杂，因为身体往往将瘦素受体的敏感度下降解读为瘦素缺乏。这可能是为什么瘦素缺乏与免疫力下降和感染易感性增加有关。瘦素抵抗也伴随着身体循环中瘦素水平的升高，因此，免疫抑制和免疫激活可能同时发生。在这种情况下，一些细胞类型被抑制，而另一些细胞类型被激活，导致免疫系统功能彻底失调，并为免疫性疾病和自身免疫性疾病的发展打下基础。

升高的瘦素水平和瘦素抵抗已被证实与几种自身免疫性疾病的发病机制相关，包括桥本甲状腺炎、多发性硬化、类风湿关节炎、强直性脊柱炎、银屑病关节炎、银屑病、系统性红

饥饿激素：关键参与者

告诉身体你已经饱了的激素

✚ 胆囊收缩素（CCK）。在检测到脂肪存在时，十二指肠（小肠的第一段）的细胞会分泌 CCK，并引起胰腺释放消化酶，胆囊释放胆汁。升高的 CCK 水平对胃发出信号，以让胃减缓消化速度来给小肠更多时间消化脂肪。像 NPY 一样，CCK 也是一种神经肽，它是调节饥饿的关键神经递质，并影响脑中的神经元来传达饱腹感。这是最直接的饥饿抑制信号，也是在用餐时摄入脂肪如此重要的原因。

✚ 胃泌酸调节素。胃中出现蛋白质和碳水化合物时，身体会分泌胃泌酸调节素，并对大脑发出"能量状态有变化"的信号。胃泌酸调节素可以延迟胃排空和减少胃酸分泌来增强消化。

✚ YY 多肽（PYY）。身体进食时，空肠、回肠（小肠的下面两段）上的细胞释放 PYY，PYY 对蛋白质尤其敏感。PYY 向胆囊和胰腺发出信号，使胆囊停止分泌胆汁、胰腺停止产生消化酶。PYY 通过减缓胃排空的速率减缓消化以提升消化和营养吸收的效率，并增加结肠中的水分和电解质吸收。PYY 可以抑制下丘脑中的 NPY 受体，从而关闭饥饿信号。

✚ 胰高血糖素样肽-1（GLP-1）。当身体摄入碳水化合物、蛋白质和脂肪时，回肠分泌 GLP-1。它迅速进入循环，是最快和最短命的饱腹感信号之一。它抑制胃酸分泌和胃排空，增加胰岛素分泌，并减少胰高血糖素分泌。GLP-1 通过减少 NPY 的量来减少饥饿信号。

✚ 瘦素。在调节能量摄入和支出方面起着关键作用，包括食欲和新陈代谢。瘦素是由脂肪细胞和胃壁细胞释放，因此它传递的信号表明身体已经进食，并已经有了足够的储存能量。与 CCK 的快速饥饿抑制和由 PYY 介导的、相对较慢的饥饿抑制相反，瘦素造成的食欲抑制是长期的。瘦素能快速抑制 NPY 产生，并使大脑中的 NPY 神经元失活，它发出的信号表明身体已经吃饱并产生饱腹感。瘦素也是最重要的来自脂肪组织的激素之一。

✚ 脂联素。由脂肪组织分泌到血液中，其信号可以降低糖异生反应（糖异生是指脂肪和蛋白质被转化为葡萄糖以获得能量）、增加葡萄糖摄取、脂质代谢（脂肪分解）以及清除血液中的甘油三酯（即储存脂肪），它也能增加胰岛素敏感性和控制能量代谢。脂联素以与瘦素类似的方式直接作用于 NPY 神经元，但其作用基于瘦素的作用之上。

斑狼疮、1 型糖尿病和炎性肠病。事实上，关于急性饥饿的临床试验表明，在禁食 7 天后重新开始进食可以导致瘦素显著减少，并使类风湿关节炎患者的炎症水平和免疫活性大大降低。

在了解饮食如何影响瘦素的调控时，关键在于平衡。肥胖、高脂饮食、高碳水化合物饮食和高热量饮食一般都会增加瘦素水平并引起瘦素抵抗。然而，另一个极端会产生相同的结果：饥饿、长时间的禁食、营养不良和严重的能量限制的饮食也可以提高瘦素水平和加剧瘦素抵抗。某些微量营养素缺乏与瘦素水平升高有关，包括锌、维生素 A、维生素 C 和维生素 D 缺乏（这是疾病与低营养密度饮食的另一个联系；见第 57 页）。胰岛素与瘦素之间有非常密切的联系。瘦素信号直接影响胰岛素释放，瘦素抵抗已显示可以增加胰岛素分泌，并引起胰岛素抵抗。此外，慢性高胰岛素血症也会导致瘦素增加。因此，调节血糖水平对于调节胰岛素和瘦素的水平和敏感性至关重要。由于这种联系，低血糖指数和低血糖负荷饮食（这通过低、中等甚至高碳水化合物饮食实现）和低碳水化合物饮食（不论血糖指数或负荷如何）都能降低肥胖人群的瘦素水平（并增加胰岛素敏感性）是有道理的。影响瘦素的其他饮食因素包括饮酒（这会导致瘦素水平升高）和果糖摄入过量（这会导致瘦素抵抗）。

告诉身体你饿了的激素

🧩 **胃饥饿素。** 被认为是主要的饥饿激素，与瘦素角色相当。当胃里没有食物时，胃壁细胞会分泌胃饥饿素。在检测到低血糖时，胰腺也会分泌。此外，当肝糖原储备过低（和胰高血糖素过高）时，肝脏也会分泌胃饥饿素。胃饥饿素被释放到循环中后，它会激活 NPY 神经元以刺激食欲。胃饥饿素水平升高会带来饥饿感。胃饥饿素是生长激素（GH）分泌的强烈刺激物，它可以调节营养储备，从而将营养分配与生长和修复的过程联系起来。胃饥饿素能激活体内的几种抗炎通路，促进细胞再生从而促进恢复，特别是在胃和肠道内。胃饥饿素通过对胰岛细胞（特别是分泌胰岛素的细胞）的直接作用来调节人体内的葡萄糖平衡。胃饥饿素对记忆功能和胃肠动力也很重要。

🧩 **皮质醇。** 其是一种广为人知的应激激素，但它在调节新陈代谢和饥饿方面具有关键作用。皮质醇水平决定身体使用糖原（碳水化合物储备）还是甘油三酯（脂肪储备）产生能量。皮质醇还可以刺激糖异生，即将氨基酸（蛋白质）和脂质（脂肪）在肝脏中转化为葡萄糖的过程。研究发现皮质醇通过作用于脑中的 NPY 神经元影响食欲，并可以影响 NPY 神经元和瘦素水平。

皮质醇似乎对食用高脂肪和高糖食物的欲望有着特殊的影响。这就是为什么压力管理（其意味着控制任何可能破坏你天然皮质醇水平的因素）如此重要。

🧩 **胰高血糖素。** 其是一种在检测到低血糖水平时（通常在两餐之间，但也发生在大量摄入碳水化合物后的"糖崩溃"期间）由胰腺分泌的激素。胰高血糖素会告诉肝脏将储存的糖原转化成葡萄糖并将其释放到血液中，这是一种糖原分解的过程。当糖原库存量变低，高胰高血糖素水平会驱动糖异生。胰高血糖素可以增强饥饿感。

🧩 **胰岛素。** 会因为响应高血糖水平而被胰腺分泌。它让肝脏、肌肉和脂肪组织中的细胞从血液中吸收葡萄糖（还让脂肪细胞吸收脂肪酸），将其储存为糖原。虽然胰岛素因为摄入碳水化合物而被释放，但它反而会增强饥饿感（胰岛素仅在分泌量温和并与高血糖水平同步时才能表现出饱腹感）。这是由于胰岛素对 NPY 神经元的直接作用引起的，这就解释了为什么高碳水化合物饮食不像吃脂肪和蛋白质那样容易带来饱腹感。这也解释了为什么在吃含糖零食后不久我们就会很快感到饥饿。

胃饥饿素。从许多方面来讲，胃饥饿素是瘦素的对立或相反激素。瘦素传递饱腹感信号，而胃饥饿素释放饥饿信号，后者实际上被认为是主要的饥饿激素。当胃被排空时，胃饥饿素由胃壁细胞和肠壁中的特定细胞释放（尽管 60%~70% 由胃壁细胞释放）到血液循环中，并通过血液循环遍布全身。当血糖水平较低时，胃饥饿素可由胰腺分泌。当糖原贮存量很低时，其也可由肝脏分泌。胃饥饿素会进入大脑并激活下丘脑中的 NPY 神经元，以刺激饥饿感的产生。胃饥饿素峰值发生在进餐前（当你感到饿了），并且一旦吃饭就快速下降。

胃饥饿素刺激生长激素的生成，后者是刺激生长、细胞繁殖和细胞再生所必需的，同时在代谢中具有关键作用，包括刺激肝脏中的糖异生和刺激脂肪细胞中的脂肪分解（从储存的甘油三酯中释放出游离脂肪酸）。然而，胃饥饿素似乎还有其他很多功能：它也在调节胃肠蠕动、胃酸分泌、胃排空、胰腺功能、葡萄糖体内平衡（维持正常葡萄糖水平）、心血管功能、血压、免疫功能、细胞增殖生存、生殖系统、骨质代谢、多种激素分泌、睡眠、焦虑甚至记忆力等各方面都有贡献。

胃饥饿素也可能可以帮助适应禁食。在禁食期间，胃饥饿素水平会持续上升，这可能对于在长期营养限制期间维持生存所需的血糖水

咖啡和茶是促炎还是抗炎的？

咖啡含有抗氧化剂和多酚，许多研究将适量的咖啡摄入与一系列健康益处联系起来，包括预防癌症、脑卒中、糖尿病、心血管疾病、抑郁症、耐药性细菌感染、肝硬化、痛风、胆结石、帕金森病和阿尔茨海默病。但是咖啡中同样的抗氧化剂和多酚也被发现富含于水果和蔬菜中，这就是为什么吃大量的蔬菜与喝咖啡一样能带来很多健康益处（蔬菜的益处实际上更多）。

很大一部分人发现咖啡会使他们的胃不舒服或者让他们感到胃灼热。这是因为咖啡可以刺激胃泌素（一种主要的胃激素）的分泌。这会导致胃酸过度分泌并加速胃蠕动（甚至去咖啡因的咖啡也会如此）。咖啡还可以刺激胆囊收缩素（见第 118 页）的释放，胆囊收缩素会刺激肝脏分泌胆汁并刺激胰腺分泌消化酶。在健康人体中，如果每日摄入低剂量（每天一小杯或更少）到适量（每天 2~3 小杯）的咖啡，从胆囊分泌的胆汁和胰腺分泌的碳酸氢盐可能足以中和强酸性的食糜（胃里即将排空进入小肠的内容物），然而对胆囊功能受损或饮用过量咖啡的人（一天超过 3 杯）来说，强酸性食糜会刺激肠胃并引起肠道炎症。此外，当空腹饮用咖啡时，胰腺因对强酸性食糜做出反应而分泌到小肠中的消化酶可能导致肠道通透性增加（见第 91 页）。这是限制咖啡摄入的一个论据，这也支持只在吃饭时喝咖啡的观点。

咖啡的某些健康益处来自其中所含的咖啡因成分（这也是为什么喝同样富含咖啡因和抗氧化剂的茶也有益健康）。咖啡里的咖啡因成分也解释了为什么去咖啡因咖啡不具有那么多有益效果。去咖啡因过程往往不仅剥夺了咖啡中的咖啡因，而且去除了许多抗氧化剂和多酚（并可能会留下一些更有害的物质）。一般来说，普通咖啡含有一些好的和坏的东西，但大部分的好东西都在去咖啡因过程中被剥离了。然而，咖啡因也可能具有一些负面影响，这是自身免疫性疾病患者需要关注的问题。

咖啡因（无论是在咖啡、茶、巧克力或能量饮料中）最显著的有害影响可能是对皮质醇的影响，这在第三章中有更详细的讨论。咖啡因通过增加垂体腺中的促肾上腺皮质激素来提高皮质醇水平。过量的皮质醇可能导致各种健康问题，包括过度活跃的免疫系统、睡眠紊乱、消化不良和抑郁。当你摄取咖啡因时，你的皮质醇水平升高，此状态可以持续高达 6 个小时。随着规律、频繁的咖啡因摄入，你的身体会稍微适应，不会产生开始那么多的皮质醇，但完全的咖啡因耐受不会发生。在面临压力时（比如在排队时有个人插队到你前面），习惯性地摄取咖啡因的人比没有此习

平至关重要。这是由于胃饥饿素对儿茶酚胺、皮质醇（见第 128 页）、胰高血糖素、生长激素、胰岛素及胰岛素敏感性都有影响。

胃饥饿素的分泌和调节似乎是一个非常复杂的过程。这涉及胃饥饿素与其他饥饿激素之间的相互作用，包括胰岛素、瘦素、胰高血糖素和 GLP-1（见第 118 页）。在这当中，胃饥饿素与胰岛素之间的联系尤其引人注目。非常低的血液胃饥饿素水平与空腹胰岛素水平升高和胰岛素抵抗相关（这可能解释了暴饮暴食与糖尿病之间的联系）。事实上，升高胃饥饿素水平可以抑制葡萄糖引发的胰岛素释放并引起高血糖。此情况反过来同样成立：减少胃饥饿素可

以增加胰岛素释放，并恢复胰岛素敏感性。为了得到正常的胰岛素反应和胰岛素敏感性，胃饥饿素必须受到良好的调节。

尽管胃壁细胞负责大部分的胃饥饿素分泌，但胃饥饿素也可由下丘脑、垂体、海马、脑皮质、肾上腺、肠、胰腺、肝、肺、胎盘、脂肪组织和淋巴器官（如胸腺；见第 29 页）产生。也许最重要的，是由先天免疫系统和适应性免疫系统的细胞（包括单核细胞、自然杀伤细胞、B 细胞和 T 细胞）分泌的胃饥饿素，而已知单核细胞、巨噬细胞、树突状细胞、B 细胞和 T 细胞中都有胃饥饿素受体的存在。胃

惯的人的皮质醇增加要快得多。如果你难以管理压力，你或许应该考虑避免摄入咖啡因。

一项关键的研究表明，健康人群中适量的咖啡摄取与血液中炎症标志物增加相关：每天喝超过 200 毫升（约 6.5 盎司或一大杯）咖啡（相当于 37.3 毫克咖啡因）的人身体中白细胞和几种关键促炎性细胞因子水平更高。即使在控制了其他健康和生活方式因素（如年龄、性别、体重、运动和吸烟）的影响之后，这些炎症标志物仍然是高的。此外，虽然研究已经显示咖啡因能够改善糖尿病患者的胰岛素敏感性，但它也会降低健康成人的胰岛素敏感性。最重要的是，即使在糖尿病患者中，胰岛素敏感性改善并未伴随炎症反应的减轻。

需要再一次说明，这是反对过度和习惯性地摄入咖啡的一个论据。偶尔喝一杯咖啡（每周日在你的早午餐中喝一杯）可能不会有问题，这取决于你身体调节皮质醇水平的能力如何。然而，还应注意的是，速溶咖啡与麦醇溶蛋白（即麸质）抗体有强烈的交叉反应（见第 84 页），因此应完全避免。

像咖啡一样，绿茶和红茶也能提供各种健康益处，包括具有抗氧化、抗癌、抗炎和抗突变等特性。有趣的是，绿茶和红茶在疾病模型中的反应似乎与其在健康动物和人类的细胞模型中的反应不同。在健康动物中，绿茶提取物是促炎性的，它虽然会增加调节性 T 细胞，但也会增加自然杀伤细胞和细胞毒性 T 细胞。而且，在从血液样本中分离出来的初始（未活化）炎症细胞中，红茶可以引起促炎性细胞因子的产生。与此相反的是，在自身免疫性疾病模型中，绿茶和红茶是良好的免疫调节剂。例如，红茶在小鼠结肠炎模型中可以显著降低炎症反应。研究显示，绿茶在类风湿关节炎的大鼠模型中可以抑制 Th17 细胞产生并增加抗炎信号。最近的一项研究也表明，绿茶提取物能够抑制初始 T 细胞变为成熟的 Th1 和 Th17 细胞，同时支持调节性 T 细胞的发育。

虽然绿茶和红茶中都含有咖啡因，但它们已被证明可以减少皮质醇的产生，以让人体更好地应对急性压力和剧烈运动，同时促进放松和恢复。

一般来说，采用原始饮食时建议限制咖啡因摄入，或者完全避开咖啡，这主要是由于咖啡因可以刺激皮质醇水平升高。适量饮用绿茶和红茶可能会有好处，但还没有得到确切的研究结果。

饥饿素与强大的抗炎特质有关，特别是与促炎性细胞因子以及其他炎症介质的降低相关。促炎性细胞因子的减少可以降低炎症细胞（包括中性粒细胞）和适应性免疫细胞的活性，尤其是 Th1、Th2 和 Th17 细胞。在炎症反应和自身免疫性疾病的动物模型中，补充胃饥饿素可以显著降低 Th1 和 Th2 细胞数量并增加调节性 T 细胞数量。

胃饥饿素也能促进主要淋巴器官（骨髓和胸腺）中淋巴细胞的发育。事实上，随着年龄的增长，胸腺中发生的与衰老相关的变化（胸腺萎缩、T 细胞生成变少；见第 29 页）已经被证实与胃饥饿素的减少相关。人们甚至可以通过补充胃饥饿素来逆转胸腺衰老。

就像胃饥饿素在饥饿信号传递方面被认为是瘦素的相反激素一样，它们在调节免疫系统方面的作用也刚好相反。胃饥饿素可以直接抵消瘦素的促炎和免疫刺激作用，从而导致瘦素引起的促炎性细胞因子、单核细胞和 Th1 细胞活性降低。事实上，升高的瘦素水平让 T 细胞加速生产胃饥饿素，这可能是身体试图控制和调节免疫系统的一个重要途径。

胃饥饿素还会在炎症反应和氧化应激期间促进肠上皮细胞增殖，并抑制肠上皮细胞凋亡。

在胃黏膜损伤的情况下，胃饥饿素对受损细胞所展现出的再生能力及有益的特性显示，胃饥饿素的调控对于消化道损伤和肠漏症的痊愈非常重要。

过低或过高的胃饥饿素都与自身免疫性疾病有关。即使在高水平的胃饥饿素的情况下，以药物形式补充胃饥饿素仍然被研究用来治疗一些自身免疫性疾病，以探讨其可行性。用胃饥饿素作为炎性肠病的治疗方法已经在几个动物模型中取得了成果。通过减少 Th1 和 Th17 细胞的活性，这个方法在多发性硬化的动物模型中也被证明有益。显然，调节胃饥饿素对于管理自身免疫性疾病很重要。

哪些饮食因素与胃饥饿素的调节有关？首先，我们需要为"受控的胃饥饿素"给出一个定义。在饭前最大化胃饥饿素，然后在饭后将其最小化是很重要的。当胃被排空、能量储存过低（包括血糖、糖原储存和循环中的甘油三酯）时，胃饥饿素水平升高。这意味着为了适当地在饭前增加胃饥饿素，餐与餐之间应该要有充足的间隔（是的，感觉到饥饿是件好事；见第 148 页）。当你在进食时，摄入碳水化合物（特别是葡萄糖和膳食纤维）以及蛋白质会抑制胃饥饿素的分泌。然而，胃饥饿素不会被果糖抑制，并且过量的果糖摄入与长期的高水平胃饥饿素相关（这可能解释了为什么过度摄入果糖会刺激食欲）。胃饥饿素受饮食中的脂肪影响较小（长链脂肪酸比短链和中链脂肪酸更有影响力，但仍远低于碳水化合物和蛋白质）。还有证据表明，吃高蛋白、高碳水化合物的早餐在调节胃饥饿素方面有很大的好处（因其能显著降低胃饥饿素浓度）；但请记住，血糖调节也很重要。

为调节饥饿激素而吃

显然，调节血糖（以及胰岛素分泌和胰岛素敏感性）对调节所有饥饿激素都至关重要。控制血糖的关键是吃微量营养素密集和富含不可溶性纤维素的食物，并避免高血糖指数和高血糖负荷的食物，这在科学文献中已经有充足的证据。胰岛素敏感性也可以通过多吃富含单不饱和脂肪、不可溶性纤维素以及低血糖指数的食物而得到改善，同时也需要保持适量的脂肪和蛋白质摄取（太少或太多都可能加剧胰岛素抵抗）。采取大多数人认为的"平衡膳食"也是很重要的：吃一些蛋白质、一些脂肪和一些含有膳食纤维的碳水化合物。这意味着要多吃高品质的肉类、高品质脂肪、大份的非淀粉类蔬菜以及一些淀粉类蔬菜和水果。有关营养素比例的建议，请参见第 200 页中更详细的讨论。

研究已经显示，调控免疫相关的饥饿激素和改变生活方式（包括运动、睡眠、昼夜节律、膳食的时间和间隔）之间存在着强烈的联系。这些都在第三章中有更详细的讨论。

再次讨论麸质

我知道你已经发誓远离麸质，因为它可以造成肠漏症并导致肠道菌群失调。但还要强调，自身免疫性疾病中观察到的许多免疫系统功能的失调可能是仅由饮食中的麸质引起的。

虽然还没有进行相对应的人类研究，但是在小鼠中进行的一系列研究提供了膳食麸质刺激免疫系统的证据。这一系列实验评估了两种饮食（一种含有麸质和一种不含麸质）对健康小鼠免疫系统的影响。当喂食小鼠含麸质饮食时，T 细胞产生的促炎性细胞因子水平骤升，特别是那些负责激活 Th1、Th2 和 Th17 细胞的细胞因子。并且还在肠相关的淋巴组织和胰腺淋巴结中检测到 Th17 细胞增加。喂食含麸质饮食的小鼠与喂食无麸质饮食的小鼠相比，前者身上的调节性 T 细胞更少，这在 1 型糖尿病小鼠模型中更加明显。这可能就是许多人在采用无麸质饮食后症状可以立即缓解的原因。

你终于搞懂了!

唷! 你是不是觉得知识有点太密集了? 在这里有很多关于科学、关于食物的知识, 其中很多食物可能早已是你整个生命中每天都接触到的主食, 并且现在你已经明白这些食物对你来说并不健康。你可能会感觉世上已经没有什么东西可以吃了。你可能会感到生气, 因为从来没人曾告诉过你这些。你可能会感到沮丧, 因为一些成为你的自身免疫性疾病主因的食物被很多专家认为是健康的, 尽管事实与此完全相反。我能理解这些感受。不久之前, 我也曾经习惯在我的烘焙原料中添加很多小麦麸质来提高蛋白质含量。当我的长女还是个婴儿时, 我经常使用大豆粉做烘焙, 因为它们闻起来很棒——你知道, 这是因为其中的那些类雌激素! 即使我认为低碳水化合物饮食对减肥有益, 我仍然在吃大量缺乏营养的食物、太多的 Ω-6 脂肪酸、大量会刺激肠道的代糖以及数量可怕的茄科植物。我时常回想, 多希望自己在很多年前 (比如 10 年甚至 20 年前) 就已经了解了饮食对我健康的重要影响 (并不只是体重上的影响)。

然而, 我信仰正面思考。我现在有很多强大的工具来治疗我的自身免疫性疾病, 它们不是药物, 这些工具在我的余生中是完全可持续使用的。而且我有办法确保我的女儿保持健康,

> 当饮食不正确时, 药物是没有用的。当饮食正确时, 药物是不需要的。
>
> ——阿育吠陀古谚语

即便她们很可能遗传了我的自身免疫性疾病易感基因。我有幸与你分享这些工具。

所以, 不要感到不知所措, 我觉得你应该回头再看看这个章节, 让我们庆祝一下——你读完了整章, 而我也终于写完了这一章! 我向你保证过这会是重量级的一章, 这一章详细介绍了食物如何影响肠道健康以及它如何与你的免疫系统相互作用的科学知识。我希望你现在明白为什么我认为解释这其中的科学原理如此重要。下一章会讨论在管理自身免疫性疾病方面同样重要的生活方式因素。然后我们将谈谈我们可以吃的所有美妙、美味、健康和促进康复的食物! 我们将开始让我们的身体痊愈! 我们会恢复健康, 拥抱希望! 这真值得开一瓶康普茶。

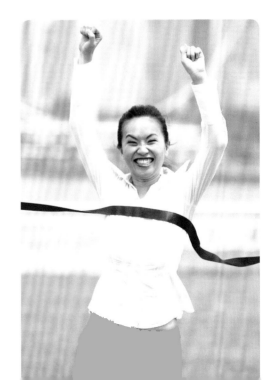

☒ 原始饮食中需要避免的食物总结

虽然我坚信重要的是去关注你"能"吃什么，而不是你"不能"吃什么——但同样重要的是要明确应该避免哪些会导致自身免疫性疾病的食物。不要因为这份清单而感到沮丧，因为本书的其余章节将重点介绍所有可以吃的、美味和奇妙的健康食品。我保证你不会感到被剥夺了口福！

需要避免的食物

☒ **谷物**：大麦、玉米、硬粒小麦、小米、薏仁、卡姆麦、粟、燕麦、大米、黑麦、高粱、古麦、苔麸、黑小麦、小麦（所有品种，包括纯种小麦和粗面粉）和野生稻。

☒ **麸质**：大麦、黑麦、小麦以及含有这些成分的食物（见第85页的表格，了解麸质和常见含麸质食品的隐藏来源）。

☒ **伪谷物和类谷物**：苋实、荞麦、奇亚籽和藜麦。

☒ **乳制品**：黄油、酪乳、奶酪、奶油、牛奶、凝乳、乳蛋白分离物、酥油、重奶油、冰淇淋、开菲尔、酸奶油、乳清、乳清蛋白分离物、新鲜奶油和酸奶（可以接受草饲动物来源的酥油）。

☒ **豆类**：赤小豆、黑豆、豇豆、酱豆、花豆、白豆、鹰嘴豆、蚕豆、大北豆、青豆、意大利豆、扁豆、利马豆、绿豆、海军豆、豆芋、花生、芸豆、豌豆和大豆（包括毛豆、豆腐、豆豉、其他大豆制品和大豆分离物，如大豆卵磷脂）。

☒ **加工植物油**：菜籽油、玉米油、棉籽油、棕榈仁油、花生油、红花油、葵花油和大豆油。

☒ **加工食品中的化学成分**：丙烯酰胺、人造食品色素、人造和天然调味剂、自溶蛋白、溴化植物油、乳化剂（卡拉胶、纤维素胶、瓜尔胶、卵磷脂、黄原胶）、水解植物蛋白、谷氨酸钠、硝酸盐或亚硝酸盐（天然存在的可以接受）、蔗糖聚酯、磷酸、丙二醇、植物组织蛋白、反式脂肪（部分氢化植物油、氢化油脂）、酵母提取物以及有你不认识的化学名称的任何成分。

☒ **添加糖**：龙舌兰、龙舌兰花蜜、麦芽糖、大麦麦芽糖浆、甜菜糖、糙米糖浆、蔗糖晶体、甘蔗汁、焦糖、椰子糖、玉米甜味剂、玉米糖浆、玉米糖浆固体、结晶果糖、椰枣糖、脱水甘蔗汁、德马拉糖、糊精、糖化麦芽、浓缩甘蔗汁、果汁、果汁浓缩物、半乳糖、葡萄糖、葡萄糖固体、高果糖玉米糖浆、转化糖、菊粉、蜂蜜、乳糖、麦芽糊精、枫糖浆、糖蜜、罗汉果、砂糖、棕榈糖、墨西哥粗糖、红糖、米糠糖浆、米糖浆、蔗糖、高粱糖浆、糖浆、分离糖、燕麦糖浆（有关原始饮食甜品的讨论，请参见第211页）。

☒ **糖醇**：赤藓糖醇、甘露醇、山梨糖醇和木糖醇（天然食物中存在的天然糖醇，比如水果中的糖醇是被允许的）。

☒ **非营养甜味剂**：安赛蜜、阿斯巴甜、纽甜、糖精、甜叶菊糖和三氯蔗糖。

☒ **坚果和坚果油**：杏仁、巴西坚果、腰果、栗子、榛子、夏威夷果、山核桃、松子、开心果或核桃，或任何来自这些坚果的油、粉末或其他产品（椰子是个例外，见第209页）。

☒ **种子和种子油**：奇亚籽、亚麻籽、大麻籽、罂粟、南瓜、芝麻、葵花籽以及来源于这些食物的油或其他产品。

☒ **茄科植物和茄科植物衍生科**：南非醉茄、甜椒、辣椒、灯笼果、茄子、园艺越橘（不要与普通的越橘混淆，后者可以吃的）、枸杞、小红莓、猕猴桃、土豆（甘薯是可以吃的）、新西兰番茄、黏果酸浆和番茄（注：有些咖喱粉含有茄科成分）。

☒ **从种子中提取的香料（少量可以接受）**：茴芹、胭脂红、黑香菜、芹菜籽、芫荽籽、孜然、莳萝、茴香、胡芦巴、芥末和肉豆蔻（有关香料的更多信息，请参见第205页）。

☒ **鸡蛋**：可以吃蛋黄。

☒ **酒精**：症状缓解后偶尔小酌一杯是可以容忍的。

☒ **咖啡**：偶尔饮用一杯也许可以容忍。

☒ **高血糖负荷食物**。

可以适量摄入的食物

绿茶和红茶。

果糖：目标为每天10~20克的果糖。

盐：使用粉盐或灰盐，因为它们富含微量矿物质。

中等血糖负荷的蔬菜和水果。

第二章回顾

▶ 营养不足的饮食是自身免疫性疾病最大的风险因素之一。已知自身免疫性疾病与维生素、矿物质、抗氧化剂、纤维和必需脂肪酸的缺乏有关。

▶ 免疫系统需要足够的微量营养素（水溶性和脂溶性维生素、矿物质和抗氧化剂）以及必需脂肪酸和氨基酸才能正常发挥作用。

▶ 摄入脂肪对你有好处。最健康的脂肪是饱和脂肪和单不饱和脂肪，对于多不饱和脂肪，须注意平衡 Ω-6 与 Ω-3 的比例，理想情况下是（1:1）~（4:1）。脂肪是吸收脂溶性维生素所必需的。太多的 Ω-6 脂肪酸会引起炎症反应和肠道菌群失调。Ω-3 脂肪酸有助于减轻炎症反应、调节免疫系统和纠正肠道菌群失调。适量摄入单不饱和脂肪和饱和脂肪有益健康。

▶ 以优质肉类、海鲜、蔬菜和水果为基础的营养密集饮食是身体获得健康的最有效方法。

▶ 应避免环境雌激素。它们常见于食物（亚麻籽、大豆、全谷物、玉米、使用了激素的动物肉和蛋）、食物储存物品（塑料容器）、农药和许多美容产品中。应谨慎考虑是否使用口服避孕药（见第一章）。

▶ 谷物中的各种蛋白质会导致肠道通透性增加、肠道细菌过度生长，并刺激免疫系统。

▶ 谷物、豆类、坚果、种子和乳制品中的消化酶抑制剂导致肠道通透性增加、肠道细菌过度生长，并引起炎症反应。

▶ 谷物、豆类、坚果和种子中的植酸会导致肠道通透性增加。

▶ 茄科植物中发现的糖苷生物碱、皂苷会导致肠道通透性增加，并强烈刺激免疫系统。在豆类中发现的其他皂苷也可能带来麻烦。

▶ 酒精会导致肠道通透性增加、肠道损伤和肠道细菌过度生长，而且会加重炎症反应。

▶ 蛋清中的蛋白质能作为细菌蛋白质的载体分子，使其穿过肠屏障，然后刺激免疫系统。

▶ 抗营养素是指干扰营养被吸收或利用的化合物。

▶ 高碳水化合物饮食会引起胰岛素抵抗、瘦素抵抗和炎症反应。低碳水化合物饮食不是必需的，但避免高碳水化合物饮食很有必要。

▶ 食用低至中等血糖负荷的食物以调节血糖水平和胰岛素释放很重要，这有助于调节胰岛素水平和胰岛素敏感性，以及瘦素水平和瘦素敏感性。

▶ 果糖可以引起胰岛素抵抗、瘦素抵抗和炎症反应，并且导致肠道通透性增加和肝损伤。果糖也不会在饮食后抑制胃饥饿素水平，因此，会导致免疫失调和饥饿感增加。

▶ 膳食果糖应保持在每天 20 克的范围内。

▶ 所有代糖都对健康有负面影响。

▶ 饥饿激素与免疫系统的关系错综复杂。采取平衡的，含有蛋白质、脂肪和低至中等血糖负荷的碳水化合物的膳食，并避免零食（见第三章）是调节饥饿激素的最佳途径。

▶ 来自天然食物的膳食，例如蔬菜当中的膳食纤维——特别是不可溶性纤维素，有助于调节胃饥饿素水平，并且有助于纠正肠道菌群失调。

影响自身免疫系统的生活方式

> 治疗是一个时间问题，但有
> 时也是机会问题。
> ——希波克拉底

有关系的不仅是食物。虽然这本书着重于饮食和营养，但生活方式因素在身体修复、减少炎症反应和保持免疫系统健康方面同样重要。

在许多方面，倡导生活方式的改变是管理自身免疫性疾病的一种方式，很容易让人信服。大多数人都明白如果他们睡得越好，运动越多，压力越小，他们就会越健康。改变生活方式的想法很容易产生，但做起来实际上是另一回事。生活方式的改变往往比改变食谱更具挑战性，即使你已经完成了180°的饮食改变。借口似乎永远很多，例如，"我不能早点睡觉，因为我事情太多。""我也希望有更多时间在外面散散步，但我在截止日期前要完成工作。""晒太阳很好，但是这里的冬天太冷了。""好吧，我就是喜欢跑马拉松，我相信它能让我保持健康，所以我无法想象放弃它！""冥想？我到底要划出哪块时间来冥想？"

让我把这点讲清楚：仅仅改变饮食效果不会很好。如果你没有同时解决生活方式因素，那么无论你的食物有多理想，帮助也不会太大。

我并不是说改变生活方式毫无困难，例如，"我试着睡得更多，但我总是半夜醒来然后又无法入睡。""我正处于疼痛之中，也受到我的疾病的困扰，我无法锻炼身体。""我的孩子在晚上醒来好几次。""我住在北极，这里一年有6个月是黑夜，你的鼻子在几秒钟内就会被冻住。"——我们将在第六章谈论这些挑战。

正如第二章一样，本章将讨论许多科学研究成果：深入研究压力、昼夜节律、睡眠和运动如何影响激素调节、肠道健康和免疫系统。如前所述，如果我没有感到这么做的紧迫性和必要性，我也不会去改变我的生活方式；而一旦你明白了其中的科学细节，你会明白压力管理、充足睡眠、轻度到中度的锻炼、昼夜节律的维持为何如此重要。再次强调，这些因素之间有很多是相互关联的，许多生活方式的因素也与营养相关联。

压力爆表的紧张生活

再怎么强调长期压力对所有疾病的影响都不为过；从普通感冒易感性的增加到在自身免疫性疾病中刺激免疫系统，长期压力都是主要原因。

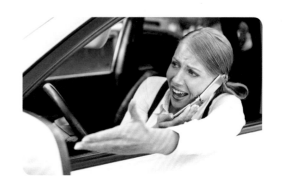

如果你不管理压力，它将完全破坏你所做的所有其他积极的改变。

你的身体很擅长处理短期的高强度压力。从历史角度看，这些情况会包括像是被狮子追逐或者从悬崖边缘滑落。当这类事件发生时，"打或跑"反应被激活，皮质醇和肾上腺素一起工作以确保个体得以生存。在危机结束时，或者你已经死亡（从悬崖跌落），或者你处于安全状态（当你从悬崖滑落时，你抓住了一个树权，并将自己拉回到安全地带）。在任何一种情况下，身体都不需要继续产生肾上腺素和过量的皮质醇。激素水平恢复正常（除非你已经死掉），然后你得以继续快乐地生活。

长期压力究竟是什么？在现代社会，我们无休止地受到低强度压力的影响：从起床之前的闹钟响起、为按时出门的匆匆忙忙、交通状况、工作中的截止日期到办公室的咖啡厅没有你最喜欢的口味的咖啡伴侣，所有的小压力都是整天、整周、整年地在逐渐积累。生活中充斥着未付的账单、需要维修的家用电器、婆媳关系、生气的邻居、在学校闯祸的孩子、健康问题、会议迟到、学校考试、争吵、纳税、电脑死机和将酒泼到了一件最喜欢的衬衫上。你可能没有意识到的小事情也可以加剧长期压力，比如日落后在家保持明亮的灯光、不吃早餐、摄入太多的食物或能量饮料、长期熬夜，以及在睡觉前看恐怖电影。锻炼太剧烈或者不能在两次锻炼之间充分休息也会构成长期压力。还有许多来自生活的巨大压力源：离婚、亲人死亡、搬家、受伤、严重疾病、暴力和战争。对于我们大多数人来说，压力永无止境。但我们的身体并未被设计来处理这些问题。

皮质醇（又称为氢化可的松）是一种主要的应激激素。皮质醇是一种糖皮质激素——这是类固醇激素的一个种类。皮质醇以其对"打或跑"反应的贡献而闻名，但其也是代谢、炎症反应和昼夜节律的重要调节剂。

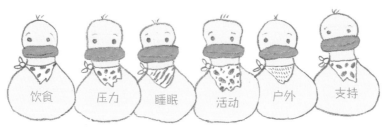

饮食　　压力　　睡眠　　活动　　户外　　支持

皮质醇的分泌受到下丘脑-垂体-肾上腺轴（HPA 轴或 HPAC 轴，也被称为"边缘下丘脑-垂体-肾上腺轴"，即 LHPA 轴）调节。HPA 轴描述了下述各部分之间的复杂通信。

✦ **下丘脑**：位于脑干正上方的大脑部分，负责自主神经系统的各种活动，如调节体温、饥饿、口渴、疲劳、睡眠和昼夜节律。

✦ **垂体**：位于下丘脑下方的豌豆状腺体，分泌多种重要的激素，如促甲状腺激素、生长激素和促肾上腺皮质激素。

✦ **肾上腺**：位于肾脏顶端的能分泌多种激素的锥形器官，如皮质醇、肾上腺素、去甲肾上腺素和雄激素（见第 37 页）。

三者之间有着错综复杂的关系，尽管目前了解的只有一小部分，但这个关系仍是一个被火热研究的话题。

在身体处于压力的情况下，下丘脑会收到来自海马区域的大脑信号，此区域负责整理感官信息从而察觉危险。然后，下丘脑释放某些神经激素（通常称为下丘脑释放激素），如促肾上腺皮质激素释放激素（CRH，也称为促肾上腺皮质激素释放因子）。CRH 会指示垂体前叶释放促肾上腺皮质激素（ACTH）和内啡肽（由身体产生的，可作为神经递质的阿片类物质）。ACTH 会在血液中循环并到达肾上腺皮质（肾上腺的一部分），在那里它将刺激几种糖皮质激素（包括皮质酮、醛固酮和去氧皮质酮）的释放以及儿茶酚胺（肾上腺素和去甲肾上腺素）的释放。然后皮质醇会反馈信号给垂体、下丘脑和海马，以限制整个系统（这是系统的负反馈机制）。在应激反应中皮质醇（由于其对免疫系统的影响，这是此处的重点）起了主要作用，除此之外，内啡肽和肾上腺素也不可忽视。

如前所述，皮质醇具有很多功能。作为"打

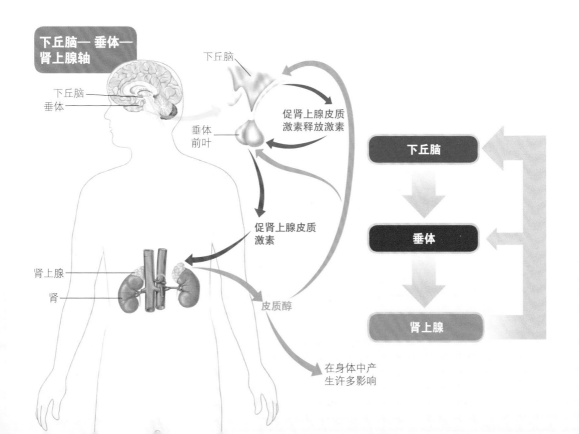

或跑"反应的一部分，它的主要作用是将能量导向最需要它的器官（基本上是大脑和肌肉，能量被用于加强做出决策的能力、强化反射和加快速度）。皮质醇实现以上作用的方法是刺激糖异生，即由甘油和氨基酸在肝脏中生成葡萄糖。在正常条件下，葡萄糖水平的快速上升将导致胰岛素分泌增加，由此葡萄糖进入细胞储存。然而，皮质醇可以抵消胰岛素作用，造成高血糖。皮质醇通过同时刺激肝脏中的糖原合成和肝脏与肌肉中的糖原分解（将糖原分解成葡萄糖和葡萄糖-1-磷酸的过程），以及增强胰高血糖素的活性来实现对血糖的控制。增加的葡萄糖为身体提供快速的能量补给。通过与不同组织中的不同受体的相互作用，皮质醇还能够控制决定哪些组织可以优先利用这些葡萄糖，哪些组织被归入次优先级。通过刺激脂肪分解（甘油三酯分解为游离脂肪酸），皮质醇可提高循环中的酮体（可作为大脑的能量）的水平。皮质醇还可提高血液中游离氨基酸的水平，这可能是为了治愈损伤组织而做的准备。

皮质醇可以与多种类型细胞的外层细胞膜中嵌入的糖皮质激素受体结合。根据细胞类型和糖皮质激素受体类型，皮质醇可以发挥不同的作用。

皮质醇还会关闭不必要的生理进程，从而为紧急的生存需求保留资源。这意味着皮质醇可以抑制消化系统、生殖系统、人体生长、免疫系统、胶原蛋白合成、肌肉的氨基酸摄取和蛋白质合成，甚至还会减少骨形成。皮质醇还与控制情绪、动机和恐惧的大脑区域沟通。在会威胁到生存的即时危险中，皮质醇的作用对整体健康造成的影响可以忽略不计。但在长期压力的背景下，皮质醇的这些"副作用"就成为很大问题。

除了"打或跑"反应，皮质醇在身体中也有着其他关键作用，其中许多作用我们仍然知之甚少。皮质醇最重要的功能包括调节血压、心血管功能、碳水化合物代谢和免疫系统。在禁食期间，当血液中的葡萄糖已经耗尽时，皮质醇会刺激糖异生，从而确保葡萄糖的稳定供应。皮质醇能调节细胞中的钠和钾的水平，这有助于控制身体的 pH 值。皮质醇还能调节昼夜节律。

皮质醇对免疫系统具有深远的影响，同时在正常的伤口愈合和对抗感染中不可或缺。研究表明，急性压力源（持续时间短而强的压力，例如逃离狮子）会导致体内免疫细胞的重新分布，从而使得某些器官（如皮肤）的免疫功能增强。白细胞（如中性粒细胞和单核细胞）会从骨髓中释放出来，并在急性压力期间移动至皮肤，这最有可能是为了帮助伤口愈合。皮质醇在"打或跑"反应中急剧释放也影响免疫细胞（包括树突状细胞、巨噬细胞和淋巴细胞）的成熟和转移（即发送到何处）。在这种情况下，皮质醇增强了先天免疫系统和适应性免疫系统。

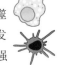

在没有长期压力的健康个体中，皮质醇的水平会以与正常昼夜节律相关的可预测模式在一整天内发生波动。这一点之所以重要，是因为低皮质醇水平会促进某些功能，而高皮质醇水平则会促进另一些功能。一个压力管控良好的健康人，皮质醇水平在下半夜是最低的，起床前的一两个小时内会显著升高，起床后不久达到最高，然后皮质醇通常在一天中缓慢下降。

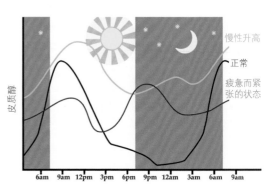

这种昼夜循环（或昼夜节律，稍后详细讨论）对维持最佳的身体功能很重要。

睡醒前几个小时的低皮质醇水平对于睡眠期间的记忆巩固（通过作用在海马回上将短期记忆转化为长期记忆）是重要的。一天中较高的皮质醇水平有助于能量的调节，并且对于正常的自主功能（如心搏、消化、呼吸、唾液分泌、排汗、瞳孔扩张、排尿和性唤起）是不可或缺的，而这些自主功能受到由皮质醇控制的肾上腺素受体的合成及敏感性的调节。

已知长期压力会导致皮质醇失调。通常，皮质醇失调可以有两种方式：一是会被慢性提升，但仍类似于正常的变化模式；另一种是皮质醇可以以一种与正常模式完全不同的方式起伏（但整体水平仍高于正常水平）。后者较为常见。早晨皮质醇的水平可能一开始相当低（你的身体可能还没有准备好起床），但是在喝下几杯咖啡之后可能会飙升（当你醒来时，你的皮质醇太低，让你觉得自己需要来点提神的东西）。接着皮质醇水平可能会在中午到下午3点左右下降（这个时间你的精神开始萎靡，你会渴望含糖的零食或卡布奇诺咖啡），然后在睡觉之前增加（此时你的精神又会恢复，并决定熬夜看电视）。在这两种情况下，都会释放出比正常水平更高的皮质醇，而这会导致糖皮质激素受体抵抗。在这种完全类似于胰岛素抵抗的情况下，皮质醇的慢性泛滥会导致各种细胞减少其细胞膜中的皮质醇受体的数量（或抑制这些受体结合皮质醇的能力）。这导致身体不太容易接受皮质醇；你可以想象，这会成为一个大问题。其他环境因素也可以使糖皮质激素受体减少，包括慢性炎症、某些感染和糖皮质激素药物（如泼尼松）。

慢性升高的皮质醇和皮质醇抵抗会引起各种有害影响毫不令人意外。当皮质醇长时间升高时，肌肉组织会发生蛋白质水解（分解蛋白质以为身体其他组织提供氨基酸），从而导致肌

你的身体如何应对长期压力至少在一定程度上受到饮食的影响。研究表明，Ω-3脂肪酸的缺乏强化了应激反应。反之亦然：补充鱼油可以减少应对压力时皮质醇的分泌量。这些信息表明，营养丰富的饮食将提高你处理突发紧张情况的能力，还会帮你全方位管理长期压力。

当然，压力会导致肠渗漏，并阻碍消化。消化迟缓将导致肠道菌群失调和营养物吸收不良。只改善你的饮食并不足够，你需要改变你的生活方式以减轻压力。但是，改善饮食可以帮助你管理压力，而管理压力又可以帮助你从饮食的改善中获益更多。

肉损耗。这导致的直接结果就是可引起2型糖尿病、肥胖和代谢综合征的胰岛素抵抗（见第106页）。抑郁和记忆力改变是非常常见的。内脏脂肪细胞会增加脂肪酸摄取，导致与皮质醇抵抗和长期压力相关的典型的腹部脂肪堆积。对于那些患者自身免疫性疾病的人来说，最糟的情况是皮质醇的慢性升高和皮质醇抵抗会引起肠漏症，并阻碍对炎症和免疫系统受激状态的解除。

长期压力会导致免疫系统的功能障碍。（由生理、心理压力或药物引起的）慢性升高的皮质醇的影响和皮质醇抵抗的作用已被深入研究。免疫系统在高浓度皮质醇下产生各种不同的反应，可能是由于不同皮质醇水平、不同细胞因子环境以及糖皮质激素受体受到不同程度的抑制造成的。尽管尚不清楚细节，但普遍接受的观点是长期压力可引起免疫系统功能障碍。

皮质醇会改变细胞因子的分泌，升高一些细胞因子水平的同时也会降低其他细胞因子的水平。皮质醇通过抑制一些T细胞亚群同时刺激其他细胞的增殖和活化来影响T细胞群体。

皮质醇甚至会促使炎症细胞中的细胞因子受体发生改变。一些研究中，T细胞群由于皮质醇影响而转变为Th1主导，还有一些研究中则转变为Th2主导，或使调节性T细胞活性大幅增加（这些研究没有区分调节性T细胞和Th3细胞）。有些研究显示炎症反应会显著增强。免疫系统对长期压力的具体反应似乎取决于其他生理因素，如激素、细胞因子、神经递质以及免疫系统的活化状态（先天免疫系统和适应性免疫系统是否活跃）。甚至基因也可能在免疫系统如何应对长期压力方面发挥作用。免疫系统十分复杂，我们对它的理解还处于起步阶段，但目前的结论是长期压力大大降低了免疫系统的功能。研究已明确显示，长期压力可以增加对多种病症的易感性，如自身免疫性疾病、心血管疾病、代谢综合征、骨质疏松症、抑郁症、感染和癌症。

　　长期压力也会影响饥饿激素，后者本身就是免疫调节剂。然而，长期压力还可以影响食物偏好。例如，处于长期压力下的小鼠倾向于选择高脂肪饮食而非高蛋白或高碳水化合物饮食，并且吃得比平时更多。有趣的是，这种对高脂肪饮食的渴望可能有助于防止焦虑和抑郁（虽然不幸的是体重也会增加）。食欲增强似乎是瘦素水平下降和胃饥饿素增加的结果，特别是在晚上。皮质醇还可能通过瘦素和胰岛素与神经递质〔如神经肽Y（见第116页）和多巴胺〕的相互作用影响食物的满足度，并导致对热量密集和更可口的食物的渴望。

　　*皮质醇水平升高会导致肠漏症。*长期压力对自身免疫性疾病的最大影响可能是皮质醇对肠上皮细胞紧密连接（见第46页）的直接作用。确知的是，皮质醇可以打开紧密连接，并增加肠道通透性（尽管分子层面的作用细节仍在研究中）。鉴于肠漏症现在被认为是自身免疫性疾病发展的必要条件，有必要再次强调压力与肠漏症之间的关系。

当你服用糖皮质激素药物治疗自身免疫性疾病时会发生什么？

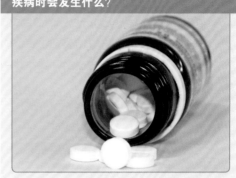

　　许多医生会根据你的症状开皮质类固醇药物（口服、注射、外用、吸入或鼻内喷雾）来处理自身免疫性疾病的症状。需要类固醇药物的原因是因为身体已经处于皮质醇抵抗状态，同时免疫系统也处于过度活跃状态。类固醇通过与免疫细胞中的糖皮质激素受体结合从而发出信号消除炎症和免疫反应。然而，它们也让身体内充斥着此类糖皮质激素，尽管身体并不是在任何时候都需要如此高的激素水平；因此，这会进一步加重糖皮质激素受体抵抗。这就是为什么在类固醇疗程结束之后，症状时有复发（有时甚至比开始时更严重）。类固醇也会加重肠漏症并阻碍正常的恢复过程。我们会在第152页讨论类固醇药物的戒断问题。

　　如何确定你正处于可能导致皮质醇失调或皮质醇抵抗的长期压力之中？好吧，如果你有自身免疫性疾病，可以肯定，你的皮质醇水平和敏感性是不正常的。虽然目前还没有可以测出糖皮质激素受体抵抗的检查，但医院已经可以提供测试全天候皮质醇水平的检查。

　　想确定已经处于异常的皮质醇水平是否影响到你的健康状况的最佳检测方法是你的感受。你感到有压力吗？你会时常发脾气，或者是觉得有时候一切都太过分了？如果你习惯了有规律的生活，但一旦发生计划外的情况，一切就会失控？你有糖饥渴吗？你是否需要咖啡或能量饮料才能让你撑过每一天？你有入睡困难或失眠问题吗？早晨很难起床吗？你必须起夜上厕所吗？你觉得情绪迟钝或过激吗？你是否有头痛和难以消除的炎症反应？每次流感你都会遭殃？是否连最轻微的感染或最轻微的刮伤都难以愈合？这些都是判断皮质醇问题的有力指标。另一个标志是容易在腹部形成脂肪。

皮质醇可以通过直接抑制 CRH 的分泌，为 HPA 轴提供重要的负反馈信号，从而使 ACTH 的分泌减少。而面对长期压力，正常的反馈系统出现失调。HPA 轴受损（HPA 轴的反应性受阻）和皮质醇抵抗是已知的自身免疫性疾病的危险因素，并且已知与类风湿关节炎、克罗恩病、溃疡性结肠炎、多发性硬化、慢性疲劳综合征以及免疫相关病症如哮喘、湿疹和肌肉酸痛等都有关系。有趣的是，相当多的研究已经揭示了长期压力、HPA 轴受损和情绪障碍（如抑郁、焦虑和 PTSD）之间的联系。

皮质醇抵抗可以引起炎症和增加感染易感性；反之亦然，皮质醇抵抗也可能是由炎症和感染引起的。如果你有自身免疫性疾病，压力管理至关重要。这也许并不容易，而且需要持续保持警觉（关于管理自身免疫性疾病的这一方面的策略将在第六章中进行详细讨论）。你可能在其他一切方面都做得很好，但是当出现让你紧张的状况时（或者生活脱离了你的掌控时），你的自身免疫性症状还是会暴发——仅仅由于皮质醇水平太高了（还有免疫细胞出现皮质醇抵抗了）。

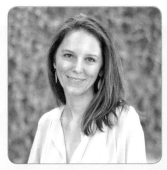

安吉·奥特的见证

自从采用原始饮食以来，我的身体已经有了很大改善。但对于我来说，相比于身体，我在心理和情绪上获得的改变更令人震惊。在采用原始饮食以前，我有严重的焦虑问题。在我被诊断出乳糜泻之前，我被告知我有创伤后应激障碍（PTSD），甚至考虑过去精神病院治疗。我不断被建议服用剂量不断增加的抗抑郁药和抗焦虑药物。我拒绝了大部分上述处方，但我生活中充满了紧张和恐惧。

我不得不在大学退学，因为我的身体已经非常虚弱了。我理解不了课程内容，无法有效地写作或参与课堂讨论。基本上，我不能集中精力良好地处理信息。我经常处于意识模糊的状态：我甚至连说话时选择正确的词语都有困难，因而时常会结巴。

在采用原始饮食并停掉避孕药 3 天后，一切症状都消失了。我已经有 1 年多不需要服用抗焦虑药物了。我的精神状态迅速恢复正常，我不需要再去看心理医生和精神科医生了。我情绪也更加稳定，我的家人都非常欣慰能看到一个幸福快乐的妈妈，而不是一个生气、郁闷和哭哭啼啼的母亲。我现在有了全职工作，负责处理财务事宜，每周更新几次博客，每月在 www.ThePaleoMom.com 上发表文章，并不断地研究原始饮食生活攻略和原始饮食谱。现在我可以轻松地处理所有这些工作。

在你衡量取得的成功时，不要轻视那些被较少"定义"的领域，比如心理健康和情感幸福。它们是衡量健康的重要指标。你比一个月前要快乐吗？若答案是肯定的，那么原始饮食便起了作用。

摘自安吉·奥特的博客，AlternativeUniverse.blogspot.com

触摸和接触的重要性

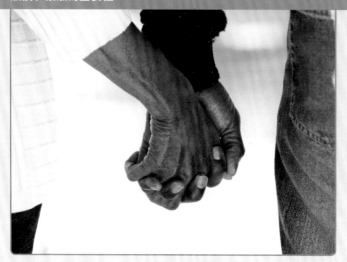

产素的增加可以对抗压力。事实上，积极的社会互动已被证明对伤口的愈合有直接的影响，这要归因于催产素水平的升高。催产素还能通过减少一些促炎性细胞因子来调节炎症反应。催产素的作用是完全归因于与免疫系统的直接相互作用，还是通过对皮质醇及 HPA 轴的影响仍然未知，但无论是哪种方式，人与人之间的接触对健康和好心情都是很重要的。

研究表明，肢体接触——无论是拥抱家庭成员、享受与伴侣的性关系、拥抱宠物，还是接受治疗性的抚触或按摩——都可以减少皮质醇。各种研究表明，将治疗性触摸加入医院护理时可以以多种方式改善患者的病情。

触摸、爱情和积极的社交互动可以使催产素增加，催产素有时也被称为"爱情激素"。催产素由下丘脑中特异的神经元产生，然后由垂体后叶储存和释放。催产素释放可以产生满足感和平静感，减轻焦虑，并增进人与人之间的联系和互信。它也可以抑制恐惧和紧张。你之前可能认为催产素是在分娩和母乳喂养期释放的激素。但与本书中讨论的所有激素一样，它在体内同样有许多不同的作用。

重要的是，催产素水平的升高会导致下丘脑-垂体-肾上腺轴（HPA 轴；见第 129 页）的活动减弱，并增强免疫功能。从本质上来说，催

社交联系在控制自身免疫性疾病方面也起着重要的作用。你的朋友、家人、同事，甚至邻居都是你的支持网络中的重要成员。如果你拥有强大的社交网络，你可以向他们咨询并寻求帮助，这对于改变生活方式和促进身体痊愈至关重要。无论他们是家人、朋友、你参加的教会组织或其他社团组织的成员、你的健身伙伴、针织小组的朋友、孩子同学的父母，还是你的邻居或同事，这些人都可以在你努力简化你的生活，以及在排列睡眠、活动和压力管理的优先级时提供支持。即使他们不能提供更切实的支持，比如帮你照顾孩子以便你可以睡一小会儿，但他们给予你同情，给你一个能够倚靠和哭泣的臂膀，并提供精神上和情绪上的支持。光是知道有真心爱你的人，以及感受到你与少数你相信和爱的人有情感联系，就可以让你应对及治愈自身免疫性疾病的能力发生很大的不同。

除心理压力以外还有多种因素也可能会影响皮质醇水平。这些需要强调的因素包括：

- 饮酒（见第 97 页）
- 咖啡因摄入（见第 120 页）
- 睡眠不足（见第 139 页）
- 剧烈或长时间的身体活动（见第 142 页）
- 低雌激素水平（如绝经后）
- 营养不良
- 补充褪黑素（见第 233 页）
- 使用口服避孕药（见第 38 页）
- 肥胖
- 严格的热量限制（包括间歇性禁食疗法；见第 117 页和第 148 页）

为什么昼夜节律很重要

你的身体知道现在的时间。好吧，也许你的身体并不知道现在是早上 7:14，但它确实知道是时候起床吃早餐了，这就是所谓的昼夜节律的一部分。昼夜节律更科学的表述是生物节律，这是指生物体中的大量生物程序和功能按照 24 小时的生物时钟循环运转。昼夜节律允许你的身体根据一天中的不同时间（不论你是清醒还是处于睡眠中）分配任务，例如在睡觉时，身体优先安排组织修复和记忆巩固，在清醒时则优先考虑搜寻食物、消化、新陈代谢、运动以及思考等。

昼夜节律主要由下丘脑控制。核心时钟基因通过下丘脑中特定神经元的电活动和代谢活动产生节律。根据一天中的时间变化，内分泌（激素）系统可以增加和减少各种激素来产生计时信号。这些计时信号与其他组织中的时钟基因进行通信，将身体的昼夜节律时钟调整至彼此同步。把你的大脑想象为格林尼治标准时间，将内分泌信号想象为 24 小时新闻频道上显示的时间。就像每隔一段时间，你比对一下手表上的时间和电视上的时间一样，你身体内的组织对变化的激素水平也在做同样的事情。让大脑与身体各个部位步调一致对人体健康很有帮助。

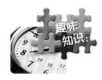

趣味知识：下丘脑中负责昼夜节律的区域大概有一粒米那么大，被称为"下丘脑视交叉上核"。

趣味知识：有一个时钟基因事实上就叫"时钟"（CLOCK）基因。

影响身体昼夜节律的最重要的外部因素是昼夜循环，你的身体可以通过定期检测光线强度确定身处白天还是晚上。然而，还有些因素可以影响昼夜节律，包括明亮的灯光、进餐时间和禁食、体育锻炼、睡眠安排（例如睡眠不足，下一节将讨论，我们也会讨论异常的睡眠规律，比如轮班工作者的睡眠周期）以及压力。

尽管各种各样的激素会随着身体昼夜节律而循环，但有两种激素在传达昼夜节律的计时信号和作为身体昼夜节律健康的标志物方面显得尤为重要，这两种激素分别是褪黑素和皮质醇。

褪黑素是由松果体（位于大脑中央的小腺体）产生的一种激素，其会响应来自下丘脑的信号。褪黑素在睡前约 2 小时开始分泌（假设光照昏暗），产生睡意以及降低体温为入睡做准备。褪黑素水平通常在清晨达到峰值，并且在醒来后降至非常低的水平。褪黑素的产生需要黑暗的环境，并受到光线抑制。在正常情况下，褪黑素生成的节奏正好符合昼与夜的长短，并随季节的不同而变化（这就是为什么你在冬天睡得较多，夏天睡得较少的原因）。然而，褪黑素生成对光线十分敏感，这意味着它甚至可以被一般的室内光线抑制。由于室内照明的缘故，我们大多数人全年都在经历类似于夏天的昼夜节律。

虽然褪黑素主要由松果体产生并作为昼夜节律的计时信号，但其他组织中也能产生褪黑素，特别是胃肠道和免疫系统的细胞。这样看来，褪黑素也起着消化作用和免疫调节剂的作用。

免疫系统的许多方面也遵循昼夜节律。许

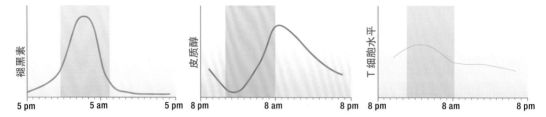

多不同免疫细胞的数量随着时间的变化而变化，包括单核细胞、树突状细胞、自然杀伤细胞、B 细胞、辅助性 T 细胞、细胞毒性 T 细胞和调节性 T 细胞。比如睡眠期间调节性 T 细胞活性会增加（如下一节所述）。此外，这些细胞分泌的细胞因子也遵循昼夜节律。事实上，有数种免疫细胞都具有时钟基因，包括中性粒细胞、自然杀伤细胞和巨噬细胞。皮质醇的规律生产极有可能是免疫系统昼夜节律的关键控制因素，但是褪黑素也在里面发挥了作用。

一些研究表明，褪黑素可增强免疫系统，另一些研究却表明褪黑素会抑制免疫系统。褪黑素对于免疫系统的某些方面是刺激物，对另一些方面则是抑制剂。这种复杂作用支持了褪黑素分泌的周期对于正常免疫功能十分重要的观点。

褪黑素通过与褪黑素受体的相互作用影响适应性免疫系统的细胞。褪黑素的受体主要存在于 CD4+T 细胞的细胞膜中，但也存在于 CD8+T 细胞和 B 细胞的细胞膜中。褪黑素似乎可以促进 T 细胞和 B 细胞的存活和增殖。例如，补充褪黑素可以促进骨髓中 B 细胞的存活，并导致胸腺和脾脏增大（在动物模型中出现）。重要的是，褪黑素（不仅限于松果体分泌的褪黑素）可以控制淋巴细胞的活化和增殖。淋巴细胞本身就能产生褪黑素，后者可以刺激 T 细胞产生更多的特异性细胞因子（可能是让相邻 T 细胞分裂的信号）。然而，有关褪黑素对初始 T 细胞分化（成熟）影响的研究结果互相矛盾。大多数研究表明，补充褪黑素可以支持 Th1 细胞的发育，但其他研究表明 Th1 的细胞活性可能通过褪黑素刺激 Th2 细胞而被抑制。这意味着褪黑素在决定免疫系统如何对特定病原体做出反应方面可能发挥作用。

褪黑素对先天免疫系统的影响更复杂。褪黑素可减少从血液中招募中性粒细胞并进入炎症部位的数量。它也抑制了生成活性氧（见第 60 页）的酶的产生。此外，褪黑素本身是就一种非常强大的广谱抗氧化剂。事实上，褪黑素可以防止一些致癌物质对 DNA 造成损伤，从而预防癌症的发生。另一方面，褪黑素可以增加白细胞产生的细胞因子。它还能增强自然杀伤细胞活性并促进骨髓中自然杀伤细胞和单核细胞的产生。褪黑素还可以增强吞噬细胞如巨噬细胞和树突状细胞的活性，并增强先天免疫系统细胞的抗原呈递（见第 20 页）。

褪黑素在免疫系统中的复杂作用也反映在自身免疫性疾病动物模型中。研究用动物模型评估了补充褪黑素对实验个体的影响。例如，补充褪黑素会加重多发性硬化和类风湿关节炎，但可以改善溃疡性结肠炎（在动物中）。临床研究已经普遍显示，自身免疫性疾病患者补充褪黑素没有任何益处（有些迹象表明补充褪黑素可能会增加某些人的症状）。在人类健康方面，保证正常的褪黑素水平和周期似乎更为重要。例如，与健康人相比，银屑病、类风湿关节炎和多发性硬化患者在晚上的褪黑素峰值较低，上午晚些时候和正午的褪黑素浓度却较高。在某些个体中，白天的褪黑素水平甚至可能高于夜间。并且，至少在多发性硬化患者中，褪黑素的异常节律已被证明与疾病相关。

如前所述，普通的室内照明就可以抑制褪黑素生成。如果你在日落后仍让房子保持充分照明，这就会造成问题，因为这些灯光会阻止你的身体做好入睡的准备。然而，人工照明抑制褪黑素的作用也取决于白天接受的光照：白天暴露在光线下越多，晚上褪黑素受到的抑制越少。这意味着如果白天在阳光下度过足够多的时间，晚上在家中点亮灯光对褪黑素的分泌影响并不大。实际上抑制褪黑素的主要是蓝光，抑制程度与光的强度和光照时间成正比。在电和白炽灯泡出现之前，我们使用主要产生黄色光的火光照明。白炽灯会产生少量蓝光，而这会造成两个问题：首先，如果你在室内度过大部分时间，白天蓝光暴露的程度不够大；其次，晚上蓝光暴露的程度太强了。这对褪黑素造成的影响结果与银屑病、类风湿关节炎和多发性硬化患者体内的褪黑素分泌失调非常相似。

昼夜节律紊乱被认为是多种疾病的危险因素，包括 2 型糖尿病、心血管疾病、肥胖和癌

人眼可以观察到波长在 320~750 纳米之间的光。而蓝光的波长则为 460~480 纳米。

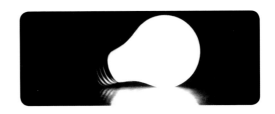

症。事实上，褪黑素和胰岛素之间存在着直接的（具有拮抗性，这表示两者间的作用是相反的）联系。特别的是，褪黑素会直接作用于胰腺，既抑制胰岛素分泌又能刺激胰高血糖素（见第 119 页）分泌。这可能是控制睡眠期间能量代谢的重要途径，尽管研究人员也认为它有助于保护胰腺 β 细胞（胰岛素生成细胞），避免使用过度——当胰岛素过度分泌以至于 β 细胞不能满足胰岛素生成的需求时，2 型糖尿病就会产生。褪黑素与胰岛素之间的作用是双向的，因为胰岛素似乎也能影响松果体分泌褪黑素。松果体的细胞具有胰岛素受体，并且根据一天中的时间不同，胰岛素可以增加或减少褪黑素合成。这意味着褪黑素调节（同时影响睡眠质量）与血糖调节（同时调节胰岛素分泌）之间有直接联系——这是避免血糖骤升（特别是入夜后）的另一个论点。

胰岛素敏感性也根据昼夜节律有所变化（可能与脂肪储存细胞分泌的脂联素的节律变化有关），在一天将结束时敏感性最低。因此，同一顿碳水化合物丰富的膳食，在晚上（大约在你当天睡前的最后 2 个小时，假设你有足够的睡眠时间和正常的睡眠时间表）比在当天早些时候更能升高血糖水平。

保护昼夜节律对于保持身体的各种功能非常重要，特别是当考虑到昼夜节律在支持优质睡眠中所起的作用时——规律睡眠本身就对身体恢复至关重要。

褪黑素对5-羟色胺及消化的作用

褪黑素在体内还有另一个对于管理自身免疫性疾病非常重要的作用，尽管与昼夜节律并不直接相关：褪黑素可以调节消化。

虽然松果体产生的褪黑素是昼夜节律的计时信号之一，并且是强力的睡眠诱导剂，但褪黑素也可由胃肠道（还有肝脏、胰腺）中的细胞产生。这种褪黑素并不是被释放到血液中进行全身循环，而是大部分保留在肠道及其周围组织中，作为内分泌信号、旁分泌信号和自分泌信号（即长距离传递的信号、相邻细胞之间的信号和细胞内的信号；见第113页）。事实上，肠道中褪黑素的浓度是血液中的10~100倍，整个肠道可以容纳的褪黑素是松果体的400倍。其中一小部分进入血液的褪黑素解释了日间血液中通常存在低浓度褪黑素的来源。

想了解褪黑素在消化中的作用，我们需要了解神经递质5-羟色胺的作用。5-羟色胺被公认是大脑中重要的信号分子。它能调节情绪、食欲和睡眠。然而，实际上有大约90%的5-羟色胺存在于胃肠道的组织中。

趣味知识： 选择性5-羟色胺再摄取抑制药（SSRIs）是升高神经细胞间隙中5-羟色胺水平的一类抗抑郁药物。

褪黑素和5-羟色胺在进食后被释放。两者似乎都是胃肠蠕动的重要调节因子，胃肠道肌肉的协调收缩和放松有助于食物在消化道中的移动。褪黑素和5-羟色胺能够引起这些肌肉的收缩和松弛，这取决于多种因素，并且它们的作用是相反的。例如，在某些情况下，5-羟色胺能引起肠肌肉组织的痉挛性收缩，但是使用褪黑素可以解除痉挛并使肠道重新开始蠕动。在其他情况下，5-羟色胺可加速蠕动（减少食物在肠道通过时间），但褪黑素可以减缓蠕动（因而增加食物通过肠道的时间）。因此，尽管5-羟色胺和褪黑素如何调节消化仍然是个谜，但是这两者联合活动似乎对于维持胃肠道肌肉组织的收缩和松弛活动之间的平衡非常重要。褪黑素和5-羟色胺都会被释放到肠道中，这对于在食物（更准确地说是食糜）到达胃肠道后协调蠕动以及消化过程的同步必不可少。

褪黑素还可以通过增加肠道周围组织的供血来支持消化过程。其已被证实对胃肠溃疡的愈合有帮助，并且可以调节胰腺的分泌作用并维持胰腺的健全。回想一下，褪黑素是一种强大的抗氧化剂，释放到肠道可能有助于防止由机体自身的盐酸（胃酸）和消化酶引起的组织损伤（见第91页）。事实上，补充褪黑素已被证明对防止胰腺炎、结肠炎、炎性肠病和结肠癌有益。

肠道中的褪黑素与昼夜节律之间是否有联系？虽然没有明确的答案，但是从松果体释放出来后，胃肠道可以从血液中收集并囤积褪黑素。当身体没有产生足够的褪黑素时，这可能有助于身体维持消化能力，但保证消化优先可能会以牺牲睡眠为代价。

5-羟色胺和褪黑素均由色氨酸合成。足量的色氨酸摄入对维持正常水平的5-羟色胺和褪黑素是必需的。然而，要维持褪黑素和5-羟色胺的生成似乎比单纯地摄入富含色氨酸的食物更加复杂。例如，色氨酸与许多其他必需氨基酸（特别是被称为"大型中性氨基酸"的一组必需氨基酸，包括缬氨酸、亮氨酸、异亮氨酸、甲硫氨酸、苯丙氨酸和酪氨酸；见第15页）穿过血脑屏障时有竞争关系。血液中色氨酸与其他氨基酸的比例决定了色氨酸穿过血脑屏障的比例；这反过来又影响5-羟色胺的生成。这种竞争（其可以调节色氨酸进入大脑的量）可能成为大脑判断蛋白质质量的重要信号，因为不同类型和数量的膳食蛋白质可以根据其不同的氨基酸相对含量来增加或减少5-羟色胺产生。经常摄入不同来源的高质量蛋白质看来很有必要，而这也是原始饮食的关键宗旨。我们还不知道蛋白质质量会如何影响肠道中5-羟色胺和褪黑素的生成，但有趣的是，至少在对猪的研究中，高纤维饮食可以增加胃肠道中褪黑素的生成。

睡眠（质量不佳或时间不足）

笑口常开和睡眠充足是最
好的治疗。
　　——爱尔兰谚语

　　在过去 50 年中，美国人的睡眠时间平均每晚减少了 1.5~2 个小时。这是一个惊人的数字——相当于每年少睡 1 个月，而这是我们需要但没有得到的。流行病学研究显示，睡眠不足或睡眠障碍与肥胖、糖尿病和心血管疾病之间存在很强的相关性。缺乏足够的睡眠与全因疾病发病率和全因疾病死亡率升高有关：这意味着如果你一直没有足够的睡眠，你的死亡风险会更高。这不是说如果你睡得更多就能长生不老，但睡眠不足就像是在拿生命做赌博。这也许会让你少活几年，而你也许仍然会在老年死去，但睡眠不足会增加你的意外死亡、慢性疾病甚至患普通感冒的风险。研究还评估了睡眠在特定疾病如乳腺癌治疗中的作用，结果表明你的睡眠越少，你生存下来的可能性就越小。

　　坦白说，我们尚不真正了解为什么我们需要睡眠，为什么我们需要这样长时间的睡眠，以及我们身体在睡觉时究竟发生了些什么。但很明显，我们需要睡眠。评估由不睡觉或睡眠不足引起的生理变化的研究结果富有启发性。对于自身免疫性疾病患者，了解睡眠在炎症反应、刺激免疫系统和调节激素（激素本身会调节免疫系统）方面的作用尤为重要。

　　睡眠不足会导致炎症，即使在年轻、健康的人群中也一样。评估急性睡眠剥夺（通常将每晚睡眠时间控制在 4 小时）连续数天（通常是 3~5 天）的各种研究已经显示，其会造成血液中炎症标志物和白细胞的增加。具体来说，只要连续 3 晚睡眠不足就可能导致血液中单核

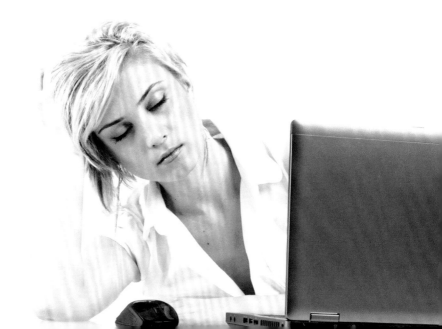

睡得太多有问题吗?

一项有 110 万男性参加的研究表明,睡眠不足和睡眠过度都与死亡率增加和寿命缩短有关。因此,许多科学家认为睡眠过多可能与睡眠不足同样有害。然而,"睡得太多"更可能是疾病的症状而不是病因。例如,一些研究表明,某些感染以及暴露于低剂量脂多糖(革兰阴性细菌的细胞膜上的促炎成分;见第 99 页)会引起嗜睡,但当用药物阻断了主要促炎性细胞因子后,嗜睡症状会减轻。你可能会发现,在你最初采用原始饮食并开始把睡眠放在优先级时,你的睡眠时间比大多数健康人每晚 7~10 小时的睡眠时间要长得

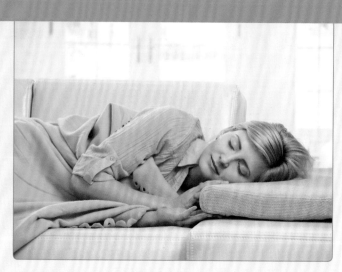

多,这是正常的。你也许还会发现,当你的身体康复以后,你所需要的睡眠时间也会自然地减少。

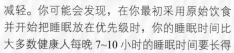

细胞、中性粒细胞和 B 细胞增多,同时促炎性细胞因子(包括已知刺激初始 T 细胞分化为 Th1、Th2 和 Th17 细胞的细胞因子)、C 反应蛋白(炎症标志物)、总胆固醇和低密度脂蛋白(LDL)也会增加。

即使是一个晚上不睡觉(连续 40 小时不睡觉)也会导致年轻、健康的个体发生炎症反应。仅仅熬一次夜就可以使血液中的炎症标志物显著增加,包括 C 反应蛋白和促炎性细胞因子。研究不仅评估了睡眠剥夺,还关注了睡眠限制后的恢复状况(模拟典型的工作周期:有人可能会在 4~5 个晚上无法获得充足睡眠,然后试图在周末弥补)。研究结果表明,刺激 Th17 细胞发育的促炎性细胞因子的高水平在睡眠增加到 9 个小时后也要持续至少 2 天,即使其他炎症标志物恢复到了正常水平。这意味着即使你在周末尝试"补足"你的睡眠,你的免

疫系统也没有办法从一周的晚睡早起造成的过度刺激中完全恢复。如果你遵循这个平时睡眠不足、周末补觉的固定模式,那么你将存在免疫系统被严重破坏的风险。你可以从长期睡眠不足的习惯中调整过来,但那需要坚持不懈,即使是在工作日也一样。

睡眠剥夺也与感染的易感性增加有关。你的睡眠越少,你患普通感冒的可能性也越高。充足的睡眠也可以保护你免受感染。一项研究甚至表明,睡眠持续时间越长,哺乳动物的寄生虫感染率就越低。

睡眠不足对饥饿激素和新陈代谢也会产生很大的影响(回想一下,饥饿激素如胰岛素、瘦素、胃饥饿素和皮质醇是免疫系统的重要调节剂,见第 105、118、119、128 页)。例如,对睡眠剥夺(连续 5 天每天 4 个小时的睡眠)后食物摄入量的研究发现,人们在睡眠不足时往往比正常时吃得更多(增加 20%!)。然而,不需要连续 5 天睡眠不足就可以观察到胰岛素、

皮质醇和瘦素水平的巨大变化。一项研究表明，只要一个晚上的不充分睡眠（4个小时），就会导致健康人胰岛素抵抗。另一项研究表明，一个晚上的睡眠不足（在该研究中为3个小时）就会导致早晨皮质醇水平降低（本该是皮质醇达到最高峰的时间）、下午和晚上的皮质醇水平升高（此时皮质醇本应该减少）和早晨瘦素水平升高。这表明仅仅一晚只睡3~4个小时就会导致胰岛素抵抗、皮质醇失调和瘦素增加，而这只是你为了看一场深夜电影或参加老板家的聚会而熬夜一个晚上的代价，仅仅一晚。

睡眠不足也已被认为是自身免疫性疾病的可能原因而被加以研究。在银屑病动物模型中，睡眠剥夺引起促炎性细胞因子、皮质醇水平以及与银屑病症状（如干燥、起皮屑、鳞状皮肤）相关的皮肤特异性蛋白质的显著增加。睡眠剥夺的小鼠比允许正常睡眠的小鼠更早发展成多发性硬化。一旦发展出这种疾病，睡眠剥夺会加快其进展并加重小鼠感觉到的疼痛程度。此外，睡眠障碍经常见于患有慢性炎性疾病（如类风湿关节炎、系统性红斑狼疮、炎性肠病和哮喘）的人——在某些情况下，睡眠障碍是由疼痛或不适引起的，而在其他情况下，睡眠障碍是由昼夜节律紊乱引起的，或两者兼具。究竟是睡眠障碍导致疾病或反过来尚不十分清楚（对于不同的疾病而言可能会有所不同），但已知睡眠障碍会加重疾病的进程并使疾病症状（如疼痛和疲劳）加剧，降低生活质量。是的，睡眠很重要。

那么你究竟需要多少睡眠？这个问题并没有一个可以适用于每一个人的答案。目前的共识是，健康的成人每晚需要7~10个小时的睡眠时间。如果你正在尝试从自身免疫性疾病中恢复过来，身体所需要的睡眠时间会接近或更长于以上范围，不必惊讶（有些患有自身免疫性疾病的人每晚需要12个小时以上的睡眠）。

保证充足的睡眠不仅是为了预防炎症反应，

一切互有联系

显然，睡眠剥夺使你更容易受感染和患上慢性疾病，包括自身免疫性疾病。反之亦然：感染和自身免疫性疾病也可能会扰乱你的睡眠。部分原因是因为不适，因为疼痛是许多自身免疫性疾病的常见症状。然而，这也是因为免疫细胞可以分泌扰乱昼夜节律的各种激素（如褪黑素和皮质醇）。因此，睡眠障碍能够促进自身免疫性疾病的发生，而自身免疫性疾病本身也会扰乱睡眠。第六章讨论了面对这些挑战时改善睡眠质量的一些方法。

也关乎身体修复和免疫系统的调节。毫无疑问，组织修复主要在睡眠期间进行。一项重要的研究表明，调节性T细胞活动也遵循昼夜节律，这意味着，就像身体的许多功能一样，它们在一天中也会有增加和减少。在健康人群中，血液中的调节性T细胞数量在晚上最多，早晨时最少（像褪黑素，而不像皮质醇）。调节性T细胞的活性也遵循昼夜节律，在睡眠期间的抑制性活性最高，而在早晨的活性最低。当志愿者处于睡眠剥夺的情况下，其体内调节性T细胞的抑制性活性会下降（即使T细胞的实际数量保持不变）。

这意味着睡眠对调节性T细胞的抑制能力是必需的，因此，如果你想要调节免疫系统并逆转你的自身免疫性疾病，你需要保证良好的睡眠。

如果你有自身免疫性疾病，并且每天晚上都没有睡够9小时，我再怎么强调将睡眠移到你的优先级列表中的重要性也不为过。你需要睡眠，现在，就是今晚，而且是每天晚上。说真的，放下书本去睡觉吧。在第六章中我们将讨论如何保证睡眠的优先级，以及当你尝试多睡一会儿，但却不能做到时的对策。

身体活动

> 强健的体质不仅是身体健康的关键，也是一切活力与创意力的源泉。
>
> ——约翰·F.肯尼迪

身体活动的好处是众所周知的。肌肉质量的增加会提高新陈代谢的速率，更容易保持健康的体重。定期的身体活动有助于改善骨密度，并可以预防甚至逆转骨质疏松症。身体活动有助于调节多种关键激素的水平和敏感性，包括胰岛素、皮质醇、瘦素、胃饥饿素和褪黑素。其还能通过直接影响几种神经递质来提升你的情绪。定期适度的身体活动可以降低心血管疾病、2型糖尿病、抑郁症和某些癌症的风险。事实上，世界卫生组织已经认定缺乏身体活动是造成死亡的第四大风险因素，全球每年约有320万人因此死亡。

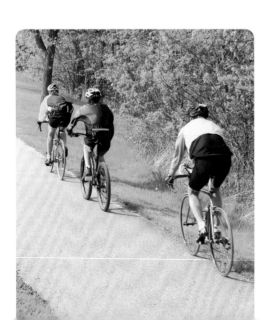

身体活动对身体的各种激素和免疫系统都有很大的影响。然而，不是所有形式的身体活动都有相同的效果。特定的身体活动是否会对激素和免疫系统带来正面影响取决于各种各样的因素，如活动类型（有氧、阻力训练等）、持续时间、强度（轻度、中度、重度）、是否正在禁食（即你是否有吃东西）、距上次锻炼的时间、运动是否有规律（即你是否定期锻炼）以及你的健康状况（不仅是指你是否患有疾病，也包括你的体重是否健康、体质是否强健、是否处于长期压力下以及是否经常得到足够的睡眠）。重要的是，剧烈的运动，特别是长期有氧运动（也包括高强度间歇训练），可能会对自身免疫性疾病起反作用，不仅会让身体痊愈得更缓慢，甚至会加重你的病情。正如第二章讨论的许多微量营养素一样，好东西常常会过犹不及。

身体活动与免疫系统之间相互作用的研究称为运动免疫学。身体活动与激素之间相互作用的研究被称为运动内分泌学。这些都是相当新的研究领域，其中还未得到答案的问题远远超过已有答案的问题。尽管如此，可以肯定的是：久坐对你不利；正常的低至中等强度活动对你有好处；运动过度（无论是运动量还是强度）会给你造成伤害。国际运动与免疫学会将身体活动与疾病抵抗力之间的关系称为"U"形关系，"U"形底部是最佳区域，适量和合适类型的活动所带来的结果是最低的患病风险。这也解释了为什么久坐的生活方式增加了患各种疾病的风险因素，以及比如，为什么精英运动员患上呼吸道感染的风险较高。

身体活动会影响身体对压力的反应。各种

研究表明，身体活动可以改善长期在慢性和急性压力下的心理健康、情绪以及承压能力。例如，在面对急性心理压力时，心肺功能健全的人所分泌的皮质醇的量比心肺功能不健全的人低得多。各种研究表明，你应对生活压力的能力会随着身体活动的减少而降低。但是，身体活动本身也是压力源。运动越费力，HPA轴受到的刺激就越多，皮质醇释放得也越多。而且，重要的是，运动压力和心理压力的影响可以相互叠加，这意味着你感觉到的总体压力是运动压力和心理压力的总和。当身体功能平平的健康男性在受到心理压力时进行剧烈的身体活动时，身体释放的皮质醇比只是承受心理压力或只是运动时更多。将体质强健和不那么强健的个体进行对比的类似研究也表明，心理压力和运动压力所释放的皮质醇是可以累加的，并且该效应在体质不佳的个体中可以被放大。一些指标表明，这种皮质醇反应在有氧和耐力运动中要更明显，相比之下阻力训练刺激HPA轴的程度要小得多。然而，将阻力训练与耐力训练相结合的运动计划，如间歇训练（更专业的名称是"高强度间歇训练"），肯定会刺激皮质醇分泌；一些研究警告说，这些类型的锻炼会引起训练过度，并可能导致肾上腺皮质功能不全。

身体活动影响昼夜节律，包括褪黑素生成和睡眠质量。当动物（或人类）被保持在长期光照条件下时，它们缺失了维持昼夜节律的关键刺激。结果是生物功能的节律性缺失——昼夜节律激素以及依赖昼夜节律的各种身体功能将因此紊乱。

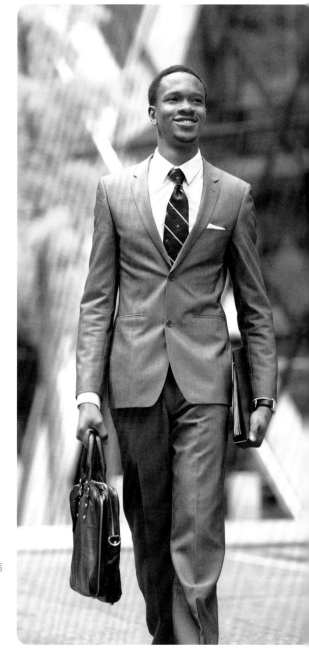

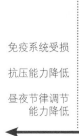

最佳获益

免疫系统受损	皮质醇失调
抗压能力降低	对免疫相关疾病的易感性增加
昼夜节律调节能力降低	肠漏症

过低　　　运动量与运动强度　　　过量

剧烈的运动会导致肠漏症

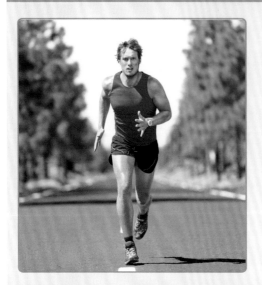

剧烈的运动会对你的身体造成过度的压力，同时，剧烈的运动本身还会导致肠道通透性增加。是的，只要在健身房、跑道上或泳池中锻炼过度就有可能导致肠漏症。

一半以上的长跑运动员都经历过跑步者腹泻。其症状包括头晕、恶心、胃肠道痉挛、呕吐和腹泻，主要发生在跑步过程中。为了在运动过程中优先让血液流向心脏和骨骼肌，血液会从胃肠道和其他内脏器官（如肝脏和脾脏）中流出。脏器缺乏足够的血液供应会导致肠道缺血性损伤（由于供血不足导致的损伤），这会使肠屏障受到破坏，从而增加肠道通透性。并且如已经讨论过的，增加的肠道通透性（见第41页）可使肠道内的各种毒素渗入体内。

虽然不是所有的耐力运动员都有明显的症状，但剧烈的运动似乎确实会增加所有沉迷于消耗性运动人员的肠道通透性，尽管程度不同。各种研究发现，没有胃肠道疾病症状的运动员的肠道通透性也有增加。一项研究还表明，在训练有素的运动员中，那些有胃肠道症状史的运动员在运动后，其肠道通透性增加幅度要比没有胃肠道症状的运动员高很多。

剧烈运动也与被称为"食物依赖性-运动诱发性全身过敏性反应"有关，因为运动引起的肠道通透性加速了胃肠道对过敏原的吸收。

有几种情况可能会加剧由剧烈运动引起的肠道通透性增加。一项研究表明，使用布洛芬、非甾体抗炎药（NSAID；第150页有更详细讨论）显著加剧了训练有素的运动员剧烈运动引起的肠道通透性增加和肠道损伤。在耐力运动员中，摄入富含碳水化合物和电解质的食物或饮料和胃肠道症状之间也存在很强的相关性。剧烈的运动可以抑制胃排空（食物从胃到小肠的转移），随着胃中碳水化合物和盐的浓度增加，胃排空进一步被抑制，而含糖运动饮料会使问题进一步加重。当然，脱水也会造成症状加重。食物和过浓的运动饮料到底是增加了肠道通透性，还是单纯地放大了运动员感觉到的症状仍然未知。

环境状况也有影响。一项研究表明，在炎热（33℃以上）和凉爽（22℃以下）的条件下，跑上60分钟会导致肠道通透性增加，但血中检测到的内毒素（来自革兰阴性细菌的蛋白质）只有在炎热条件下进行剧烈运动后才会大大增加，而在凉爽的条件下则不会。这意味着在炎热的时候剧烈运动的致炎作用更明显。益生菌治疗也可以帮助保护肠道避免由剧烈运动引起的通透性增加。一项研究表明，在男性运动员剧烈运动后补充益生菌可以减少血液中促炎性细胞因子的数量，并且其粪便中可检测到的连蛋白（一种打开肠上皮细胞之间紧密连接的蛋白质；见第46页和第79页）的含量也下降了。

科学家对跑步运动员、自行车运动员和铁人三项运动员因运动诱发的肠屏障功能障碍进行了研究。虽然肠道通透性和阻力训练之间的联系还没有被明确研究，但可能取决于锻炼的类型和每组训练之间的休息时间。当然，与传统的阻力训练相比，高强度、短暂休息的锻炼已被显示可以使皮质醇分泌增加。相比之下，相对较低强度的定期运动可以保护胃肠道免受疾病困扰。有证据表明，身体活动会降低结肠癌、胆结石、憩室炎和炎性肠病的风险，这是提倡增加身体活动的同时应避免剧烈运动的另一个论据。

一切皆有联系

你的饮食质量可能左右了运动对你的免疫系统的影响。例如，最近的一项研究表明，补充鱼油可减少急性运动引起的炎症反应。另外，在运动前、运动过程中或运动后摄入碳水化合物可能会使急性身体活动引起的炎症反应程度以及持续时间下降。

然而，即使是非计划性的运动也能防止这种节律性的丧失。此外，一旦重新引入正常的昼夜循环，运动就会加速昼夜节律的恢复。在需要适应睡眠-唤醒周期变化的人身上（如需倒时差和倒班工作的人），运动已经显示出类似的益处。长期中度有氧运动可改善失眠人群的睡眠模式，并减少老年人的睡眠中断问题。目前，运动对褪黑素分泌的影响尚未达成共识：不同的研究显示，运动可以增加、减少褪黑素，或者对其完全无影响。根据一天中的时间和运动的强度，身体活动可以使褪黑素在晚上的分泌发生得早一些或晚一些。一般来说，在一天早些时候的锻炼对褪黑素分泌几乎没有影响，傍晚锻炼可能会使褪黑素提早产生，在夜晚锻炼可能会导致使褪黑素的产生推迟。但事实并非总是如此，一项针对男性夜间自行车运动的研究显示，运动对睡眠质量没有影响。虽然对这个观点还需要进行更多的研究，但是在目前看来，运动好像可以帮助保护和恢复昼夜节律，特别是在结合适当的昼夜循环的情况下。

众所周知，身体活动可以提高胰岛素敏感性。在运动过程中和运动后，细胞膜的葡萄糖转运蛋白增加，从而提升了肌肉组织吸收葡萄糖的能力。这些 GLUT4 转运蛋白和细胞响应胰岛素信号时增加的转运蛋白是一样的（见第108 页）。但运动可以独立于胰岛素刺激 GLUT4 转运蛋白增加。尽管葡萄糖转运体的增加在运动结束后只能持续 2 个小时，但肌肉细胞在运动后会变得对胰岛素更敏感。随着运动变得规律，肌肉组织会产生许多适应反应，包括持续增加胰岛素敏感性、增加 GLUT4 转运蛋白的产生以及增加血管形成。

身体活动对先天免疫系统和适应性免疫系统都有非常复杂的影响，并且在很大程度上取决于运动的形式是急性的（即不属于常规训练程序的剧烈运动）还是慢性的（即常规的运动）。重要的是要明白，急性运动并不仅仅是指一个身材都走样了的人突然上一堂有氧搏击课程。任何从事比自己平时锻炼强度剧烈得多或时间上长得多的运动都属于急性运动。而且，根据锻炼或运动的种类或强度，有些人每次锻炼都属于急性运动。

无论是力量训练还是耐力训练，急性运动都会刺激炎症反应。运动后，中性粒细胞和自然杀伤细胞会被动员，它们在血液中的浓度急剧增加，其幅度与运动强度和持续时间有关。急

这种对剧烈运动的警告是否适用于你？

是的。只不过所谓的剧烈程度是因人而异的，这取决于你的健康水平、活动的类型、锻炼的频率、锻炼的时间长短、你保持规律锻炼有多久了、管理压力的能力以及睡眠质量。所以，你可能认为上述关于剧烈运动的警告不适用于你。也许你经常锻炼身体因此不认为它们是过量的；也许你依靠锻炼来管理压力，如果没有锻炼，你简直无法想象要如何生活；也许你喜欢通过激烈的锻炼来为身体塑形。无论如何，请严格评估运动在你的自身免疫性疾病中的作用。运动成瘾确实存在，并且已知有与酒精和吸毒成瘾相似的心理和生理效应。尽管你采取的运动量可能完全适合你的身体，而且可能正在帮助你管控自身免疫性疾病，但请不要让你对运动的喜爱干扰你的康复进程。

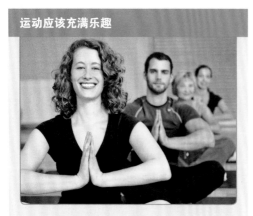

运动应该充满乐趣

也许"你选择的运动应该是你喜欢并享受的"已经是陈词滥调，但鉴于压力在自身免疫性疾病中的突出作用以及运动在管控压力方面发挥的重要作用，我想要再次强调——运动应该充满乐趣。我的瑜伽老师喜欢说："做到你喜欢，做到你喜欢做。"我认为这句话表达了非常深刻的哲学观点。除了快乐本身带来的直接益处，做你喜欢做的事会让你更容易坚持下去，并且让你从忙碌的日程表中为它腾出时间。

性运动也刺激吞噬作用（巨噬细胞和单核细胞吞噬），并增加产生的活性氧和促炎性细胞因子。然而，定期运动似乎并不会明显地增加血液中中性粒细胞的数量，并且可以减少血液中单核细胞的数量及其对炎性刺激的反应。事实上，一些报告表明，规律的运动训练可能会增强慢性炎性疾病患者的抗炎能力。相比之下，其他研究表明，即使是定期训练也会增加自然杀伤细胞的数量，而这种效应还可能会因剧烈的训练而加剧。

急性运动对适应性免疫系统的影响仍未完全研究清楚。在急性运动期间和运动之后，血液中辅助性 T 细胞和细胞毒性 T 细胞数量增加，但之后迅速恢复正常。此外，急性运动对 Th1 细胞与 Th2 细胞有不同作用。具体来说，急性运动可以减少 Th1 细胞的数量，并

增加 Th2 细胞的数量。由于 Th2 细胞是 B 细胞活化的重要调节剂，血液中 B 细胞也会同时出现增加的情形。在运动后恢复期，T 细胞和 B 细胞的数量下降到比锻炼前更低的水平，这表明运动可以抑制适应性免疫系统，但之后可以相对较快地恢复正常水平。针对精英运动员的研究表明，一般来说，运动后 24 小时测量的 T 细胞和 B 细胞的数量与非运动员相同，表明定期训练可能不会引起适应性免疫系统的持续变化。然而，当激烈锻炼之间的恢复时间不足时，问题就出现了，在这种情况下可能导致免疫抑制。

评估运动对自身免疫性疾病或其他慢性炎性疾病患者影响的研究相对较少。因此，还有很多问题无法回答。在一些（但不是全部）研究中发现，急性运动会加重炎症患者的炎症反应（导致运动后炎症水平更高或持续时间更长）。常规运动对炎性疾病患者的潜在益处更加不明确，具体而言，有些研究显示炎症标志物增加，有些研究则显示其减少，而有些研究显示无变化。运动强度的不同可能造成了结果的差异，这可能解释了炎性疾病患者更容易受到过度剧烈运动的负面影响。最近的一项研究支持了这一观点，结节病患者在急性运动时，促肾上腺皮质激素（但不是皮质醇；见第 129 页）释放速度更快。

虽然运动的影响十分复杂，而且仍然只是刚开始被理解，但要着重强调的是身体活动（至少低至中等强度的运动）对健康至关重要。此外，身体活动的好处远远超出了我们大多数人的关注重点——对身体外观的影响。身体活动是原始饮食的一部分，因为正常的、中等强度的身体活动对激素和免疫系统具有重要的调节作用。这不光是为了在穿泳衣的时候更好看。这不是我们想要的目标，对那些自身免疫性疾病患者来说，也不应成为其目标。事实上，正如第 250 页讨论的那样，大多数人渴望

的超级苗条的明星身材甚至谈不上健康。这不是说你不能在体重超重时减肥或在体重过低时增重。你可以这么做，而且你会因此变得更加强壮、更有肌肉、更加灵活、身体更健康。但是我必须要再次强调：变瘦或者肌肉发达不是目标——保持健康才是。

我们大多数人觉得我们应该更多地运动，但对于那些自身免疫性疾病患者，更需要把关注重点放在做更多的身体活动上。身体活动被世界卫生组织定义为："由骨骼肌产生的、任何需要消耗能量的活动。"相比之下，运动是指有特定目的的身体活动，如改善身体状况或竞技性体能的活动。作为一个社会整体，我们经常会互换使用这些术语。所谓关注身体活动，意在增加低至中等强度活动的量，同时避免消耗性的剧烈运动。但是，由于剧烈运动的界定取决于个人，什么程度的运动才构成过度运动并没有标准答案。跑上 3 千米对某一个人可能是适宜强度的运动，但对另一个人却是高强度而且有害的。你必须通过一些常识来判断。

在原始饮食的所有建议中，对运动的类型和强度的建议是因人而异的。目标是你在每日生活中即有充分的身体活动，而它们又不会使你的身体感到压力过大。这并不意味着你不能加强身体的力量和耐力，但它的确意味着你应该逐渐地实现你的目标。对于那些以前习惯了久坐不动的生活方式的人来说，这意味着要先加入日常的轻度锻炼，如步行、瑜伽和游泳，再慢慢地增加运动强度和持续时间。我在第六章中会更详细地讨论在你的生活中加入更多中等强度身体活动的策略。对于习惯于每周数次在健身房进行剧烈锻炼的人来说，这意味着要降低锻炼强度，同时优先考虑给身体足够的时间从运动中恢复，以确保不会损伤身体。当谈到运动和自身免疫性疾病时，缓慢而稳定的确是最佳策略。

"但我是运动员！"

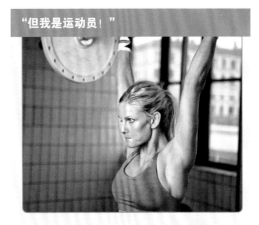

如果你是一位正与自身免疫性疾病做斗争的运动员，你可能已经注意到一个反复出现的话题：你的艰苦训练可能要为你的自身免疫性疾病承担一部分责任。所以，我建议你降低训练强度，让你的身体得以恢复。你必须根据你的疾病调整你的训练计划。然而，这并不一定意味着你必须完全放弃运动。减少训练强度、增加训练间期的恢复时间可能会有很大帮助。此外，应注意以下几点。

- 不要在开始训练或比赛前 30 分钟内进食。
- 在剧烈运动时，每小时摄取约 470 毫升碳水化合物含量少于 10%，但包含葡萄糖、和电解质的饮料。
- 避免在炎热的天气中进行剧烈的训练。
- 补充益生菌（见第 201 页和第 269 页）。
- 确保你在训练之间（至少 24 小时）有充足的恢复时间和每晚充足的睡眠。
- 确保摄入足够的食物以支持训练之间的恢复和修复。
- 严格评估你的训练在你的自身免疫性疾病中所起的作用。

再议饥饿激素：来自进食频率的影响

在何时何地吃饭实际上是一种生活方式因素（而你吃了什么东西则是饮食因素），它也可能是成功治愈自身免疫性疾病的重要因素。谷歌的快速搜索可以提供给你数百条资源，都在告诉你，最健康的进食方式是少食多餐，一天几乎不间断地吃。虽然这种方法可能对具有代谢问题的人调节血糖水平有帮助，但它不支持正常的饥饿激素调节，并且在自身免疫性疾病的治疗中可能会适得其反。

最初支持少食多餐的研究表明，你进食的频率越高，越有可能达到健康的体重。虽然这样的相关性是研究两件事情之间联系的一个很好的起点，但这并不能证明其因果关系。一旦将运动纳入考量后，这种相关性就会消失。有趣的是，前瞻性研究（一种特定类型的研究，在这种情况下，人们被规定采用特定的饮食，然后研究人员监测受试者健康和体重的变化，而这种研究与相关性研究不同，在后者中人们只是填写调查表以让研究人员寻找统计学趋势）普遍表明，增加进食频率对正常体重的个体没有益处，并在超重人群中有导致体重增加的趋势和更高的糖尿病风险。

你的进食频率、吃些什么、吃多少，对饥饿激素的调控也有很大的影响。重要的是进食前要感到饥饿，并保持胃排空以使胃饥饿素释放最大化。但是你不能过度以至于皮质醇水平飙升，或者瘦素敏感性下降。吃饱也很重要，食物应包括高质量的蛋白质、脂肪、低升糖指数的碳水化合物（以及膳食纤维）。这是因为胃饥饿素的低浓度与高浓度同样重要，而且这样的进食方式能维持更好的昼夜节律。

那么最佳的进食频率是什么样的？对现代或历史上狩猎-采集族群和狩猎采集-农耕族群的分析表明，他们通常是在下午或傍晚吃一顿大餐。早上有时摄入少量的剩菜，以及采集来的少量食物。这不仅不像是每天五六顿饭那样（被错误地提倡）的达成"最佳代谢"的饮食，而且也不同于与少食多餐相对立的、传统的"一日三餐"。

当我们开始考虑每天只吃一顿饭（不限制热量）时，会发现一些有趣的研究结果。一项研究表明，在不限制热量的情况下，每天只吃一顿饭可以改善身体组成和心血管危险因素，并降低皮质醇水平。另一项研究表明，每天只吃一顿饭可以通过预防循环中的白细胞（特别是单核细胞）产生细胞因子来减轻炎症反应。有一项假说认为，减少进食频率将导致氧化应激减轻、瘦素和胰岛素敏感性增加。

尽管结果看起来很有说服力，但这些研究成果并不能为一日一餐的观点提供有力的支持，特别是在患有自身免疫性疾病的情况下。

间歇性禁食的概念在原始饮食中广受推崇，部分原因在于一些研究表明，反复的短期禁食（通常为16~24小时）可以提高我们处理压力的能力（意味着为应对压力所释放的皮质醇较少），这是由于间歇性禁食能刺激自噬作用发生（类似于每个细胞的春季大扫除，细胞会分解不能正常工作的组分，以将其回收再利用）。然而，具有自身免疫性疾病的患者不太可能体验到这种好处。不吃早餐（或者省掉早餐和午餐）带来的问题是，你的身体会增加皮质醇水平以刺激糖原分解或糖异生来升高你的血糖，这样

规则中的例外

尽管不太频繁的"大餐"似乎是调节饥饿激素和减少餐后炎症反应（见第 104 页）的最佳选择，但这不适用于每一个人。吃大量的食物会对消化系统造成压力，对于那些患有严重胃肠道损伤和炎症，如乳糜泻、炎性肠病或影响消化器官（肝、胆囊或胰腺）的自身免疫性疾病患者，至少在最开始的阶段，可能会引起胃肠道极度不适。如第 221 页所述，从少食多餐转为次数更少但份量更大的进食不需要一蹴而就。这对于那些需要同时给予身体足够时间去恢复的人尤其如此。能够支持消化的补剂可能会在某些情况下能促进修复过程，并帮助你过渡到次数更少、量更大的饮食节奏，这会在第 264 页进行更详细的讨论。

才能使你白天有足够的能量。如果皮质醇水平和节律性不正常，为了调节血糖而额外释放的皮质醇可能导致皮质醇失调或抵抗。并且，已经有研究证明自身免疫性疾病可以抑制自噬作用。这意味着健康人从禁食中获得的益处不仅不大可能在自身免疫性疾病患者身上发生，对于那些处于长期压力的人来说同样如此。事实上，反复的间歇性禁食（即相当于一日一餐）被用来作为动物研究中的长期压力源。在动物模型中，这可以激活肝巨噬细胞，增加肝脏中的脂肪积累，使血液中胆固醇浓度上升，并加速由高脂肪饮食引起的肝脏和脾脏中的 DNA 损伤。在人类中，有一项研究显示，每天仅吃一顿饭的人的葡萄糖耐量较低（即更高的胰岛素抵抗）。此外，健康女性比健康男性更容易在间歇性禁食期间产生低葡萄糖耐受；因此，间歇

性禁食是否能使女性受益仍然未知。

 有一个支持吃早餐的很好的观点。事实上，评估饥饿和食物渴望的研究发现，当你吃早餐时，饥饿激素会受到更好的调控。习惯不吃早餐的人患心血管疾病和肥胖的风险较高。但这可能并不意味着吃早餐有什么直接益处，情况更像是，吃早饭似乎使人在一天中剩下的时间内更容易做出健康的选择。

褪黑素与胰岛素的关系显示，吃得太晚可能会扰乱睡眠。事实上，临床试验认为，在睡觉前 1 个小时内即使吃小零食也会对睡眠质量产生不利影响。相比之下，在睡前 4 个小时吃富含碳水化合物的一餐可以改善睡眠质量。虽然对最佳睡眠所需的膳食成分和适当时间尚没有最佳答案；但一般来讲，在睡觉前至少 2 个小时内不吃饭有利于睡眠。

趣味知识： 睡液淀粉酶是一种淀粉消化酶，其也显示出昼夜节律性，并在傍晚时达到最高峰，这意味着你在晚餐时可能更容易消化淀粉类碳水化合物。

因为患有自身免疫性疾病的人更容易发生皮质醇失调（以及昼夜节律失调、胰岛素与瘦素水平和敏感性异常），所以进食频率必须达到一个平衡，使其既可以激发正常的皮质醇水平和胰岛素敏感性，又可以使胃饥饿素在餐与餐之间升高，并维持瘦素敏感性。对于大多数人来说，这可能意味着每天要吃 2~4 餐（或者三餐加上一点小吃），第一餐是醒来后不久的早餐，最后一次是睡前 2~4 个小时的晚餐。你进食的频率越低，你进食的量就应该越大。个人偏好或许再加上一点试错的过程就能决定哪种方式更适合你。关键就是，多食少餐要比少食多餐好得多。有关改变饮食习惯的策略，请详见第 219 页。

药物

> 越来越多的观察发现，大多数药物，即使那些被认为不良反应最小的药物，例如质子泵抑制剂和抗高血压药物，其实也会影响免疫系统的发展和功能，并且极有可能对微生物群有害。
>
> ——史蒂格·本马克，MD，PhD，
> "Gut Microbiota, Immune Development and Function," *Pharmacological Research* 69 (March 2013): 87–113.

人们已经越来越普遍地使用药物，特别是非处方药，除了抱着这种或者那种药可以缓解即时症状的模糊希望之外，我们往往没有太多的想法。我们坚信像阿司匹林和布洛芬这样的药物如此普遍，它们必然是无害的；我们也相信我们医生开的处方药物，如类固醇和质子泵抑制剂，对我们会有帮助。但是许多常规用于缓解自身免疫性疾病疼痛和炎症反应的药物在治愈疾病方面往往会适得其反。更危险的也许是，许多这类药物的确可以减轻或减少疼痛，从而掩盖了其对肠道通透性、肠道微生物菌群和免疫系统的不利影响。只要在使用这些药物，身体就无法完全恢复健康。

了解哪些药物必须避免至关重要，这样你就可以与医生商榷。这些药物中的一部分（但不是全部）可以很容易地被停掉。有些药物在某些情况下是适当的，有些在某些情况下甚至可以挽救生命。你需要与你的医生合作，以确定是否需要要调整剂量，前提是你在完全地执行原始饮食，并尽一切可能促进身体康复。

什么类型的药物弊大于利？一般来说，应尽可能地避免有胃肠道副作用的任何药物，因为便秘、腹泻、恶心、腹痛和呕吐是胃肠道损伤或炎症的良好指标。鉴于原始饮食中的许多建议旨在修复肠道和扭转肠道菌群失调，这些类型的药物要么没有益处，要么会彻底地打破你所做的所有努力。虽然以下列表并非详尽无遗，但列出了最常见的类型。

✚ 非甾体抗炎药（NSAID），越来越多的人推荐（或建议）自身免疫性疾病患者服用NSAID，如布洛芬和萘普生，以缓解疼痛和减轻炎症反应。

✚ 免疫抑制药物，包括皮质类固醇（如泼尼松）和病情缓解性抗风湿药（如甲氨蝶呤）。

✚ 干扰消化的药物，如治疗胃酸反流的处方药。

✚ 激素类避孕药和抗生素。

非甾体抗炎药（NSAID）

NSAID 包括许多人们熟悉的非处方药，最常见的是阿司匹林（乙酰水杨酸）、布洛芬和萘普生。通常在处方中使用较高剂量以治疗疼痛和减轻炎症反应。但是，其胃肠道副作用很大。其原因是 NSAID 会对肠屏障造成损害，长期使用会带来明显的胃肠道溃疡、出血和肠穿孔（肠内出现撕裂）风险。

重要的是要明白，即使是单剂 NSAID 就能导致健康人群的肠道通透性增加。

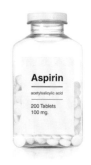

NSAID 有数种机制造成这种影响。

NSAID 引起胃肠道损伤的第一个机制是抑制环氧合酶的作用。抑制环氧合酶可阻止花生四烯酸的代谢，从而减少前列腺素和血栓素（见第 113 页）的形成。这也是 NSAID 具有抗炎、稀释血液和减轻疼痛作用的原因。然而，这也会损害肠屏障，引起肠道损伤（最终可能会形成溃疡或更严重）。事实上，环氧合酶是维持肠道黏膜层完整性（见第 42—43 页）所必需的酶。一旦这种酶被破坏，肠道就更容易受到其他因素（如毒素和剧烈运动）的损害。

趣味知识： 环氧合酶可被称为 cox2 抑制剂的一类药物所抑制，这种药也被用于治疗炎症，而 NSAID 可以同时抑制 cox1 和 cox2 两种形式的环氧合酶。

研究还表明，NSAID 可以抑制形成肠上皮细胞之间紧密连接（见第 46 页）的蛋白质的生成，这会导致紧密连接的开放。这可能是因为 NSAID 能损害线粒体代谢（见第 104 页），即肠上皮细胞不能产生足够的能量来维持其紧密连接。NSAID 还通过影响负责肠道组织和肠道周围血液供应的毛细血管来削弱肠屏障。此外，NSAID 似乎会增加白三烯（见第 114 页）生成的量，引起血液中性粒细胞的活化和招募，而这也被认为是 NSAID 使胃肠道发生损伤的原因。

与本节中讨论的其他药物不同，NSAID 很少被用作急救药物，最常见的用途是缓解症状。鉴于此，应避免使用 NSAID，因为使用它们所收到的效果并不值得以肠屏障受损为代价。唯一的例外是使用 NSAID 作为血液稀释剂。在一些自身免疫性疾病，如抗磷脂综合征中，医生常常建议每日服用阿司匹林以预防血栓形成（血栓可能危及生命）。在这种情况下，你必须与你的医生充分讨论后再考虑停服阿司匹林，

因为如果你有凝血障碍，那么停服血液稀释剂可能导致危险。你可以与你的医生讨论使用替代血液稀释剂（如高剂量的鱼油）的可能性（见第 113 页）。

皮质类固醇

许多医生根据你的症状开具皮质类固醇（根据症状使用口服、注射、外用、吸入或鼻内剂型）治疗自身免疫性疾病的症状。类固醇药物的需求源于身体的皮质醇抵抗和免疫系统过度活跃的事实（见第 128 页）。这类药物是一种人工合成的皮质醇。如果你已经熟悉长期压力带来的后果，再讨论类固醇药物导致的结果就变得容易了。

皮质类固醇药物通过与免疫细胞中的糖皮质激素受体结合发挥功能，从而解决炎症反应和免疫问题。然而，这些药物也会使糖皮质激素（即皮质醇）充斥身体，而且往往打乱了皮质醇水平的自然波动（而这解释了为什么在早上使用泼尼松可以使副作用最小化），并进一步增加皮质醇抵抗。这也是为什么使用类固醇时通常会要求逐渐减小剂量，以及为什么在完成一个类固醇疗程之后症状经常复发（有时还会更严重）。类固醇也会损害免疫系统，导致肠漏症，并阻碍正常的修复过程。

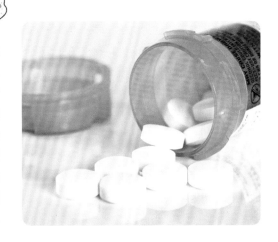

在某些情况下，皮质类固醇药物可以挽救生命，尽管大部分时间都被用于缓解症状。大多数人因为其强烈的副作用，如刺激食欲、渴望高热量的食物、体重增加、低能量、烦躁和睡眠困难，而不喜欢服用类固醇。可想而知，这些副作用本身对免疫系统有影响。为了帮助抑制免疫系统，皮质类固醇通常被用于自身免疫性疾病患者，但是患者经常会发现，一旦开始服用类固醇，就很难停药。这是因为一旦你停止服药，免疫系统就不再受到抑制，但身体却比以前具有更强的皮质醇抵抗。事实上，对于一些自身免疫性疾病，正是因为在停药后的"反扑效应"，类固醇是被禁止使用的。

如果你正在服用皮质类固醇来治疗自身免疫性疾病，你需要与你的医生通力合作，以缓慢地减少类固醇的剂量，同时你可以通过原始饮食的饮食和生活方式治疗你的身体。

PPI、H₂ 阻断剂、抗酸药以及泻药和止泻药

不论胃肠道症状从专业角度来说是否属于自身免疫性疾病的一部分，鉴于肠漏症和肠道菌群失调在自身免疫性疾病中所起的作用，胀气、胃灼热、胃酸反流、便秘和腹泻等症状仍在自身免疫性疾病中常见。人们也常常用这些旨在减少胃酸、增加或减少胃肠蠕动的非处方药或处方药来治疗这些症状。这些药物的使用必须经过严格的评估，因为其中许多药物可能弊大于利。具体来说，你应该避免以下药物。

✚ 质子泵抑制剂（如泮托拉唑、奥美拉唑和兰索拉唑等药物）。

✚ H₂ 阻断剂（如法莫替丁和雷尼替丁）。

✚ 轻泻剂（如比沙可啶、番泻叶、蓖麻油、聚乙二醇 3550 等刺激性轻泻剂，以及刺激性较小、单纯的渗透性泻药，如镁乳）。

✚ 止泻药（解痉止泻药，如洛哌丁胺和次水杨酸铋，以及刺激性较轻的粪便软化剂，如洋车前草）。

好的消化是很重要的，这既能让你的身体吸收食物中的所有营养物质，又能避免肠道菌群失调。关于足量胃酸的重要性以及细菌过度生长如何产生类似胃酸过量的症状，详见第 59 页。服用任何会降低胃酸或影响胃动力的药物都会影响身体消化和吸收营养的能力。抗酸药，如碳酸钙通常仅在长期服用或大剂量服用时才会导致不良反应。也许不足为奇的是，抗酸药最常见的副作用是便秘（可能是由消化抑制和细菌过度生长引起的）。在大剂量服用（或肾功能受损）时，碳酸钙会导致高钙血症（高血钙水平），对身体造成不良影响。

虽然在特定情况下，质子泵抑制剂类药物（PPI，一类减少胃壁细胞分泌胃酸的药物）会非常有用，但它们其实是最常被过度使用的药物之一。质子泵抑制剂已经大大取代了 H₂ 阻断剂的使用（后者也可以减少胃酸产生，但是是通过作用于胃壁细胞的其他生物化学作用），但它也与各种不良反应有关，包括营养物质的吸收不良（这可能导致贫血）、骨密度降低、沙门菌和梭状芽孢杆菌感染风险增加以及癌症风险增加。此外，研究已显示质子泵抑制剂能直接干扰溶酶体中的酶（从而阻断抗原呈递；见第 20 页和第 82 页）和细胞毒性 T 细胞的活性。已有医学文献对长期使用质子泵抑制剂可对免疫系统造成损害表达了担忧。最近的一项研究表明，在因急性疾病住院之后出院的老年患者中，使用质子泵抑制剂增加了在一年内死亡的风险。而且在炎性肠病患者中，使用质子泵抑制剂和 H₂ 阻断剂还与更严重的症状和更高住院风险有关。质子泵抑制剂和 H₂ 阻断剂似乎也对肠道微生物菌群有影响。一项针对早产儿的研究显示，H₂ 阻断剂可以减少肠道微生物的多样性。并且，研究已经显示，长期使用质子泵抑制

剂会提高致病菌占领肠道的能力，从而增加肠道细菌感染的风险。

　　一般来说，泻药会对肠道内的上皮细胞造成损伤。对于这种损害是否会增加疾病的风险，目前还没有达成共识，但是任何对肠道造成损害或刺激的东西都应该引起想要恢复肠道、扭转自身免疫性疾病的人的警惕。已知刺激性泻药，如番泻叶（松果苷 A）、比沙可啶和蓖麻油，可以损伤肠上皮细胞、刺激肠壁细胞迅速分裂（增殖）并引起炎症反应。比沙可啶和酚酞通过增加肠上皮细胞通透性（并促进液体穿过受损肠屏障）起作用。发酵性泻药，如乳果糖，可能会通过促进肠道细菌过量生成短链脂肪酸（见第 50 页）来刺激细胞分裂。聚乙二醇 3350 会抑制损伤后的肠屏障的修复（尽管它本身不会引起损伤）。渗透性泻药，如氧化镁溶液，之所以有效是因为不易吸收的镁或磷酸盐离子会使更多水分进入大肠，似乎是最安全的泻药，但它们也会引起代谢紊乱，特别是在肾脏损伤的情况下。

　　止泻药主要有两种类型：解痉药（最常见的是洛哌丁胺和次水杨酸铋）和增稠剂（通常是膳食纤维补剂，如洋车前草）。虽然食用大量的蔬菜和水果很重要，主要是因为里面的膳食纤维（更不用说蔬菜和水果中也充满了维生素、矿物质和抗氧化剂），但浓缩的纤维补剂却可以加剧肠道菌群失调。不过，偶尔使用纤维补剂并不会导致不良反应（除非一次服用太多，那可能会导致便秘）。洛哌丁胺是一种缓解肠蠕动的抗痉挛药物，其副作用与其对肠蠕动的影响直接相关，包括腹痛、胀气、腹胀、恶心、呕吐和便秘。洛哌丁胺对于患有神经系统疾病的人有使用禁忌（它已经在阿尔茨海默病中得到了特别的研究，尽管目前还没有定论）。洛哌丁胺与许多已知的药物有相互

作用，这意味着它与其他药物同时服用可能会引起不良反应；而最重要的是（因为感染在自身免疫性疾病的患者中较常见），研究已经显示，洛哌丁胺会加重由艰难梭状芽孢杆菌引起的腹泻以及阿米巴原虫引起的感染。次水杨酸铋有神经毒性（因为带有重金属铋），尽管仅在大剂量或长期使用后才出现症状。然而，即使按照医生指定的剂量服用，铋在 6 周后也会累积在身体的数个区域。

　　胃食管反流、便秘和腹泻对某些人可能是致命的，所以如果你是这种情况，你就不应该停止服药。但是，除了采用原始饮食之外，你还应该与你的医生合作，以发现这些症状的根本原因并解决。有持续胃肠道症状的患者，在采用原始饮食后，可能会从消化支持剂和益生菌补剂（见第 264 页和第 269 页）那里获益。如果你的胃肠道症状仅限于持续的胃食管反流、胀气或便秘，检查和治疗小肠细菌过度生长（见第 271 页）可能有帮助。在实施原始饮食后腹泻没有减轻的患者可能需要对寄生虫或艰难梭状芽孢杆菌感染进行评估和治疗（见第 273 页）。

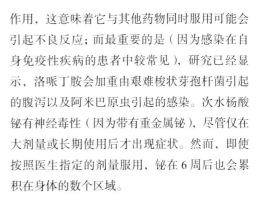

激素避孕药

　　性激素在调节免疫系统（激素和免疫系统已在第一章中讨论）中起着复杂的作用，使用口服避孕药或其他形式（如贴片或注射剂）的激素避孕药可能会使管理你的自身免疫性疾病变得十分困难。

　　然而，使用激素避孕药是一个非常私密的选择。在严格评估自己的情况并进行风险收益分析后，有些人可能会决定继续使用这些避孕药，这并不意味着你不能执行原始饮食中的其他建议来治愈你的身体。但是，我强烈建议你注意避孕药，如果你的症状没有得到预期中的

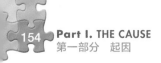
改善，避孕药很可能是罪魁祸首。

病情缓解性抗风湿药（DMARD）

根据美国自身免疫相关疾病协会（AARDA）的说法，"常用的免疫抑制剂治疗会导致长期且极为有害的副作用"。如已经讨论过的，抑制免疫的皮质类固醇药物可以增加皮质醇抵抗并加剧肠漏症。所以，尽管它们可以减轻炎症发应和免疫活性，但它们也会影响身体修复。DMARD 是给重症患者提供的另一类强力免疫抑制药物。长期使用这些药物会造成严重感染和癌症的重大风险——更不用说部分药物即使在短期使用也会产生不良影响。

甲氨蝶呤是一种嘌呤代谢抑制剂，最初被开发用作化疗药物，也用于终止早期妊娠。它是最常使用的 DMARD 之一，引起的副作用也最具破坏性。作为一种化疗药物，它能抑制 DNA 和 RNA 合成，相对于生长速率正常的细胞而言，它对于快速分裂的细胞（如癌细胞）毒性更大。它还抑制组织中的 T 细胞活化和聚集，并抑制某些促炎性细胞因子的信号。即使在用于免疫抑制的低剂量下，甲氨蝶呤也可影响肠上皮细胞紧密连接而显著增加肠道通透性。肠道通透性的增加是甲氨蝶呤带来副作用（包括腹泻、恶心、呕吐和肝损伤）的主要原因。

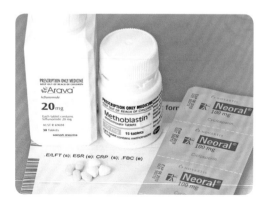

硫唑嘌呤是具有类似作用的另一种药物。

青霉胺经常作为不能耐受甲氨蝶呤副作用患者的处方药，特别是在类风湿关节炎患者中。它通过大幅度减少 T 细胞数量、抑制巨噬细胞功能和抑制胶原蛋白交联发挥作用。它是一种强大的螯合剂，意味着它能与金属，特别是铜（见第 66 页）结合。当它与细胞中的铜结合时会形成对细胞尤其是肝和肾细胞有毒性的活性氧（见第 60 页）。已知青霉胺可以引起自身免疫性疾病，特别是药物诱发的系统性红斑狼疮、重症肌无力和兰伯特-伊顿肌无力综合征（所有这些疾病都可能在停药后持续存在）。

其他 DMARD 也可以引起自身免疫性疾病。包括英夫利昔、依那西普和阿达木单抗在内的肿瘤坏死因子-α 抑制剂（也称为 TNF-α 抑制剂，TNF-α 是一种重要的促炎性细胞因子）均可增加银屑病、皮肌炎、血管炎、白癜风和药物诱发系统性红斑狼疮风险。间质性肺病（死亡率超过 30%）的发生是另一种可能的副作用。然而，TNF-α 抑制剂通常比其他 DMARD 更容易忍受，并且还没发现其对肠屏障完整性的影响。对于要从药物控制自身免疫性疾病转变为通过饮食和生活方式控制疾病的人来说，TNF-α 抑制剂可能是合适的过渡。

抗生素

抗生素是可以救命的药物，并且不应该在严重感染时避免使用。然而，一些长期用抗生素治疗自身免疫性疾病的标准治疗方法的坏处可能远多于益处。

抗生素无法区分何种感染性细菌使你生病。抗生素的一个副作用就是它们也会杀死你肠道内的微生物（见第 50 页）。一些益生菌比其他菌种更容易受到抗生素的影响，不同抗生素也会更容易杀死不同类型的细菌，所以一些菌株会被杀死，而另外一些幸存下来，这会引起肠

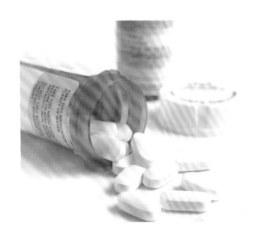

道菌群失调。来自拟杆菌属的细菌（健康肠道中最主要的细菌类型之一）对各种抗生素特别敏感。其他被严重影响的益生菌属还包括梭状芽孢杆菌和双歧杆菌。当这些有益的细菌死亡后，其他菌株可能会不成比例地增长。此外，年轻时使用抗生素与哮喘风险的增加有关，这被归因于肠道微生物环境的变化。

当患有特定自身免疫性疾病的患者在医生要求下长期使用抗生素时，在最初通常会有一些好处，这有可能是由于抗生素减少了细菌过度生长。然而，随着时间的推移，这些好处通常会逐渐减少，这可能是由于肠道细菌的多样性受损以及健康细菌数量的减少导致免疫系统失调。如果你没有从抗生素那里获得改善，那你应该与你的医生商量停药。吃大量的蔬菜、富含 Ω-3 脂肪酸和益生菌的食物（或服用益生菌补剂，这在第八章中有更详细的讨论）可以帮助恢复肠道微生物群的数量和多样性。

回想一下，感染会加剧自身免疫性疾病，而慢性感染对某些人来说是特别重要的触发因子。一些小型研究采用抗生素（特别是四环素）治疗引起自身免疫性疾病的慢性感染，长期治疗已经取得了相当好的结果。而另一些研究则得出结论：相比于其他常用的治疗方法，抗生素疗法并未显示出治疗自身免疫性疾病的优势。四环素抗生素也与药物诱发的系统性红斑狼疮

和自身免疫性肝炎有关。对于那些诊断出有潜在慢性感染并且没有从原始饮食获得益处的人，长期的四环素治疗是一个选择（虽然对于这种疗法的有效性还没有定论）。

摆脱药物

并非所有药物都是有害的。而且，如上所述，在特定情况下本章讨论的药物肯定有其必要性。然而，它们往往被过度使用。

如果你现在意识到你所服用的用于治疗自身免疫性疾病的药物实际上可能会导致你的疾病状态持续甚至恶化，你可能会感到沮丧、无力，甚至感到被欺骗：只要你继续服用我刚刚讨论过的药物，你的身体将无法完全康复。但是，完全摆脱药物可能很不容易甚至不切实际。所以应该怎么办？

最重要的是与你的医生合作。改变、减少或停止使用药物（特别是如果你正在每天服用处方药以及任何医生推荐的任何非处方药），都应在医护人员的监督下进行。

我必须强调，在大多数情况下，改变你的药物，特别是当你在服用免疫抑制剂时，并不是你刚开始原始饮食需要面对的问题。通过改善你的饮食和生活方式，你将能够在服药期间

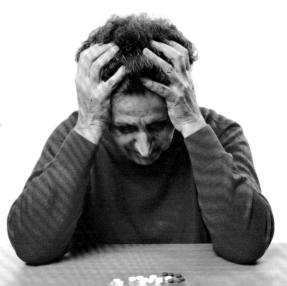

尽可能地使你的身体恢复，在这个时候，你的身体才会有能够适应停药的更强大的基础。

在许多情况下，本书中提出的膳食改变将大大减少对药物的需求。例如，增加 Ω-3 脂肪酸的摄入量（同时减少 Ω-6 脂肪酸的摄入量）已被证明可减少类风湿关节炎和哮喘患者 NSAID 的用量。研究已经证明，纠正微量营养素缺乏可以显著改善各种自身免疫性疾病的症状。在许多其他情况下，只需在饮食和生活方式上做出改变，就可以完全停止药物治疗。

脱离药物应该成为目标吗？

目标应该是停止服用任何可能会干扰你身体痊愈的药物，但这并不一定意味着远离所有药物。对于损伤特定器官的自身免疫性疾病如桥本甲状腺炎和艾迪生病的患者，在大多数情况下，他们仍然需要支持器官功能的药物。

虽然饮食和生活方式的改变可以使身体免受自身攻击，但这取决于你患病的时间、你患有什么特定的自身免疫性疾病以及疾病的严重性。永久性的损伤可能已经发生。你已经做的一些治疗（例如针对格雷夫斯病的放射性碘消融或针对克罗恩病的肠切除术）也可能已经损害了器官功能。这可能意味着你必须在你的余生中使用补剂支持这些器官。所以，如果损坏已经发生，为什么还要在你的饮食和生活方式上做出如此巨大的改变呢？因为这些改变使你的身体有机会痊愈——在你尝试之前，你永远不会知道你可以恢复多少器官功能。此外，这些改变也能阻止你的疾病造成更多的损害，并防止发生额外的自身免疫性疾病。

你还应该进行器官功能的常规检查。因为服用过高剂量的药物可能会导致问题，还因为你的身体完全有可能恢复到可以减少甚至停用这些药物的程度，你可能需要每隔一段时间进行常规检测和剂量调整。再次提醒，与你的医生合作至关重要。

将一切拼起来

你可能已经注意到，在前两章中，我提到了许多科学研究，它们评估了与单一因素（如维生素 D 缺乏、锌缺乏、Ω-3 脂肪酸不足、胰岛素抵抗、长期压力和睡眠剥夺）相关的自身免疫性疾病的发病机制。事实上，最常被研究的自身免疫性疾病（往往是最常见的，如类风湿关节炎、1 型糖尿病、多发性硬化、系统性红斑狼疮和银屑病）似乎有几十种"单一"原因。我相信，这是因为所有这些可能的原因都互相联系，它们都是我们吃的食物和我们选择的生活方式的结果，而且它们都是疾病的始作俑者，它们每一个都是在刺激免疫系统和使免疫系统失调中发挥着自己独特的作用。

这就是为什么原始饮食是一个全面的方法。与其采用戒除麸质或搬家去克里特岛（这两者中任意一个可能都足以改善一些人的症状）等方式处理少数可能的致病因素，不如解决所有可能的致病因素……好吧，至少是你有能力控制的那些因素。

你可能还注意到，本书中讨论的大多数饮食和生活方式因素也是肥胖、2 型糖尿病、心血管疾病甚至是癌症的危险因素。这是一个好消息，因为这意味着采用原始饮食的饮食与生活方式将不仅改善甚至逆转你的自身免疫性疾病，它还能帮助你预防其他慢性疾病。这更说明了原始饮食的饮食和生活方式从一般意义上来说也是有利于健康的。它让我们得以把所有的拼图拼在一起。

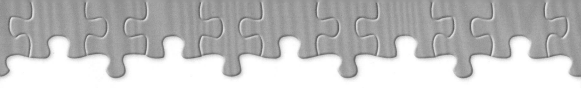

第三章回顾

▶ 仅靠饮食难以奏效。压力管理、足够的睡眠、维持昼夜节律,并将轻度至中度的身体活动融入你的生活同样重要。

▶ 皮质醇是一种主要的应激激素。长期压力会导致皮质醇浓度长期升高或皮质醇失调。这又会反过来引起皮质醇抵抗。皮质醇抵抗可引起免疫系统功能障碍。

▶ 高皮质醇水平会增加肠道通透性(肠漏症)。

▶ 皮质醇是昼夜节律的重要内分泌信号之一。另一个是褪黑素。

▶ 褪黑素在先天免疫系统和适应性免疫系统中起着非常复杂的调节作用,在降低一些免疫功能的同时能增强其他免疫功能。维持正常的褪黑素节律很重要。

▶ 褪黑素和神经递质 5-羟色胺是重要的消化调节剂。

▶ 足够的睡眠对于调节免疫系统和支持身体恢复至关重要。健康人每天晚上需要 7~10 个小时的睡眠;自身免疫性疾病患者可能需要更多。

▶ 低至中等强度的身体活动对于调节激素和免疫系统非常重要。

▶ 过强或剧烈的身体活动会导致肠漏症和皮质醇失调。应避免高强度活动。

▶ 多食少餐(每天进餐 2~4 次)对于饥饿激素调节比少食多餐更好。应避免间歇性禁食。

▶ 相较于获得的益处,许多常用于自身免疫性疾病药物可能会造成更大的伤害。

▶ NSAID 会增加肠道通透性,因此需要避免。

▶ 减少胃酸的药物,如 PPI、H_2 阻断剂和抗酸药,会阻碍消化,并加剧肠道菌群失调。

改变之路

迄今为止，药物治疗未能阻止流行性疾病的海啸席卷世界各地，新的治疗方式仍没有出现。具有戏剧性的是，采用类似原始社会的生活方式和饮食习惯的替代方案，似乎是控制当前不断升级的危机的唯一选择。

——史蒂格·本马克，MD，PhD，

"Gut Microbiota, Immune Development and Function," *Pharmacological Research* 69 (March 2013): 87–113.

实际上，改变饮食习惯一直被认为是管控自身免疫性疾病的替代或补充医疗方案。但医学界仍然对用饮食或生活方式的改变来治疗这类严重疾病的能力存有怀疑。然而，两个新兴的研究领域（营养遗传学和营养基因组学）正在对以营养策略作为治疗疾病的手段进行验证，它们分别研究营养与基因以及营养与蛋白质表达之间的相互作用。

本书所引用的科学文献中的很大部分是关于营养对基因表达（哪些基因被激活或者去活）和蛋白质表达（蛋白质生产速率的变化）影响的研究。许多膳食成分，包括海产品中的长链 Ω–3 脂肪酸 DHA 和 EPA（见第 74 页和第 112 页），植物中富含的抗氧化剂类黄酮和类胡萝卜素（见第 61 页），以及各种膳食维生素和矿物质，都已在这些研究中显示出改善氧化压力的效果，并对炎症介质（如细胞因子）的基因表达和产生具有正面的影响。这些研究表明，营养物质可以成为激活正确基因并保证细胞构建正确蛋白质的有力工具。而且，这些营养遗传学和营养基因组学的研究不仅支持了原始饮食建议避免的食物清单，而且还支持推荐优先食用的食物清单。

随着我们进入本书的第二部分，我们的重点将会从要避免什么和不要做什么转向应该拥抱什么和需要做什么。所以如果你感觉你最喜欢的东西好像都被列在了"不能做"的列表中，不要担心，原因如下：

1. 你可以吃到各种各样美味的、令人满足的并有助于你身心健康的食物。你不会感到被剥夺了享受美食的快乐。

2. 有很简单的调整你生活方式的策略，让你更容易维持昼夜节律、管理压力，并将更多身体活动融入你的生活。

3. 你可以做到这些。

4. 这是值得的。

站在巨人的肩膀上

为了帮助那些正在寻求药物之外的管控自身免疫性疾病方法的人，已经有许多饮食方案被提出，这些方案如下。

- 无麸质饮食和"真正的"无麸质饮食（即无谷物饮食）。
- 植物性饮食。
- 素食。
- 素食与生食饮食。
- 全食饮食。
- 蔬菜汁禁食。
- 原始饮食。
- 针对自身免疫性疾病的原始饮食。
- 肠道和心理综合征饮食（GAPS）。
- 特定碳水化合物饮食（SCD）。
- 温斯顿·普莱斯基金会饮食。
- 达蒂斯·卡拉斯安饮食。
- 瓦尔斯原始饮食（瓦尔斯疗法）。
- 上述各项饮食的"变种"。

我不想专注于讨论这些方法的不足之处，我认为重要的是强调它们之间的相似之处。这些饮食都注重增加营养密度。上述饮食法大多数都排除了加工食品和精制碳水化合物，同时增加了纤维素含量。许多饮食法排除了从肠道健康的角度看最有害的食物。其中一些还包含了压力管理策略和更积极的生活方式。你可能已经注意到，所有这些方案都或多或少地为原始饮食所认可。

许多人通过这些方法已经取得了成功，这表明自身免疫性疾病是非常个体化的，并且受到各种各样的因素影响。这意味着单单改进某些因素（如纠正微量营养素缺乏或从饮食中排除有害食物）对许多人来说就能获得巨大的改善。但对其他人来说，这些方法却没能奏效，这可能意味着某块拼图还没有被找到。这也是我提出原始饮食疗法的原因：我要将所有的拼图拼凑到一起，以让你的痊愈机会最大化。原始饮食疗法是精华中的精华，整个筛选过程都由高质量、无偏见的科学研究支持，并以周密、全面的方式呈现给你。它将健康的所有关键方面都纳入一个策略，因此，你不必在各种饮食法中拼拼凑凑。

原始饮食疗法建立在众多研究人员、医疗专业人士和对营养科学感兴趣的聪明人士的基础上，特别是罗伦·科尔丹博士和特瑞·瓦尔斯博士的工作。如前言所述，我以自身实践减轻自身免疫性疾病的饮食策略就是源自原始饮食法。随着我不断深入研究其背后蕴含的科学原理，我对营养与健康之间的相互作用的理解也得到了扩展。我对营养遗传学和营养基因组学更感兴趣。我开始了解营养密度、多样性和平衡的重要性。

原始饮食首先在罗伦·科尔丹的第一本书《原始饮食法》中提到。它出现在标题为"以食为药：如何利用原始饮食法改善健康和福祉"一节，其中讨论了如何通过遵循原始饮食来改善健康状况——土豆、辣椒和其他茄科植物、酒精被认为是自身免疫性疾病的催化剂。但是，科尔丹尤为强调了从自身免疫性疾病患者的饮食中去除乳制品、谷物、豆类和茄科植物的绝对必要性。

原始饮食自身免疫性疾病方案首先由罗伯特·沃尔夫在《原始饮食解决方案》中提出，

简单的建议是自身免疫性疾病患者需要避免鸡蛋、坚果、种子、番茄、土豆、茄子和胡椒。原始饮食自身免疫性疾病方案已经发展到限制更多的食物，并建议避免 NSAID 和酒精。对于要避免哪些食物尚没有统一意见：柯尔丹博士最初强调要去除茄科植物，但认为坚果和种子有益健康；瓦尔斯博士则主张，大多数人可以食用茄科植物，但也承认其对某些人来说可能会构成问题。

当我第一次接触原始饮食自身免疫性疾病方案时，并没有很多信息可供我采纳，其中一些信息还自相矛盾，几乎没人解释为什么某些食物可能给自身免疫性疾病患者造成麻烦。幸运的是，情况正在发生改观。

在柯尔丹博士最新的《原始饮食的答案》一书中，第九章重点介绍了自身免疫性疾病与食物之间的联系，并提供了更为完整的需要避免的食品和药物清单。戴安·萨利普的《实用原始饮食指南》是一个更全面的食物清单（里面还包括了可能有帮助的重要微量营养素和补剂），而且是第一本将肠道修复作为管控自身免疫性疾病方法的原始饮食工具书。

特瑞·瓦尔斯对原始饮食自身免疫性疾病方案做出的重要贡献就是将"该避免的食物"转变为"应该吃的食物"。她于 2011 年在爱荷华城的 TEDx 演讲（演讲的 Youtube 视频引发了疯狂传播）中强调了蔬菜的重要性：从五颜六色的蔬菜中获取抗氧化剂（类黄酮和多酚）、从富含硫的蔬菜中获取有机硫化合物、从绿叶蔬菜中获取维生素和矿物质，以及从海洋植物中获取碘。她正在通过临床试验来评估各种版本的"瓦尔斯饮食法"治疗多发性硬化的效果。

关于营养状况对自身免疫性疾病影响的大多数研究评估了使用补剂与炎症反应以及自身抗体标志物之间的联系。相比之下，摄入营养密度高的天然食物是更好的方法，因为这样可以同时纠正多种营养成分的缺乏，并为保证免疫系统和肠道健康提供所需的营养。我们的确需要更多这方面的研究，包括基础科学和临床试验的研究，从而能让我们充分了解营养在自身免疫性疾病中的作用，并提出更多的个性化的靶向营养治疗方案。当然，随着更多研究的进行，原始饮食中的具体建议可能会随之改变（在 ThePaleoMom.com 可以很容易地找到最新的进展）。但是，从本书引用的多项科学研究中可以看出，目前版本的原始饮食已经有足够多的数据支持。

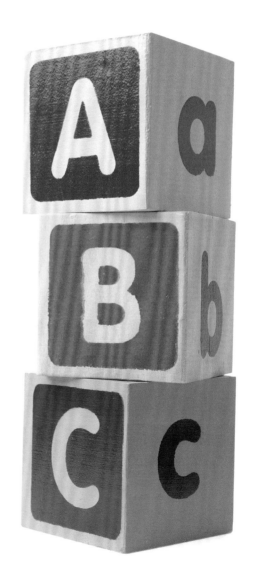

原始饮食是一种全面的饮食和生活方案

原始饮食非常全面：它不仅仅改变那些促进自身免疫性疾病的饮食因素，还涉及生活方式的选择。

本书中的建议绝不意味着不要去和医疗专业人员合作或者不要使用其他替代疗法来缓解症状。事实上，我建议你与医生合作。无论你选择咨询你的初级保健医师、与你的疾病相关的领域内的专科医生、功能医学专家、替代医疗专家，或是这些专家的组合，你都应该在专业医疗人员的监护下开始你的治愈之旅。这本书不可能像你的医生那样了解你的个人状况。这本书也不能预测每一个可能的并发症并帮你排除障碍。医疗专家将在那里帮助你，与他们建立良好关系是治疗疾病的最佳途径。

> 我不会循着前人的路。我会向没路的地方走出一条自己的路来。
>
> ——梅丽尔·司卓德，
> 《我的祷告小书》

替代疗法和补充疗法

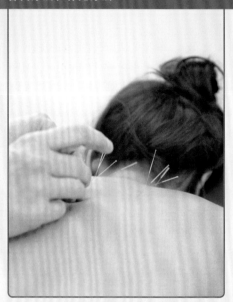

虽然评估用替代疗法来缓解症状的益处与风险已经超出了本书的范围，但原始饮食绝不会禁止其他治疗方法。如果你从物理治疗、针灸、按摩、脊椎按摩或其他治疗方面得到了益处，请坚定地继续下去并将其纳入你的疾病管理策略之中。

你可能也发现，与心理健康从业者（如精神科医生或心理咨询师）配合会带来益处。这些专业人士可以帮助你解决可能妨碍你管理压力的问题。情绪压力是长期压力的一种形式，它会引起皮质醇水平升高和皮质醇抵抗。心理健康从业者可以帮助你解决由于被诊断为自身免疫性疾病所带来的压抑负面情绪，并与你一起应对情绪化饮食、食物依赖以及可能阻碍你病情好转的问题。毫无疑问，情绪健康对身体健康很重要（反之亦然）。

与你的医生合作

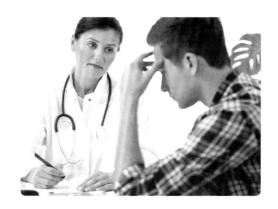

与功能医学专家合作的好处

针对棘手病例进行的许多检测都属于功能医学专家的工作范围。这些医生或受过相关训练的替代医疗从业人员善于诊断和治疗疾病（如食物过敏、微量营养素缺乏、肠道菌群失调和肠漏症）的根源。除了会比许多其他医疗专业人员进行更广泛的检测之外，功能医学专家经常使用植物提取物和草药来代替药物或与药物联合使用，以用更多样化的方式管理和预防疾病。本书中提出的建议（如肠道健康和营养密度的重要性）常与功能医学专家的观点不谋而合。

即使有数百个科学研究支持本书中的观点，许多医疗专业人员仍然可能在治疗你的疾病时更依赖于他们手里的处方单。导致这一情况的原因有很多。营养与疾病之间的联系仍然是一个非常新的研究领域，未知的还远多于已知的。而且，与真正的科学真理相比，关于什么才是健康饮食的错误信息更为泛滥。此外，大多数医生几乎没有接受过营养学方面的培训。他们的专长是诊断和治疗疾病（往往是通过药物或者手术的方式），这些专业知识对于你的治疗是极为重要的，但问题是，对我们这些自身免疫性疾病患者而言，标准的医学治疗并不存在。

如果常规治疗方式对你不起作用会有影响吗？好吧，会有影响，但是当这本书在你手中之后就不一样了。你正在用自己学到的知识来管理自身免疫性疾病——自然而且有效！许多人将能够完全逆转他们的病情，并完全摆脱处方药物。请记住，重要的是要在开始看到饮食和生活方式的变化带来显著的改善后再停止你的药物，并在医生的监督下这样做。

即使药物是你的医生依赖的治疗方式，你也可以说："不，谢谢。我更想尝试一些饮食习惯和生活方式的改变。"如果你的疾病不是立即危及生命的，绝大多数的医生都会支持这种做法（即使他们中的很多人仍对此持怀疑态度）。

虽然你可能是在没有医生默许的情况下开始这种饮食习惯和生活方式的尝试，与你的医生进行公开、坦诚的对话也很重要。你的医生非常聪明，且经过了多年的专业培训。而且他对你的深入了解，可能是任何书本（或作者）都无法取代的（毕竟，你坐在他的诊室里，而我正在我的电脑上写这本书，我们也可能相隔很远，并且从没见过面）。你需要他的专业知识来进行严格的评估——哪些药物对你有帮助，哪些药物可以减少或停止。你们可能需要讨论常规药物治疗（如抗生素用于小肠细菌过度生长；见第 271 页）、诊断（如寄生虫检测）与改变饮食和生活方式之间的配合。你的医生也是你的盟友，共同对抗自身免疫性疾病这个敌人。

你们可以共同努力打败它。与你的医生分享这本书，分享这一页，分享支持这种疗法的丰富科学证据。告诉他，你知道这不是一种万能灵药（见第 240 页），但它是一种调节免疫系统的强大策略，而且在可持续性上远远优于医生所开的任何处方药。我想要你强调我给出的营养建议背后的科学，以便于你与医生进行有成效的对话。如果你自己就是医生，并且可能在考虑把这本书推荐给你的患者，这说明我已经明确地完成了我的工作！

如果你的医生不想与你讨论通过改变饮食和生活方式来管理你的疾病，你可以找一个愿意与你讨论的医生。你可以从以下网站里去找。

✚ 原始医生（primaldocs.com）。
✚ 原始医生网络（paleophysiciansnetwork.com）。

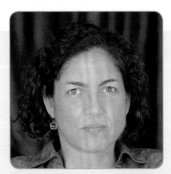

安妮·安吉隆的见证
安妮·安吉隆，注册针灸师

在忍受了多年的强直性脊柱炎，并且发现常规方法（手术，类固醇注射剂，用于治疗双膝滑膜炎、双眼虹膜炎和脊髓炎症的 NSAID）没有帮助之后，我终于认识到了解自身免疫性疾病的触发因素和根本原因的重要性。在进行专业学习和寻求综合医学领域专家的意见的同时，我明白了我需要采取一种"系统方法"。大约 12 年前，我找到了一名善于调查和治疗致病根源的医生。然后，我尝试使用口服和静脉注射抗生素疗法、特定维生素疗法、补剂疗法、增生疗法、激素平衡疗法以及肠道菌群平衡疗法。我饱受鼓舞，因为我的症状开始消退，我的身体也变得更强壮。

但是，由于我仍未达到最佳状态，我开始研究饮食和营养的影响。当我继续做研究时，我开始意识到，仅仅避免麸质是不够的。在认识到避免谷物可以使肠道修复并使引起炎症反应的肠道微生物饿死之后，我开始采用原始饮食。在 1 周内，当我避开所有会引起炎症反应的食物并加入滋养性的肉骨头汤、动物明胶和每日的鲜榨蔬菜汁后，我取得了飞跃般的进展。我十分困惑，因为这看起来如此简单却影响巨大，并且完全胜过其他方案（类固醇、手术、生物制剂、无麸质饮食）。

我坚持执行原始饮食，并保证足够的睡眠、管理好压力、补充特定的营养以及定期运动，这使我现在享受着无病痛、无炎症反应的生活。作为有 20 年经验的注册针灸师，我现在将中药、功能医学、原始饮食方案应用于我自己和所有寻求逆转自身免疫性疾病病情的人。应用原始饮食自身免疫方案加上排除炎症诱发物，再加上平衡激素、通过按摩和针灸缓解炎症反应，同时配合瑜伽、游泳和冥想调节我的呼吸，我成功地阻止了我身上的自身免疫反应。

对于我来说，原始饮食最好的地方就是在烹饪美食方面的创意和社区支持。我从来没有觉得'被剥夺'了享受美味的权利，因为我知道总会有一些美味的食物可以让我尽情享受，而且坦白地说，为了避免炎症并保持我的肠道处于健康的最佳状态，我宁可完全放弃甜点。

安妮·安吉隆是一名注册针灸师和作家。曾出版《通过原始饮食突破自身免疫性疾病》和《原始饮食——自身免疫性疾病方案》

全心投入的时刻到了

> 我们每个人身体中的自愈能力是恢复健康的最大力量来源。
> ——希波克拉底

在趟过了本书第一部分饱含科学知识的深塘之后，现在让我们把重点放在我们应该做什么上面。现在，你已经彻底了解了你吃的东西和你的生活方式为何如此重要，那么，我们就可以开始讨论哪些食物可以促进康复以及维持免疫系统的正常功能，并讨论优化你现在和未来生活方式的策略。

抱怨是一种人类的本能。即使在我为本书的主题做研究时，我认为我对自身免疫性疾病的起源已经非常了解了，但我发现自己仍然会把问题归咎于我的过去。我多么希望在我过去生活的关键时刻能做出不同的选择。然而，自责并不能改变现在，也不会让未来变得更好。我提醒自己，我不能改变过去，我只能从过去中学习。所以我强调要拥有积极的态度，并生活在当下。我知道这并非易事，但我希望你忘掉你的遗憾，并乐观地拥抱生活。你可以恢复，从现在开始！

现在深呼吸一下。你做到了。你现在对于你的免疫系统和疾病的了解程度可能比过去任何时候都要好。你现在已经知道你需要做出什么改变来让你的身体有机会康复。牢记这一点：你的身体想要恢复健康，并且会对你的改变做出回应。

准备好了吗？让我们开始吧！

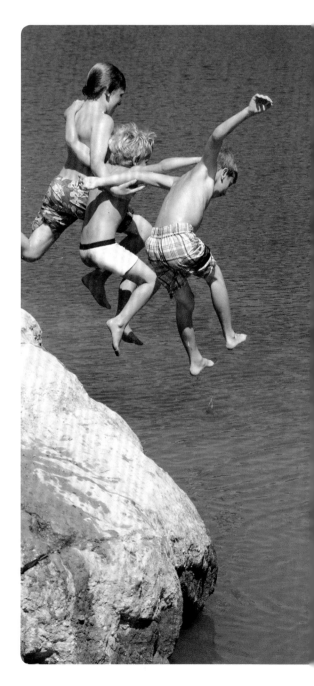

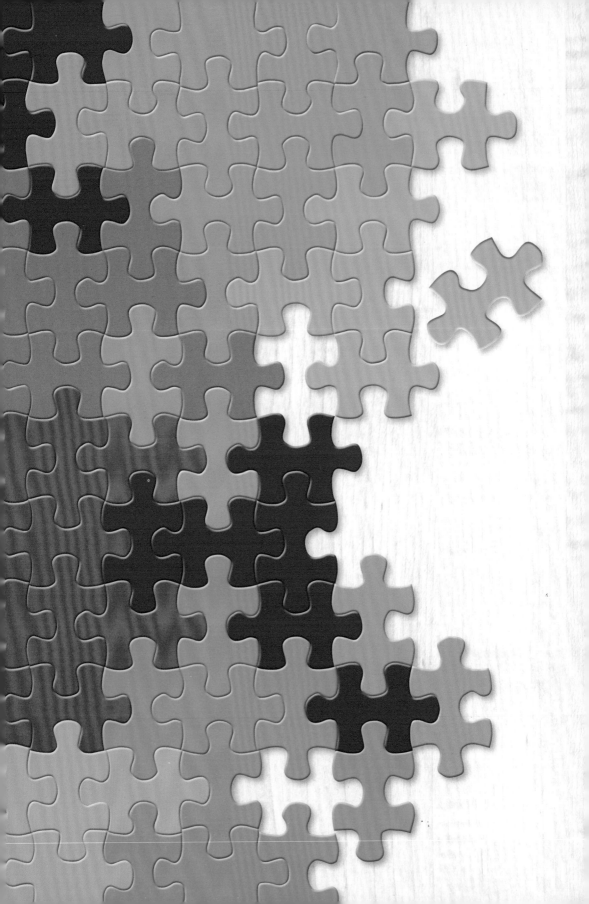

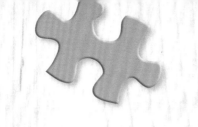

第二部分
自愈

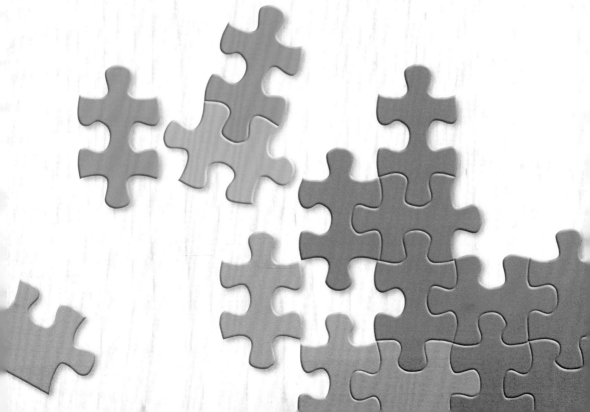

原始饮食吃什么？

如果可以用食物治愈患者，
那就不要使用药物。
——希波克拉底

当你合理摄入食物时，你的身体便获得了自愈的机会。如果你可以避免食用第二章列出的有害食物，如果你可以按照第三章的要求积极调整生活方式，那么你便排除了诱发自身免疫性疾病的重要因素。身体的免疫系统不再受到过度刺激，炎症消失，有益的肠道菌群正常繁殖，激素水平恢复正常。饮食是为了摄入营养物质，促进身体自愈——你所摄入的食物可以转化为能量，阻止自身抗体攻击身体、修复损坏的组织、恢复身体健康：蛋白质、碳水化合物和脂肪是人体必需的营养物质，用来维持正常新陈代谢、形成新的人体组织、分泌激素、生成重要的蛋白质和信号分子；人体还需要各种脂溶性维生素、水溶性维生素、矿物质和抗氧化剂，消灭炎症、调节免疫系统和支持身体各系统的正常运转。

身体自愈是一个复杂的过程。你不仅需要努力修复被自身免疫性疾病侵犯的人体组织，还需要恢复肠道的屏障功能（即治愈肠漏症）和重建正常的肠道菌群。为了实现这些目标，你的身体需要更多的营养和充足的睡眠（详见第六章），所以饮食的营养密度越高越好。在你实行原始饮食后，你的身体将源源不断地获得它所需的营养物质。

由于肠道受损极有可能影响身体吸收营养的能力，所以在这种情况下饮食的营养密度更加紧要。随着你的肠道功能恢复，身体吸收、利用营养的能力不断提高，自愈速度也不断加快。充足的睡眠、合理的压力管理、适度的锻炼和规律的昼夜节律也会加快身体自愈的速度。提高消化功能也很重要（见第 219 页和第 264 页）：服用补剂也可以带来巨大的好处——至少在一开始的时候。我会在第八章详细地介绍补剂。

原始饮食食物金字塔

畜肉

鱼类

海生无脊椎动物

禽肉

优质动物脂肪

蔬菜

水果

低温萃取的食用油

海洋蔬菜

可食用真菌

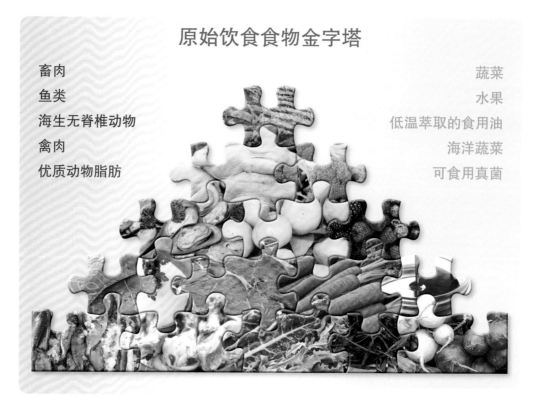

饮食需要包括动物性食物和植物性食物，缺一不可。

　　那么你需要摄入哪些食物，促进身体自愈呢？你需要摄入肉类、海鲜、蔬菜、水果和健康的脂肪。食物的质量越高越好，种类越多越好。一般来说，全营养食物指没有经过加工、没有人为添加成分的食物或全天然食物。不过这些食物必须经过烹饪或加入调料才能变成美味佳肴。你也需要摄入来自优质动物的脂肪和新鲜萃取的植物油和水果油（低温萃取是指挤压像橄榄之类的水果，以得到油脂）。

　　我将在本章列出最佳的食物选择，包括营养密度最高的食物和需要适度摄取的食物。我也会补充一些科学知识，帮助你自己选择最佳食物。

畜肉、禽肉和海鲜

动物性食物——红肉、禽肉、动物内脏和海鲜——是获取易消化的完全蛋白质（是指那些含有的必需氨基酸种类齐全、含量充足、相互比例适当，能够维持生命和促进生长发育的一类蛋白质）的最佳来源，也是获取脂肪的重要来源。另外，动物性食物富含维生素和矿物质，其中一些营养素是植物性食物所不具备的。

红肉虽然因含有饱和脂肪酸而备受诟病，但是脂肪对人体非常重要，特别是来自优质动物并富含维生素的脂肪（见第 62 页），这意味着红肉应该重新回到餐桌上来！红肉含有丰富的完全蛋白质，是提供矿物质和维生素的绝佳来源，包括铁、锌、硒、铜、钾、磷、镁、锰、钙、B 族维生素（尤其是维生素 B_{12}）以及脂溶性维生素 A、维生素 D、维生素 E 和维生素 K。

> 红肉并不仅仅指牛肉。尽管你家附近的食品杂货店可能只供应牛肉、猪肉和羊肉，营养密度高的优质肉类还有很多（不仅包括红肉，也包括白肉和野味）。优质红肉的动物来源包括所有的家畜和野生动物（基本上都是哺乳动物），例如：
>
> | | | |
> |---|---|---|
> | ● 羚羊 | ● 牛 | ● 猪（猪肉） |
> | ● 熊 | ● 鹿 | ● 家兔 |
> | ● 海狸 | ● 麋鹿 | ● 海豹 |
> | ● 水牛 | ● 山羊 | ● 海狮 |
> | ● 野牛 | ● 野兔 | ● 羊 |
> | ● 野猪 | ● 马 | ● 鲸* |
> | ● 骆驼 | ● 袋鼠 | |
> | ● 驯鹿 | ● 驼鹿 | |
>
> *某些种类的鲸体内可能有大量的汞（见第 176 页）。

什么是氨基酸评分？

该评分反映了食物中必需氨基酸的含量。如果一种食物包含所有必需氨基酸，且比例适当，那么其氨基酸评分较高（氨基酸评分超过 100 的蛋白质是高质量蛋白质）。该评分没有体现蛋白质的消化率（动物性蛋白的消化率要远高于植物性蛋白，海鲜的蛋白消化率最高）。虽然所有的动物性蛋白都是完全蛋白质，但该评分没有考虑蛋白质的完全性（即食物中是否含有非必需氨基酸）。你可以在封底二维码链接的营养成分表中查到原始饮食所含食物的氨基酸评分和氨基酸成分分析。

当然，不是每个人都能够获得如此丰富的红肉，尤其是野味，也不是每一个人都会喜欢所有肉的味道。这没有关系。你只需尽力保证肉类的多样性（根据自己的预算和喜好，在能够购买到的肉类中尽可能多选几种），并在预算允许的范围内采购质量最好的肉。

由于有些鸟肉中的铁含量高，人们经常认为它们也属于红肉，但我认为它们属于禽肉。禽肉能够提供丰富的蛋白质、维生素和矿物质，包括硒、钾、磷、铁、镁、锰、钙、铜、B 族维生素和脂溶性维生素 A、维生素 D、维生素 E 和维生素 K。

> 禽类包括各种家禽和野禽，例如：
>
> | | | |
> |---|---|---|
> | ● 鸡 | ● 鹅 | ● 鹧鸪 |
> | ● 鸽子 | ● 松鸡 | ● 山鸡 |
> | ● 鸭 | ● 雌珍珠鸡 | ● 鹌鹑 |
> | ● 鸸鹋 | ● 鸵鸟 | ● 火鸡 |

同样，不是所有人都能获得这些肉。而且，这也没有关系。你只要保证肉类种类丰富（和质量上乘）就可以了。

如果你是一名广义素食者或严格素食者，能够治愈自身免疫性疾病吗？

在我看来，如果你不摄入动物性食物，你就不能获得足够的营养；而没有充足的营养，你的身体就不能康复。广义素食者和严格素食者的饮食特别缺乏脂溶性维生素、维生素 B_{12} 和完全蛋白质，这非常不利于缓解炎症和减轻免疫系统的应激反应。不过如果你是一名鱼素者（食用海鲜的素食者），你依然可以治愈自身免疫性疾病。

一些地区的人们可以吃到爬行动物和两栖动物的肉。它们也是蛋白质、矿物质和维生素的优质来源，包括铁、磷、硒、钾、铜、维生素 A、维生素 E 和 B 族维生素。

常见的爬行动物和两栖动物包括：

- 鳄鱼
- 青蛙
- 蛇
- 龟

昆虫也可以提供蛋白质、矿物质和维生素，但你没有必要为了健康就去食用昆虫，我只是想让你知晓所有的选择。

你一定要摄入海鲜，这一点至关重要（只要你不对海鲜过敏）。鱼类和贝类中的蛋白质非常易于消化（比禽类和哺乳类动物中的蛋白质都容易消化）。研究发现，鱼类中所含有的氨基酸的生物利用率高于牛肉、猪肉、鸡肉的（身体可以更好地吸收、利用鱼类提供的氨基酸）。如果你患有消化不良，像炎性肠病、自身免疫性胆囊疾病、自身免疫性肝病和自身免疫性胰腺疾病都可能影响消化，你可以把海鲜作为你摄取蛋白质的主要来源。

鱼类和贝类是长链 Ω-3 脂肪酸 DHA 和

EPA 含量最丰富的食物（见第 74 页和第 112 页）。特别是当你负担不起用草喂养或在牧场养殖的动物的肉时（见第 181 页），你可以每周至少吃 3 次鱼，均衡 Ω-6 脂肪酸和 Ω-3 脂肪酸的摄入比例。

鱼肉也富含多种多样的矿物质和维生素，包括钙、磷、铁、锌、镁、钾，以及脂溶性维生素 A、维生素 D、维生素 E、维生素 K 和维生素 B_{12}。鱼肉还是两种重要矿物质碘和硒的绝佳来源，这是其他食物难以媲美的。生活在不同地区的人们一年四季可以购买到不同的新鲜鱼类。冻鱼和鱼肉罐头（只要罐头瓶不含双酚 A 即可）也是非常棒的选择。

可食用的鱼类种类繁多，包括：

鳗鱼	鲭鱼	香鱼
红点鲑	鬼头刀鱼	黑鱼
石首鱼	遮目鱼	鲷鱼
虾虎鱼	鲮鱼	鳎目鱼
鲈鱼	安康鱼	剑鱼*
鲣鱼	胭脂鱼*	大海鲢*
雀鳝	鲱海鲷	罗非鱼
黑线鳕	河鲈	方头鱼*
狗鳕	鲽鱼	鳟鱼
大比目鱼	狭鳕鱼	细鳞绿
鲱鱼	旗鱼*	鳍鱼
海鲂	三文鱼	金枪鱼
王鲭	沙丁鱼	多宝鱼
八目鳗	美洲西鲱	玻璃梭
鳕鱼	鲨鱼*	鲈鱼
泥鳅	红鲈	牙鳕
枪鱼*	银河鱼	

*某些鱼类体内可能含有大量的汞（见第 176 页）。

鱼卵（也称作鱼子）的营养密度极高（由于许多鱼子酱中加入了色素和防腐剂，你一定要核查成分表）。饮食中加入贝类也是非常重要的，因为它可以提供丰富的锌、铜、硒、镁、钾、磷，以及脂溶性维生素 A、维生素 D、维生素 E、维生素 K 和 B 族维生素（尤其是维生素 B$_{12}$）。贝类是甜菜碱的重要来源（甜菜碱的学名为三甲基甘氨酸），而甜菜碱是重要的营养素，能够促进身体的甲基化循环（见第 31 页），提高肝脏功能和 5-羟色胺含量（见第 138 页）。

可选择的水生无脊椎动物包括：

● 鲍鱼	● 乌贼	● 扇贝
● 蛤蚌	● 帽贝	● 虾
● 鸟蛤	● 龙虾	● 蜗牛
● 海螺	● 贻贝	● 鱿鱼
● 螃蟹	● 章鱼	● 玉黍螺
● 小龙虾	● 牡蛎	

其他一些可以享用的海产品包括：

● 海葵	● 海鞘
● 海蜇	● 海胆
● 海参	● 海星

食物的质量是关键

食草动物，尤其是像牛、羊、鹿和羚羊一类的反刍动物，是吃草的，意味着草和阔叶植物是它们唯一的食物来源。理想状态下，动物应该在牧场上长大，食用鲜草。这些动物通常没有注射抗生素或激素。考虑到农场所处地理位置的气候条件，一些农场在冬天只能用干草喂食动物（一些农场主不会在冬天宰杀动物，因为动物食用干草时，肉质会下降）。许多农场主尽心尽责，确保牧草和其他饲料是有机的。这些反刍动物食用易于消化吸收的草和阔叶植物，身体自然能够达到最健康的状态。用草喂养的动物也可以自由活动，这意味着只要在牧场围栏范围内，它们的活动就不会受到限制（这是动物比较健康的生活方式）。

杂食动物，如猪和大部分的禽类，在牧场长大，能够自由活动。它们的食物经常（但不是一直如此）会加入谷物、种子、大豆、剩菜或多余的农作物（如采摘后剩下的水果蔬菜）。补充的食物不一定都是有机和非转基因的（见第 91 页）。这些动物一般也不会注射抗生素或激素。"草饲"和"牧场养殖"这两个概念在使用过程中经常互换，但是它们的含义是不相同的。草饲意味着它是在牧场养殖的，但反过来就未必成立了。例如，一头牛在牧场养殖，但依然可以用谷物喂养，所以它是在牧场养殖的，但不是草饲的。因为如果杂食动物不吃其他饲料，很难长得肥肥壮壮的，所以牧场养殖对他们已经很不错了。所以买牛肉和羊肉时尽可能保证牛羊是草饲，而购买猪肉、鸡肉和火鸡肉时尽可能保证这些动物是在牧场养殖的。

选择草饲或牧场养殖而非用传统方法喂养（谷物喂养）动物的肉的理由非常充分。从保护动物权益的角度讲，用草喂养和在牧场养殖的动物的待遇更好，它们更快乐、更健康。这些动物感染大肠杆菌的概率要远远低于用传统方法喂养的动物（主要因为它们的肠道非常健康），尽管工业化农场（即集中动物饲养，CAFO）使用抗生素已成惯例，但所有的草饲动物完全没有注射过抗生素和激素（动物注射了激素后，它们的肉会成为类雌激素的来源；见第 39 页）。从环境影响的角度讲，你可以在小型农场（通常是当地的家庭农场）购买到草饲或在牧场养殖动物的肉，节省了远程运输带来的燃油费。当我们拒绝食用谷饲动物时，大型的工业化农场也就无法运营（工业化农场会导致表层土退化，并使肥料和杀虫剂渗入到江河湖海中）。

草饲或牧场养殖动物的肉比用传统方法喂养的动物的肉营养密度更高。尽管农场不同，动物种类不同，肉的营养价值也会不同（宰杀动物的时间和饲料的质量也会影响肉的营养价值），但是草饲或牧场养殖动物的肉的矿物质和维生素一般含量更高（有的时候会高出很多），

Ω-3 脂肪酸和 Ω-6 脂肪酸的比例更均衡。例如，草饲牛的肉和谷饲牛的肉相比，前者 β 胡萝卜素（一种抗氧化剂，是维生素 A 的前体；见第 63 页）的含量是后者的 10 倍多，维生素 E（见第 64 页）的含量是后者的 4 倍多。草饲牛的肉也含有更丰富的 B 族维生素、锌、铁、磷和钾。另外，因为在牧场养殖的动物可以经常晒到太阳，它们的脂肪含有维生素 D（工业化农场养殖动物的肉内几乎不含维生素 D）。散养鸡和用传统方法养殖的鸡相比，前者的肉含有更多维生素 E 和铁。

草饲或牧场养殖的牛的肉和用传统方法喂养的牛的肉相比，前者的水分更少，更精瘦（这意味着蛋白质含量更高！）。此外，前者的脂肪也更健康。草饲牛的肉和谷饲牛的肉相比，前者 Ω-3 脂肪酸的含量差不多是后者的 4 倍多（Ω-3 脂肪酸的主要成分是 DHA 和 EPA，对身体大有裨益；见第 112 页）。前者 Ω-6 脂肪酸的含量也低得多，Ω-3 脂肪酸和 Ω-6 脂肪酸的比例控制在 3:1 的理想范围内（但是谷饲牛的肉的 Ω-3 脂肪酸和 Ω-6 脂肪酸的比例最低为 4:1，最高 20:1，随着牛饲养方式的变化和牛肉部位的变化而变化）。草饲牛的肉和奶制品是共轭亚油酸（CLA；见第 115 页）的最佳来源。草饲或在牧场养殖牛的肉的油酸（见第 115 页）含量也会更高。

有意思的是，草饲或牧场养殖动物的肉比用传统方法喂养的动物的肉在加工储存过程中更不易被氧化。这反映了（至少在一定程度上）其肉和脂肪中的抗氧化剂含量更高（像维生素 E 和 β 胡萝卜素）。这些肉的颜色不会发生大的变化，可储存时间更长，味道更好。事实上，一些研究发现通过在工业化农场养殖的动物的食物中添加营养成分，可以获取与草饲或牧场养殖动物相似的肉质。

要注意，草饲意味着动物直到生命最后一刻都是吃草的（意思是动物一生都以草为食），

培根是不是一个好的选择呢？

不是所有加工或腌熏的肉品都是不好的。如果是天然腌熏或是未经腌熏的熟肉，并且来自草饲或牧场养殖的动物，那么你完全可以食用。这些肉一般都是用传统方法腌制或熏制（只使用盐、糖和烟）。食物标签上可能会标明它们含有硝酸盐或亚硝酸盐（实际上，饮食中硝酸盐的主要来源是蔬菜，所以即使腌熏的肉中含有芹菜盐、甜菜粉或者硝酸钠，你也无须担心）。尽管在腌熏肉时要使用糖，但制成品中只含极少的糖，所以不必担心。你当然可以食用培根、火腿和其他熏制肉，但你要记住这些肉的脂肪含量往往是最高的，所以你要保证它们来自草饲或牧场养殖的动物。另外，食用香肠和类似的熟肉时，你要多加小心，因为即使肉质过关，调料里也经常使用茄科植物和种子来调味。

"草饲"的含义

如果动物是草饲的，那么它一生只吃草（也就是直到生命最后一刻它都吃草）。但有些农场主会在动物被宰杀前喂食大量谷物，以增大动物的体重、增加肉的纹路（这会完全破坏 Ω-3 脂肪酸和 Ω-6 脂肪酸的比例）。不幸的是，一些农场主对此讳莫如深，所以你需要直接询问他们养殖动物的方式。另外，你要注意有机肉和草饲动物的肉是不一样的（尽管后者一般是有机的，但反过来就不一定了）。一些农场主会把谷物作为饲料喂养"草饲为主"的动物，这比用传统方式喂养的动物的肉要好，但很难量化到底好了多少。所以不管你是从当地农场、网店还是肉铺买肉，如果你对供肉商不熟悉，你要问一问这些动物到底以什么为食（终其一生吃了什么）和它们是否是在农场上养殖的。

但是有些农场主会在动物被宰杀前喂食谷物（以牛为主）。不幸的是，这样会损坏这些肉本来的健康益处：草饲动物仅仅食用 1 个月的谷物，Ω-3 脂肪酸和 Ω-6 脂肪酸的理想比例就

完全改变了。

对于牧场养殖动物（一般包括猪和禽类），你需要询问农场主它们的食物中加入了哪些饲料。对玉米和大豆特别敏感的人不能食用饲料以玉米或大豆为主的动物的肉（有研究证明植物种子里的凝集素会进入动物体内组织；另外还可能有交叉污染的问题）。大部分的人没有必要回避用饲料喂养的动物的肉，但我依然建议你选择来自牧场养殖动物的优质肉。

整体上看，在原始饮食中，禽肉是所有蛋白质来源中 Ω-6 脂肪酸和 Ω-3 脂肪酸比例最不合理的。即使是散养的禽类，其 Ω-6 脂肪酸和 Ω-3 脂肪酸的比例也未必会有所改善。研究发现，当鸡的主要食物为蚂蚱时，鸡肉内的 Ω-6 脂肪酸和 Ω-3 脂肪酸的比例约为 7:1（这已经远远优于用传统方法养殖的鸡肉）。相比之下，当鸡的食物中包括大量的亚麻籽，那鸡肉内的 Ω-6 脂肪酸和 Ω-3 脂肪酸的比例可以达到 1:1（尽管大部分是 ALA 而非 DHA 和 EPA；见第 74 页）。但从总体上来看，鸡肉中 Ω-6 脂肪酸的含量本来就高。这并不意味着你不能吃鸡肉，因为它肯定是有营养价值的。但是，禽类，即使是在牧场养殖的禽类，不应该成为你饮食中蛋白质的主要来源。尤其当你食用的禽类是用传统方法养殖时，你一定要摄入足够量的海鲜来均衡 Ω-6 脂肪酸和 Ω-3 脂肪酸的比例。

海鲜：野生海鲜和养殖海鲜

从营养密度看，野生海鲜和养殖海鲜的差距，没有草饲或牧场养殖动物与工业化养殖动物之间的差距大。养殖的三文鱼依然是 DHA 和 EPA 的绝佳来源（而且价格更合适，但你仍需要核查成分表，确保没有添加色素）。

哪些鱼是 DHA 和 EPA 的最佳来源？100 克野生三文鱼（鲜鱼或者鱼罐头）、沙丁鱼、长鳍

如果你对海鲜过敏或者不喜欢，该怎么办呢？

如果你对海鲜过敏，那就不要食用。但是，鉴于鱼类是 DHA 和 EPA 的最佳食物来源，选择高质量的动物性食物并保证 Ω-6 脂肪酸和 Ω-3 脂肪酸的摄入比例均衡变得更加重要。尽管藻类补剂确实含有一定的 DHA，但是它们也有可能刺激免疫系统，所以你要特别小心（见第 185 页）。除了鱼类，Ω-3 脂肪酸的最佳来源是动物脑（见第 177 页）。

如果你就是不喜欢吃鱼或因为宗教信仰的限制不能吃贝类，你可能想从鱼油补剂中获取 DHA 和 EPA。多不饱和脂肪酸遇热遇光后，容易被氧化，不易储藏，尤其当脂肪已经从食物中被分离出来。被氧化的 Ω-3 脂肪酸进入身体后，不仅不能缓解炎症，反而会加剧炎症。因此，你一定要选择高品质的鱼油，确保商品从生产、运输到储藏的各个环节没有任何问题，这非常重要（商店在储藏产品时也要多加注意）。不过你在购买鱼油之前，最好先尝试其他种类的海鲜或新的菜谱。只要是整鱼，那么无论是鲜的、冻的还是罐头装的，其中的 Ω-3 脂肪酸都不容易氧化。另外，其中还有许多辅因子，可以帮助人体更好地吸收和利用这些脂肪酸。

金枪鱼、鳟鱼或鲭鱼，DHA 和 EPA 的含量超过 500 毫克。DHA 和 EPA 含量中等（每 100 克含有 150~500 毫克）的鱼类包括黑线鳕、鳕鱼、狗鳕、大比目鱼、虾、鳗目鱼、比目鱼、河鲈、鲈鱼、牡蛎、螃蟹和养殖的三文鱼。因为鱼中 Ω-6 脂肪酸的含量一般很低，所以 Ω-6 和 Ω-3 脂肪酸的比例可以达到（1:10）~（1:250）！

只有少部分的鱼（主要有淡水鲈鱼、养殖的罗非鱼、养殖的鲶鱼和养殖的大西洋沙丁鱼）Ω-6 和 Ω-3 脂肪酸的比例高一些，达到（2:1）~（3:1）。尽管高于其他鱼类，但从整体看，这个比例还是比较理想的。所以这些鱼虽不能均衡其他食物中过量的 Ω-6 脂肪酸（像传统方法喂养的动物的肉），但你依然可以放心享用。

等一等！难道海鲜中没有汞吗？

经常有人警告我们不能食用过量的海鲜，以防汞中毒。所有的食物中都含有汞。植物从土壤中吸收少量的汞，因此水果蔬菜的汞含量低。相比之下，一些鱼类的汞含量非常高，这是因为鱼会从水和吃掉的生物中吸收汞。汞主要以甲基汞（一种有机汞）的形式存在于鱼体内。它主要集中在瘦肉里，并且因为它和鱼肉中的蛋白质紧密结合，所以甲基汞会随着时间的推移不断累积。处在食物链低端的鱼，甲基汞含量非常低，但是处在食物链高端的鱼，甲基汞含量会较高（这一过程叫生物放大作用）。

令人担忧的是，甲基汞进入人体后，几乎全部穿过肠道黏膜，进入血液，所以它可以在人体的各处组织中存在（身体不易吸收元素汞或无机汞，肠道有益菌群会把许多甲基汞转换成元素汞）。甲基汞也很容易穿过血脑屏障和胎盘。大量的甲基汞会破坏中枢神经系统和周围神经系统。

趣味知识： 在 18 世纪和 19 世纪，生产毛毡需要用到汞，帽匠因为长期接触汞，最终精神失常，"像帽匠一样发疯"的说法由此而来。

不过大部分的海鲜虽含有汞，但硒含量也很高，所以你不必担心。我在第二章提到过，许多酶在发挥抗氧化作用时，包括在保护大脑和重要的组织不受氧化的伤害时，需要硒元素。甲基汞会与硒结合，且这一过程不可逆转，这也是甲基汞破坏大脑和神经系统的方式：使含硒酶无法保护组织免受氧化的破坏。但是，我们

食用的大部分海鱼的硒含量超过甲基汞的含量。这不仅对鱼有益（使它们不会死于汞中毒），对我们更有益。甲基汞与硒结合后，人体无法有效吸收。即使人体吸收甲基汞，由于它已经与硒结合，不会再影响含硒酶。你只需要避免食用甲基汞含量超过硒含量的鱼。

甲基汞含量比较低的海鲜包括贝类、三文鱼、鳟鱼、鲱鱼、黑线鳕、绿青鳕（绿鳕）、鲷目鱼、比目鱼、大西洋鲭鱼和湖白鲑。但是，只要鱼的硒含量超过甲基汞含量，你完全可以安全食用，这包括绝大部分的海鱼和大约 97% 的淡水鱼。不能食用的海产品包括巨头鲸（其他掠食性鲸类也可能包含在内）、大青鲨、猫鲨、灰鲭鲨（其他鲨类也可能包含在内）、大西洋鲷、胭脂鱼和剑鱼。大海鲢、青枪鱼、王鲭、旗鱼和方头鱼的汞含量高，但是鉴于我们没有测量过它们的硒含量，为了安全起见，最好你也避免食用。这些信息来自于多个小规模的研究。美国环境保护署正在进行针对淡水鱼和咸水鱼的全面研究，并测定每一类鱼的硒健康值。这项研究的结果很快可以出来。（关于可食用的鱼和不可食用的鱼的最新信息可以在ThePaleoMom.com 上查到。）同时，你可以在328 页查到部分鱼类的硒健康值。

二噁英和多氯联苯是另外两种污染物，它们的致癌特性令人担忧。总体来说，这些污染物在鱼体内的含量远低于其他食物（包括牛肉、鸡肉、猪肉、奶制品和蔬菜）。由于生活在不同水域，野生鱼的二噁英和多氯联苯含量有所不同，一般低于养殖鱼，不过，即使你食用养殖鱼，利也远大于弊，特别是因为它们富含 DHA和 EPA，有利于控制自身免疫性疾病。

动物副产品

食用动物身体的各个部分既有生态效益也有健康益处。从生态角度讲，充分利用动物身体的每一部分避免了浪费，同时也让肉制品生产商失去了为了满足特定的市场需求而创造新品种的动机。比如，经过培育的考尼什鸡，生长

迅速，胸脯肉巨大，满足了市场对鸡胸肉的需求，但这牺牲了鸡的健康：鸡的腿部因为需要支撑巨大的胸脯而容易折断，飞快的生长速度导致了器官衰竭。从健康角度讲，食用动物身体的每一部分，保证了更高的饮食营养密度，补充了因为过度依靠瘦肉而可能缺乏的关键氨基酸。事实上，动物副产品（经常被扔掉或卖到

其他国家）的营养密度最高。所有的人都应该食用动物副产品，特别是自身免疫性疾病患者。

动物副产品一般指除了我们习惯食用的肌肉组织以外的动物身上可食用的部分。可食用的动物副产品包括内脏（有时候也叫下水）和一些边角料——屁股、舌头、肥膘、血和骨头。所有的动物副产品都是有益的。事实上，动物副产品几乎集中了所有营养素，包括自身免疫性疾病患者经常缺乏的维生素和矿物质（见第66页）。

动物肝脏是维生素 A 最集中的食物来源之一。除了含有数十种重要的维生素和矿物质，它还是维生素 D、维生素 B_{12}、铜、钾、镁、磷、锰和铁的绝佳来源，而且极易被身体吸收和利用。动物肾脏中维生素 B_{12}、硒、铁、铜、磷和锌的含量非常高。动物心脏是辅酶 Q_{10} 的集中来源。辅酶 Q_{10} 是一种类维生素的营养素，具有极强的抗氧化能力，可以保护心血管健康，甚至治疗癌症。类风湿关节炎患者补充辅酶 Q_{10}，有利于健康（动物心脏中辅酶 Q_{10} 的含量大约是肉中含量的 200 倍，不过动物肝脏和肾脏也富含辅酶 Q_{10}）。动物心脏也含有大量的维生素 A、维生素 B_{12}、叶酸、铁、硒、磷和锌，并且铜的含量在所有食物中居首位。

20 种氨基酸在动物的副产品和瘦肉中的相对比例各不相同，这是一件好事。内脏能大量

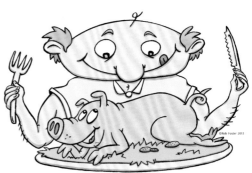

补充瘦肉中含量不足的某些氨基酸。例如，动物副产品是色氨酸的最佳来源，色氨酸是 5-羟色胺和褪黑素的氨基酸前体，另外，其中含有的会与色氨酸竞争穿过血脑屏障的氨基酸（见第 138 页）也更少（海鲜也是一样的情况）。与普通的瘦肉相比，动物副产品中胶原蛋白和弹性蛋白的含量也更高。例如，动物心脏中胶原蛋白和弹性蛋白的含量是骨骼肌的 2 倍。另外，结缔组织或软骨组织也是胶原蛋白和弹性蛋白的优质来源，如动物的脚和皮。这表明动物副产品中的甘氨酸含量非常高，这是一种重要的氨基酸，有利于组织修复，有益于结缔组织、关节和消化系统的健康。

你应该食用多少动物副产品呢？一般来说，越多越好。根据实际经验，食用内脏和肌肉的比例应该和动物本身内脏和肌肉的比例差不多。当然，人们经常把此原则当作不多吃动物副产品的借口（"毕竟一只动物只有一块肝脏！"）。但其实动物副产品在动物可食用部分中占有不小的比例，把屁股、舌头和蹄筋这些边角料都算进去的话，这个比例更高。一块牛肝一般重 12 磅（约合 5.44 千克）！

我们简单计算一下。一只工业化饲养的鹿，约 54% 可以食用，一只工业化饲养的猪，约 58% 可以食用（剩余部分或有其他用途或扔掉，比如毛皮和骨头）。可食用的部分包含了可食用的内脏（下水）和瘦肉，后者可以切块、剁碎、加工成熟食或香肠，售卖形式多种多样。通常情况下，牛的副产品约占到其活重的 12%，猪

动物副产品包括：

- 血液
- 骨头（含骨髓的骨、碎骨和炖汤的大骨）
- 脑
- 大肠和小肠
- 肥膘和其他碎肉（牛脂和猪膘）
- 睾丸
- 头肉

- 心
- 肾脏
- 嘴唇
- 肝
- 脾
- 皮
- 胸腺和胰腺
- 尾巴
- 舌头
- 肚子（胃）

习惯于食用各种"奇怪的"食物

我知道不是所有人都愿意冒险尝试各种食物。你一想到要吃本章提到的一些食物，可能会感到不舒服甚至恶心。不要担心，你不需要食用列出的每一样食物。如果你不喜欢牡蛎，这不是什么大问题。如果你根本无法想象食用动物的舌头，不用担心。但是，我奉劝大家，摒弃执念，不要去纠结食物的味道如何或是哪些食物令人作呕。我鼓励你们尝试没有吃过的食物，尝试之前讨厌的食物，尝试用新的方法烹饪吃过和没吃过的食物。用冒险的精神对待食物，可以体验乐趣，放松身心，享受美味，更何况这些未尝过的美味佳肴可以帮助身体自愈！当身体越来越健康，你的味蕾会更加适应。原先味同嚼蜡的食物有可能会成为你的新宠（至少你可以忍受了）。你的味觉不断地发生变化，身体的所有细胞也在变化，当你摄入不同的食物，你享用食物的能力也随之变化，不断进步。所以6个月后，你可能会喜欢上现在讨厌的食物。请你尽量用开放的心态对待食物。

你要向自己保证，每样食物尝试2次。初尝时，你可能会厌烦它的味道或口感。再尝时，你已经有了心理准备，奇怪的感觉可能会少一些，享受的感觉可能会多一些。另外，你可以尝试不同的方法烹饪食物。你可能不喜欢鹅肝酱或洋葱煎鹅肝，但是你可能会喜欢把鹅肝和碎肉混在一起，做成可以在早餐享用的香肠、肉团、烘肉卷，甚至汉堡包（可以用生菜叶代替面包）。你也可能觉得牛肝或猪肝的味道太强烈，却喜欢羊肝或野牛肝的味道（不管怎样，这是我喜爱的食物）。动物心脏绞碎后食用是非常好的方式，可以代替碎牛肉。你还完全可以在制作食物时悄悄加入动物内脏，即使用这种方法为成年人准备食物也没有任何问题。

的副产品约占到其活重的14%（猪皮算作动物副产品的话）。经过转换，可以得到如下数据。

✚ 牛的副产品占到其可食用部分的22%。
✚ 猪的副产品占到其可食用部分的24%。

这些比例是否具有代表性呢？草饲和牧场养殖猪的肉更精瘦，所以内脏和瘦肉的比例还略高。即使是野生动物，像麋鹿和长耳鹿，内脏和瘦肉的比例也没有太大变化，最多相差1%~2%，基本相同。

底线是什么呢？在你食用的肉类中，动物副产品（不是牛排和汉堡！）应该占到20%~25%。如果你一周吃几次鱼，其余时间吃肉（每天3餐），这意味着你每周吃4次动物副产品。这不代表你每周必须要吃4次动物肝脏（但如果你愿意也可以的）。肝脏占牛（或鹿）活重的2%，这意味着你每隔一周吃一次动物肝脏。除此之外，你应该尽可能地选择不同的动物副产品和其他副产品。

你每周至少应吃4次动物副产品，原因有以下两点。第一，研究显示，现代狩猎采集者偏爱动物副产品，通常把瘦肉留给猎狗，甚至在瘦肉充裕时直接扔掉。一些最健康的狩猎采集者以动物副产品为主食。第二，食用动物副产品是解决微量营养素缺乏最有效的方法之一，自身免疫性疾病患者通常会有微量营养素缺乏。

动物副产品的食用量是否有上限？我不建议一周7天、一天3餐都食用肝脏，你不仅要保证动物副产品种类多样，也要摄取来自不同动物的，两者同样重要，但是大量食用动物副产品是安全的。我在第64页讲过，"全食物"营养全面、比例合理，从而不会出现中毒。如果你食用多种多样的动物副产品，即使数量超过瘦肉，那么你出现维生素或矿物质中毒的可能性也极小。但是，如果你为了解决某些微量营养素缺乏的问题而服用补剂，那你一定要多加小心。这种情况下，你可以定期接受检查，确定内脏的摄入量是否过高（这意味着你不再需要服用补剂）。

如果你不喜欢内脏的口感，完全可以用食物处理机或绞肉机把它磨碎，和主食中的碎牛肉、羊肉或猪肉混在一起。也可以把动物肝脏（或其他器官）分割成药片大小，冻在冰箱里：

可以每天或一两天吃一把"肝脏药片"。发酵的鳕鱼肝油是一种全天然的补剂（你同样可以选择普通的鳕鱼肝油或其他鱼肝油，比如鳐鱼肝油，但必须确保它们是低温萃取、没有经过精炼的，以免维生素在精炼过程中丢失）。但是这些只能提供肝脏中含有的脂溶性维生素和部分微量营养素，远不及食用各种动物副产品。

保证每周食用动物内脏或其他动物副产品的次数和最低摄入量对促进身体自愈和维持身体健康必不可少。尽管享受食物可以提高生活质量和愉悦身心，但是不论喜恶，你都应该食用动物内脏。不过你也不用感到沮丧，即使你现在觉得内脏难以下咽，你可能会慢慢地喜欢上它。

肝脏不是排毒器官吗？

肝脏可以净化血液里的毒素，而许多人避免食用肝脏的原因是误认为一定有很多毒素残留在肝脏里，食用动物肝脏时毒素便进入了人体。事实并非如此。肝脏确实会净化血液，帮助身体排毒，但是它不会储存毒素。肝脏的工作原理非常复杂，远不是"净化"一词可以解释清楚的。实际上，肝脏是在酶的作用下，经过一系列的化学反应，把毒素与其他物质结合在一起，毒素失去活性后，一般被运送到肾脏通过尿液排出，也会经过胆囊进入胃肠道，通过粪便排出。工业化养殖的动物以谷物为食，注射过抗生素，不属于有机食品，它们的肝脏中有可能存在毒素，即便如此，脂肪和瘦肉中的毒素含量和内脏中的含量没有太大差异（根据一些报道，在瘦肉中积聚的重金属含量甚至超过内脏）。另外更重要的是，动物内脏富含维生素和矿物质，这正是肝脏在人体内发挥净化功能时所需要的。即使食用的内脏来自用传统方法饲养的动物，其中的维生素和矿物质带来的益处远远超过摄入少量可能存在的毒素所带来的危害。如果你能吃得起草饲和牧场养殖动物的肉当然更好，但即使你吃不起，也能通过食用动物内脏受益良多。

富含甘氨酸的食物

甘氨酸是一种非常重要的氨基酸，以瘦肉为主的饮食会造成甘氨酸的缺乏。

甘氨酸是结缔组织的重要成分，结缔组织就像"胶水"一样把人体黏合在一起。结缔组织分为很多种——从组成关节的软骨到细胞外基质（对于人体器官、肌肉和血管来说，细胞外基质就像是支架一样，发挥支持和连接的作用）。甘氨酸和另一种氨基酸——脯氨酸在大部分的结缔组织中扮演重要角色。食用动物的结缔组织有利于身体自愈，不仅利于愈合伤口，也利于修复肠屏障、血管和其他组织的微损伤（由自身免疫性疾病引发的炎症、感染和免疫系统失调造成的）。

DNA、RNA 和许多蛋白质的合成需要甘氨酸。同时，甘氨酸在维持消化系统健康、保证神经系统正常运转和修复伤口等方面也起着重要作用。甘氨酸通过调节胆盐合成和胃酸分泌而促进消化。人体解毒需要甘氨酸，合成谷胱甘肽这一重要的抗氧化剂也需要甘氨酸（见第 61 页和第 68 页）。甘氨酸通过控制糖异生帮助调节血糖水平。甘氨酸通过提高肌酸的水平和调节脑垂体分泌生长激素促进肌肉修复和生长（见第 129 页）。甘氨酸身兼多职，对中枢神经系统的正常运转至关重要。在大脑中，它可以抑制兴奋性神经递质，因此有镇静的作用。甘氨酸还可以转化成神经递质丝氨酸，丝氨酸

甘氨酸补剂

因自身免疫性疾病而关节、皮肤或结缔组织受到影响的患者要特别重视甘氨酸的摄入，因为它是修复这些组织必不可少的元素。除了多食用富含甘氨酸的天然食物，你也可以考虑富含甘氨酸的补剂，像明胶或胶原蛋白。明胶粉和胶原蛋白粉都易溶于水或其他饮品，你也可以把它们加到食谱中。

骨头汤和重金属

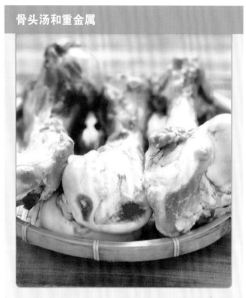

许多人不喝骨头汤是因为担心骨头中会聚集重金属。羟基磷灰石是骨头和牙齿的主要矿物成分，重金属会和羟基磷灰石结合，所以动物从周边环境或饮食中摄入的重金属没有被肝脏净化排出体外后会储存在骨头里。最近一项研究认为，有机骨头汤可能也含有大量重金属，因为发现有机鸡骨头里的铅会释放到汤中。但是你无须担心，因为其含量大约是环境保护署设定的饮用水铅含量安全标准的 2/3（每升自来水的铅含量最高为15mg，而每升骨头汤的铅含量最高为 9.5mg）。许多营养素可以保护人体免受铅中毒，如钙、铁、维生素 D、维生素 C 和维生素 B_1，原始饮食中的食物含有所有的这些营养素。

骨头汤的益处依然远远超过了重金属带来的风险。

如果你依然担心重金属污染，可以从非工业化地区的小型农场（如果可以的话，选择当地农场）购买百分百牧场养殖的鸡，并用过滤水煮汤，这样可以把铅和其他重金属的含量控制到最低。目前还没有关于牛骨、羊骨或猪骨重金属聚集的情况和其对骨头汤的影响的科学研究；但是，你可以采用相同的方法：从非工业化地区的小型农场购买百分百草饲和牧场养殖动物的肉和骨头。

可以提高大脑灵敏度、增强记忆、改善情绪、减缓压力。

如果你对食用富含甘氨酸的食物还不感兴趣，你可能会有兴趣知道甘氨酸既可调节先天免疫系统，也可调节适应性免疫系统。更重要的是，通过控制氯离子和钙离子在细胞内外的流动，甘氨酸抑制了吞噬细胞的活性。这意味着如果人体没有充足的甘氨酸，免疫系统更容易被刺激。人们就甘氨酸对肝脏的定居巨噬细胞的免疫调节作用已经进行了详细的研究，但是甘氨酸也可以抑制其他免疫细胞的活性，如组织巨噬细胞、中性粒细胞、T 细胞和单核细胞。动物实验发现，饮食中的甘氨酸可以在多种炎症模型中发挥保护作用。

我已在前面讲过，内脏是甘氨酸的优质来源，因为它含有大量的结缔组织，其中含有胶原蛋白和明胶。动物部位含有的结缔组织越多，甘氨酸含量就越高，例如，动物皮、关节（猪蹄、鸭掌、鸡翅膀等）、连着骨头的肉，以及屁股、面颊、肩部厚肉块和骨头汤。明胶一般是从牛皮或猪皮中提取的，是甘氨酸的绝佳来源。胶原蛋白补剂是另外一个选择（见第 179 页）。

骨头汤（或者高汤）营养密度极高，你应该食用。这一美味堪比灵丹妙药：用水熬煮任何你能想到的脊椎动物（一般是禽类、牛、羊、猪或鱼）的骨头（关节、韧带等），短则 4 个小时，长则 4 天！你可以加入蔬菜和草药调味（一般是胡萝卜、洋葱、芹菜和大蒜）。哺乳动物的骨头最好是事先劈开（让骨髓进入汤中），但是禽类的骨头和鱼骨就不用劈开了。骨头汤熬好后，捞出骨头和蔬菜，通常直接扔掉。剩下的汤含有丰富的维生素、矿物质（尤其是钙、镁和磷，这些都是保持骨骼健康所必需的营养）、抗氧化剂和甘氨酸。喝骨头汤可能是提高甘氨酸摄入量最便捷的方法。

甘氨酸是一种重要的氨基酸，但严格意义上讲，不是必不可少的。如果饮食满足不了人体对甘氨酸的需求量,人体可以自己合成。但是人体合成的效率远低于从食物中获取,而且科学家认为如果不从食物中获取甘氨酸,人体合成的数量不能满足需求。身体需要自愈的患者大量食用富含甘氨酸的食物大有裨益。

如果预算紧张,你该怎么办?

我知道草饲和牧场养殖动物的肉和野生鱼类都很昂贵。事实上,和之前的饮食方式比较,原始饮食中许多优质食物的价格要高于你之前食用的食物。你可能会发现伙食费增加了,其他花销减少了(像医药费减少了),但是,你能支付得起的食物可能非常有限,如果你的预算不允许或是购买不到推荐的食物,有没有方法实施原始饮食呢?

答案是肯定的。避免食用第二章列出的问题食物可以让你受益匪浅,而在购买营养丰富、可以帮助身体自愈的食物时,你只要尽你所能即可。

在预算内采购优质肉的秘诀和在预算内购买其他东西的秘诀一模一样。货比三家是非常实用的方法。从当地农场采购优质肉的性价比最高,但是你也可以从越来越多的网店中选择。你甚至可以买到打折的草饲和牧场养殖动物的肉。另外,一次性多买些肉可以大大降低单价。比如一次买 1/4 只或半只猪或牛。对有冰箱的人来说,这个方法是最有用的,但即使你没有冰箱,你也可以和亲戚朋友团购。另一种省钱的方法是买块头大的肉,像厚肉块和整只鸡。一般来说,肉贩动的刀子越少,单价就会越便宜。

习惯多花些钱购买食物

从整个社会看,大家习惯购买廉价的食物。在过去的 80 年,购买食品的平均支出占可支配收入的比例下降了近 60%。在此期间,医疗费大幅度增加。

美国的食品支出(1929-2009 年)

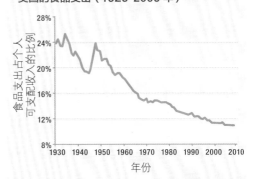

数据来自美国农业部经济研究所 (www.ers.usda.gov)

你一旦认可了优质肉和本地的有机蔬菜,你会为了身体健康增加购买营养密度高的食物(如果你能够支付得起)的预算,这是你愿意付出的。降低的医疗费用或外出就餐花费也可以抵消食物预算增加的部分。你当然不必增加食品支出,很多人也做不到。但是,如果你可以增加一点点支出,帮助身体自愈,你会发现这是值得的。

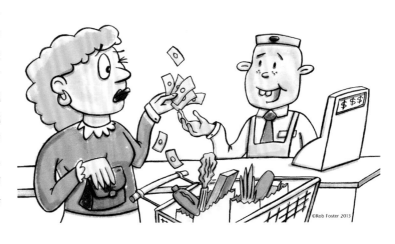

©Rob Foster 2013

即使你找到了居住地附近最便宜的优质肉，全部享用高质量的肉依然超出了你的预算，这时该怎么办呢？优先购买脂肪含量最高的肉。也就是说，如果买的肉中，只有少部分是草饲和牧场养殖动物的，你要保证脂肪含量高的肉（通常价格低一些）是草饲和牧场养殖动物的，比如碎牛肉（如果牛是草饲的，不要买精瘦肉！）或梅花肉，这样性价比最高。

通常情况下，动物内脏的需求量小，价格远低于瘦肉。这样你就可以食用草饲和牧场养殖动物的内脏了。一些小规模经营的农场甚至会直接送给你（或者以极低的价格卖给你）一些卖不出去的边角料。

食用鱼罐头（尤其是沙丁鱼和三文鱼罐头）不仅可以多吃鱼，而且花钱少（只要罐头瓶不含双酚 A 即可）。腌鱼和熏鱼一般也比较便宜。冻鱼价格低廉，也是不错的选择。当大部分的时令鱼上市时，鱼罐头、腌鱼、熏鱼和冻鱼会打折出售。

优先选择的肉

食用种类丰富的肉非常重要，它们来自不同的动物和动物的不同部位。动物的种类不同，部位不同，营养物质的数量和比例会略有不同。种类丰富是保证营养齐全的最佳途径。

总体来说，肉的来源包括以下几种。

副产品。动物内脏是营养密度最高的肉。你每周应至少吃 4~5 次动物内脏和其他非瘦肉部分。如果可以，内脏应该来自草饲、牧场养殖或野生动物（你要注意：食用一些野生动物的内脏，如熊肝，会导致中毒）。如果你购买的副产品是来自用传统方法喂养的动物，从营养角度讲，你应该选择羊和牛的副产品。

海鲜。你每周至少吃 3 次肥美的鱼，像三文鱼、沙丁鱼、鲭鱼和鳟鱼（如果你买不起草饲和牧场养殖动物的肉，你要增加吃鱼的次数）。海鲜营养丰富，是食物中 EPA 和 DHA 的最佳来源。海鲜的蛋白质也非常容易消化。你可以食用多脂鱼、白鲑鱼和贝类、虾、蟹，食用次数不受限制。种类越丰富越好。

红肉。红肉可能是你的主食（除了摄入最低量的内脏和海鲜以外）。你最好选择草饲和牧场养殖动物的肉，尤其是脂肪含量高的肉。如果你购买用传统方法喂养的动物的肉，请选择瘦牛肉和瘦猪肉。

禽类。你最好选择牧场养殖的家禽和野鸟。你一周只能吃 1~2 次用传统方法喂养的禽类（因为其 Ω-6 脂肪酸的含量高），除非你的饮食中包含了大量的海鲜。

蔬菜水果

蔬菜水果是抗氧化剂、维生素和矿物质的重要来源。我已在第二章讲过，蔬菜水果中的膳食纤维含量对调节食欲刺激素和肠道菌群至关重要。

食用足量的蔬菜水果和摄取优质的肉、禽、海鲜同样重要。唯一没有列入原始饮食的蔬菜水果是豆荚和茄科类植物。

一般来说，你可以不受限制地食用蔬菜。可选择的蔬菜种类不胜枚举。即使你在居住的地方只能采购到有限的蔬菜种类，但当地的食品杂货店依然可以提供数十种选择。你可以去农场、农贸市场、食品店（像亚洲国家的菜市场）购买不太常见的蔬菜。

绿叶菜和蔬菜沙拉是维生素 C、维生素 E、维生素 K 和包括叶酸在内的 B 族维生素的绝佳来源。它们富含具有抗氧化作用的类胡萝卜素，如 β 胡萝卜素、叶黄素和玉米黄素。绿叶菜是甜菜碱的重要来源，甜菜碱是保证甲基循环和肝功能正常的重要元素。绿叶菜富含铁、钙、钾、镁、磷和锰。事实上，一些绿叶菜（如甘蓝）中的钙，吸收率和生物利用率极高（比牛奶还要好！）。绿叶菜甚至含有 Ω-3 脂肪酸，尽管是以 ALA 为主，而不是最有用的 EPA 或 DHA

尽可能多地食用绿叶蔬菜，最好是每餐：

- 绿苋菜
- 芝麻菜
- 绿叶甜菜
- 小白菜
- 琉璃苣
- 球花甘蓝
- 球芽甘蓝
- 卷心菜
- 油菜
- 胡萝卜缨
- 猫耳菜
- 芹菜
- 芹苣
- 锡兰菠菜
- 繁缕
- 菊苣
- 冬寒菜
- 羽衣甘蓝
- 水芹
- 蒲公英叶

- 莴苣菜
- 白花藜
- 蕨菜
- 南瓜叶
- 藜菜
- 大蕉
- 大头菜
- 芥蓝
- 小松菜
- 土人参
- 野苣
- 陆生水芹
- 生菜
- 鱼腥草
- 长蒴黄麻
- 日本芜菁
- 芥菜
- 娃娃菜
- 洋菠菜
- 榆钱菠菜

- 豌豆叶
- 商陆
- 圣彼得草
- 蝇子草
- 海甜菜
- 海甘蓝
- 酸模
- 菠菜
- 夏季马齿苋
- 番薯叶
- 牛皮菜
- 塌棵菜
- 青萝卜
- 豆瓣菜
- 空心菜
- 冬季马齿苋

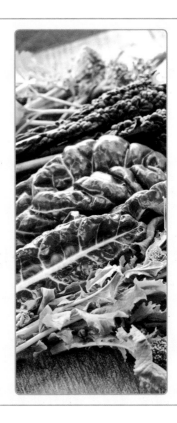

你有没有听说红肉会致癌？

在摄入大量的红肉（包括加工肉制品）和极少量的绿色蔬菜的饮食中，有研究发现了红肉与癌症的相关性。绿色蔬菜中的叶绿素具有保护的作用（蔬菜因为叶绿素而呈现绿色并从太阳中吸收能量），它防止红肉中的血红素直接代谢成肠道里的有害物质（红肉中血红素的含量超过其他肉；见第66页）。这是提倡食用绿色蔬菜的又一原因。

你还可以选择许多不含淀粉的蔬菜，它们一般是各种植物的茎、花或花蕾（不是叶子）。它们富含维生素、矿物质和抗氧化剂。比如：

- 洋蓟
- 芦笋
- 西蓝花
- 刺棘蓟
- 花椰菜
- 芹菜
- 小茴香
- 仙人掌
- 食用大黄（只有茎可食用）
- 南瓜花

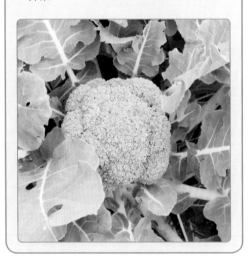

（见第74页）。

葱科植物气味独特，这是因为它含有大量的有机硫化合物（也就是硫含量高）。同时，各种抗氧化剂的含量也特别高（因此一些葱科植物可以降低罹患心血管疾病的风险）。另外，它

也含有镁、硒、铁、钙、维生素 C 和 B 族维生素。

葱科植物包括：

大葱	韭菜	小葱
细香葱	洋葱	珠芽圆葱
大头蒜	珍珠洋葱	野韭菜
象蒜	分生圆葱	
韭葱	青葱	

根茎类蔬菜往往比其他蔬菜含有的淀粉量更高，因为植物的根茎为整株植物储存能量。但是不同根茎类蔬菜的淀粉含量差别很大。例如，胡萝卜的血糖负荷非常低（也就是淀粉含量低），但是甘薯的血糖负荷为中等水平（见第188页）。根茎类蔬菜一般颜色亮丽，多呈黄、橙、红色。它们是类胡萝卜素、维生素 C、B 族维生素、维生素 K、磷、钾、铜和锰的绝佳来源。此外，根茎类蔬菜（加上水果）是碳水化合物的主要来源。淀粉类蔬菜的可溶性纤维素含量较高，而非淀粉类蔬菜的不可溶性纤维素（见第70页）的含量更高。

根菜类、薯芋类、球根类包括：

竹芋	非洲蕉	甘薯
竹笋*	姜	芋头
甜菜	香芹	朱蕉
牛蒡	辣根	油莎草
慈姑	洋姜	白萝卜
百合**	豆薯	块茎藜
美人蕉	大头菜	山葵
胡萝卜	蒟蒻	荸荠
木薯*	藕	菊薯
块根芹	山核桃	山药
宝塔菜	小萝卜	
萝卜	芜菁甘蓝	
魔芋	泽芹	

*氰苷（见第100页）含量高。
**有时候有毒百合会与可食用百合搞混，导致中毒。你在食用之前一定要辨别清楚！

众所周知,海洋蔬菜富含碘,但也含有大量的钙、镁、钾、钠、铁、铬和铜。事实上,海洋蔬菜含有特别多的微量元素,一般有50多种。它们也是B族维生素、Ω-3脂肪酸(EPA和DHA)的优质来源(这对非动物来说是不寻常的)。它们也含有维生素A、维生素D、维生素E和维生素K。

海洋蔬菜包括:

● 青海苔	● 羊栖菜	● 江蓠
● 墨角藻	● 海带	● 马尾藻
● 卡罗拉	● 紫菜	● 海甘蓝
● 翅菜	● 海蕴	● 海白菜
● 红藻	● 海苔	● 裙带菜

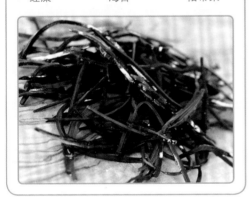

原始饮食中没有包括某些藻类,比如小球藻和螺旋藻(通常是以补剂和绿色饮品的形式出现),原因是它们能够刺激人体的免疫系统。小球藻是一种淡水藻,颜色为蓝绿色,最近有证据证明小球藻的细胞膜含有脂多糖,与革兰阴性菌的细胞壁上含有的毒性蛋白相同(见第99页),另外还发现它会加剧炎症,刺激Th1细胞。所以不建议你食用小球藻。螺旋藻生长在墨西哥和非洲的咸水湖,是一种蓝绿色的藻类,尽管它的细胞膜和小球藻的细胞膜差别很大,但是研究发现它也会激活先天免疫系统,刺激Th1细胞。

许多不是非常甜的水果一般被算作蔬菜(从

植物学角度讲,因为它们含有种子,应该归为果实),它们都富含维生素、矿物质和抗氧化剂。牛油果和橄榄还是单不饱和脂肪酸的优质来源。

原始饮食不排除水果。水果是膳食纤维、维生素、矿物质和抗氧化剂的优质来源。原始饮食不推崇低碳水化合物饮食,只是不推荐高碳水化合物饮食。虽然新鲜水果的含糖量高于蔬菜,但大部分水果血糖负荷低(水果干的血糖负荷一般很高,你应该避免食用或只偶尔食用)。这意味着即使你一天之内多次食用水果也不太会影响血糖水平。你只要保证每天果糖(见第108页)的摄入量在10~20克即可——这大约相当于每天5份水果。你可在封底二维码链接的营养成分表中查到蔬菜水果的果糖含量。

可在饮食中加入的类蔬菜水果包括:

● 牛油果	● 橄榄	● 南瓜
● 苦瓜	● 芭蕉	● 倭瓜
● 佛手瓜	● 秋葵(严	● 葫芦
● 黄瓜	格意义上	● 香瓜
● 红瓜	讲食用的	● 冬瓜
● 丝瓜	是其果荚)	● 西葫芦

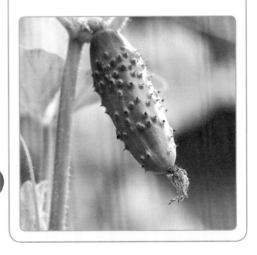

一般来说,在所有水果中,浆果的维生素和矿物质含量最高,含糖量最低。由于含有丰富的色素,它们也是抗氧化性最强的食物之一。

浆果包括：

- 巴西莓
- 熊莓
- 覆盆子
- 黑莓
- 蓝莓
- 云莓
- 蔓越莓
- 红莓苔子
- 红醋栗

- 接骨木莓
- 白莓
- 鹅莓
- 葡萄
- 朴树果
- 越橘果
- 罗甘莓
- 桑椹
- 羊莓

- 树莓
- 沙棘
- 草莓（严格意义上讲，草莓是聚生果）
- 杨梅

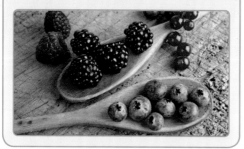

蔷薇科水果包括苹果和核果类。这些水果富含类胡萝卜素和其他抗氧化剂、B 族维生素、维生素 C、维生素 E 和维生素 K，也是钙、钾、磷、锰、铜、锌和铁的优质来源。膳食纤维的含量也比其他水果高。

蔷薇科水果包括：

- 苹果
- 杏
- 樱桃
- 北美沙果
- 苦樱桃
- 红果

- 山楂
- 枇杷
- 油桃
- 桃
- 梨
- 李子

- 柑橘
- 蔷薇果
- 欧洲山梨
- 棠棣果
- 花楸果
- 西洋梨

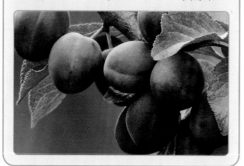

瓜类水果种类丰富，其中许多含糖量非常低，而且是抗氧化剂、维生素和矿物质的优质来源，包括类胡萝卜素、B 族维生素、维生素 C、锰、磷、钙、硒、铜、锌和镁。

可享用的瓜类水果包括：

- 金丝雀瓜
- 美国甜瓜
- 香瓜
- 罗马甜瓜
- 厚皮香瓜
- 蜜瓜
- 白兰瓜
- 刺角瓜

- 梨瓜
- 甜瓜
- 网纹瓜
- 波斯香瓜
- 哈密瓜
- 西瓜
- 冬甜瓜

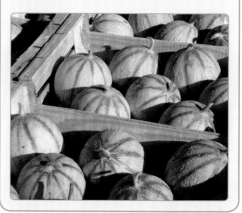

人们都知道柑橘类水果维生素 C 含量极高，其实它也富含 B 族维生素、维生素 E、类胡萝卜素（抗氧化剂和维生素 A 的前体）、钙、铁、磷、镁、钾、钠、铜、锌、锰和硒。柑橘类水果的含糖量也低于其他水果，当然种类不同，含糖量也不同（柠檬的含糖量明显很低，但与其他水果相比，橙子的含糖量也是很低的）。

世界上的热带和亚热带水果多达上千种（包括柑橘类水果）。一般来说，热带水果的含糖量高于其他水果，下面列出的水果中有一些含糖量极高，但是也有不少特例。

柑橘类水果种类极其丰富，包括：

- 橙子
- 血橙
- 佛手柑
- 青橙
- 香橼
- 西柚
- 金诺橘
- 蜜柑
- 金橘

- 柠檬
- 青柠
- 甜柠檬
- 柑橘
- 香柠檬
- 柚橙
- 橘子
- 白金柚
- 沙田柚

- 黄金橙
- 酢橘
- 橘柚
- 广柑
- 丑橘
- 柚子

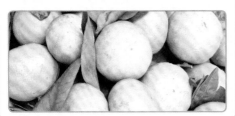

各种热带和亚热带水果包括：

- 黄金果
- 西印度樱桃
- 非洲辣木果
- 香蕉
- 卡姆果
- 佛手瓜
- 番荔枝
- 椰李
- 椰子
- 火龙果
- 榴莲
- 无花果
- 藤黄果

- 西番莲
- 番石榴
- 菠萝
- 猕猴桃
- 野荔枝果
- 金橘
- 桂圆
- 枇杷
- 荔枝
- 芒果
- 山竹
- 欧楂果
- 木瓜
- 万寿果
- 牛油果

- 柿子
- 凤梨
- 芭蕉
- 石榴
- 柑橘
- 红毛丹果
- 蒲桃
- 蔷薇果
- 沙佛果
- 蛇皮果
- 杨桃
- 酸角

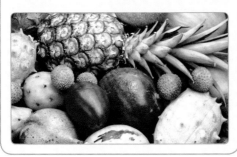

菌类植物既不是蔬菜也不是水果，但它们是 B 族维生素、维生素 D_2、铜、镁、磷、钾、硒、硫和锌的优质来源。尽管原始饮食包括蘑菇和其他食用菌，但药用的菌菇提取物会刺激免疫系统，应避免食用。

常见的食用菌包括：

- 蟹味菇
- 牛肝菌
- 鸡油菌
- 口蘑
- 杏鲍菇
- 红茶菌
- 猴头菇
- 松茸
- 羊肚菌
- 平菇

- 松乳菇
- 香菇
- 银耳
- 草菇
- 木耳
- 松露
- 酵母菌（啤酒酵母、面包酵母、营养酵母；见第 84 页）

你可能听说过"彩虹饮食法"（食谱图见下页），意思是饮食中蔬菜水果颜色要丰富多彩，因为植物中的色素也就是营养素，所以食物颜色丰富多彩能够保证营养全面。例如，绿色蔬菜和绿色水果（比如猕猴桃）的颜色来自于叶绿素（见第 183 页）。类胡萝卜素具有强大的抗氧化性，它是蔬菜水果呈现黄、橙、红色的原因。蓝色和紫色色素源自类黄酮化合物，它们一般具有抗氧化和抗炎的特性，可以降低心血管疾病的风险。你不要因为白色的蔬菜水果（如花椰菜、蘑菇和苹果）看上去没有颜色，就认为它们的营养价值不高，它们也富含维生素、矿物质和抗氧化剂。

植物性食物和动物性食物一样，摄入的种类越多越好。保证蔬菜摄入量充足的最佳方法是每餐都吃（没错，即使是早餐也要吃），而且每餐至少保证两种蔬菜（最好颜色也不一样）。因为绿色蔬菜的营养密度高，所有你要尽量保证一种绿色蔬菜搭配另一种颜色的蔬菜。如果你想一次吃 10 种蔬菜，那就来吧！

留意血糖负荷

本书多次提到血糖负荷，因为确保血糖水平稳定对维持正常的激素水平和消除炎症至关重要。留意血糖负荷，也就是留意食物对血糖的影响。碳水化合物包括淀粉、糖类和膳食纤维——糖类和淀粉都会影响血糖水平，具体的情况与食用量和食用速度有关。但是人体依然需要碳水化合物，含有碳水化合物的食物（蔬菜水果）营养密度也高。那如何同时保证营养丰富和血糖稳定呢？

你应该还记得，血糖负荷是根据食物实际的碳水化合物密度衡量食物中的糖类提高人体血糖速度的指标（见第 108 页）。在原始饮食中，几乎找不到血糖负荷高的食物，因为血糖负荷高的食物通常是谷物、类谷物、豆荚和精制糖。（水果干是唯一允许食用的高血糖负荷食物，算是小小的放纵吧。）其余的食物大部分血糖负荷较低，还有一些蔬菜水果血糖负荷中等。

一般来说，即使是中等血糖负荷的食物，你也没有必要限制食物的食用量。因为你只有食用大量中等血糖负荷的食物，才会对血糖带来负面的影响。如果你每餐饮食均衡（包括一些动物性食物、一些植物性食物、一些优质脂肪），蔬菜水果种类丰富，饮食规律，每餐间隔时间合理，不暴饮暴食（吃饱即可），那么你无

须刻意为之就可把血糖控制在理想水平。也就是说，你只要用心选择各种肉或海鲜以及蔬菜和水果，你无须担心其他事情。你没有听错，你没有必要去测量或限制什么（只要保证不过多摄入果糖即可），你当然也不需要控制食物比例。你只要吃到饱就可以了。

运动量大的人、儿童、孕妇和哺乳期女性确实比运动量小的成人需要更多的碳水化合物。只要他们从低或中等血糖负荷的蔬菜水果获取碳水化合物，就可以很好地控制血糖。

糖尿病患者（1 型或 2 型糖尿病）、曾患肥胖或新陈代谢失调的人群，以及患有胰岛素抵抗的人群，需要格外注意，控制中等血糖负荷食物的摄入比例可以更好地控制血糖（这意味着炸香蕉只能作为配菜，而不能吃整整一盘，但每个人对糖的敏感度也不相同）。如果你担忧不加控制地食用淀粉类的蔬菜和水果会使血糖水平飙升，你可以使用血糖仪监测血糖。在大部分药房均可买到血糖仪，价格不高，也不需要医生的处方。采血针的针头很小，它可以刺

血糖负荷参照值

低血糖负荷	<10
中等血糖负荷	10~20
高血糖负荷	>20

食物的血糖负荷可在封底二维码链接的营养成分表中查到。

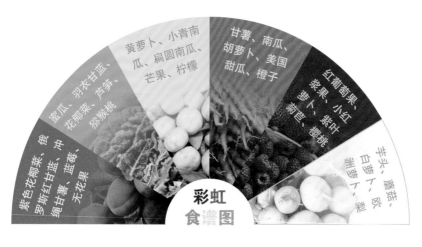

彩虹
食谱图

破手指，取一滴血测量血糖水平。

美国糖尿病协会定义正常的空腹血糖值（早起没有进食的情况下测量的）为低于5.5mmol/L。你在进餐后血糖升高的幅度至关重要。美国糖尿病协会定义进餐2小时后的正常血糖值为低于7.8mmol/L（因为每个人用餐时间不同，该血糖值是在开始进餐2小时后测量的）。根据这些指标，你可以有效判断自己的血糖水平是否正常。但是研究显示，最佳的空腹血糖值应该是低于4.7~5.0mmol/L，开始进餐2小时后的血糖值应该是低于6.7mmol/L。

如果你不是糖尿病患者，你无须每餐后都测量血糖水平。如果你觉得食用了太多中等血糖负荷的食物，你可以测一下血糖水平，以便清楚地知道食用量是否过大。如果血糖水平高于预期值，你也不用过度担心（除了食物，许多因素会提升血糖，比如压力）。你只要提醒自己：下一次少吃一点。如果你餐后血糖水平容易升高，那偶尔测量血糖有助于你调节淀粉类蔬菜和水果的摄入量。

调控血糖的另一个方法是到医院检测糖化血红蛋白（HbA1c）。HbA1c是血红蛋白（红细胞中的蛋白质；见第66页）的一种形式，血红蛋白经过糖化反应（见第16页）转化成HbA1c，这种转译后修饰不可逆转。当血糖升高，血红蛋白发生糖化反应的概率增加，因此，HbA1c的含量可以反映前6~12周（红细胞的平均寿命）的血糖情况。尽管HbA1c的含量在4.0%~5.6%属于正常水平，但是研究证明理想值为低于5%。另外你需要注意一点，即使血糖

正常的血糖值

	正常值	理想值
空腹	<5.5mmol/L	<4.7~5.0mmol/L
开始进餐2小时后	<7.8mmol/L	<6.7mmol/L

抑制细菌过度生长的低淀粉饮食策略

如果细菌或酵母菌过度生长，一些替代性疗法从业人员建议低淀粉饮食，希望通过限制碳水化合物的摄入，只食用简单易吸收的糖类（通常是单糖），把肠道内大量的细菌或酵母菌饿死。尽管没有临床试验对该方法进行评估，许多人表示该方法有效。同样，也有不少人表示该方法有问题，比如他们的甲状腺功能受到了影响，皮质醇失调（见第200页）。由于没有科学文献论证低淀粉饮食策略，所以原始饮食没有把它包括在内（可查看第191页"发漫"不耐受）。

水平正常，某些微量营养素缺失（铁）和一些补剂（维生素C和维生素E）也会导致HbA1c水平异常。

留意血糖负荷不是要去限制或测量什么，而是给你自己选择你需要的食物的力量。

生还是熟？

早在150万年以前，人们就学会了用火做饭。这意味着，在人类进化的过程中，我们的祖先主要食用烹制过的食物。事实上，学会烹饪是人类可以作为一个物种存活下来的最重要的因素之一，因为这大幅度地增加了人类从食物中吸收的营养（不论是动物性食物还是植物性食物，都是如此）。虽然烹饪过的食物更利于人体消化吸收，但烹饪也影响了食物中的微量营养素。

一些维生素加热时会变得非常不稳定。比如，加热、脱水和长期储存会造成维生素C的降解。烹饪过程会破坏食物中的多酚，而多酚是一种可以降低心血管疾病和癌症风险的抗氧化剂。烹饪也会破坏有益的酶。比如可形成能够抗癌的萝卜硫素的黑芥子酶存在于未经烹饪的十字花科蔬菜中，但是烹饪后，黑芥子酶会被破坏。高温会破坏大蒜素（大蒜中的化合物，

具有抗氧化和抗菌的特性，也可以降低癌症和心血管疾病的风险）。生吃蔬菜可以防止这些营养的丢失。

但是在烹饪过程中，许多营养得到加强，弥补了丢失的营养。高温可以破坏植物厚厚的细胞壁，使人体得以消化吸收细胞壁上或细胞内的营养。一般情况下，烹饪食物可以显著加强抗氧化剂。比如，烹饪蔬菜可以提高其类胡萝卜素的生物利用率。烹饪或烘干蔬菜，可以增加其番茄红素含量。一些化合物的形成需要加热，比如十字花科蔬菜（如花椰菜和甘蓝）在经过烹饪后才可形成可以防癌的吲哚。

最好的解决办法是既熟吃也生吃蔬菜。你可以有的时候食用烹饪过的胡萝卜，有的时候买来（或采摘完）胡萝卜后直接食用。但是，如果你很难消化生蔬菜（当你生吃蔬菜时，你会出现胃肠症状或大便中出现未消化的蔬菜），你可以在消化功能恢复（大便情况改善）前只吃烹饪过的蔬菜。不能消化生蔬菜时，你也可以服用助消化的补剂（见第 264 页）。

十字花科蔬菜中的致甲状腺肿大物质怎么办呢？

自身免疫性甲状腺疾病患者（如桥本甲状腺炎或格雷夫斯病）和甲状腺功能弱（经常伴发其他自身免疫性疾病）的人群经常会被建议避免食用十字花科蔬菜、菠菜、萝卜、桃和草莓，因为它们会引发甲状腺肿。致甲状腺肿大物质是一种化合物，通过干预碘元素的吸收，抑制甲状腺的功能（碘元素是甲状腺激素的必要组成成分；见第 66 页）。甲状腺激素在人体新陈代谢和免疫系统调节方面扮演重要角色，所以甲状腺功能正常对人体自愈和身体健康至关重要。但是直接回避这些食物并不科学。

这类蔬菜是硫代葡萄糖苷的优质来源，这是一类含硫的化合物（见第 100 页）。在切蔬菜或咀嚼蔬菜的过程中，黑芥子酶会催化硫代葡萄糖苷水解为多种不稳定的化合物，其中不乏可以防癌的强效抗氧化剂。但其中异硫氰酸酯和硫氰酸酯又是众所周知的致甲状腺肿大物质。

异硫氰酸酯和硫氰酸酯通过抑制甲状腺过氧化物酶（TPO）减弱甲状腺功能。在甲状腺激素合成过程中，TPO 催化碘元素转移并和甲状腺球蛋白（一种蛋白质）结合，生成 T_4（甲状腺素）或活性更强的 T_3（三碘甲腺原氨酸）。当人体大量摄入异硫氰酸酯或硫氰酸酯时，它们会干预甲状腺的功能。

但没有证据证明在人体不缺碘的情况下，摄入异硫氰酸酯和硫氰酸酯会导致甲状腺发生病变，只有当人体缺乏一定数量的碘后，这些物质才会影响甲状腺功能。如果你已经严重缺碘或缺硒，应在大量食用十字花科蔬菜之前补充碘或硒（见第 66—69 页）。另外，在烹饪十字花科蔬菜时，黑芥子酶会失活，所以即使你正在解决缺碘问题，你依然可以享用烹饪过的十字花科蔬菜。实际上，食用十字花科蔬菜有诸多益处，包括降低患癌风险（甚至降低患甲状腺癌的风险！）。最近一项临床试验评估了从花椰菜芽提取的异硫氰酸酯的安全性，没有发现任何不利影响（没有发现它会减弱甲状腺功能）。

更令人感兴趣的是，少量摄入硫氰酸酯（如从十字花科蔬菜中摄取），可以加快 T_4 合成，这意味着被认为含致甲状腺肿大物质的蔬菜实际上可以提高甲状腺功能。另外，硫氧还蛋白还原酶和谷胱甘肽过氧化物酶是两种非常重要的酶，在它们形成过程中，异硫氰酸酯和硒（见第 67—69 页）之间有非常强的协同作用。这意味着同时摄入异硫氰酸酯和硒可以加强人体的抗氧化防御系统，有利于预防癌症。所以只要人体不缺乏碘和硒，即使你患有自身免疫性甲状腺疾病，也应该多吃十字花科蔬菜而不是少吃。

为了保证甲状腺功能正常，最重要的是提

十字花科植物包含许多富含抗氧化剂、维生素和矿物质的蔬菜：

- 芝麻菜
- 白菜
- 球花甘蓝
- 球芽甘蓝
- 卷心菜
- 油菜
- 芥蓝菜
- 羽衣甘蓝

- 萝卜
- 菜心
- 辣根
- 甘蓝
- 大头菜
- 日本芜菁
- 芥菜
- 小萝卜

- 西蓝花
- 芜菁甘蓝
- 乌塌菜
- 白萝卜
- 山葵
- 豆瓣菜

供甲状腺激素生成所必需的矿物质，尤其是碘、铁、硒和锌。人体缺乏任何一种元素都有可能破坏甲状腺功能，而当人体缺乏两种或两种以上的元素时，后果会更加严重。碘是合成甲状腺激素的原材料，人体缺碘后，甲状腺功能失常（见第 66 页）。人体缺铁会降低 TPO 活性（和血红素相关；见第 66 页），从而影响甲状腺激素的合成。我在第二章讲过，T_4 转化为具有活性的 T_3 需要硒，因为促进这一转化的酶（脱碘酶）是含硒酶。硒还可以保护甲状腺免受过多碘负离子的影响（这会抑制 TPO 的活性）。锌在甲状腺新陈代谢过程中发挥重要作用，从表面上看 T_4 与 T_3 之间的转化需要锌，而且锌的水平和促甲状腺激素（TSH）的水平相关，不过缺锌对甲状腺功能的影响依然存在争议。

"发漫"不耐受

患有胃肠道综合征的患者，极有可能对"发漫"（FODMAP）不耐受（也可称为果糖吸收不良或"发漫"过敏）。"发漫"全称是"可发酵的低聚糖、二糖、单糖和多元醇"，是一类可发酵度高的短链和中链碳水化合物（一般含有大量的果糖或乳糖）以及糖醇。此类碳水化合物不能被小肠有效吸收，健康人群也不例外，其反而是肠道细菌的最爱（这是它们可发酵度高

的原因）。

大肠内聚集了大量的微生物，当过多的可发酵糖类进入大肠，细菌获得食物，会产生大量气体，更严重的情况是会过度繁殖。这正是"发漫"不耐受时的情形。另外这些碳水化合物会减少大肠对水分的吸收（这是大肠的主要功能之一）。肠道菌群获得过量的食物，会引发一系列的症状，最典型的包括胀气、放屁、腹痛、腹泻、便秘、消化不良和接连嗳气。

几乎所有人食用富含"发漫"的食物都会或多或少出现胃肠道症状（"豆子，豆子，音乐果实"这首歌的来源）。事实上，食用大量的菊粉（它属于"发漫"，经常添加到食物里并以益生元的形式加入到补剂中）可以极大地改变肠道菌群的构成（不过这种改变是否有利以及健康的身体是否能够适应摄入大量的菊粉依然存在争议）。"发漫"不耐受就是说人体消化这些碳水化合物的能力弱。这可能是因为人体缺少消化酶，不能分解某些分子（见第 264 页），或是因为肠上皮细胞的细胞膜缺少足够的葡萄糖转运蛋白 5（GLUT5），无法运输果糖穿过肠屏障（见第 108 页）。大部分情况下，这两种机制都在一定程度上发挥作用，最终结果是大部分的糖类未经吸收就进入大肠，导致大肠内的细菌过度增长。

一段时间后，"发漫"不耐受导致的细菌过度增长会蔓延到整个消化道，最终引发小肠细菌过度增长（SIBO；见第 51 页）。肠漏症或肠损伤也可能导致"发漫"不耐受（这意味着 SIBO 首先发生）。随着传送果糖穿过肠屏障的健康细胞减少，供养肠道菌群的果糖数量增加。消化不良也有可能引发相同的结果，这可能是胃酸分泌不足，也可能是胰腺、肝脏或胆囊损伤造成的。不论"发漫"不耐受是因还是果，恶性循环从此开始。患有 SIBO 的患者，食用富含"发漫"的食物会加剧症状，细菌过度增长常态化，导致肠漏症常态化，从而让"发漫"

"发漫"和色氨酸的关系

果糖吸收障碍与色氨酸含量低相关，因为肠道内聚集大量果糖会干预 L-色氨酸的新陈代谢，可用于 5-羟色胺和褪黑素生物合成的色氨酸的数量减少（见第 138 页）。在你抑郁焦虑的时候，低"发漫"（或仅仅是低果糖）饮食可能有所帮助。5-羟色胺和褪黑素可以调节肠道蠕动，因此，减少"发漫"的摄入可以减轻肠道易激综合征的症状。

不耐受进一步恶化。

如果你怀疑自己患有"发漫"不耐受，"发漫"的食用量是饮食调节的关键。对于许多人来说，"发漫"的种类也非常重要。如果你患有"发漫"不耐受，食用大量的果糖和富含果糖的长链碳水化合物会带来麻烦。这些富含果糖的长链碳水化合物称为果聚糖（菊粉便是其中一种）。糖醇是一种多元醇，可阻碍 GLUT5，因此会带来较大的麻烦。（如果身体缺乏某种元素，那麻烦更大！）总体来说，长链果聚糖最麻烦（这可能是因为它们最难消化，所以送到大肠内的果糖最多）。然而，许多人都对所有的"发漫"过敏，包括果聚糖、多元醇和游离果糖（游离果糖是一种果糖分子，不属于任何糖链；游离果糖存在于一些蔬菜水果当中；在封底二维码链接的营养成分表中统称为果糖。同样，游离葡萄糖是一种葡萄糖分子，在上述营养成分表中统称为葡萄糖）。医学检查可以诊断果糖吸收障碍（如氢呼吸试验法；见第 272 页），但是饮食排除法结果更准确。

大量的临床试验表明，肠易激综合征（IBS）患者和其他功能性胃肠病患者在饮食中排除"发漫"有利于身体健康。针对疑似患有"发漫"不耐受的患者的标准化建议是避免食用含有以下成分的食物。

- 每 100 克食物中游离果糖的含量比游离葡萄糖的含量超出 0.5 克以上
- 不论葡萄糖含量多少，平均每 100 克食物游离果糖的含量超过 3 克
- 每 100 克食物果聚糖含量超过 0.2 克

小麦、大麦、黑麦、奶制品、豆荚、高果糖玉米糖浆、龙舌兰糖浆和糖醇一般含有大量的"发漫"。

几乎没有科学研究系统测量食物中"发漫"的含量。下面列出了部分食物。

每 100g 下列水果中游离果糖的含量比游离葡萄糖的含量超出 0.5g 以上：

苹果	芒果	西瓜
葡萄	梨	

每 100g 下列蔬菜水果中果聚糖含量超过 0.2g：

洋蓟（产地遍布全球）	西柚
菊芋*	青葱（葱白部分）
芦笋**	蜜瓜
甜菜	韭葱（葱白部分）*
花椰菜**	桂圆
球芽甘蓝	油桃
葱头*	秋葵
南瓜**	洋葱
卷心菜**	白桃
菊苣	柿子
椰子（椰子油除外）	红毛丹果
蒲公英叶	胡葱*
茴香头**	甘薯**
大蒜*	西瓜
	西葫芦

---

*果聚糖含量非常高；
**含量有争议，有人认为不含果聚糖。

每 100g 下列水果中游离果糖含量超过 3g：

- 所有的水果罐头
- 所有的水果干
- 所有的果汁
- 苹果
- 熟香蕉

- 蓝莓
- 樱桃
- 枣
- 无花果
- 葡萄
- 番石榴
- 猕猴桃
- 芒果

- 梨
- 李子
- 西瓜
- 大分量的水果（任意水果）

下列蔬菜水果中多元醇含量非常高：

- 苹果
- 杏
- 牛油果
- 黑莓
- 花椰菜
- 芹菜
- 樱桃

- 桂圆
- 荔枝
- 蘑菇
- 纳什梨
- 油桃
- 桃子
- 梨

- 李子
- 西梅
- 甘薯
- 西瓜

但是我爱吃大蒜！

大蒜——无处不在，美味可口！如果你需要控制饮食中"发漫"的含量，感叹不能食用这种美味的调味品，我这有 3 个妙招。第一个妙招是烹饪时用大蒜汁代替整头大蒜。你可以用迷你版的食物处理机把一头蒜搅碎，然后用铺有纸巾的筛子过滤（甚至不需要剥皮）。第二个妙招是使用含有大蒜的调味油。你先把大蒜切碎，然后将它与牛油果油或橄榄油混在一起。你在使用调味油前一定要过滤掉大块的蒜。第三个妙招，如果你能在当地的农场或农贸市场买到新鲜的蒜苗（样子和韭葱类似），你可以用绿色的部分做饭，用白色的部分做调味油！

为了弥补无法食用洋葱的遗憾，你可以在做饭时使用韭葱叶或嫩洋葱调味。韭黄也是一个不错的选择。你也可以使用阿魏粉，它取自植物的根，常用于印度菜。（由于它经常和小麦淀粉混在一起，你要注意核查其成分。）

任何患有胃肠道疾病的患者都适合低"发漫"饮食，包括除自身免疫性疾病外患有肠胃激综合征的患者。事实上，任何患有胃肠道疾病的患者，尤其是实行原始饮食和食用助消化的补剂（见第 264 页）后症状依然持续 1 个月以上的患者，减少食用富含"发漫"的食物对身体有益。

幸运的是，随着肠道功能、肠道菌群的数量和种类恢复正常，"发漫"不耐受极有可能消失。一些人发现控制饮食中"发漫"的含量仅 2~3 周后，他们就无须控制了（不幸的是，其他人需要经过数月的时间）。在实行原始饮食时，由你自己决定是先排除富含"发漫"的食物还是在出现问题后再采取措施（见第八章）。

蔬果汁和蔬果糊

如果你不习惯大量食用蔬菜，你可能会想能否通过饮用蔬果汁或食用蔬果糊来提高蔬菜摄入量。如果你喜欢，这是可以的，但你需要记住以下几点。

蔬果汁不再是全天然食物。榨汁的过程去除了蔬菜水果的膳食纤维。尽管蔬果汁中许多维生素、矿物质和抗氧化剂更易被人体吸收了，但也失去了一些珍贵的维生素和矿物质。你应该还记得，膳食纤维是一种重要的营养素（见第 69 页）和影响胃饥饿素的重要信号（见第 119 页）。另外，因为蔬果汁去除了膳食纤维，人体更易吸收其中的糖类，这才是蔬果汁最令人担忧的地方。即使蔬果汁全由蔬菜榨取而成（经常加入一些水果来改善口感），也会大幅度提高血糖。你可以通过搭配正餐饮用蔬果汁（尽管人们通常认为单独饮用效果更佳）和限制饮用量来解决此问题。患有严重肠胃道疾病的患者如果连烹饪过的食物都难以消化，那么在饮食中加入蔬果汁是一个不错的选择（如果你也有相同的情况，还一定要服用助消化的补剂；见第 264 页）。

因为蔬果糊没有去除膳食纤维，它看上去

蛋白粉和锻炼后的营养补充剂

一般来说，如果你需要在锻炼之前或之后补充营养液来恢复身体，那么你很可能锻炼得过于剧烈了（见第 142 页）。不过，了解什么蛋白粉最好也不错，至少它们在旅途中会有用。选择有：①明胶和胶原蛋白，它们虽然不能提供像畜肉、禽肉、海鲜里那样平衡的蛋白质，但富含甘氨酸和其他有用的氨基酸；②水解的牛肉分离蛋白或牛血浆（干凝的血浆，是血的成分之一）；③干燥的昆虫粉（一般是蟋蟀，很难买到）。不过水解的牛肉分离蛋白和血浆，往往也含有葵花籽、芥花籽或者大豆卵磷脂，这些可能会刺激肠道。明胶和胶原蛋白都可以混入任何饮品中。蟋蟀可以在宠物商店买到，然后用干燥机干燥，再磨成粉末。其实自制蛋白粉很简单，将任何肉类干燥、磨碎即可。上述这些粉末都可以冲泡饮用。另外，还有一种很适合在锻炼前后饮用的液体蛋白质，如骨头汤。

是一个更佳的选择。一些患者在自身免疫性疾病影响到胃肠功能后，为了免遭消化不适的痛苦，甚至把食用蔬果糊（一般用大功率的搅拌机制作）作为大量食用蔬菜的唯一途径。但是直接"喝"食物对消化系统不好，因为简单的咀嚼动作可以向身体释放信号，增加胃酸分泌，然后进一步向胰腺和胆囊释放信号，分泌消化酶和胆汁（见第 59 页）。如果你用蔬果糊替代正餐，人体的消化功能会受限。如果你边走边吃，这就更加糟糕，因为身体在移动时不会把注意力放在消化上（或者当你感到有压力时，比如在上班途中，身体也不会把注意力放在消化上）。如果你食用流质，而且没有专门吃饭消化的时间，这只会使肠道细菌获得食物（另外，蔬果糊通常富含膳食纤维）而你的身体无法获得食物。解决这些问题的办法是把蔬果糊当作正餐的一部分（而不是替代正餐）、服用助消化的补剂（见第 264 页）和养成良好的用餐卫生（见第 219 页）。

许多人非常推崇蔬果汁和蔬果糊，认为这可以增加微量营养素的摄入量。如果你真的喜欢或是无法摄入充足的蔬菜，那你就尽情地享用（搭配正餐）。但是对大部分人来说，把整棵的蔬菜换成果汁和蔬果糊没有什么好处，实际有害无益。

蔬菜水果的质量非常重要

蔬菜水果和肉类一样，其质量至关重要。你需要注意以下两点。第一，你要注意用传统方法种植农作物时农药的使用情况（杀虫剂和除草剂）和这些化学物质可能给人体免疫系统带来的影响。第二，你要注意蔬菜水果生长的土壤环境及其对食物微量营养素含量的影响。

我已讨论过农药作为环境激素来源所带来的影响（见第 39 页）。但这不是谨防这些化学物质的唯一原因（不过我们还急迫需要更多相关的研究）。这些化学物质的影响可大体归为两类，抑制免疫系统或不适当地刺激免疫系统——这都会对自身免疫性疾病患者产生不良影响。

有机氯农药是免疫毒性最强的一类，其中不少有机氯农药已被列入法律禁止名单（有些农药甚至全球禁用）。这些农药会增加促炎性细胞因子的数量，降低中性粒细胞和自然杀伤细胞的功能，减少调节性 T 细胞和细胞毒性 T 细胞的数量，改变 CD4+ 细胞和 CD8+ 细胞的比例，甚至增加自身抗体的形成。尽管大部分有机氯农药已经被逐渐淘汰，不再用于农业生产，但是新型农药也可能影响免疫系统的功能。研究显示，有机磷酸酯和氨基甲酸酯（两者都广泛地用于杀虫剂中）不仅会引发 CD4+ 细胞和 CD8+ 细胞比例的变化（包括引发 Th1 和 Th2 细胞失衡），还会抑制中性粒细胞和自然杀伤细胞的活性。三丁基氯化锡是一种有机锡类农药，运用广泛，研究发现它会导致胸腺内的胸腺细胞死亡（见第 29 页）。阿特拉津是另一种有机锡类农药，研究发现它会降低自然杀伤细胞的活性。另外，研究发现敌稗会降低 T 细胞和 B 细胞的活性（胸腺和骨髓中都存在这两种细胞），减少自然杀伤细胞、巨噬细胞的数量和细胞因子的生成，导致胸腺萎缩。

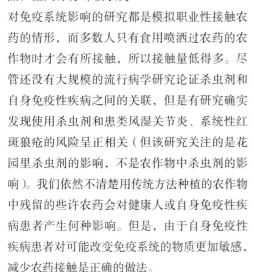

尽管听上去毛骨悚然，但大部分评估农药对免疫系统影响的研究都是模拟职业性接触农药的情形，而多数人只有食用喷洒过农药的农作物时才会有所接触，所以接触量低得多。尽管还没有大规模的流行病学研究论证杀虫剂和自身免疫性疾病之间的关联，但是有研究确实发现使用杀虫剂和患类风湿关节炎、系统性红斑狼疮的风险呈正相关（但该研究关注的是花园里杀虫剂的影响，不是农作物中杀虫剂的影响）。我们依然不清楚用传统方法种植的农作物中残留的些许农药会对健康人或自身免疫性疾病患者产生何种影响。但是，由于自身免疫性疾病患者对可能改变免疫系统的物质更加敏感，减少农药接触是正确的做法。

减少农药接触的最简单方法是尽一切可能购买有机农作物。一些农作物残留的农药较多，如果你预算紧张，你需要熟知"农作物黑榜"，以便确定需要优先购买的有机农作物。"农作物黑榜"指农药含量最高（农药种类最多）的食物名单，每年由美国环境工作组拟定。（美国环境工作组的网址是 www.ewg.org，它也会发布"农作物红榜"，即 15 种农药含量最低的农作物。）总体来说，苹果类水果、核果类水果、浆果和绿叶蔬菜是黑名单的常客。减少农药接触的另一方法是食用蔬菜水果前削皮（例如，削苹果皮可以去除大部分的农药）。

购买农产品时你还需要考虑农作物生长的土壤质量。工业化农场侵夺了土壤中的营养。因此，同样的蔬菜，现在的和 50 年前的相比，

2017 年农作物黑榜	2017 年农作物红榜
● 草莓	● 甜玉米
● 菠菜	● 牛油果
● 油桃	● 菠萝
● 苹果	● 卷心菜
● 桃子	● 洋葱
● 梨	● 香豌豆（冷冻）
● 樱桃	● 木瓜
● 葡萄	● 芦笋
● 芹菜	● 芒果
● 番茄	● 茄子
● 甜椒	● 哈密瓜
● 土豆	● 猕猴桃
● 辣椒	● 甜瓜
	● 花椰菜
	● 西柚

*你可到环境工作组网站 www.ewg.org 查询最新的农作物黑榜和红榜名单。

营养种类减少了（蔬菜从采摘到做成菜肴之间的时间间隔也会影响其营养）。一些农作物丢失的营养恰恰是自身免疫性疾病患者需要多补充的，如铜、钙、钾、磷、铁、镁、锌、维生素 B_2、维生素 B_6、维生素 C 和维生素 E。事实上，检测结果显示，蔬菜水果中矿物质含量大幅度下降——现在用传统方法种植的蔬菜水果和 50 年前相同的蔬菜水果相比，一些矿物质的含量下降了 75%。除了这些重要的维生素和矿物质，微量矿物质也大幅度地下降。用优质土壤种植蔬菜也可以增加其他营养物质。例如，在富含硒的土壤里种植葱科植物和十字花科蔬菜，含有硒的植物化学物质增加，其抗癌特性大大增强。你可以采取的最佳方法是，在当地寻找重视土壤质量的农场主（他们通常种植有机蔬菜水果）。幸运的是，随着农贸市场的形成和发展，

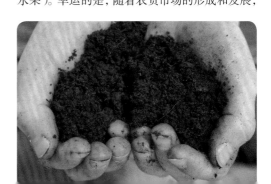

你比 10 年前更容易找到这样的农场主。你可以从口碑良好的菜铺或休闲农场购买。你也可以加入当地的蔬菜合作社，或参加社区的农业共享项目，自己出资种植一部分农作物，然后每周可以获得一箱本周收获的时令蔬菜。许多城市提供送货上门的服务。通过此方式，你不仅享用了当季的蔬菜水果，而且它们比在杂货店买到的更新鲜（另外，这些蔬菜水果无须长时间储存、远距离运输，因此保留了更多的微量营养素）。通过参加蔬菜合作社和农业共享项目，你可以收获意外之喜。多一点冒险，多一丝新鲜，生活变得丰富多彩，有滋有味。如果条件允许，你可以自己种植蔬菜水果，乐在其中——哪怕你是在阳台打造盆式菜园，或用花盆种植，放在厨房的窗户边，都是极好的。用优质土壤种植的蔬菜，微量营养素的密度最高。味道也令人赞不绝口。

预算紧张

与获取肉类的情况一样，你可以在预算内做出最佳选择。如果你食用的农作物一部分来自当地农场，一部分从农贸市场采购，还有一部分是用传统方法种植的，这完全没有问题。如果条件允许，在购买登上黑榜的农作物时，你最好选择有机的（或者削皮后食用）。

购买冻蔬菜可以节省开支——但是你要核查食物标签确保无添加剂。你也可以购买熟透后采摘并快速冷冻的蔬菜，它们不仅保存了微量营养素，价格也低一些。另外，你可以在冰箱里存放一些蔬菜，避免一周中间准备饭菜时手忙脚乱。罐装或瓶装蔬菜也是不错的选择。你同样需要注意核查成分表，并确保包装不含双酚 A。

如果你感到预算紧张，你可以使用优惠券或等促销时购买优质农作物。如果你常吃的蔬菜正在促销，你可以多买一些，放在冰箱里储存起来（一些蔬菜需要在储存前焯一下）。你也可以用促销的蔬菜多做一些菜，冻在冰箱里，当没有时间做饭或没有精力做饭时直接食用。

你在采购农作物时要货比三家。例如，你可能在这家店买有机胡萝卜合适，而在另一家店买芭蕉合适。如果你记不清价格，可以用笔记本记下你最常购买的食物在每一家常去的杂货店或菜市场的价格分别是多少。你也可以借助手机上专门的软件记录信息。以最合适的价格购买经常吃的食物能够大幅度节省预算（如果你在不常买的食物上多花了一点钱，不会对预算产生太大的影响）。

另外，一些蔬菜——如卷心菜、羽衣甘蓝、甘蓝、甘薯、芜菁甘蓝、萝卜、胡萝卜、花椰菜和芭蕉——要么单价便宜，要么不压秤，因此更实惠些。了解哪些水果经济实惠也有助于节省预算。通常情况下，香蕉比苹果便宜得多，苹果又比浆果便宜得多，除非浆果促销。

以低廉的价格购买当地种植的优质有机农作物不是不可能的。你可以寻找住处附近的自摘农场。通常情况下，自己采摘农作物，价格会非常合理（因为你自己干了活）。你也可以了解附近可食用的野生植物（但是采摘野蘑菇时你要万分小心，因为一旦认错，后果不堪设想）。你也可以等到农贸市场快关门时前去采购：许多菜农会以低于平时的价格售卖。另外一个小方法是你购买"残次品"或二等品，这些农作物可能有碰伤，或有一两个虫眼或鸟啄的洞。多数情况下，二等品的价格便宜得多，甚至免费，但是它们不宜存放，你需要当天吃完（或做成菜肴，放在冰箱里）。和你喜欢的农场主建立良好的关系大有裨益。如果他们知道你的预算紧张，会以非常实惠的价格卖给你。如果你愿意的话，甚至可以在农场干活，换取农作物，或是用其他的方式作为交换。农场主还能根据当地的气候条件告诉你在后院或露台花盆里种植何种蔬菜最易成功。

健康的脂肪

膳食脂肪来自全天然食物（如晚餐食用三文鱼片可获取优质的 DHA 和 EPA），或来自熬制油（如用取自牧场养殖的猪的猪油炒菜）。我已经讲过了"全食物"，接下来我将介绍熬制油和冷压萃取的油。

取自草饲和牧场养殖动物的熬制油富含维生素，做菜香，如猪油、牛油、羊油、鸭油、鹅油。如果你在做饭时选择动物脂肪，脂肪一定要取自草饲和牧场养殖的动物，这非常重要（否则你会摄入过多的 Ω-6 脂肪酸）。这些脂肪一般含有更多的饱和脂肪酸（不过它们也含有大量的单不饱和脂肪酸，Ω-6 脂肪酸和 Ω-3 脂肪酸的比例比较均衡）。

你在做饭时也可以选择植物油。通过冷压萃取技术，植物油从植物中低温浸出。椰子油和棕榈油富含中链甘油三酯（MCT；尤其是椰子油，MCT 的含量约为 60%）。这些饱和脂肪酸的链条要远远短于动物脂肪中大部分饱和脂肪酸的链条。由于无须胆盐就可以被小肠消化吸收，所以它们对身体健康有诸多益处（这些脂肪酸可以快速进入血液，即使你切除了胆囊，也可以轻而易举地消化它们）。肝脏快速地把 MCT 转化成酮体。酮体是一种可溶于水的分子，是人体使用脂肪时的中间产物或副产物。酮体（三种类型中至少有两种）可以为每一个细胞提供能量，在人体缺乏葡萄糖或出现胰岛素抵抗时，大脑优先选择酮体作为能量来源（因此，患有神经退行性疾病的患者，如阿尔茨海默病，补充含有 MCT 的油对身体有利）。椰子油具有强大的抗菌功能，因而对肠道细菌或酵母菌过度增长的人群有利。

牛油果油是拌制沙拉、调凉菜和卤肉的不二选择，也可用于高温烹饪。特级初榨橄榄油适合低温烹饪（橄榄油的精炼度越低，烟点越低，维生素和抗氧化剂的含量越高）和拌制沙拉。橄榄油的精炼度和质量参差不齐，你最好

优质的动物脂肪包括：

- 培根油
- 猪油（熬制的脂肪取自猪背脂）
- 板油（熬制的脂肪取自猪的肾脏或其他内脏器官周围）
- 煎肉得到的油脂
- 鸡油
- 鸭油*
- 鹅油*
- 牛油
- 羊油

---

*即使是牧场养殖的禽类，其 Ω-6 脂肪酸和 Ω-3 脂肪酸的比例也不是非常均衡，所以你在做饭时不能把它们作为动物脂肪的主要来源。

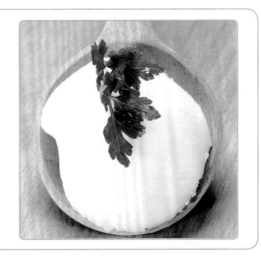

植物油包括：

- 牛油果油（冷压萃取）
- 椰子油（通常是特级初榨，冷压萃取，但也有天然提炼的）
- 棕榈油（不要和棕榈仁油混淆）
- 棕榈起酥油
- 红棕榈油

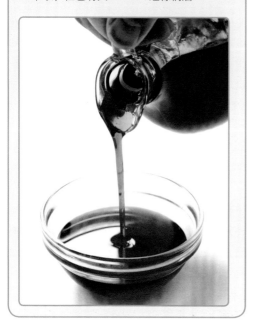

椰子油好吗?

　　研究发现，摄入中链甘油三酯（MCT）可以大幅降低许多促炎性细胞因子的产生，增强能清除组胺的二胺氧化酶的活性（见第 283 页），促进黏液生成，支持肠屏障的修复（通过增加肠道内的细胞周转率；见第 83 页）。然而，MCT 也会增加派尔集合淋巴结（见第 44 页）中 IgA 抗体的分泌，这对于有些人可能会有问题——即使有其他所有的好处。如果你对椰子油或棕榈油有任何反应，就换用其他的健康油脂来烹饪。

选择特级或优级初榨橄榄油。特级初榨橄榄油未经过精炼，优级初榨橄榄油精炼了一部分。

　　另外两种植物油——核桃油和夏威夷果油——处于灰色地带。这些植物油虽取自坚果，

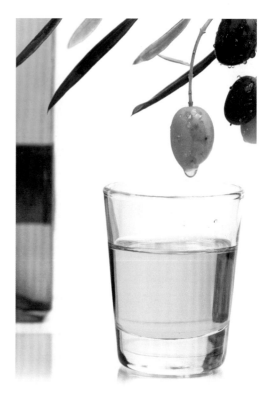

但其脂肪配比合理，质量上乘（尤其是夏威夷果油，不仅单不饱和脂肪酸含量高，也是油酸的绝佳来源；见第 114 页）。最主要的问题是你是否对这两种植物油过敏或对这两种坚果敏感（坚果过敏和敏感症非常普遍）。所以你一定要小心，但是大部分人可以食用核桃油和夏威夷果油（用它们拌制沙拉特别的赞！）。

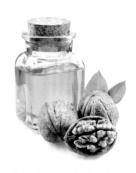

　　脂肪来源多种多样，我想你已经猜到，你要尽一切可能获取优质的脂肪，这一点至关重要。油的精炼度越高，维生素和抗氧化剂含量越低，烟点越高（因为油在精炼过程中失去了天然存在的游离脂肪酸）。烟点指脂肪开始分解成甘油和游离脂肪酸的温度，此时会释放一缕蓝烟。油或脂肪若加热到烟点，脂肪会被破坏，

食用这样的脂肪会导致人体出现氧化应激。你要注意采用不同方式烹饪不同种类的脂肪时，它们的烟点各不相同，这一点非常重要。总体原则是，加热脂肪的最高温度要比其烟点低6~15℃。下表列出了本章提到过的脂肪的烟点。

烟点低的脂肪和油适合于炖煮和长时间烹饪，也可以用于拌制沙拉；而烟点高的脂肪和油适合于烘烤、爆炒、烧烤和油炸。

食用多种多样的肉类、海鲜、蔬菜和水果是非常明智的选择，同样，膳食脂肪也应多样化，因为不同种类的脂肪含有不同的维生素和

抗氧化剂。另外，不同种类的脂肪酸对身体的益处也不同（可以互补）。你在做菜或拌制沙拉时，很容易习惯使用一种自己钟爱的脂肪，但是你应该定期更换脂肪，多备几种优质的脂肪，以便随时使用。

预算紧张

摄入优质动物脂肪是原始饮食最重要的方面之一，谢天谢地，这也是最容易完成的任务之一。许多网上零售商和当地的农场主销售草饲动物的油脂，以及取自牧场养殖的猪和鸭子的猪油和鸭油，你在烹饪时可以使用（或用勺子直接食用）。你也可以自己熬制牛油或猪油，除了锅和过滤器，你只需要购买优质动物的脂肪，其他都不需要，既简单又廉价。你先把脂肪分成若干小块，低温加热几个小时，直到脂肪液化，然后用过滤器进行过滤。你可以以非常低的价格从农场主手中购买大量的脂肪，这些脂肪都是取自牧场养殖的动物。有时候，和肉贩沟通交流也是可以获得回报的。在菜市场，如果没有用来加工香肠，许多肥肉会被直接扔掉，这时候大部分肉贩很愿意把这些肥肉留给你，甚至免费送给你。你可以把这些肥肉冻在冰箱或冷冻柜里，无限期储存。

你可以使用优惠券购买其他优质脂肪（椰子油、棕榈油、橄榄油和牛油果油）或在促销的时候购买。而且你可以大批量地购买（尤其是椰子油和棕榈油，因为其饱和脂肪酸含量高，保质期更长）。在购买棕榈油时，你最好选择符合环境可持续发展规定的生产商。橄榄油和牛油果油的保质期长短不一（最好储存在阴冷避光的环境里），所以你一定要核实它们的保质期。

各类脂肪和油的烟点

脂肪 / 油	烟点
牛油果油，精炼	271℃
牛油果油，初榨	191℃
椰子油，特级初榨	177℃
椰子油，精炼	232℃
猪油	188℃
板油	188℃
夏威夷果油	210℃
橄榄油，特级初榨	121~160℃ *
橄榄油，精炼	232℃
橄榄油，初榨	191℃
棕榈油	232℃
棕榈起酥油	232℃
鹅油	191℃
红棕榈油	218℃
烟熏猪油	188℃
牛油	205℃
核桃油，半精炼	205℃
核桃油，初榨	160℃

*除非厂家特别标注橄榄油的烟点，否则其默认值为121℃。

宏量营养素的比例

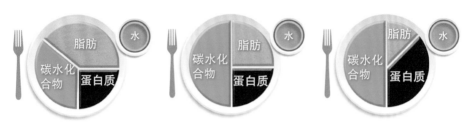

人们激烈地争论宏量营养素的最佳摄入比例（即饮食中脂肪、蛋白质和碳水化合物的比例），因为事实上，只要饮食由营养密度高的全天然食物构成，那么就都利于身体健康。不论是采集打猎族群还是农耕族群，都证明了这一点：他们一般没有慢性疾病。爱斯基摩人的饮食比例是脂肪、蛋白质和碳水化合物各占约50%、35% 和 15%，巴布亚新几内亚的基塔瓦岛人的饮食比例是脂肪、蛋白质和碳水化合物各占约 20%、15% 和 70%，由此看来，宏量营养素的摄入比例并不重要，重要的是食物质量。爱斯基摩人和基塔瓦岛人的饮食中谷物比例非常低，甚至不含谷物，而且 Ω-3 脂肪酸的含量非常高，他们几乎没有心血管疾病（尽管 70%的基塔瓦岛人抽烟！）或与免疫相关的疾病（如哮喘、自身免疫性疾病）。

在调控血糖方面，碳水化合物占比10%~55% 的饮食都对胰岛素和瘦素的水平及敏感性，以及心血管疾病的风险因素产生积极的影响，前提是这些碳水化合物来自低和中等血糖负荷的食物。你不要忘记胰岛素是一种常见的激素，扮演着多个重要角色，包括了支持甲状腺素（T_4）转化成具有活性的三碘甲腺原氨酸（T_3）。由于 T_3 调节新陈代谢和葡萄糖的体内平衡，所以这对每一个人来说都至关重要。事实上，T_3 分泌不足，会引发胰岛素抵抗，这可

趣味知识: 甲状腺功能减退和甲状腺功能亢进都会导致胰岛素抵抗。

能是采用极低碳水化合物、高脂肪（蛋白质任意）饮食模式的人群空腹血糖通常较高的原因。

一些专家认为高脂肪和适量蛋白质的饮食（其实就是低碳水化合物、低蛋白质）对胰岛素和瘦素的敏感性最有利（多余的蛋白质通过糖异生作用，会被转化成葡萄糖，这会提高血糖水平，进而提高胰岛素水平）。相比之下，科学研究发现，提高蛋白质的摄入量（从 15% 提高到 30%，碳水化合物的摄入量维持 50% 不变）也可以改善瘦素的敏感性（见第 118 页）。这两种说法都是真的吗？答案是真的。这意味着通过饮食调节血糖（食用低和中等血糖负荷的食物，主要是蔬菜水果）比衡量某种宏量营养素提供的热量更加重要。

尽管调节血糖非常重要，但你没有必要放弃所有的碳水化合物。我再强调一遍，原始饮食并不推崇低碳水化合物饮食，只是不推荐高碳水化合物饮食。人体生成一点胰岛素（食用蔬菜水果后，人体会生成胰岛素）是有益的。而且大量研究表明，摄入大量的膳食纤维有助于胰岛素和瘦素的敏感性达到最优水平，尤其是摄入来自低血糖负荷食物的膳食纤维，如蔬菜。

因此，我无法给你的饮食结构提供一个公式。我不会在意你的饮食结构中，肉类、海鲜、蔬果和优质脂肪的占比各是多少。我在意的是你是否摄入充足的蔬菜（获取膳食纤维、维生素、矿物质和抗氧化剂）和足量的蛋白质（每千克瘦体重需要 0.75 克蛋白质，这是一天最低的摄入量）。我还在意的是膳食脂肪是否来自优

质的动物。除此之外，我希望你可以尽情享用心仪的食物，把计算器扔到一边。

生酮饮食

人们对生酮饮食的评价可谓毁誉参半。这一高脂肪、低碳水化合物和适量蛋白质的饮食模式形成于 20 世纪 20 年代，是为了治疗对其他方法无反应的癫痫病例而发展来的。生酮饮食通过增加血液中酮体的含量、降低葡萄糖含量，模拟饥饿状态下人体的生理变化，从而改变人体的新陈代谢。该方法不仅已被证实可以治疗癫痫，另外，短期到中期的（从几周到几个月）生酮饮食有利于治疗各种神经障碍疾病。自身免疫性疾病影响到神经组织的患者，也可以试试生酮饮食（除了我推荐的其他方法）。动物试验表明生酮饮食有利于治疗多发性硬化（没有做过人类试验），甚至可以减少同时患有癫痫和 1 型糖尿病儿童的癫痫发作次数。但是，我们依然缺乏相关证据证明生酮饮食可以治疗神经性自身免疫性疾病（或任一自身免疫性疾病）。

患有类风湿关节炎的患者在短期（7 天）的生酮饮食后，炎症反应没有减轻，临床或生化检查指标也没能体现病情缓解，但是他们在短期禁食后，炎症减轻，临床或生化检查指标也表明病情缓解（见第 118 页）。尽管生酮饮食确实会降低血瘦素水平，但它不会降低 T 细胞的总数或活性 T 细胞的数量。你要特别注意，生酮饮食确实会提高皮质醇（见第 128 页）水平。另外，生酮饮食（或仅仅在一餐中摄入大量的脂肪）可以降低胰岛素敏感性（见第 106 页）。长期采用生酮饮食可能导致非酒精性脂肪肝（至少在老鼠身上发现这样的情况）。另外，如果你严格限制蔬菜的摄入量，你会错失一些营养价值颇高的维生素、矿物质、抗氧化剂和膳食纤维。

有关生酮饮食效果的研究非常有限，有关其对自身免疫性疾病效果的研究更是少之又少。现在没有充足的数据证明生酮饮食，尤其是长期的生酮饮食对自身免疫性疾病患者有利，甚至无法证明自身免疫性疾病患者可以安全使用该方法。现在仅有关于关节炎的研究表明生酮饮食会提高皮质醇水平，弊大于利。

益生菌食品

食用益生菌食品，不论是以补剂的形式，还是食用未经高温消毒的发酵食品，都对调节免疫系统大有裨益。大量科学和临床研究评估了肠道内的共生细菌（与生物体共存的健康细菌）和含有不同菌株的益生菌补剂对免疫系统各方面的影响。如果用一句话概括研究结果，那就是有百利而无一害。

益生菌到底是如何发挥作用的呢？这依然是未解之谜。我们知道，菌株不同，对人体的影响不同，与免疫系统的相互作用也不同。例如，某些益生菌菌株会促进细胞因子的生成（介入炎症反应的化学信使），这些细胞因子会促进 Th1 细胞的发育（这可以加强免疫系统，帮助对抗感染，预防癌症）。

其他的益生菌菌株则会促进可调节性 T 细胞发育的细胞因子的生成，进而保证自身免疫

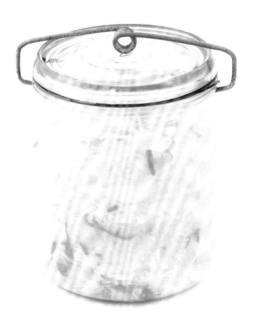

性疾病中至关重要的免疫系统调节。还有一些益生菌——包括数种乳酸菌，也利于治疗免疫系统低下和亢进所引发的疾病。

我们也知道在会启动适应性免疫反应的抗原呈递过程中，益生菌和树突状细胞会相互作用，这意味着益生菌可帮助预防免疫相关性疾病（见第20页）。另外，益生菌也会影响启动了的适应性免疫系统，所以益生菌也可治疗已出现的免疫类疾病（这不仅适用于免疫相关性疾病，如哮喘和过敏，也适用于自身免疫性疾病）。事实上，补充益生菌有利于治疗各种自身免疫性疾病，如自身免疫性重症肌无力、炎性肠病、乳糜泻、类风湿关节炎、多发性硬化和自身免疫性甲状腺疾病。

长期以来，人们一直以为补充益生菌和食用未经高温消毒的发酵食品可以让肠道引入有益的细菌和酵母菌，从而增加肠道微生物群的多样性——这是益生菌的好处所在。但是，新的研究质疑了这一说法——至少一些案例证明了此说法不成立。最近一项研究与以腹泻为主要症状的肠易激综合征（IBS）相关，研究发现人体补充益生菌后，肠道菌群的构成并没有发生变化——尽管补充益生菌依然对身体有益。这可能是因为益生菌在穿过人体时，益生菌（和

酵母菌）和肠相关的淋巴组织（见第43页）发生相互作用，从而直接带来益处。

在某些情况下，益生菌对肠道菌群有巨大的影响。例如，有研究在对比服用抗生素后补充益生菌和未补充益生菌的人群的肠道微生物群后发现了两者的差异。益生菌也可能对细菌过度增长的人群的肠道菌群产生巨大的影响。益生菌可通过多种方式影响肠道菌群：降低肠腔内的酸度，争夺营养，益生菌自身分泌抗菌物质，刺激人体细胞生成抗菌物质，阻止其他细菌对肠上皮细胞的黏附和作用。通过这些方式，益生菌可帮助恢复肠道生态平衡。

研究发现，益生菌除了有助于恢复肠道菌群平衡和调节免疫系统，还会直接影响肠上皮细胞的紧密连接——导致肠道渗透性降低。所以食用益生菌或含有益生菌的食物有助于治疗肠漏症。

我在第二章已经讲过，饮食对肠道细菌的类型、比例及分布具有很大的影响——而食用发酵食物或补充益生菌基本上不能影响肠道细菌的类型、比例及分布。但是，摄入益生菌可加速人体自愈和调节免疫系统，在治疗自身免疫性疾病时的作用不容忽视。

一些研究人员已经开始研究各种菌株对人体的确切影响（大约有35000种菌株）。他们已经发现一些菌株具有抗炎和调节免疫的特性，还发现一些菌株可以改善肠道的屏障功能或降低内脏的过度敏感性。期待将来的某一天，我们可以根据具体病情，有针对性地使用益生菌补剂，这个想法并非不切实际。在这种技术研发出来之前，摄入多种多样的益生菌是最佳方法。因为益生菌菌株不同，其效果略有不同（有的时候是大不相同；其效果也和你的基因、炎症的轻重和肠道当前的健康状况相关），如果你想全面调节免疫系统，最佳方法是尽可能摄入多种多样的益生菌。从发酵食物和土壤中获取的益生菌种类远比任何补剂都要丰富（这并

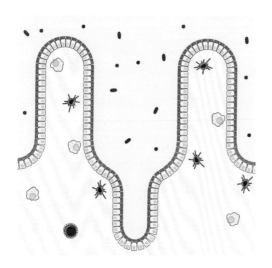

不意味着益生菌补剂是没有用的——你可在第269页找到更多有关益生菌补剂的信息）。

你可在第269页找到更多有关益生菌补剂的信息

获取益生菌的优质食物来源包括哪些？

- 生的、未经高温消毒的腌白菜
- 生的、未经高温消毒的自然或乳酸发酵的蔬菜（韩式泡菜、甜菜、胡萝卜、腌菜）
- 生的、未经高温消毒的自然或乳酸发酵的水果（青木瓜、酸辣酱）
- 生的、未经高温消毒的自然或乳酸发酵的调味品（开味小菜、莎莎酱）
- 水开菲尔
- 椰奶开菲尔（把开菲尔粒放入椰奶中）
- 康普茶
- 甜菜和其他蔬菜酒

自己在家发酵蔬菜时，每一批蔬菜产生的菌株各不相同，这样益生菌的多样性远超过补剂。例如，对不同的酸白菜发酵品进行分析，总共发现686种益生菌菌株。相比之下，大部分益生菌补剂只含有2~9种菌株。酸白菜中最常见的菌株来自乳酸菌属、白色念珠菌属、魏斯菌属和片球菌属。

发酵饮料，如康普茶和开菲尔，除含有益生菌外，还含有有益的酵母菌菌株。康普茶和开菲尔一般含有布拉酵母菌。康普茶一般含有醋杆菌属益生菌。开菲尔（包括椰奶开菲尔和水开菲尔）一般含有乳酸菌属、白色念珠菌属、醋酸菌属和链球菌属益生菌（你没有看错，链球菌属确实包含益生菌，而且你不会因此感染链球菌性喉炎）。康普茶和开菲尔的菌种一般含有40种以上的益生菌菌株。

某些益生菌应该每天都要摄入。一般来说，一天之内少量多次摄入益生菌优于一次性大量摄入益生菌——但还没有科学文献进行详细的论证。

当你开始食用益生菌食品时，摄入量一定要小（一茶匙的量即可），你要注意观察身体有

益生元和益生菌代谢物

人体缺乏完全分解益生元的消化酶，但是肠道内的微生物可以食用益生元。它们包括各种各样可发酵的糖类和纤维素。一项近期研究显示，人体摄入的益生元种类直接影响肠道菌群的构成。我们已经讨论过饮食对肠道菌群的影响（见第50页和第102页），而这可能就是原因所在。

益生菌代谢物可能是最新的专业术语，但是以后你会越来越多的听到这个词。益生菌代谢物指什么呢？非常简单，它是指益生菌所生成的代谢产物。我在第一章和第二章中讨论过，许多益生菌的代谢产物有利于身体健康（例如，短链脂肪酸；见第50页）。现在正在进行新的研究，以评估分离后的益生菌代谢物对健康的益处，以便明确具有特定治疗效果的补剂（目前，该研究主要是针对炎性肠病在进行）。期待将来的某一天，我们能生产出含有这些物质的药物，用来治疗某种肠道疾病。

何反应。肠道功能严重失调的人群，可能会因为服用益生菌（包括发酵食物）出现胃肠道不适的症状（一般和细菌过度增长导致的症状一样；见第50页和第271页）。如果你出现胃肠道不适、头痛、皮肤病变、情绪波动、焦虑、抑郁、紧张或心悸，应立即停止食用益生菌或发酵食物。你可以在实行原始饮食数周后（至少3周），再尝试少量的益生菌。如果某种益生菌食品不适合你，试试另外一种。如果都不可以，那益生菌补剂可能更适合你；或者你需要更长的时间，等肠道疾病治愈后，再尝试益生菌。你可以先实行原始饮食，时间可以长达数月，然后再尝试益生菌食品或补剂（但是你一定要阅读第八章有关消化不良、益生菌和小肠细菌过度生长的章节）。当你食用少量的发酵食物不会产生任何问题时，你可以在几周的时间内，慢慢增加发酵食物的摄入量，然后根据食用后的感受最终确定摄入量（在刚开始只食用

一茶匙的量，逐渐增加到一杯的量）。

土壤是益生菌的另一来源，但经常被忽视。你没有看错，就是泥土。有关土基益生菌（SBO）的研究远不及乳酸菌或双歧杆菌的相关研究普遍。但是，SBO 可正常存在于健康的肠道内，且具有强大的免疫系统调节功能，现已发现含有 SBO 的补剂有利于治疗糖尿病、慢性疲劳综合征、失眠和 IBS。事实上，与生活在西方国家的人相比，生活在非洲郊区的采猎者（罹患自身免疫性疾病、心血管疾病、糖尿病、肥胖症的概率极低）的肠道菌群里存在 SBO，这是两者最大的区别之一（尤其是存在拟杆菌，其中大部分来自普雷沃菌属和木聚糖菌属，这是非常少见的）。此时，"卫生假说"完全正确（见第 40 页）。无菌的生活环境剥夺了我们接触 SBO 的机会。你可以购买含有 SBO 的补剂（见第 270 页），但是你也可以玩土（这是种植花木的绝佳理由！）或自己种植蔬菜（或购买当地种植的有机蔬菜），你不用清洗蔬菜，直接食用。你是否听说过这样一句谚语："一生要吃一把土"？这句话一点没错！当然，你要把大块的土洗掉。

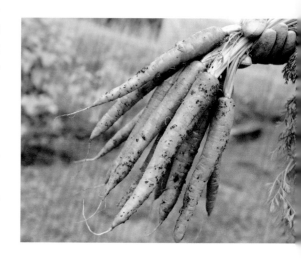

例外情况

大部分发酵食物含有某些酵母菌菌株。它们都是益生酵母菌，通常来自酵母菌属。在肠道内，它们具有强大的抗炎和抗菌效果（减少病原菌的繁殖，如梭状芽孢杆菌）。益生菌补剂的配方中甚至包括了布拉酵母菌，而且有单独补充布拉酵母菌的补剂。开菲尔和康普茶的益生酵母菌的含量特别高，不过在乳酸发酵的蔬菜里，如酸白菜，也可找到酵母菌。我还要明确一点：食用含有布拉酵母菌或其他有益酵母菌的食物不会提高酵母菌感染或酵母菌过度生长的概率（这是人们的普遍误解）。事实上，食用益生酵母菌可以帮助治疗酵母菌感染。

但是，我在第 84 页提到过，啤酒酵母和面包酵母有可能会和麸质抗体发生交叉反应。啤酒酵母和面包酵母属于酿酒酵母菌。酿酒酵母菌以"活性干酵母"的形式在市场上销售，可用来烘焙，也可用来制作葡萄酒和啤酒。酿酒酵母菌也以菌株的形式存在于酵母补剂中。另外，酿酒酵母菌还以天然的形式存在于某些开菲尔菌种和乳酸菌发酵的食物中。酿酒酵母菌和布拉酵母菌关系密切，但是我们还没有发现酿酒酵母菌对健康的益处。现在的问题是，如果人体形成会与啤酒酵母或面包酵母发生交叉反应的麸质抗体，你有可能对发酵食物出现食物敏感反应。许多发酵食物含有酿酒酵母菌，但是布拉酵母菌和酿酒酵母菌非常相似，在一些人体内，布拉酵母菌也有可能发生交叉反应。所以你要缓慢、谨慎地尝试（不同种类的）发酵食物。

如果你怀疑自己对酵母菌敏感，或者已经知道自己对酵母菌敏感，那么你可能无法食用大部分的发酵食物。酵母菌含量高的发酵食物一般会引发更强烈的身体反应，例如康普茶和开菲尔；酵母菌含量低的发酵食物引发的反应会弱一些，例如酸白菜和其他发酵蔬菜。如果你对酵母菌敏感，你可以考虑服用益生菌补剂（见第 269 页）。

食用发酵食物还有可能引发组胺不耐受（见第 282 页）。与康普茶或开菲尔相比，乳酸发酵的蔬菜引发的组胺不耐受更加严重。如果发生这种情况，你也可以考虑服用益生菌补剂。

香料

我们很难确定哪些香料是安全的。许多香料来自植物的种子，有些来自茄科植物。总原则是，取自叶子、花朵、根和树皮的香料和草药一般是安全的。取自水果或浆果的香料可能安全，也可能不安全（因为果实会和种子一起被研磨），至少在你刚开始实行原始饮食时你应该避免食用种子类的香料。

你还可以用葡萄酒、水果酒和蒸馏酒进行调味。尽管酒精本身会带来问题，但是在烹饪过程中，酒精会挥发掉（挥发程度取决于烹饪时间和温度；见第 213 页）。如果使用的酒不含麸质（意味着不使用啤酒或麦芽酒，除非它们的标签上明确标注不含麸质），且烹饪时间足够长，那么大部分人都可以接受用这种酒烹饪的食物。（葡萄酒过敏包括酵母菌过敏、水杨酸盐过敏和亚硫酸盐过敏，这一点要铭记在心；见第八章。）

可以安全食用的香料（取自叶子、花朵、根和树皮）

- 阿魏胶（注意核查成分表；有时候含有小麦粉）
- 罗勒叶（甜）
- 月桂叶
- 甘菊
- 雪维菜
- 细香葱
- 芫荽叶（香菜）
- 肉桂（桂皮）
- 丁香
- 莳萝叶
- 茴香叶
- 大蒜
- 姜
- 辣根（注意辣根酱的成分表）
- 薰衣草
- 蜜蜂花叶（注意：蜜蜂花提取物是已知的免疫系统刺激物）
- 柠檬香草
- 肉豆蔻干皮
- 马郁兰叶
- 洋葱粉
- 牛至叶
- 荷兰芹
- 香薄荷叶
- 迷迭香
- 藏红花
- 鼠尾草
- 薄荷
- 龙蒿叶
- 百里香
- 松露盐（注意核查成分表中是否添加人造香味剂）
- 姜黄（注意：姜黄具有强大的抗炎特性，但是大量食用也可能抑制调节性 T 细胞的活性）
- 香草提取物（如果在烹饪过程中其酒精成分已挥发掉）
- 香草粉（注意核查成分表，是否含有玉米、小麦和代糖）

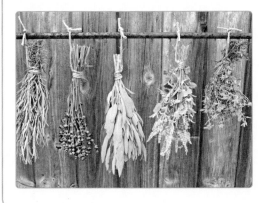

✕ 避免食用（种子）

- 大茴香种子
- 胭脂树种子
- 葛缕子（俄罗斯 芫荽、黑种草）
- 芹菜籽
- 芫荽籽
- 枯茗籽
- 莳萝籽
- 茴香籽
- 胡芦巴
- 芥菜籽
- 肉豆蔻
- 罂粟籽
- 芝麻籽

✕ 避免食用（茄科植物）

- 辣椒
- 红辣椒
- 辣椒片，种类繁多
- 辣椒粉
- 咖喱（一般含有红 辣椒）
- 红椒粉
- 辣椒
- 枸杞

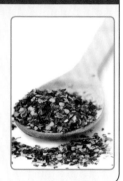

需要小心注意（浆果和水果）

- 多香果
- 八角茴香
- 藏茴香果
- 小豆蔻
- 杜松
- 胡椒（黑胡椒、 绿胡椒、粉胡椒、 白胡椒粒）
- 盐肤木果
- 香草豆

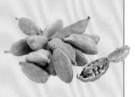

常见的混合香料

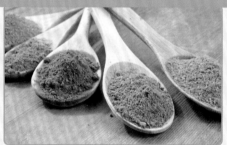

一般来说，我不建议食用混合香料，因为其成分列表通常是不完整的。（为什么标签上只标注"香料"或"天然调味料"，而不是写明具体的成分?！）

厨房中常见的混合香料和你需要注意的成分：

- **咖喱粉**（一般含有芫荽、莳萝、胡芦巴和辣椒）
- **五香粉**（含有八角茴香、胡椒粒和茴香籽）
- **印度综合香料**（含有胡椒粒、莳萝籽和小豆蔻）
- **高汤调味粉**（一般含有胡椒和肉豆蔻）
- **烧烤粉**（一般含有胡椒、辣椒、莳萝和红辣椒）

其他调味品

如果你想给食物添加风味，香料不是唯一的选择。以下食物绝对符合原始饮食的要求：

- 鳀鱼或鳀鱼酱（注意核查成分表）
- 苹果醋
- 意大利黑醋
- 酸豆
- 椰子酱油（酱油的绝佳替代品）
- 椰子醋
- 鱼露（注意核查成分表，是否含有小麦）
- 蔬果汁（适度使用）
- 蜂蜜、糖蜜和枫糖（适度使用）
- 有机果酱和酸辣酱（注意核查成分表）
- 石榴糖浆（适度使用）
- 红酒醋
- 松露油（使用特级初榨橄榄油制作；注意核查成分表，是否添加人造香味剂）
- 白葡萄酒醋

我能喝些什么呢？

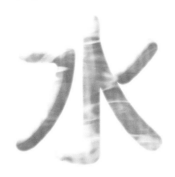

水是最重要的饮品，没有之一，过滤水或泉水是最佳选择。
事实上，你唯一需要的饮品就是水。

- **碳酸水和气泡水**：碳酸水的 pH 值低于普通水（酸度更高），如果在吃饭时饮用，有助于胃酸分泌不足的人消化食物（但是敏感人群如果在两餐间饮用，可能会刺激肠道）。

- **苏打水**：苏打水 pH 值略高于气泡水，但依然是酸性的。

- **柠檬汁或酸橙汁**：可以在水（普通水或气泡水）中加入柠檬或酸橙进行调味。在吃饭时饮用加入大量柠檬或酸橙的水，有助于胃酸分泌不足的人消化食物。

- **自制调味水**：可在水中加入柑橘类水果切片或柑橘皮、整枚或切片的浆果或其他水果、薄荷或姜之类的新鲜药草，甚至是像小黄瓜之类的芳香类蔬菜，但不要加太多的糖。它们可以提神醒脑，消除困倦！

- **花草茶（热饮或冷饮）**
  - 甘菊
  - 菊苣
  - 肉桂
  - 柑橘皮（经常和其他种类的茶叶放在一起）

- 丁香
- 蒲公英根
- 干果（经常和其他种类的茶叶放在一起）
- 姜（姜茶是促进消化的绝佳选择，并且可以通过抑制 T 细胞和 B 细胞的活性，协助调节免疫系统）
- 木槿花（注意：木槿花茶可以降血压）
- 蜜树茶
- 薰衣草
- 柠檬薄荷（注意：柠檬薄荷提取物是免疫刺激物）
- 药蜀葵根（有助于修复损伤的肠道黏膜；见第 293 页）
- 奶蓟草（帮助肝脏解毒；见第 290 页）
- 薄荷（注意：薄荷茶可松弛胃食管上段括约肌，加剧胃酸反流）
- 野玫瑰果
- 路易波士茶（含有强效抗氧化剂，可促进调节性 T 细胞生成，动物实验证明它可缓解结肠炎）
- 姜黄（注意：抗炎特性强，但是大量摄入可能会抑制调节性 T 细胞活性）

● 巴拉圭茶（注意：含有咖啡因）

一般具有药物特性的花草茶，或在推销时声称具有抗氧化性、可支持免疫系统或提供能量的茶，都是用可调节或刺激免疫系统的草药制作的。这些草药或草药提取物一般会刺激辅助性 T 细胞亚群，这就是它们会对自身免疫性疾病产生不同功效的原因。尽管和用于科学研究的提取物相比，这些药草茶的功效已经经过大幅稀释，但是你在饮用时一定要小心，包括含有以下物质的茶：黄芪（见第 278 页）、南非醉茄（茄科植物；见第 97 页和第 278 页）、紫锥花（见第 295 页）、西洋参、葡萄籽、甘草（见第 293 页）、人参（见第 295 页）、灰树花、灵芝和香菇。

✚ 绿茶和红茶：适度饮用绿茶和红茶是有益处的（见第 121 页）。但是因为它们含有咖啡因，你应该在早上饮用（同时应注意它们是如何影响皮质醇水平和睡眠质量的）。另外，研究显示，绿茶和红茶只有在热饮时才能发挥它们的功效，所以如果你想喝冰的茶，最好选择花草茶。

✚ 椰奶：你可以饮用低脂或全脂椰奶（见第

209 页），只要确保它们不含乳化剂（见第 101 页）。

✚ 椰子汁：含糖，需适度饮用。

✚ 水开菲尔：水开菲尔菌是有生命的，可在果汁、甜味的花草茶、甜味的调味水或椰子汁中生长。开菲尔菌以液体中的糖分为食，可使发酵后的饮品富含气泡和益生菌（见第 201 页）。

✚ 椰奶开菲尔：奶开菲尔菌是有生命的，可在椰奶（加不加糖均可）中生长，可使发酵后的饮品如同酸奶一般，富含益生菌。

✚ 康普茶：将康普茶菌种培养在有甜味的绿茶或红茶中所得。菌种（细菌和酵母菌共生体）以茶中的糖分为食，发酵后的饮品富含气泡和益生菌（见第 201 页）。

✚ 甜菜或蔬菜酒：自然发酵或乳酸发酵的蔬菜（和制作酸白菜一样）榨汁所得。饮品略带一些酸味、甜味和咸味，富含益生菌（见第 201 页）。

✚ 蔬果汁和蔬果糊：见第 193 页。

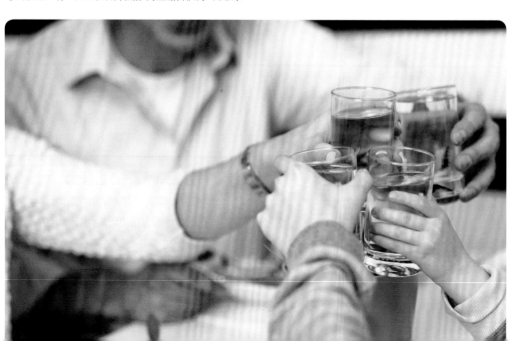

食物问答

关于饮食，你可能还有不少问题。一般来说，如果食物上贴有标签，你或许就不能吃它。你要注意核查成分表，是否有麸质、奶制品、玉米、大豆、高 Ω-6 的蔬菜油和糖类添加剂等的隐蔽来源。同时你也要注意不明确的成分，比如"香料"经常包含辣椒粉，"天然调味料"包含了很多成分。如果你看完食物标签，确定每一种成分都是安全的，你可以大胆地食用。

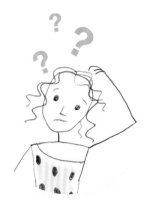

不要食用曾曾祖母不认识的食物。超市里有太多种类的食物商品，但先人并不认可……远离这些食物。
——米歇尔·波伦，
《不合适的饮食》，纽约时报，
2007 年 1 月 28 日

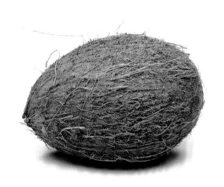

如何定位椰子？

从植物学角度讲，椰子树和坚果树不同，这并不是因为椰子不算是严格意义上的坚果（椰子是核果，但许多坚果树的果实也是核果），而是因为椰子树不算是严格意义上的树（从植物学角度讲，它更接近于草）。和其他坚果相比，椰子引起过敏的可能性更小，植酸含量更低，是维生素、矿物质和抗氧化剂的优质来源，并含有一些非常健康的脂肪（见第 197 页）。不仅避免食用其他坚果和种子的原因不适用于椰子，还有一些很好的理由建议你适度食用椰子。

椰子含有植酸（见第 93 页）和大量的菊粉（一种富含果糖的纤维；见第 191 页），所以你应适度食用椰子（椰子油除外，它完全取自椰子的脂肪，不含植酸或菊粉）。这意味着你可以适当食用全天然的椰子和椰子制品。一般来说，椰子制品的纤维含量越高，你摄入的数量应该越少（因为大量摄入菊粉会造成肠道细菌过度增长）。

纤维含量高的椰子制品包括椰子粉和椰子糖（也称作香椰糖），菊粉含量高达 82%（椰子糖的糖类准确含量还没有确定的结果）。你只能偶尔食用，并且要控制摄入量——一次最多1~2 茶匙。

你可以较常食用全椰制品，但要控制一次

的摄入量（最多 2~4 茶匙）。确保购买无糖的产
品，例如：

- 新鲜的椰子
- 椰子片、椰子条或椰丝
- 椰子油（椰浆或浓缩椰浆）

　　椰奶中去除了大部分的纤维，因而减少了
"发漫"和植酸的含量，但依然含有"发漫"和
植酸。许多人都可以饮用椰奶，甚至可以每天
饮用（差不多一杯的量）。在购买椰奶时（如果
你不是自己制作椰奶），你要确保椰奶不含乳化
剂（这可能很难做到，因为罐装椰奶普遍含有
瓜尔胶；见第 101 页）。你可以选择低脂椰奶、
全脂椰奶。

　　我之前提到过，椰子油是非常健康的烹饪
用油。

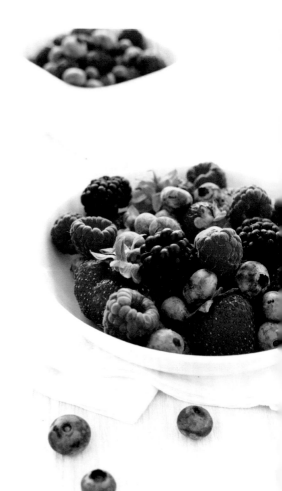

可以食用豆角或荷兰豆吗？

　　通常认为食用豆荚是安全的，一般包含在
原始饮食中（见第 78 页）。但是，你在刚开始
实行原始饮食时，应该避免食用，因为它们依
然含有凝集素（尤其是红细胞凝集素）。在你恢
复食用豆荚时，你应该食用煮熟的豆荚。

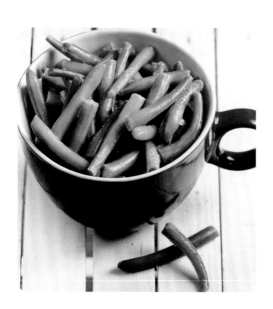

可以食用含籽的蔬菜水果吗？

　　总体来说，你可以食用含籽的蔬菜水果，
像浆果、香蕉、芭蕉、猕猴桃、金橘、柿子、
石榴、黄瓜、绿皮西葫芦和其他种类的西葫芦，
以及无籽葡萄和无籽西瓜（含有非常小的籽）。
但是，如果你实行原始饮食后，身体状况没有
明显改善，你不要忘记它们可能是罪魁祸首。
尤其是一些水果中的籽，牙齿完全可以咬碎（如
石榴和黄瓜）。我在第二章中提到过，这些籽
里含有蛋白酶抑制剂，牙齿把它们咬碎后可能

会刺激肠道（但是你不一定能够注意到明显症状）。为了解决这个问题，你可以把籽去掉（去掉黄瓜的中间部分或吃石榴时吐掉籽），或者直接避开这些食物，至少在一段时间内，你应避免食用这些食物，帮助肠道修复。

如何烘焙呢？

烘焙是一个棘手的问题，一是因为几乎没有"安全"的原材料可供使用，二是因为剩下的可选材料往往含有大量的淀粉和糖，且材料间黏合性差（所以有些人干脆放弃碳水化合物，彻底改变烘焙的配方）。但是，我们是人啊。我们依然希望庆祝生日和升职时能够享用烘焙食品。原始饮食不是要剥夺食物或庆祝活动带来的欢乐，而是要让你健康。你可能觉得一碗配有全脂椰奶的浆果就是非常奢侈的美味了。你也可以把自己喜欢的水果捣成泥，放到冰激凌机里做成冰激凌。如果你想尝试烘焙，而且也清楚地知道因为烘焙食品碳水化合物含量高，只能在一些特别的场合食用，那么你可以从下列原材料中选择。

烘焙用的脂肪

- 特级初榨椰子油
- 猪油
- 板油
- 棕榈起酥油
- 第197—199页列出的脂肪或油

黏合剂（替代鸡蛋）

- 琼脂
- 苹果酱
- 椰浆
- 椰奶
- 明胶
- 香蕉泥
- 南瓜泥
- 其他菜泥和果泥

膨松剂

- 面包酵母（常引发过敏症）
- 苏打粉
- 塔塔粉

面粉和淀粉

- 竹芋粉
- 椰子粉
- 新鲜的芭蕉（未熟的或熟透的）
- 新鲜的蔬菜水果
- 青香蕉粉
- 葛根粉
- 芭蕉粉（注意核查成分表；有时候会和马铃薯淀粉混在一起）
- 木薯粉（注意：常引发过敏症）
- 蔬菜粉（南瓜、甘薯、菠菜、甜菜）
- 荸荠粉（马蹄粉）

调味品

- 角豆荚粉（注意：含糖量高）
- 肉桂
- 柑橘汁和柑橘皮
- 丁香
- 不含麸质的蒸馏酒（朗姆酒、雪莉酒、白兰地——如果在加热过程中，酒精可以挥发掉）
- 干果
- 风味提取物（注意核查成分表）
- 经过冷冻干燥的水果
- 鲜水果或果泥、菜泥
- 鲜姜或姜粉
- 肉豆蔻干皮
- 盐
- 香料（见第205页）
- 茶（红茶、绿茶或花草茶）
- 葡萄酒（如果在加热过程中，酒精可以挥发掉）
- 香草提取物（如果在加热过程中，酒精可以挥发掉）
- 香草粉（注意核查成分表）

糖和甜味剂

- 角豆荚粉
- 椰枣糖
- 干果
- 浓缩甘蔗汁（又名黑糖，最好使用有机黑糖）
- 新鲜水果或蔬菜
- 果泥或菜泥
- 蜂蜜
- 枫糖
- 枫糖浆
- 糖蜜（最好是赤糖糊）
- 黑砂糖
- 石榴糖蜜

以上列出的糖都是粗制糖，所以它们保留了维生素和矿物质。"发漫"不耐受的患者食用蜂蜜后，可能出现不良反应，因为一些蜂蜜的果糖含量高。蜂蜜也具有抗菌、抗氧化和抗炎的特性，如果你食用果糖含量高的蜂蜜后，不会出现不良反应，那么食用蜂蜜对你有益。你要记住，即使是粗制糖也会影响血糖，所以你一定要严格控制所有糖的摄入量。

蛋黄

我在第二章讲过，自身免疫性疾病的患者食用蛋白后，可能出现不良反应。但是，蛋黄不一定对人体产生不良影响，尤其是牧场养殖的鸡产的蛋。鸡蛋是极易引发过敏症的食物，由它引发的食物过敏症非常普遍。但是，如果你食用鸡蛋不会出现任何不良反应，那么它可以为你提供一些重要的营养物质，包括维生素E、胆碱、DHA和EPA（前提条件是鸡是牧场养殖的）。在你刚开始实行原始饮食时，我建议你不要食用鸡蛋（包括蛋黄）。但是你的症状一旦开始缓解，你可以恢复食用蛋黄，不过一定要小心。（你可以翻阅第九章，更详细地了解饮食恢复。）

巧克力

巧克力的植酸（见第93页）和Ω–6多不饱和脂肪酸（见第72页）含量极高，同时还含有咖啡因（见第120页），这些都是原始饮食中不包括巧克力的原因。

角豆

人们经常用角豆代替巧克力。尽管严格意义上讲，角豆是一种荚果，角豆粉实际上只是角豆荚粉。角豆不含有咖啡因，钙的含量比巧克力高出3倍。角豆也含有B族维生素、维生素A、镁、铁、锰、铬和铜。角豆本身有甜味，大部分的糖是蔗糖（占55%~75%），葡萄糖和果糖分别占7%~16%。角豆中的其他糖类（占0.5%~3%）是半乳糖、甘露糖和木糖。总的来说，角豆的糖含量和大部分水果相似。角豆应该是角豆粉的唯一成分。糟糕的是，角豆"巧克力片"里经常含有大麦和奶制品，所以忘记它们吧。

酥油

酥油是净化的黄油，其99.7%的含量是脂肪，只残留微量的乳蛋白。草饲牛产的酥油是脂溶性维生素的绝佳来源。但是，就像微量的麸质都可能对敏感人群产生危害一样，酥油中的微量蛋白质也可能会对人体产生不利影响（乳蛋白不仅极易引发过敏症，还可以和麸质抗体发生交叉反应；见第92页和第84页）。你在刚开始实行原始饮食时，应避免食用酥油（除非用来自草饲动物的且发酵的酥油，因为发酵可以降低微量蛋白的含量）。

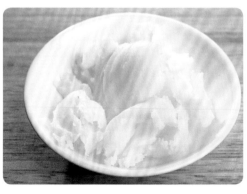

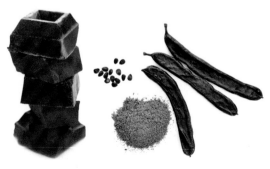

鸡蛋替代品

市场上销售的鸡蛋替代品一般要靠乳化剂

和稳定剂（见第 101 页）来发挥黏合的功用。你应该避免食用。

奇亚籽和亚麻籽

奇亚籽和亚麻籽因含有大量的 Ω-3 脂肪酸而备受推崇。但是，我已经讲过，这些 Ω-3 脂肪酸多是用处不大的 ALA（而不是 EPA 和 DHA）。而且亚麻籽中植物雌激素的含量相当高。奇亚籽和亚麻籽都含有大量的植酸（见第 93 页）。另外，当奇亚籽和亚麻籽浸入水中后，会生成凝胶（因此它们可以替代鸡蛋），从而阻碍消化（这意味着当奇亚籽和亚麻籽会喂养肠道细菌，使其过度生长，而人体得不到任何营养）。奇亚籽和亚麻籽都不应包含在原始饮食中。另外，你也要小心其他分泌黏液的植物，比如芦荟和山药，因为它们可以调节免疫系统（见第 293 页）。

需烹饪多久酒精才能挥发掉？

处理方法	残留的酒精比例
液体煮开后加入酒精，然后停止加热	85%
大火加热	75%
常温；放置一夜	70%
烘烤 25 分钟，不搅拌	45%
烘烤或文火煮，进行搅拌：	
15 分钟后	40%
30 分钟后	35%
1 小时后	25%
1.5 小时后	20%
2 小时后	10%
2.5 小时后	5%

你要知道只有连续数个小时炖煮，酒精才能挥发掉——具体时间取决于烹饪的方式。如果你对酒精过敏，即使在烹饪时加入葡萄酒或风味提取物，比如香草，也会对你不利。对大多数人来说，在炖汤时加入 1~2 杯红酒，然后文火焖煮 3 个小时是没有问题的。

烹饪方式重要吗？

一般来说，烹饪食物可以提高其消化吸收率。食物越易消化，人体获得的营养越多，帮助细菌过度生长的营养越少。这并不意味着生吃食物就是有百害而无一利的（见第 189 页），但对于消化能力弱的人群，生吃食物可能不是一个好主意（至少在刚开始的时候）。那么烹饪方式重要吗？

一般长时间低温烹饪食物最有利于提高其消化吸收率，同时最大限度地保留营养。对于有严重胃肠道疾病的患者来说，在开始修复身体时最好选择汤水、炖肉和煮烂的蔬菜（同时服用助消化的补剂；见第 264 页）。

许多人担忧高温干热（无水）的烹饪方式对人体有害，比如烤、煎、炸和烧烤。用这种方式烹饪食物会生成一类氧化剂，晚期糖基化终末产物（AGE），因此你应该减少使用该烹饪方式的频率。一般来说，正是因为 AGE 的存在，烧烤或用油炒成棕色的食物才会如此美味。但除了高温干热的烹饪方式会生成 AGE，当糖分子（以果糖为主）在人体内和脂肪或蛋白质结合时，也会生成 AGE。AGE 会造成氧化损伤和炎症，这是衰老的主要原因之一。前面也讲过，人体生成一些氧化剂是正常且健康的，身体也具备相应的应对机制（见第 60 页）。AGE 也不例外。但是如果人体生成过多的 AGE 或摄入过多的 AGE，问题就出现了。限制人体生成 AGE 的最佳方法是避免过多地摄入碳水化合物，尤其是果糖，这也是实行原始饮食时需要做到的。

另外，限制 AGE 的摄入量也是明智的做法，尽管这一点可能没有那么重要。这意味着你在加热食物、脂肪或油脂时，要控制温度不超过它们的烟点（见第 199 页）。这是不是意味着只要炉子里稍稍冒了烟，牛排就不能烤了，蔬菜也不能吃了？当然不是！只要你不是每天采用这种方式烹饪食物就好。不仅饮食多样性非常重要，使用多种烹饪方法也非常重要。

许多人还担心使用微波炉烹饪食物或重新加热食物有害健康。这主要是因为人们对微波炉的辐射类型有误解，错误地认为微波炉辐射会破坏食物的分子结构或产生致癌物质。实际情况恰恰相反：与其他烹饪方式相比，微波炉烹饪食物可以更好地保留维生素和矿物质，减少肉中杂环胺（致癌物）的生成，而且科学文献多次证明了这个烹饪方法完全安全。

微波炉使用的辐射是非电离辐射，其波长介于常用无线电频率和红外辐射（太阳光线的组成部分之一）之间。这种辐射和电离辐射（由 X 射线或原子弹造成的辐射）有着本质上的区别。非电离辐射不能改变原子结构、组成或特性，反而向原子输送能量。极性分子有两个极（正极和负极），食物中的水、脂肪和其他一些分子都是极性分子，极性分子获得多余能量会振动，而振动带来热量。食物在微波炉加热中发生的任何化学变化都是由热量引起的，与其他加热方式引起的变化没有任何不同。不论你采用何种烹饪方式，食物营养都会流失（见第 189 页），但是许多研究显示，微波炉烹饪蔬菜与其他烹饪方式相比，营养流失少（原因是微波炉烹饪食物用的水少，而且时间也较短）。这未必意味着你必须用微波炉烹饪蔬菜，只是"营养丢失"不再是避免使用微波炉的合适理由。

科学研究已经得出确切的结论，微波炉烹饪的食物可以安全食用，这和众多网站宣传的观点完全相反。"汉斯·埃泰尔的瑞士临床研究"经常被引用，该研究以 8 名志愿者作为研究对象（其中 2 名是"文章作者"，后来一人公开宣布退出），声称微波炉烹饪的食物非常危险，这篇文章从未在同行评审的科学期刊上发表过，研究结果也从未得到验证（在 20 余年的时间里）。相比之下，经过严格同行评审的科学研究发现即使是在微波炉里反复加热食物也不会产生有害的影响（我敢说，除了味道以外！）。如果微波炉受损，渗漏大量的微波辐射，你当然要担心（比如，如果炉门破裂了，你应该买一台新的）。你也不必放弃享用微波炉带来的便捷，尽管你要使用适用于微波炉的容器和碗加热食物（绝对不能使用塑料！）。

早餐吃什么？

按照原始饮食准备早餐不是一件易事，因为大部分的标准现代早餐都不符合要求。但是你还是有不少选择的，例如水果、培根、香肠（调料要符合原始饮食的要求）。在一些地区，传统的早餐是腌鱼，既补充蛋白质又健康。购买符合原始饮食的优质香肠是一件棘手的事情，但是你可以自己动手制作：把肉绞碎后，加入香料（不要加红辣椒、辣椒粉和黑胡椒），做成肉饼，然后烘烤或煎炸。另外，你可以多做些，放在冰箱里，没时间做饭时，可直接享用。

你要放弃对早餐的固有想法，这对你大有帮助。你不要总想着早餐应该喝燕麦粥，而应该把它看作一天中的第一餐。鸡蛋和谷类食物因为准备速度快，所以成为了早餐中的常客。但是你也可以在早餐食用许多其他食物，只是你没有想到而已，它们也是相当不错的选择。一开始，早餐吃昨晚的剩菜或是周末做的炖汤，感觉怪怪的，但是你很快就会发现，这样一点都不奇怪，反而吃得既舒心又有营养。

做好准备了吗？开始行动吧……

你已经充分了解了必备知识，知道如何调整饮食促进身体自愈。详细的食物清单固然重要，但基本原则实际非常简单。

✚ 摄入畜类、禽类、鱼类和贝类。

✚ 摄入蔬菜和水果。

✚ 烹饪时使用优质脂肪。

✚ 寻找最优质的原材料。

✚ 摄入的食物尽可能多样化。

跟你现在的饮食情况相比，这可能是巨大的变化，也可能不是。如果你采用的是典型的现代饮食模式，这些原则可能意味着巨大的变化。如果你的饮食模式是生酮饮食或无麸质饮食，你所要做的改变就不会太大。我将在第七章介绍如何度过过渡期和有可能会出现的情况，比如限制饮食后你的情绪会有波动。

你可能注意到我不喜欢计算热量、不担心宏量营养素的摄入比例、不过度限制碳水化合

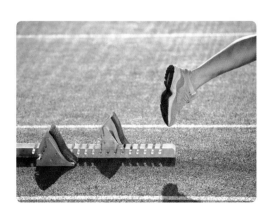

物的摄入，也不会规定好一天内某些食物的食用量。我不希望你因为饮食变得神经分分，或对食物采取极端的态度。原始饮食不是真正意义上的"饮食控制"，而是促进身体自愈的饮食调整。如果你因为饮食而倍感压力，那压力带来的危害要远远超过健康饮食带来的益处。所以，只要你不违背本书列出的总体原则，大可尽情享用食物，选择喜爱的烹饪方式，吃多吃少由你掌控。

在开始烹饪食物时，你要先选择自己熟悉的菜肴，稍加调整便能符合原始饮食的要求。你可能只需要稍微调整自己最钟爱的烤鸡食谱，例如，替换其中的调味料，你也可以自己制作混合调味料以去除胡椒；下次烧烤时，你可以用松露盐代替烧烤粉；在你制作汉堡包时，你可以用生菜代替面包；你还可以替换掉炒菜或煎炸食物时使用的脂肪；用竹芋粉代替面粉或玉米粉作为肉汁的增稠剂；用橄榄或鱼露代替番茄，增添鲜味。这些都是非常简单的改变，既不复杂，也不耗时。

让食物成为你的药物，
让药物成为你的食物。

——希波克拉底

原始饮食的生活方式

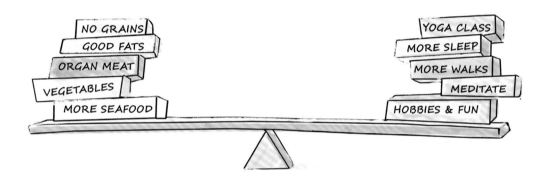

没有错，食用不含肠道刺激物和促炎食物的营养丰富的饮食至关重要，但这不是全部。我在第三章提到过，将你的生活安排得井井有条，同样重要。具体来说，你需要保证充足的优质睡眠、管控压力、保证适量的中低强度活动，这些都是你要优先做到的。那么怎样才能做到呢？

凡事如果过度，皆违背自然。

——希波克拉底

处理生活中大大小小的事情感觉像走钢丝一样。你确实需要更多的睡眠，但你也需要时间散步。哪一个更重要呢？那陪伴孩子呢？工作呢？在许多方面，因为每个人心中都有自己的衡量方式，这些问题很难有统一的解决方法。每个人面对的挑战、承担的责任、需要优先处理的事情都各不相同，因此，我可以非常容易地告诉大家一个统一的饮食方案，但却无法告诉大家一个统一的生活方式。

本章汇集了一些观点，帮助你从容应对生活方式中影响自身免疫性疾病的因素。各种生活方式因素对自身免疫性疾病的影响因人而异。对你来说，增加睡眠可能最有裨益，而对其他人来说，每天步行或抽出时间进行冥想可能获益最多。每个人生活方式的转变也各不相同。你应该想出自己的方法将这些变化融入生活中。

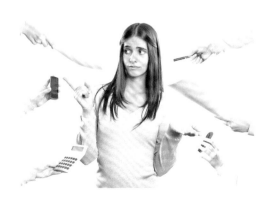

每个人也有自己的困难要克服。对你来说，这可能是你深受疾病的折磨，万分痛苦，导致无

法运动或睡眠质量不高。对其他人来说，可能是工作繁忙，没有时间运动或睡眠不足。你要根据现有情况，尽全力做到最好，这是最重要的（但是不要把"我尽全力了"当作借口，而不做出你其实做得到的改变）。随着身体自愈，你面临的问题会慢慢变少，你可以在更多方面改善生活方式。身体自愈是一个循序渐进的过程，随着生活中外部因素的不断变化（总是在不断变化的），你需要不断调整，随着新机遇和新挑战的出现，你需要缜密地思考。

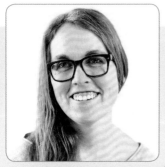

米基·崔斯科特的见证

在我确诊同时患有乳糜泻和桥本甲状腺炎后，我接受了传统治疗方法。令我失望的是，相比治疗之前，我感觉更糟糕了。健康状况与日俱下，最后我无法工作，更不可能出门。由于没有医生能够帮助我或愿意帮助我，我开始自己搜寻各种方法，帮助身体自愈。这时候我偶然发现了原始饮食。刚开始我不愿意采用这个方法，因为10年来我一直是素食者，根本无法理解为什么要吃肉。我已经尝试过生食法、清肠法和食物补充疗法，但是病情更加严重。尽管原始饮食和我对营养的理解大相径庭，但我已走投无路，决定一试。

1个月后，我开始看到一些变化——消化变好了，身体有劲了，关节疼痛开始减轻。每一个月，我都感受到身体变好了一些。在我摄入肉类后，身体长期以来缺乏维生素和矿物质的情况逐渐好转。我发现自己对谷物、鸡蛋、奶制品和茄科植物极度敏感，所以我决定坚决避免食用这些食物，并长期坚持。除了饮食上的改变，我开始研究生活节律、睡眠的重要性以及减压技巧，并意识到它们可以有效地调节免疫系统。当我调整好生活方式，步入正轨，我的健康状况开始迅速获得改善。采用原始饮食法的第一年，我重回工作岗位，完成了为期9个月的营养治疗计划，我开始写博客，并为按照此方式饮食的人写了一本食谱。现在的我比青少年时代还有活力！回想自己在开始采用原始饮食的样子，简直判若两人。

原始饮食的疗效激励着我继续食用富有营养并能给我带来能量的食物，同时避免食用那些会导致过敏反应和疼痛的食物。作为美食家和厨师，我不断尝试各种食谱，在保证食物符合原始饮食要求的前提下，烹饪美味佳肴。不过在寻求健康的道路上，最大的挑战不是来自于饮食，而是我需要不断调整生活方式，从而帮助我达到现在的状态。随着状态不断恢复，我渴望着进一步调整生活方式，做到更好。现在，我还在学习如何优化时间分配——安排好睡眠、适度的锻炼、冥想和高效地工作。我非常感激，莎拉的原始饮食法也包含了这些方面，要想免疫系统实现自愈，生活方式和合理饮食一样重要。

米基·崔斯科特是电子书《自身免疫原始饮食食谱》的作者，博客网址是 autoimmune-paleo.com。

管理用餐

尽管我要讲的内容是关于生活方式方面的问题，但我还是要从食物讲起。我不会再讲应该选择哪些食物（我想我们已经讲得很清楚了！），而是从生活方式的角度，讲一讲吃饭的地点、时间以及伙伴。这些事情很重要，一是因为采购和烹饪食物可能在一段时间内会在你生活中占据重要地位（至少在你熟悉这种饮食方式前），二是因为在饮食方面我们都有自己的规矩和习惯。一些做法是非常有价值的，需要保护，但是一些习惯是有害的，需要改掉。

举个例子，家庭聚餐就是值得保护的规矩。聚餐是进行社交并与他人建立联系的好机会。研究显示，通过家庭聚餐，家庭成员的关系会更亲密、更健康。吃的方式甚至食物与家人不同，并不意味着家庭聚餐没法做了。家庭成员不仅可以一起进餐，还可以一起准备食物。你可能要投入大量时间从头准备饭菜，这时你完全可以邀请子女、伴侣、朋友，甚至是邻居到厨房帮忙。将烹饪变成一项社交活动，你可以同时实现多个目标：准备食物的过程更加有趣，时间似乎过得更快，和家人朋友分享了营养知识，烹饪的时间变成了休息的时间，烹饪变成了有价值的活动，压力不但没有增加反而减轻了。即使你自己生活或子女年幼，无法在厨房帮忙，你依然可以享受准备食物的过程。你可以打开播客、有声书、优美的音乐，或是和好友电话聊天，烹饪不再是一项苦差事，而是美妙的经历。

另外你需要改正一些糟糕的饮食习惯。你可能习惯了边看电视边吃饭，或习惯吃夜宵，也许你习惯了不吃正餐而是一天到晚吃零食；

你可能总是在办公桌旁把午餐解决掉……这些习惯都会减少食物带给你的乐趣，因为你的注意力没有放在吃饭上——这实际上会影响你的神经递质。另外，其中许多习惯会影响消化，不利于管控压力，影响睡眠质量。尽管改掉这些习惯可能是一项长期的工程（你并不需要一蹴而就，完全可以循序渐进），但你需要做的其实就是养成良好的"用餐卫生"。

养成良好的用餐卫生

良好的用餐卫生可以增加食物带来的乐趣，帮助你达到最佳的消化状态。

✤ 坐下来吃饭，专注于你的食物。
✤ 充分咀嚼，不要匆匆地结束进餐。
✤ 感到紧迫时不要匆忙进食。

当然，还有其他有用的建议。

吃饭时分心（比如你边吃饭边看电视或玩电脑游戏）会导致过度饮食。分心不仅影响某一餐的饮食量，也会影响当天的饮食量。如果你吃饭时不专心，你很难听到身体的信号（比如你是否吃饱了）——尽管这个说法过于简化。摄入适量的食物不仅有利于身体健康，也有助于自身免疫性疾病的康复，而做到这一点需要你注意身体的饥饿信号和饱腹信号。这意味着你坐在饭桌前吃饭时，应该把注意力放在食物上和共同进餐的同伴上。如果你习惯了边吃饭边回复邮件和浏览新闻，那么刚开始改变时你会感到有点不自在。

吃饭时不慌不忙也非常重要。细嚼慢咽是促进消化的最佳方法之一。咀嚼是消化的第一

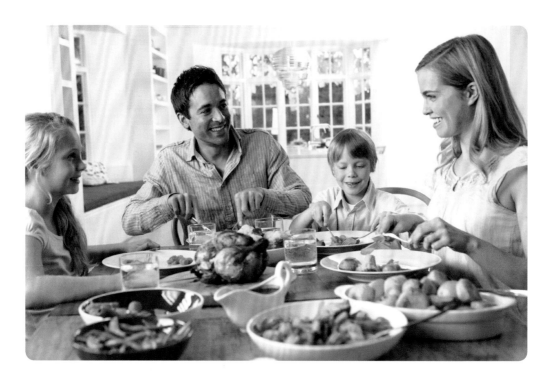

步，这个过程可以把食物嚼碎，变成易消化的小块食物，同时将食物和唾液中的消化酶（淀粉酶）混合。咀嚼也向胃肠道释放了关键信号，为接下来的消化做好准备。研究显示，充分咀嚼促进胆囊收缩素和胰高血糖素样肽-1（见第118页）的生成，同时使胃饥饿素大幅度下降（意味着饱腹感增强）。充分咀嚼还可以加快胃排空，增加胃酸的缓冲能力。

当你细嚼慢咽时，只需要少量的液体就可以把食物"冲下去"。这有助于消化，因为进餐时，饮用过多的液体会稀释胃酸、胆盐和消化酶，降低消化的效率。总体来说，一餐中的饮水量不超过一小杯，但是在两餐之间和早晨起床后，你应该增加饮水量，保证身体水分充足。

进餐时，保持坐姿和放松的状态很重要，但进餐结束后，不要立刻活动也非常重要。消化是一项重要的工作，任何可以提高皮质醇水平（如早上外出上班）或导致血液从内脏器官流到别处（如在健身房锻炼）的活动都会对消化产生负面的影响。饱食后容易困倦，并非没

有缘由（你应该还记得，褪黑素会调节消化系统；见第138页）——休息有助于消化。你需要合理安排好进餐时间，避免进餐结束后立刻起身离开餐桌（不过可以到另一个地方静静地待着）。这并不是说饭后不能洗碗或饭后必须躺下或小睡——你只要保证接下来的事情令人感到舒缓和愉悦，不会给身心带来压力即可。

在有心理压力的情况下进食会抑制消化酶的活性。你没有看错，仅仅是压力这一个因素就会阻碍消化（进而引发肠道功能失调）。如果你在正常的进餐时间，正在心烦或感到异乎寻常的压力，你最好推迟进餐，直到压力得到控制（处理压力源或进行冥想；见第226页）。如果你长期承受压力，可以服用助消化的补剂（见第264页），直到你可以更有效地管控压力。

改变进餐频率

如果你习惯了不停地吃东西，在采用原始饮食时，减少进餐频率（见第148页）将是你

最大的挑战之一。从一天 5~6 餐，每餐少量进食，变成一天 2~3 餐，每餐食量增加，这个转变对人体系统来说可能是一个不小的冲击。事实上，许多人都认为这是最难改变的习惯之一（我以前也觉得这非常困难）。但是，改掉吃零食的习惯实际上可以解放出许多时间。当你苦于没有更多的时间烹饪、娱乐、享受正餐、睡觉和锻炼时，腾出吃零食的时间确实大有裨益。

你不需要立刻改变进食的频率。事实上，快速的改变会带来巨大的压力。相反，每一次进餐时，你都多吃一点，直到真真切切地感到饥饿时再进食下一餐。随着身体习惯了一次摄入较多的食物和两餐之间间隔变长，减少进餐频率便水到渠成。甚至，轻微的饥饿感会让人感到舒服。即使你很饿，也会觉得这是身体发出的正常信号，有益无害，不会痛苦难耐。

在你改变进食频率之前，你要控制好压力，并优先保证睡眠。如果没有调节好皮质醇水平，延长两餐间的间隔时间只会进一步提高皮质醇水平。延长两餐间的间隔时间后，你要注意观察身体是否出现皮质醇水平失调的情况，例如，进食糖类或脂肪的欲望强烈、头痛、乏力、体重增加（尤其是腹部脂肪堆积）、睡眠困难、早晨起来无精打采、半夜起床上厕所（尤其是不止一次起夜）。帮助身体适应进餐频率降低的妙招包括：两餐间食用一勺椰子油或 MCT 油（取自椰子油的中链甘油三酯补剂）；两餐间服用氨基酸补剂，比如胶原蛋白或左旋谷氨酰胺；努力增加每餐的食量（同时确保其中包含蛋白质、脂肪和碳水化合物）；进行冥想（见第 226 页）；白天小睡一会儿（见第 232 页）。如果皮质醇水平失调的情况没有好转，你最好先放弃改变进食频率，以后再说。

刚开始实行原始饮食时，你可能需要从多方面努力才能适应一天三餐加一餐零食。不过，4 个月后，你可能发现自己根本不需要吃零食了。1 年后，你觉得自己好像不需要食用午餐了，在早餐和晚餐摄入足量且营养均衡的食物，让你感觉更佳。或者你的身体更接受一天三餐，这也是可以的。你一旦调节好饥饿激素，准确把握身体的饥饱状态易如反掌。

你需要注意的是，饱餐次数越少越好。如果你现在总吃零食，完全可以用几周甚至几个月的时间慢慢改变。

管控压力

> 对抗压力最强大的武器，就是我
> 们选择一个想法而放弃另一个想法的
> 能力。
>
> ——威廉·詹姆斯

积极的压力管控涉及方方面面，和个人情况息息相关。压力来源非常广泛，造成的结果和解决的办法也各不相同。健康情况、个人的优先选择、责任和偏好都会影响一个人处理压力的方式。本章将帮助你管控压力。它就像头脑风暴一样，为你提供各种想法——告诉你如何简化生活的方式、如何释放压力、如何更好地应对压力。

管控压力的策略分为两大类。

✚ 降低生活中压力源的数量和严重程度。
✚ 提高抗压能力（或降低压力源对你的影响）。

或许下面这句话是最好的切入点：

如果你不能完成全部的事情，没有关系。

是的，我知道你读完这句话后并不相信。我也一样。我当然想完成全部的事情，为了健康，我也一直在努力调整自己。每当面临选择时，你可以告诉自己，"我可以说不"。事实上，在这一章节，许多减压的方法都是让自己少做一些事情。下面的表述和上面的类似：

寻求帮助是可以的。

管控压力的最佳方法之一是寻求帮助。你可以让配偶一周做几次晚餐，或让孩子帮忙摆餐具。你可以让邻居或朋友帮忙照看孩子，好让自己有时间小睡一会儿或提高外出办事的效率。你可以让家里人帮忙取社区支持农业（CSA）寄来的箱子。的确有的时候自己做这些事更容易，的确别人可能没有办法做得和你一样好，实际情况也确实如此。不过即使这样也没有关系。丈夫不能和你一样把地擦干净，这没有关系。母亲叠袜子的方式和你不一样，这没有关系。嗨，就算是衣服不叠也没有关系啊。

拥有良好的人际互助网是能够寻求帮助（并获得帮助）的重要原因。我已在第三章讲过，社交联系对心理健康和压力管控至关重要。建立良好的人际互助网的步骤之一就是主动选择其中的成员。如果生活中有些人不能给予你支持，或者破坏你为实现身体自愈做出的努力（不论是鬼鬼祟祟还是明目张胆），也或者有些人制造的压力比减轻的压力还要多，你可以选择让这些人离开你的生活。处理好和家人（朋友）的关系的确不是一件易事，你需要面对不同的情况，应对不同的问题。但是你要尽量限制"负能量"的人出现在你的生活中，这样可以大幅度地减轻压力。

通常情况下，你很难减少生活中的压力源，因为它包含了不可控的外部因素。但是，你需要仔细分辨压力源，认清楚哪些是自己有能力改变的，哪些是自己无力改变只能接受的。

来自工作的压力源最难解决，但既然大部分的人都会在工作上花掉很多时间，从处理工作上的压力源开始是一个不错的选择。大部分人，即使热爱自己的工作，还是会认为工作就只是工作而已。另外，你整天久坐在办公桌前导致的肌肉紧张、身体酸疼，更不利于健康。你需要寻找方法，缓解工作带来的生理和心理压力。你可以推迟工作交付的截止日期，或改变工作安排，以便早上多睡一会儿。你可能一直工作，就是为了"提前完成任务"，但其实没有人要求你这么做，所以你可以缩短工作时间，这不会带来严重的后果。你的上司可能会帮你办健身卡，这样你可以在中午用餐时间抽出一点时间锻炼，甚至他可能为你购买了站立式办公桌或跑步机办公桌，这样可以在工作时增加活动量。任何积极的改变都有助于减缓压力。你完全可以想一想这些可能的解决办法。也可以询问他人这些解决办法是否可行。

但是，不是每个人都可以非常灵活地安排工作，或减轻工作量。陷入混乱状态几乎是常态。可能和你坐在一起办公的同事是个负能量爆棚的人。是的，我知道你必须工作养家糊口。我也知道，找一份好工作，并且上司善解人意、通情达理不太现实。但是还是有方法可以把工作带来的生理和心理压力降到最低。

✳ 在一天中抽出时间深呼吸或舒展身体。你哪怕只用 30 秒的时间，抬头望望别处，站起来活动活动肩膀、抬高手臂、深呼吸 3~4 次，都有助于缓解压力。你可以借助手机和电脑上的应用软件，提醒自己稍稍休息一下。一开始你可以每 10 分钟休息 30 秒。

✳ 保持正确的坐姿。埃斯特·戈卡莱的著作《消除背部疼痛的八个步骤》介绍了正确的身体姿势，是一本非常棒的书，她认为脊柱呈"J"形更自然，更有利于健康，而非传统观点认为的"S"形。你可以将骨盆向前倾斜（骨盆前倾）使脊柱呈"J"形（这不同于传统的认为骨盆后收才是正确姿势的观点）。一开始，这可能有点像撅起你的臀部看向你的脚趾。骨盆前倾有助于中上段脊柱保持直立，背部肌肉不会感到紧张。电脑显示屏应该和眼睛持平，键盘位置不应高过手肘。如果条件允许，你可以在

站立式办公桌旁站一会儿或在跑步机办公桌上走一会儿。如果你的工作需要长时间站立，你要确保鞋子舒适，脚可以自然地活动（选择设计简单、便于走路的鞋子或跑鞋——高跟鞋当然是不可以的）。如果有需要，在手机上设置提醒，或在醒目的地方贴一个便签，以提醒自己注意姿势（如果你能重新学习正确的姿势，将大有裨益）。时间久了，你自然而然地就掌握了新的姿势。

✳ 找机会站起来活动。久坐不仅导致肌肉

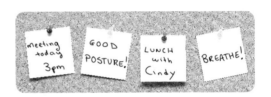

紧张、浑身酸疼，还和许多疾病密切相关，如心血管疾病和 2 型糖尿病（不管结束工作回到家后，你怎样剧烈运动都于事无补）。幸运的是，你哪怕每 40 分钟起来活动 2 分钟都能减轻久坐带来的大部分危害。你可能需要把文件送到不在同一楼层的办公室：爬楼梯！你可以起身接水；你可以帮助别人取午餐（即使你已经拿到自己的午餐）；你可以把车停在远一点的地方，上下班时多走几步路。

✳ 不要把工作带回家。回到家后，你尽可能不接工作电话、不回复工作邮件，在工作时间外，不接受加班开会，除非之后有一天可以早回家作为补偿，不要为了"赶工作进度"或"超前完成工作"在晚上工作，除非这能减轻长期的工作压力。工作结束后，你尽可能不要去想工作上的人际关系和各种琐事。一旦回家，不论工作中发生过什么事，都要抛到九霄云外。

✳ 工作前和工作后进行减压的活动。如果你不能改变工作带来的巨大压力，那么在工作之余安排有趣的活动就格外重要了。

现在我要讲最后一点——为了减轻压力对

身体的影响，你能够进行各种改变，或大或小。这些改变可以帮助你应对不得不面对的压力源，提高自身的抗压能力。

抗压能力是指适应压力和逆境的能力。这意味着你并不是不受压力的影响，而是你能够从容自若地处理压力。下列品质可以提高个人的抗压能力。

抗压能力的心理特征
现实乐观主义
相信自己处理问题的能力
认知功能强大，自主性强
计划性强，做事积极，勇于冒险
强大的认知再评估的能力和情绪管理能力
安全依附，信任他人
善于社交，良好的社交网
自信，积极的自我认知
有赋予生命意义的宗教信仰
幽默，思想积极
利他主义，大方

摘自 G. Wu et al., "Understanding Resilience," *Frontiers in Behavioral Neuroscience* 7 (February 15, 2013): 10.

读完这张表格，你可能会想，"是的，我具备这些特征"，或者是，"天哪，这正是我的问题。"你不需要具备上述表格中的每一条特征才能成功应对生活的起起伏伏。抗压能力强不仅仅和个人心理特征有关，还与处理事情的策略、健康的日常习惯、积极面对生活的态度有关。面对生活的态度取决于你自己，但是我可以提供一些应对的策略和一些减压的日常活动。

享受快乐

抽出时间享受快乐是减轻压力最有效的方式。太多人忙于日常的工作，四处奔波，做家务、照顾子女或父母、做饭、洗衣、外出办事，然而我们都忘记了应该抽一点时间，做自己喜欢的事情。有时候，我们太过忙碌，即使在做着自己喜欢的事情，也提不起兴趣或感受不到快乐。

你每天都要抽出时间享受快乐，做任何事情都可以。快乐可以来自于喂养小鸟，也可以来自于看小说、听播客、看电视或看电影。有时候看上去傻乎乎的事情

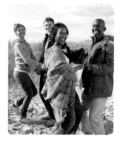

也可以带来快乐。例如，你可以在晚餐时间教孩子讲一个新的笑话，或是在给孩子洗澡时，唱幼稚的歌曲。我自己最喜欢的方式是和孩子即兴跳舞 3 分钟，这似乎可以让每一个人的心情都变好。

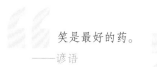

> 笑是最好的药。
>
> ——谚语

你仅仅是做微笑和大笑的动作便可以减轻压力、改善情绪。微笑和大笑可以激活腹内侧前额叶皮质，生成内啡肽。内啡肽是一种阿片样肽，发挥神经递质的功能。运动、兴奋、坠入爱河和出现性高潮时人体会生成内啡肽，并感受到幸福和快乐。内啡肽通过类似镇痛的机制抑制疼痛。更重要的是，内啡肽促进人体释放多巴胺。多巴胺是一种神经递质，在人脑中具有多种功能，包括奖励学习、抑制负面情绪、提振情绪、改善睡眠质量、提高积极性、增强认知功能和提高记忆力。

微笑和大笑还可以激活一部分大脑边缘系统，尤其是杏仁核和海马（该区域在 HPA 轴发挥重要作用；见第 129 页）。边缘系统是大脑的原始组成部分，参与情绪发生的过程，确保人

体维持生命的基本功能正常。当边缘系统被激活后，人体内5-羟色胺水平上升，产生幸福愉悦感。这会进一步影响自主神经系统，从而有利于调节血压、心率和呼吸。微笑和大笑还能降低餐后的血糖水平，帮助调节免疫系统，减轻肌肉紧张。另外，更重要的是，微笑和大笑可以降低皮质醇、生长激素和儿茶酚胺的水平（见第129页）。

你可能已经猜到，大笑和微笑的作用机制完全一样，但大笑的效果更强大。你可能感到惊讶的是，即使你假装微笑和大笑也能产生积极的影响，它能够调节情绪、压力、免疫系统，有利于血管和消化道健康，甚至可以调节血糖（不过发自真心的笑容更能带来快乐！）事实上，在面对压力时强颜欢笑能够减少应激反应，更快地恢复到正常状态。当你真心微笑时，效果更明显。相反的情况也是成立的：愁眉苦脸会加重抑郁。即使你不想笑，强颜欢笑也能和真心的微笑或大笑一样，使身体和大脑发生相同的化学反应（尽管程度差一点）。这意味着强颜欢笑实际上也可以让你变得更开心，减少压力！

你应该每时每刻享受快乐。怎么做取决于你自己。但是，你要记住，从小事中寻求快乐是非常简便的方法。你可以享受拥抱孩子的时光，闻一闻他的头发，感知他的温度和光滑的皮肤；你可以享受品茶的时光，手握茶杯，香气氤氲，回味无穷；你可以微笑着和邻居、同事或杂货店的收银员打招呼并进行眼神交流；你可以听到一个笑话后，捧腹大笑，直到笑痛肚皮、笑出眼泪。

亲近自然，享受自然

研究显示，户外活动中的所看、所听、所闻、所感都对身心有益。这包括了野外式的自然环境，比如在森林里漫步或坐在沙滩上看浪花，也包括了人工自然环境，比如坐在静谧的花园中或站在阳台眺望山峰。即使你光着脚在后院走动，或送孩子上学后，驻足1分钟听鸟儿唱歌，都可以减轻压力，带来内心的安宁。如果你住在城市，到屋顶花园或公园走一走，在窗台种植花草，都是亲近自然的方式。

不论你身在何处，花一点时间体悟自身的感受，你就能够获得大自然最大的馈赠。你驻足停留，感知空气划过皮肤，闻一闻四处弥漫的气味，看一看多彩的颜色和不同的形状，听一听各种声音，摸一摸不同质地的物体。你把手放进泥土，或感受柔软的苔藓，或让流沙滑过指尖。你也可以脱下鞋子，触碰脚下的地面，感受一下，它是坚硬的还是柔软的，是凉爽的还是温暖的，是潮湿的还是干燥的。这叫作"感知当下"。它是一种冥想的方式。当然，每个人接触自然的方式是不同的。但是请你抓住一切亲近自然的机会。

玩土是亲近自然的一种方式。在这方面，卫生假说（见第40页）的存在绝对是合理的。接触土基益生菌，不论是皮肤接触（比如把手

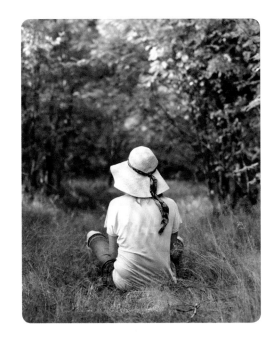

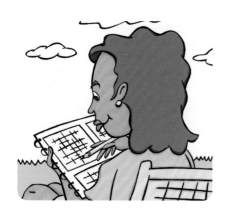

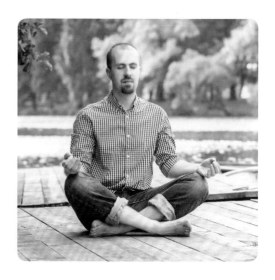

插进肥沃的土壤）还是摄入，都是非常有益的。你可以在窗台或阳台种植盆栽植物，也可以自己动手收拾花园，或者在森林里时把自己弄得脏兮兮的。玩优质的有机土大有好处，你根本不用洗手（甚至不用在吃饭前洗手！）。

在户外待上一会，哪怕不是旷野，也有助于调节昼夜节律，有助于舒缓压力。昼夜循环（白天亮，夜里黑）是生物钟的强烈信号，待在户外有助于调节昼夜节律，包括晚上褪黑素的生成。

运用大脑

运用大脑进行有意思的益智活动，可促进血液流向脑部，消除脑部炎症。这对于任何要解决肠-脑轴或肠-脑-皮轴问题的人都很重要（见第 274 页和第 276 页）。

益智活动种类繁多：阅读具有挑战性的书籍（其挑战性可以来自于书籍的话题或写作风格，甚至是它的语言），学习一种乐器，完成智力游戏（纵横字谜、数独、魔方、拼图），学习新的技艺（如织花边），或解微分方程（希望不只我一个人感到这非常有意思！）；或是再阅读一遍第二章，是的，再读一遍（不用担心：如果你觉得第二章没有意思，我也不会感到伤心）。就算你的工作本身就需要大量用脑，每天再花 10 分钟锻炼大脑也有利于健康。

关闭大脑

冥想在你看来可能不像一个科学研究主题。但是科研文献详细记载了积极冥想（比如瑜伽、太极，甚至强度更大的武术）和正念冥想都可以大幅度减轻压力，提高认知能力。

积极冥想有利于管控压力。除了中等强度的锻炼可以带来益处，冥想可以缓解抑郁和焦虑，减轻压力（以及降低皮质醇水平），让人变得更乐观。如果你以前办过健身卡，但几个月后，卡就被扔在一边了，那么你可以试一试积极冥想。研究显示，之前经常久坐的成人更愿意选择瑜伽课程，而不是其他的锻炼方式。对大多人来说，瑜伽更易练习（通过调整，瑜伽动作可以适应各种身体条件）。

正念冥想（有时也称作"正念呼吸"或"正念"）可以算是最有效的压力管控方法。正念冥想不仅时间短、益处多（研究显示仅仅冥想 10 分钟，也可以带来益处），还不受地点限制，任何人均可练习。正念冥想主要包括静坐和专注呼吸。你会通过专注呼吸来集中注意力，不会走神。

正念冥想非常简单。你先选择舒适的姿势，坐着、斜躺着或平躺着。然后把注意力集中在呼吸上。你会发现采用用意念控制的呼吸方法，更容易集中注意力〔呼吸方法包括平衡呼吸法、腹式呼吸法（已证明具有减压的作用）、鼻孔交替呼吸法（详细介绍见第 228 页）〕。或者你尽可能深且缓慢地呼吸。或者你只"观察"呼吸，而不要控制它（做起来比较困难）。当各种思绪进入脑海争抢注意力时，你要观察到它们的存在（例如，"是的，我知道练习结束后我要洗碗"，或者"是的，厨房的墙面最好是黄色"），然后有意识地清除思绪，重新把注意力放到呼吸上。在许多方面，正念冥想是停止重复性或强迫性的想法的练习，帮助你意识到哪些问题真正需要你的关注，哪些问题不那么重要。正念冥想也可能会帮助你做到身心合一。

你可以安静地练习，也可以在户外伴着大自然的声音练习，或伴着背景音乐练习（一般选择没有歌词的舒缓的音乐）。尽管研究显示，一般一天正念冥想 10~15 分钟是有益的，但哪怕练习只持续 5 分钟，你也会感受到它对压力管理和情绪调节大有帮助。你可以每天在固定时间练习或根据需要灵活掌握时间（或同时采用两种方法）。去年感恩节，在准备晚饭的过程中，由于我备感压力、焦虑万分，于是我逃到卧室进行正念冥想。之后便能更好地应对做饭的混乱场面。

正念冥想被作为许多慢性病的辅助疗法，包括一些自身免疫性疾病。例如，临床试验表明，癌症、纤维肌痛、慢性疼痛、类风湿关节炎、2 型糖尿病、慢性疲劳综合征、化学物质过敏

2月7号，星期五

令我感激的事有：

- *尽管还有积雪，番红花依然探出地面。真的很美！*
- *闻到了女儿头发的味道*
- *今晚丈夫烹饪了美味佳肴*
- *今天有机香料的价格特别划算！*

2月8号，星期六

令我感激的事有：

- *早上散步时，温暖的阳光倾洒在我的面颊！难道春天已经来临？*
- *孩子拥抱我时感受他们的双臂*
- *新袜子穿起来舒服极了*
- *剩了些饭菜，今天下午一家人可以有时间玩棋盘游戏*
- *嫂子发了一封邮件，非常贴心，给予我莫大的鼓励！*

症和心血管疾病的患者练习正念冥想后，身体发生了积极的变化（不过有时候变化不明显）。冥想练习还可以减轻氧化应激，增加人体内两种重要的抗氧化剂的含量——谷胱甘肽和超氧化物歧化酶（见第 61 页）。几乎每个人都可以通过练习正念冥想管控压力，这是该方法的一大优势。

小改变，大影响

小小的变化可以大幅度地减轻压力，这样的例子不胜枚举。举个例子，音乐可以减压：

正念冥想的呼吸方法

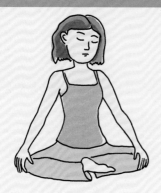

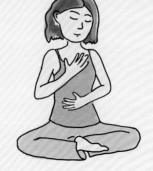

平衡呼吸法

1. 平躺在水平面（两腿伸直或膝盖弯曲，或在膝盖下面垫一个枕头支撑双腿），或坐在舒适的地方（地板上或椅子上）。

2. 吸气数 4 下。

3. 呼气数 4 下。

4. 掌握该方法后，可放缓呼吸，吸气和呼气各数 6 下或 8 下（或者以更慢的速度数四下）。也可以把平衡呼吸法与腹式呼吸法或鼻孔交替呼吸法结合起来。

腹式呼吸法

1. 平躺在水平面（两腿伸直或膝盖弯曲，或在膝盖下面垫一个枕头支撑双腿），或坐在舒适的地方（地板上或椅子上）。一只手放在上胸部，另一只手放在腹部——感受身体用腹部呼吸而不是胸部呼吸。

2. 鼻子缓慢吸气，随着肺部充满空气，让腹部向放着手的方向鼓起。放在胸部的手尽量保持不动。

3. 呼气时腹部向内收缩，收紧腹部肌肉，排空肺部所有的空气（通过鼻子或嘴呼气）。同样，放在胸部的手尽量保持不动。

4. 呼吸尽可能深且缓慢。

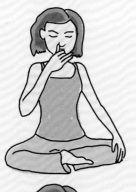

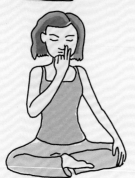

鼻孔交替呼吸法

1. 平躺在水平面（两腿伸直或膝盖弯曲，或在膝盖下面垫一个枕头支撑双腿），或坐在舒适的地方（地板上或椅子上）。手放在面前，掌心朝内。

2. 右拇指堵住右鼻孔，然后用左鼻孔吸气。

3. 右无名指或右小指快速堵住左鼻孔，大拇指从右鼻孔移开（简单的手指交换），右鼻孔呼气。

4. 右鼻孔吸气，右拇指堵住右鼻孔，右无名指或右小手指从左鼻孔移开，左鼻孔呼气。

5. 重复以上动作，一轮呼吸从左鼻孔吸气开始，以左鼻孔呼气结束（每次吸气时，记住交换鼻孔），呼吸尽可能深且缓慢。

工作或做家务时，打开音乐光碟，心情都变好了（不过重金属摇滚可能效果不佳，你可以尝试其他音乐流派！）。摇曳的烛光或壁炉里的火苗能舒缓心情，你可以尝试烛光晚餐或在休息的时候点燃蜡烛，这可能会带来内心的平静。芳香疗法是放松的好方法：你可以尝试各种香味，找到最具舒缓效果的。

略微调整周围的环境也能有所帮助。你可以把闹钟的声音调柔和一些——或者，你最好买一个灯光闹钟，它可以通过光线不断明亮并搭配鸟叫声，把你从睡梦中唤醒；你可以改变上下班路线，比如，不走高速公路而走乡间小道——上班时间可能会变长，但是你的压力减轻了；你也可以乘坐公共交通、使用共享单车或与他人拼车；你还可以步行或骑车上班，既锻炼了身体，也避免了坐车上班带来的压力。不论哪一种改变，只要有用，且容易做到，就值得你试一试。

许多人发现，记录"感恩日志"或进行"感恩冥想"（更准确的说法是"感恩干预"）能够缓解压力。临床试验研究了这些方法，发现它们可以提升幸福感（判断标准包括情绪、应对行为、健康行为、身体症状和对生活的整体评估）。不论你采用哪一种形式，你都需要花一点时间回想生活中你要感恩的人或事，并把注意力集中在这些人或事上。如果你采取"感恩日志"的形式，每天记录下你要感恩的人或事；如果你采取感恩冥想的形式，抽出2~3分钟的时间，注意力集中在你要感恩的人或事上（这可以放在正念冥想之后进行，也可以在睡觉前进行）。通过这种方式，关注一些你需要感激的

小而具体的事情，当然你也可以感激一些大而宽泛的事情。你每天感激的事情不用多，3~5件即可。如果你每天感激的事情主题相似（比如，你几乎每天都感激妻子支持自己）也是可以的，但是请尽量包含一天中发生的具体事情、情绪、感觉和细节。其目的是通过关注生活中积极的一面，打破负面情绪和压力的恶性循环。

你可以做许多事情愉悦身心、提高自己管控压力的能力——例如，理发或做按摩（或两者都做），浴盐泡澡（这有利于治疗皮肤疾病，如牛皮癣，也有利于缓解压力），或给自己送花，这些事情都很简单。你可以晚上多花点时间梳头或刷牙，照顾好自己。你要尽可能地寻找令人愉悦的事情，并把它们融入生活中。另外，你不要低估小小变化的累积效应。小改变加在一起可以带来大影响。

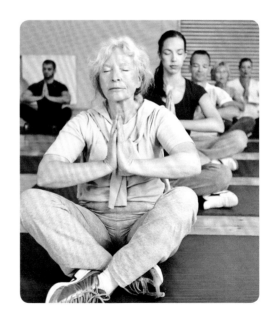

保护昼夜节律

我已经讲过，昼夜循环是最强大的生物钟信号。这意味着保护昼夜节律的最好方法是白天接触阳光，晚上处于黑暗中。

你每天都要花一些时间待在户外。通常来说，阳光越好，需要待在户外的时间越短。你要保证每天白天至少 15 分钟的户外时间（虽然越久越好）。阳光中的紫外线（尤其是中波紫外线）和蓝光对人体有益。

中波紫外线照射人体，可以促进维生素 D（见第 63 页）的生成。你应该记得维生素 D 可参与神经营养因子的合成、调节重要激素的释放，如 5-羟色胺（见第 138 页），并激活脑部负责调节生物节律的区域。另外，全身细胞，包括皮肤和眼睛的细胞，对阳光中的蓝光非常敏感，蓝光在早晨最强。阳光刺激视网膜的特殊细胞，这些细胞将直接影响脑垂体和下丘脑（见第 129 页），从而直接影响昼夜节律（和睡眠质量），控制皮质醇生成（一般是减少皮质醇的生成，这是许多人沐浴阳光时感到放松的原因）的肾上腺也会受到影响。蓝光还能提高人的反应能力和认知能力，并提升情绪和活力。

如果你因为各种原因，户外时间少于 15 分钟，可使用灯箱疗法（有时也称作光线疗法或强光疗法）。你可以登录环境疗法研究中心的网站（cet.org）阅读各种仪器的参考指南，选择性价比最高的仪器。你也可以选择功效相似的日晒床。灯箱一般发出白光（有些灯箱只发出蓝光，但效果未必比白光好），而日晒床主要提供紫外线。如果阳光照射不足，你也可以补充维生素 D。但是，它依然不能取代阳光照射带来的种种益处。

为了保护昼夜节律，你在晚上要像蝙蝠一样生活，这是一大考验。因为我们习惯了日落后将灯打开，如同白天一样。糟糕的是，白炽灯照射的蓝光会抑制松果体生成褪黑素（见第 135 页），破坏昼夜节律。荧光灯、节能灯（CFL），特别是发光二极管（LED，可能来自电脑屏幕、电视或手机）危害更大（LED 灯释放大量蓝光，可替代光线疗法中使用的灯箱）。首要的是，日落后，你应该尽可能调暗家中的光线（这也可以省不少电费呢！）。保护昼夜节律的另一绝佳方法是睡前 2~3 小时佩戴琥珀色（黄色）眼镜（你可以在当地的五金店买到琥珀色安全眼镜，或在大部分的眼镜店买到青光眼眼镜或抗蓝光驾驶镜，这些眼镜的价格都不高）。这些眼镜不仅可以阻挡蓝光，也不会影响你正常活动。事实上，临床试验证明晚间佩戴琥珀色眼镜可大幅度改善睡眠质量。你要注意即使你佩戴了琥珀色眼镜，仍需调暗光线，因为皮肤也有光感受器。皮肤在晚上暴露于蓝光下也会改变免疫细胞的生物钟。

睡觉时，保持周围环境昏暗也非常重

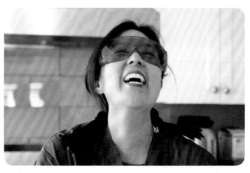

米歇尔·塔姆在 nomnompaleo.com 分享上夜班的同时保持健康和照顾家人的方法和诀窍。

要——卧室越暗越好。这是"睡眠卫生"的一部分。遮光窗帘非常有用，你还可以用非透明胶带或类似的不透明物遮住婴儿监控器、手机、电动牙刷或任何装有 LED 灯的物品。甚至闹钟的显示屏也会带来问题（这是花钱购买灯光闹钟的另一个理由；见第 229 页），你可以用半透明胶带遮住闹钟荧幕，挡住大部分的光，同时不影响你看到时间。如果环境光线过强，即使你佩戴睡眠眼罩也没有太大作用：皮肤和眼睛一样需要在黑暗中休息。

良好的睡眠卫生还包括在安静中睡觉（或使用白噪声屏蔽噪声）、在凉爽中睡觉，并保证睡觉的地方就是用来睡觉的（这意味着你只能在床上做两件事，睡觉和做爱）。确保卧室舒适安宁有助于休息和睡眠。

运动和进食是另外两个重要的生物钟信号。停止饮食或运动，也是重要的生物钟信号。这也意味着你要尽力做到饮食规律。你在白天进行户外活动和进行中等强度的锻炼都特别有利于保护昼夜节律。另外，在相对固定的时间内（规律比具体什么时间锻炼要重要得多）进行强度较大的锻炼也是有益的。尽管你想随性地确定锻炼时间，但是身体希望在固定的时间段获得刺激，所以在相对固定的时间运动、饮食、睡眠和进行户外活动，都有助于形成良好的昼夜节律。

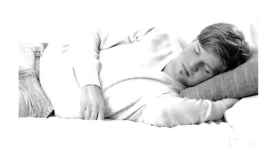

保证充足的睡眠

优先保证睡眠是管控压力和保护昼夜节律最重要的方面之一。我已经讲过，保证充足的睡眠对身体自愈、调节激素、消除（预防）炎症和保证免疫系统的正常功能都十分重要。

尽管睡眠非常重要，但是我们通常还是会优先完成其他事情，对这个最简单的生活要素不屑一顾。我们一些人长期睡眠不足，以致我们甚至都不知道"睡眠充足"是怎样的感受了。不过一想到做其他事情的时间变少，我们便感到恐慌。那要放弃做哪些事情才能腾出更多的时间睡觉呢？问题的答案完全取决于你自己。你需要权衡自己的优先选择和肩负的责任——明确自己为了早上床睡觉需要做出哪些改变。

总体来说，大部分人应该至少保证 8~9 小时的睡眠（大部分人都应做到这一点，而不只是自身免疫性疾病的患者，不过一些健康的人可以每晚只睡 7 个小时）。如果你知道自己睡眠不佳，你一定要努力增加睡眠时间。你要如何保证每晚 9 个小时的睡眠呢？你和你的孩子一样，需要睡前时间。你从早上的起床时间往前推算，至少预留出半个小时的时间用于入睡前

如果紫外线会引发疾病该怎么办？

有些人，例如皮肌炎患者，不能接触阳光。有些光疗法会过滤掉紫外线，所以这些人还是可以从蓝光中受益。他们也需要从食物中补充维生素 D（比如食用大量的野生鱼、草饲和牧场养殖动物的肉以及野蘑菇）或服用维生素 D_3 补剂（可服用维生素 D_3 单方补剂，或服用发酵的鳕鱼肝油）。你必须根据体内维生素 D 含量的检测结果，确定补剂的剂量。

早睡早起使人健康、富有、明智。

——本杰明·富兰克林

如果疾病或其他外部因素影响睡眠该怎么办？

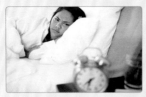

一些自身免疫性疾病的临床表现包括睡眠障碍，其原因可能是疼痛、神经系统症状或夜间起夜上厕所，像间质性膀胱炎患者就会出现这样的状况。另外，一些外部因素，比如孩子刚出生，也会影响睡眠质量，因为不论你如何努力，依然无法保证睡眠。如果你的睡眠受到干扰，或者你无法保证充足的睡眠，那么小睡是非常好的备用计划。研究显示，如果夜间睡眠不足，白天小睡一会可以减轻睡意，改善状态，并促进皮质醇水平和 C 反应蛋白发生有益的变化。

如果白天你有时间睡一小会，也能够快速补充体力。研究已经证明，小睡时间不超过 25 分钟或 30 分钟，可以恢复精力、提高认知能力，同时完全不影响晚上的睡眠。关键是浅睡眠 3~20 分钟，避免进入深睡眠。睡眠分四个阶段，逐渐加深，并且每一阶段的脑电波不同。睡眠的益处主要集中在深睡眠阶段（第三和第四阶段）以及快速眼动睡眠期（这和其他睡眠阶段分开考虑）。快速眼动睡眠期是你做梦的时间。尽管小睡不能代替优质的夜间睡眠，但是它可以帮助你精力充沛地度过一天。5~10 分钟后，睡眠从第一阶段进入第二阶段。约 20 分钟后，睡眠进入第三阶段，此时你更不容易醒来，所以你最多小睡 30 分钟或更短的时间。

如果你时间宽裕，小睡时间超过 30 分钟会让你进入深睡眠阶段（第三阶段和第四阶段）。如果小睡时间超过 30 分钟，那你最好睡 90 分钟以上。关于老年人的研究显示，尽管小睡 90 分钟或更长的时间确实会减少夜间的睡眠时间，但 24 小时中的总睡眠时间是比较长的（这才是关键！）。另外，同样的研究显示，和白天小睡相比，即使是晚上小睡，也不会影响夜间的睡眠时间或质量，也就是说只要可以，你在任何时间都可以睡觉。你当然不必等到上了年纪才用小睡的方法增加睡眠时间！

双相睡眠效果如何？

双相睡眠，也就是把睡眠时间分成两个阶段，中间一段时间保持清醒的状态，并不是非正常的睡眠模式。双相睡眠的模式一般是先睡四五个小时，中间醒一两个小时，然后再睡三四个小时。如果在你努力调整昼夜节律后，你的睡眠模式和上面的相似，你完全可以接受它并调整生活节奏适应这一模式。但是你还是应该增加睡眠时间，这依然非常重要（两个阶段的睡眠时间加在一起至少要达到 8 个小时），这意味着你待在床上的时间要在 10 个小时以上。如果你一直采用双相睡眠的模式，你可以在夜里醒来时看书或起床做一些安静的事，但要记得佩戴琥珀色眼镜，保持光线昏暗，保护好昼夜节律（你最好待在黑暗中听电子书或利用这个时间冥想）。这样你既可以利用中间清醒的时间，也可以保证自己再次入睡。

的准备（如果你需要洗澡或进行其他耗时更长的活动，你要预留半小时以上的时间）。然后计算出你用来放松的时间（你是否喜欢睡前看书？），最后计算出你开始各种睡前活动的时间（和需要佩戴琥珀色眼镜的时间）。

举个例子，假设你需要早上 6:00 起床，如此你就不需要在匆忙中准备上班或送孩子上学。现在假设你的目标是睡 9 个小时。这样计算，你的"入睡时间"在晚上 9:00，你需要半小时的时间换睡衣和培养睡意，那么就寝时间是晚上 8:30（即使你只想在 8:45 关灯）。如果你喜欢睡前看书，那你应该晚上 8:00 开始看书。这意味着差不多从晚上 7:00 开始你就要戴上琥珀色眼镜。是的，这时间很早。是的，这时候你的孩子可能还没上床。是的，这意味着你要在白天做完原本在晚上 8:00 到 11:00 间做的事情。是的，这意味着你不能完成所有的事（这是锻炼自己寻求他人帮助的绝佳机会）。没错，你还要习惯早些吃晚饭。

你可能很难适应提前睡觉。但是，你要知

服用褪黑素有助于睡眠吗?

有关褪黑素补剂助眠功效的研究尚无确切的结论（该补剂可以帮助倒班员工和需要倒时差的人重新调整生物钟，但不一定可以有效治疗睡眠障碍，如失眠）。服用正常剂量（1~3毫克）的褪黑素补剂会提高人体5-羟色胺的含量（达到正常水平的1~20倍）。

你应该记得褪黑素是强大的抗氧化剂，能调节免疫系统和肠道蠕动（见第135页和第138页）。有关褪黑素补剂治疗自身免疫性疾病功效的研究没有得出一致的结论：褪黑素可以缓解部分自身免疫性疾病的症状（包括炎性肠病、纤维肌痛和慢性疲劳综合征），也可以加剧部分自身免疫性疾病的症状（同样包括炎性肠病以及乳糜泻）。研究发现，褪黑素对治疗类风湿关节炎无效（甚至会升高某些炎症标志物水平，但是它也没有加剧病症）。因此，你一定要慎重考虑是否使用褪黑素帮助睡眠。如果你服用褪黑素的目的是重新设置生物钟，且服用时间不超过3个月，那么你可以减少剂量，以达到更好的治疗效果（大约在0.25毫克）。另外，你应该避免服用褪黑素缓释胶囊，因为它们达不到人体内褪黑素在夜间突然升高的效果。你最好先促进身体自然生成褪黑素，提高睡眠质量——这意味着你必须在改进饮食和生活方式后再去补充褪黑素，例如，保证白天待在户外的时间、晚上佩戴琥珀色眼镜、在黑暗的房间睡觉，并摄入富含甘氨酸和色氨酸的食物。

道，保证充足的睡眠是一天精力充沛的关键。如果你的身体状况好转，你也每天摄入营养密度高的食物，而且合理管控压力，同时保证优质的睡眠，你将有多得多的精力与效率去做事。

你必须认真地评估你的时间是如何分配的以及是否利用得当。孩子上床后，你可能看几个小时的电视。你可以考虑减少看电视的时间或直接不看电视。你可以控制每天在社交媒体上花费的时间（大部分人都知道社交媒体占用了大量时间）。或许你习惯了每天下班后和同事一起出去玩，现在你需要控制出去玩的次数，每周出去1~2次。或许你习惯了在晚上做家务，现在你可以找别人帮忙或重新规划，利用其他时间做家务。孩子课外活动结束的时间晚，可能会推迟你的用餐时间，孩子上完足球课，你可以让朋友帮忙接孩子回家，这样你就可以有合适的时间准备晚餐。你只要提前计划，便能轻轻松松腾出晚上的时间。我再强调一次，你需要向他人寻求帮助，并认真思考哪些事情无关紧要（你真的需要每天擦地吗？你真的需要每周工作60个小时吗？），这些都是照顾好自己的重要因素。

当你想好如何适应提前就寝时间后，你需要接着思考如何入睡，以及如何保证睡眠？

如果你入睡困难，那么保护昼夜节律和睡眠卫生对你将十分重要，这些我都已经在前面讲过。你应至少在"入睡时间"前2个小时避免饮食。富含色氨酸（见第138、177、192页）的食物特别有助于睡眠。你也可以在睡觉前安排一些放松活动。你可以用润肤膏按摩全身，也可以洗个热水澡。如果你服用镁元素补剂，可放在晚上服用，提高睡眠质量。一些花草茶有助于放松（甘菊茶是一个非常好的选择，不过只要是不含咖啡因的热饮都能起到舒缓的作用，有利于睡眠）。你在白天避免摄入咖啡因也有助于睡眠。自身免疫性疾病患者不能服用大部分的助眠补剂（见第278页）。

如果睡眠质量不佳，这说明你无法正常合成皮质醇或下丘脑-垂体-肾上腺轴（HPA轴）出现了问题（一些睡眠障碍和激素有关，尤其是会影响性激素的促性腺激素；疼痛也会影响睡眠质量）。在这种情况下，你可以咨询内科医生或替代性疗法从业人员，他们会为你评估皮质醇水平，并检查生物节律的情况。提高肾上腺功能的草药疗法也有助于恢复更自然的睡眠模式，但是自身免疫性疾病患者不能服用大部分的草药（见第 278 页）。避免剧烈运动，合理管控压力（你可以尝试正念冥想；见第 226 页），保护昼夜节律，多睡觉，这些也同样非常重要（小睡一会也是不错的方法）。

你需要调整一段时间才能把睡眠作为你的优先项。现在人们一般把社交、休闲和工作放在重要的位置，而把睡觉放在次要的位置。如果你是自身免疫性疾病患者，睡觉远比工作或娱乐重要。随着身体自愈，你会发现睡眠质量不断提高，所需的睡眠时间也缩短了（不过你可以一直坚持 7~9 小时的睡眠）。对大部分人来说，睡眠时间越长，身体恢复越快。

保证充足的低强度活动

我们往往认为锻炼是为了燃烧热量、强健肌肉，以使自己变得精瘦、健康，同时也练就一身发达的肌肉。不过自身免疫性疾病患者锻炼不是为了成为运动员或模特。他们是为了调节激素，特别是可以控制炎症和调节免疫系统的激素。平时的活动量、健康水平、行动是否方便（比如，有些自身免疫性疾病会限制行动或引发疼痛）、喜欢的运动方式以及日常的活动安排都会影响锻炼融入生活的方式。

保证充足的低强度活动并不困难。低强度的活动包括走路、游泳、瑜伽、太极、园艺以及跟你的孩子或小狗玩耍——基本上只要不是坐着或躺下就可以了。如果你已经有一定的活动量，可以加入一些中等强度的活动：爬山、跑步、跳舞、骑车、举重、健身课和各种运动（所有这些活动都可以达到剧烈或高强度的水平，所以你要根据身体的情况，不要过度运动）。另外，你一定要选择自己喜欢的活动——如果你觉得没有意思，就不值得去做。

如果你经常久坐，你需要慢慢增强体力。

对大部分人来说，走路是最佳的运动方式。一天多次、短距离的步行可以降低给生活新增此项活动带来的压力，有助于增强体力和提高耐力。提高耐力并不意味着每一次步行时，都要走得时间更长一些，或速度更快一些，或距离更远一些。如果今天的步行距离短于昨天，没有关系。如果步行速度非常慢，没有关系。步行本身才是最重要的。如果你有摔倒的风险或疼痛程度可能会严重到无法回家，你可以找一个朋友一起步行或带上手机。或者你可以在跑步机上步行。或者你可以选择其他运动，比如骑室内单车。

如果灵活性是个问题，你可以选择游泳或其他水上运动。或许你可以找到更适合你的水疗课程。你也可以选择椅子练习或椅子有氧操。如果这些选择都不可行，那么与物理治疗师配合以增加灵活性会非常有帮助——你只要在自己承受范围内做到最好就可以了。随着身体自愈，你会发现你可以做越来越多的运动，包括看似做不到的。

如果因为身体疼痛无法运动，那么你有几个选择。如果非常疼痛，以致行动极为不便，你可以做理疗。可以考虑做一些简单的拉伸运动，帮助你活动肌肉和关节（物理治疗师可以培训你的护理人员，帮助你在家运动）。即使是简单的抗阻训练对你也有好处（一般使用阻力带，其他选择也可以）。许多人通过其他治疗方法缓解疼痛，如针灸、脊椎矫正法或按摩疗法，这些方法都是有益的（见第 162 页）。如果你因为关节或肌肉轻微的疼痛（许多自身免疫性疾病患者都出现了此症状）而不能参加自己喜欢的运动，但是行动基本不受限制，那么你可以选择其他的运动方式替代。即使这意味着你得放弃自己喜欢的运动，也只是暂时的。随着身体自愈，你可以逐渐恢复自己喜欢的运动。

如果你已经有一定的运动量，增加运动量就变得非常简单，你只需要减少每天坐着不动

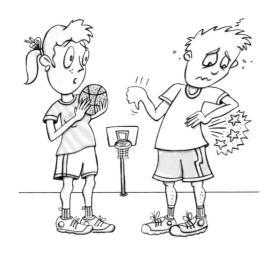

的时间。举个例子，如果现在你每天晚上散步，那你可以中午也抽出时间散步，这样就不用一直坐在办公桌前。除了使用跑步机办公桌，你还有其他选择把活动和工作结合起来，比如带有卧式自行车或半卧式自行车的办公桌。这些选择并不是让你一边计算数字或设计软件一边运动，而是让你摆脱久坐的姿势。使用跑步机办公桌，你可以一小时走 1.5 千米，或者速度再慢一些。如果你下定决心选择其中一种办公桌，一定要循序渐进。如果你从每天静坐 8 小时直接转变为每天步行 8 小时，身体会吃不消。另外，饭后不要立即活动。你要保证 30~60 分钟的消化时间，在这期间你可以在办公桌前工作。

提高一天活动量的小方法还有很多。你可以给自己立下规定，把车停在离杂货店门口更远一点的地方（不管在哪停车你都遵守这条规定）。还记得我在第 224 页提到的 3 分钟即兴舞蹈吗？它可不只是缓解压力呢。你不喜欢跳

舞？那你可以每隔一段时间在地面上做 1~2 组俯卧撑或仰卧起坐。你可以站着做平常坐着干的事情（如阅读杂志或玩填字游戏）。许多爱好既可以缓解压力还可以活动身体，比如园艺、赏鸟（一般需要走路）、做木工、制陶、雕刻、弹乐器、打保龄球、玩冰壶或悠悠球。

如果你不习惯活动，花钱买一双优质的自然运动鞋（如赤足跑鞋或设计简单的鞋子）是值得的，因为这种类型的鞋子有利于身体保持周正，不会前倾或后仰。即使你活动量大，自然运动鞋也是非常好的选择。尽量赤脚走路对每一个人来说都是更好的。如果你习惯了穿高跟鞋或非常约束的鞋子，你也会慢慢爱上赤脚走路。

如果你活动量过大，打算减少强度、时间、频率（因为活动量过大可能会加剧病情；见第 142 页），你可以选择温和的活动，如走路或瑜伽，这对身体有利。

不论你现在的活动量如何，你的目标是慢慢增强体力和耐力，提高灵敏度和灵活度，学习运动技能。如果你活动过度（有时候要等到活动完后才知道活动量太大），应确保身体得到充足的休息（24~28 小时）后再进行下一次活动。在此休息期间，你依然可以做低强度的活动（只要强度比之前过度运动时低即可）。延长睡眠时间也有助于体力恢复。

你更愿意抽出时间做自己喜欢并愉悦身心的事情，而不是无趣枯燥、只因"对自己有益"才去做的事情。你要在舒适的环境里活动。即使你在做自己喜欢的事情，如果所处的环境让人感到害怕或慌张，你不可能坚持下去。

改善环境

不论你如何改变周围的环境和日常生活安排，只要它有利于管控压力，保护昼夜节律、保证充足睡眠和一定的活动量，所做的一切都是值得的，每一点变化都有帮助。如果这感觉起来像是要努力很久，没有关系——这就是生活。重要的是，所做的任何改变都要坚持下来，因此你应循序渐进而非急功近利。

从很多方面来说，这全都和平衡有关。你可能还没意识到生活丧失了平衡，但患上自身免疫性疾病说明生活出现了问题。你需要在生活中的责任和照顾好自己的责任之间找到平衡。你不可能按照自己的想法改变所有的事情——至少在一开始时不能——所以你要想清楚改变什么效果最明显，是多睡觉、多晒太阳（紫外线），还是多吃有机肉或练习冥想，然后开始不断调整变化。你可以根据自己的需求和想法实行本书建议的方法。

随着身体越来越健康，现在看似做不到的事情可能以后就可以办到。而且没有任何一件事情是一成不变的：如果这个方式行不通，你完全可以回到原先的方式，或换一种新的方式。你需要不断地评估生活方式和生活环境对健康的影响，并进行相应的调整。

你应该还记得许多环境毒素是引发自身免疫性疾病的关键因素（见第 32 页）。改善环境也意味着查看周围是否暗藏诱发因素，是否需要及时清除。

我再说一遍，你要竭尽全力，做到最好。不要把"我尽全力了"挂在嘴边，当作借口，却不做出本应完全可以做到的改变。

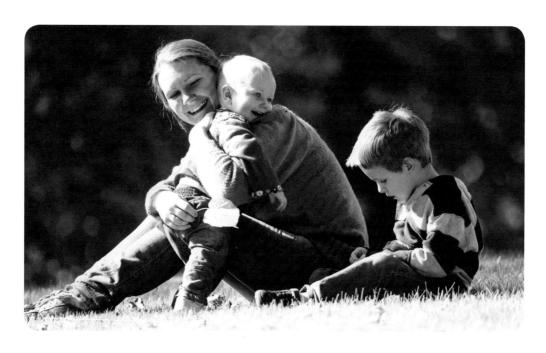

第六章回顾

▶ 管理用餐

家庭聚餐很重要。

烹饪食物可以愉悦身心、自我放松，也是和他人社交的好机会。

养成良好的用餐卫生。

- 坐下来吃饭，专注于食物
- 充分咀嚼，不要匆匆地结束进餐
- 消化食物时，不要仓促了事，也不要被迫进食

每天吃 2~3 顿，每顿吃饱。

▶ 管控压力

学会拒绝。

寻求他人帮助。

处理好工作带来的压力。

- 花一点时间深呼吸或舒展身体
- 保持正确的坐姿
- 找机会站起来活动
- 不要把工作带回家
- 工作前和工作后进行减压的活动

享受快乐。

- 抽出时间做自己喜欢的事情
- 做一些看上去傻乎乎的事情
- 养成微笑和大笑的习惯

亲近自然，享受自然。

- 玩土

运用大脑。

关闭大脑。

- 采用积极的冥想方法，比如瑜伽、太极、武术
- 练习正念冥想

小小的改变可以大幅度地减轻压力。

- 听音乐
- 点燃蜡烛或生一堆篝火

- 使用芳香疗法
- 改变上下班路线
- 使用灯光闹钟
- 做按摩
- 浴盐泡澡
- 记录感恩日志

▶ 保护昼夜节律

白天接触阳光。

- 使用光线疗法

晚上保持光线昏暗。

- 佩戴琥珀色眼镜

养成良好的睡眠卫生。

- 在凉爽、安静和完全黑暗的卧室里睡觉

进行中等强度的体育锻炼。

按时进餐。

保证充足的优质睡眠。

- 确保上床时间可以保证充足的睡眠

▶ 活动

增加低强度活动。

- 不坐着，不躺下
- 低强度活动包括步行、瑜伽、太极、园艺以及跟孩子或小狗玩耍
- 中等强度活动包括爬山、跑步、跳舞、骑车、举重、健身课和各种活动
- 行动不便的人可以选择游泳、水上活动课程、水疗课程、椅子操或椅子有氧操

工作时可以考虑使用跑步机办公桌。

培养一个需要活动的爱好。

抓住一切可以活动的机会。

避免过度活动。

▶ 改善环境

小改变可以带来大影响。

踏上原始饮食之路

> 未来的医生将不再对患者使用药物，而是通过营养治疗和预防疾病。
>
> ——托马斯·爱迪生

你已经非常清楚如何调整饮食和生活方式才能促进身体自愈。或许你已经预定了琥珀色眼镜，并且找到了当地的农贸市场。但是你可能还有一些疑问。

知道自己应该做些什么和把它们付诸实践完全是两回事。本章教你处理改变生活方式过程中的实际情况和情绪波动。此外，我将详细介绍你在实行原始饮食时可能出现的各种情况、原始饮食需要多久见效，以及你是否需要一直坚持原始饮食。本章类似于问答大集合，排在第一个的问题也是最最重要的问题：原始饮食真能治病吗？

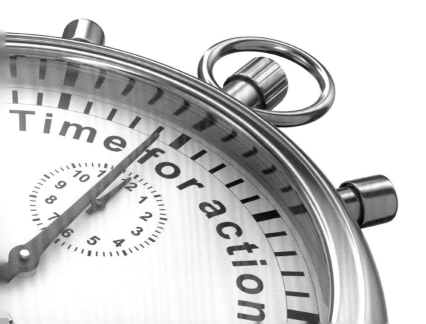

原始饮食真能治病吗？

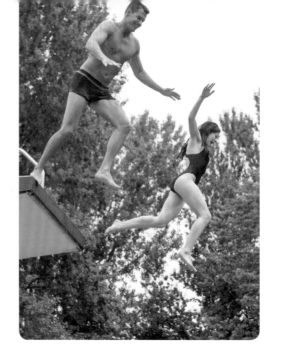

在此我明确地表明，没有任何方法可以完全治愈自身免疫性疾病。一旦身体发展出攻击自身的能力，它永远都不会忘记攻击的方法。不过你依然可以修复损坏的组织，依然可以控制免疫系统，但是你一旦患上自身免疫性疾病，它就会伴随你一生——而且有可能随时复发。

虽然没有任何方法能够治愈自身免疫性疾病，但是原始饮食可以缓解病情，是你能够采取的最佳方法。缓解一词的定义是："疾病或疼痛的严重程度或剧烈程度有所减轻缓和；暂时性康复。"在暂时性康复期间，因为症状消失（或至少大大减轻），你感觉疾病似乎已经治愈了。在缓解的定义中，包含了"暂时性"的含义，但只要注意饮食和生活方式，许多人实际上可以一直处在暂时性康复的阶段！

当你看到本书列出的各种方法，感到怀疑是很自然的反应。即使阅读完所有的理论解释，你依然心存疑虑，不知道此种方法是否对自己适用。如果你病情严重，尤其是当药物治疗收效甚微时，你会有极大的挫败感，似乎没有任何方法有效。你可能觉得自己时日无多，或者食物是你唯一的快乐来源。我只能说，你还没有尝试，一切都是未知的。请你全身心地投入，全面地实行原始饮食。如果身体可以康复，放弃一些最喜爱的食物难道不是值得的吗？

> 开始是工作最重要的部分。
> ——柏拉图

你自己决定度过过渡阶段的方法

全面改变饮食和生活方式有两种方法。第一种是决定自己要做的事情，花一定时间准备，然后选择一个时间，开始做这件事。你可能会把这种行为视为"全面改变"或"突然改变"。根据你现在的饮食方式、生活方式、病情发展和对治愈的渴望，这或许是最佳的选择。第二种是决定实现改变需要完成哪些步骤，然后一次完成一个步骤。这个过程要缓慢一些，但是对许多人来说，可行性更强，更易坚持。

过渡方法的选择完全由你自己决定。这是你自己的健康之旅，你有选择路径的权利。所以想一想，对于自己的情况，你知道多少：是循序渐进更适合自己，还是漫长的过程会让你感到失望，有可能半途而废？你是否喜欢全面改变，还是在刚开始几周，难以应对突然发生的巨大变化？你是否能够接受严格的规定，会不会试图反抗？如果你不确定，你可以从过渡阶段的几个方面考虑，最终做出决定。

选择过渡方法需要平衡依从性和可持续性。

在医学领域，"依从性"一词指患者能否坚持一套治疗方法（或按照要求坚持用药）。制药公司把依从性作为量化药物有效性的衡量指标。依从性既可体现药效，也可体现药物的副作用。若副作用明显，药物疗效差，几乎没有患者按照要求坚持用药——即依从性低。若药效好，副作用少，多数患者按时用药——即依从性高。

在原始饮食中，"依从性"指你具体的饮食方式和此方法的接近程度。你当然可以根据自身情况灵活变通（比如，你是否食用富含"发漫"的食物或蛋黄，以及食用鱼类或肝脏的频率）。虽然我认为你应该避免食用某些食物，但你可能发现这些食物对自己非常有益（第九章将详细介绍哪些食物可以重新纳入饮食中）。比如，你可能清楚地知道自己可以食用发酵奶制品、生鲜乳和草饲动物乳制品，所以你决定一开始就把它们包含在你的食谱中。这些选择不能违背依从性。依从性指当你知道某些食物对身体有害，会造成身体不良反应或加剧症状，会减慢肠道和整个身体的自愈速度时，还会有多频繁地食用这些食物。

"可持续性"指某事物以某一特定的速度或水平维持的能力。根据原始饮食的不同方面，可持续性可以体现在许多事情上（比如环境的可持续性、经济的可持续性等）。在本书提出的饮食和生活方式变化方面，"可持续性"指个人可持续性，更简单地说，可持续性是指长期坚持这些改变的能力。你是否愿意按照改变坏习惯的方法坚持做一件事——投入精力，做出改变，直到养成习惯，不再感到改变是费力的？还是更愿意循序渐进，一点点做出可行的变化？如果效果立竿见影，你是不是愿意坚持原始饮食？如果不能立即见效，你能否保持耐心和乐观？

在实行原始饮食的过渡阶段，你采取的方式将影响依从性和可持续性，但具体的情况因

人而异。我要强调一点，许多人只有在饮食中去除所有问题食物后，才能看到效果。如果你决定一次完成一个步骤，那么你必须完成所有步骤后才能看到明显的效果（不过一些人在每完成一步后都能看到一点变化）。如果过渡阶段太过漫长，每完成一步后都看不到效果，你可能会感到失望，失去继续坚持的动力，那么你适合选择全面改变的方法。当然你也可以开始时一步一步地改变，然后在适当的时间进行全面改变。

如果你一下子实行原始饮食，可能会感到有些不适应，不过这可以强迫自己快速适应，尽快看到效果。但是你要注意，即使通过这种方法"度过过渡阶段"，在你改变了宏量营养素的摄入比例和食用的食物后，身体仍需要时间适应，所以你要过一段时间才能看到效果。但是还有不少人表示在过渡阶段开始的前几天，症状大幅度地好转。少部分人会出现另一种情况，当他们快速度过过渡阶段后，会出现类似于赫氏反应的症状（见第 246 页）。

总体来说，增加睡眠时间和合理管控压力能够帮助你更轻松地应对饮食上的变化。当然，如果你开始抽出更多时间烹饪食物，你可能很难抽出额外的时间锻炼身体、练习正念冥想和早上床睡觉。或者，你认为增加睡眠时间比其他饮食上的改变更重要，你可以把重心先放在睡眠上，然后再抽出时间准备食物。对许多人来说，最简单的方式是先关注饮食，再关注生活方式。不过你要记住，生活方式中的各种因素也至关重要。

由你自己决定度过过渡阶段的方法。目前的饮食情况、脾气性格、病情的轻重，都会影响你改变饮食和生活方式的方法。此外，你待在厨房里是否感到舒适，你的人际互助网是否强大，你是否具备践行这些变化的能力，都会影响你的选择。只要你最终实现目标，选择任何方式都无可厚非。

我建议你从以下几点做起，逐渐实行原始饮食

　　尽管我认为全面实行原始饮食是获得疗效最便捷的方法，但我知道未必人人都适合这样。如果你打算一次完成一个步骤，逐渐过渡，建议你从以下几点做起。

1. 停止食用会刺激肠道的食物。该步骤可以和其他步骤同时进行。首先从麸质食物开始。这意味着你要停止食用所有含有小麦、黑麦和大麦的食物（以及隐含麸质的食物，如麦芽；见第85页）。不要用不含麸质的面包取代含有麸质的面包：不要食用大米粉、土豆粉或高粱粉制作的无麸质面包，而是直接停止食用面包。接下来，停止食用其他谷物（如大米）和类谷物（如藜麦）。再接下来，停止食用豆类食物，从大豆和花生开始。下一步，停止食用茄科植物。鉴于茄科植物普遍存在于香料中（如果成分表中写有"香料"，其中极有可能含有辣椒粉），你要停止食用包装食品。再下一步，停止食用鸡蛋（先停止食用蛋白，再停止食用整个鸡蛋）。停止食用所有添加了糖的食物（比如汽水），尤其是精制糖和果糖含量高的糖。停止食用坚果和植物种子，最后停止食用种子类的香料。如果饮食中还包含任何不符合原始饮食要求的加工食品（比如，你依然购买含有瓜尔胶的罐装椰奶或含有木糖醇的口香糖），你要全部停止食用。

2. 开始自己烹饪所有的食物。糟糕的是，餐馆的饭菜或包装食品很难达到原始饮食的要求。我们已经习惯了便捷的生活方式，这无疑是实现严格饮食的最大挑战之一。从现在开始，你可以收集烹饪时间短的食谱。你可以做一顿大餐，吃上好几天。另外，你可以多做些饭菜，达到食量的2倍或3倍，然后塞进冰箱便于解冻和重新加热，当你非常忙碌，没时间做饭，或过度疲劳不想做饭时，可直接享用。

3. 习惯饮食包含某些肉类（红肉、禽肉、鱼类或贝类）、一些蔬菜（可以是不同颜色的蔬菜，至少包含一种绿叶蔬菜）和水果。你应该在每一餐都做到这一点，早餐也不例外。一开始，你会觉得早餐吃猪排和烤蔬菜有些奇怪，但是过不了多久，这就会变成你的新常态。你可以在早餐尝试未曾吃过的蔬菜、肉类和鱼类，并尝试从未用过的烹饪方法。

4. 注意脂肪的选择。你在烹饪时要选用高质量的脂肪——比如牛脂、猪油和椰子油。使用橄榄油和牛油果油制作沙拉。另外，你要注意 Ω-6 脂肪酸和 Ω-3 脂肪酸的摄入比例。这意味着你要尽可能采购优质肉类，同时多多食用鱼类和贝类。该步骤也可以和其他步骤同时进行。

5. 提高食物品质。你要开始食用草饲和牧场养殖动物的肉、野生鱼类以及当地种植的有机时令蔬菜水果（预算和条件允许的话）。

6. 饮食尽可能多样化，尝试自己未曾吃过的食物。如果你每天都在食用相同的食物，你可以拓宽选择的范围。你可以尝试自己未曾吃过的食物，增加多样性。饮食越丰富，身体获得自愈所需营养物质的可能性越大。

7. 清理食品储藏室。每完成一个步骤，扔掉你不再食用的食物（可以把这些食物变成肥料或去喂鸭子，也可以送给粮食银行或不采用原始饮食的朋友）。

8. 获得支持。缺乏朋友和家人的理解是实行原始饮食最困难的部分。我的建议是找一些博客、播客或论坛，你可以发帖子、提问题，结识和你面临相似处境的朋友（不能食用含麸质的食品或患有食物过敏症），大家同病相怜。有了志同道合的伙伴，你能够更勇敢地面对周围不了解情况的人对你的质疑和指指点点。

9. 处理好其他生活要素。你要处理好原始饮食涉及的其他生活要素。在改善饮食的同时，你要增加睡眠时间、合理管控压力、保护昼夜节律、进行中低强度的锻炼。

10. 庆祝吧！当你成功度过过渡阶段，一定要感激自己长久以来的坚持，感激自己付出的努力，感激自己的身体不断自愈。你可以借此机会，采购自己一直心心念念的食物，比如龙虾或草饲牛肉，或者好好犒劳自己享受一次温泉浴或用矿物浴盐美美地洗个澡。

One step
at a time

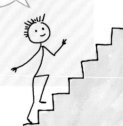

"我一定要全部都做到吗？"

当饮食要求非常严苛的时候，人们经常会问："我需要全部都做到吗？"接下来就会问："我先试着去除 X 食物和 Y 食物，看看效果如何，这样可以吗？"我只能说，每一名自身免疫性疾病患者必须严格遵守本书列出的所有饮食建议。但是，造成自身免疫性疾病的最大诱因因人而异，所以一些人只在饮食中去除了含有麸质的食物或采用低标准的原始饮食后便取得了明显的效果。当然，你可能发现即使没有严格地按照我的建议限制饮食，你也能看到一些效果（甚至非常明显的效果）。如果你不想严格地限制饮食，也是可以的。我在第四章列出了各种各样的方法，有时，自身免疫性疾病患者使用这些方法就可以看到效果，如果你不能接受全面实行原始饮食，你也可以从这些方法开始做起。但是，你极有可能已经尝试过这些方法，所以才会阅读本书。

另外，我必须再次强调本书中的每一条建议都是有科学依据的。原始饮食涉及饮食和生活方式的方方面面，没有放过任何一个可能引发自身免疫性疾病的罪魁祸首，它是应对自身免疫性疾病的强大武器，也是清除所有诱发自身免疫性疾病的可控因素和实现身体自愈最便捷的方法。虽然全面实行原始饮食令人感到害怕，但这是让你的身体恢复最快的方法。

为实行原始饮食做准备

不论你用何种方式度过过渡阶段，花一些时间准备可能会大有帮助（特别是如果你打算全面实行原始饮食）。准备工作可能包括购物、烹饪食物并储存在冰箱里，以及组织人际互助网。

如果你打算全面实行原始饮食，先清除食品储藏室中不能吃的食物。这也可以帮助你了解家中食物储藏的情况。比如，你可能已经买了橄榄油、醋和一些香料。你可能已经买了草饲牛肉冻在冰箱里，还有来自牧场养殖的猪的猪油。你可以按照第五章的食物清单进行采购。当你按照原始饮食的要求收拾食品储藏室时，你不需要一次性购买所有的食物。一开始，你先想清楚下一周的烹饪计划，列出需要购买的所有食物清单。然后你可以在接下来的几个月时间里慢慢储备食物。

你需要费上一番周折才能买到书中列出的一些食物。总体来说，你可以在健康食品店、食品特色店或少数民族菜市场买到大部分的食物。你可以在当地的食品杂货店买到有机食物、无麸质食品（这些食物通常摆放在一起）。你也可以从农业合作社或买家俱乐部采购部分食物。许多食物在网上的价格更低，在某些地区，你只能在网上采购到某些食物。

你可以提前储存鱼罐头、冻熟虾、冷冻蔬菜、冻鱼片和肉馅，大大节省做饭的时间。

一次做很多饭菜会很有帮助，尤其是你工作的时候，没有太多时间用在厨房里。你可以把做好的饭菜冻在冰箱里（汤和炖菜一般便于冷冻，但你也可以冷冻一些烤肉、自制香肠、肉汤，甚至一些炒菜）。我建议准备一些便于烹饪的肉类食物，可在工作日的早餐和午餐食用（比如烤牛肉片以及自制香肠）。我还建议做一大份高汤，分成若干小份冷冻或使用制冰盒冷冻。在烹饪许多饭菜时，你会用到半杯或一杯高汤，所以提前准备好小份的高汤真的可以节省不少时间。另外，解冻和重新加热每份高汤一点都不麻烦，你可以轻而易举地在饮食中加入高汤。

怎样在厨房里多待些时间，并把时间用在刀刃上，也就是说如何抽出时间照顾好自己的饮食呢？这是不少人需要解决的一大难题。你一周可能需要待在厨房一下午，批量准备饭菜，或收集各种各样的可以快速出锅的食谱。你可能需要重新安排时间，以便早点开始准备晚餐，或更熟练地使用煲锅、高压锅或水浴箱。另外一个好的办法是动员全家齐上阵。如果你以前不常做饭，在全面实行原始饮食之前，你要想清楚如何抽出时间做饭：当晚上 6:00，你饥肠

辘辘，孩子吵着闹着要吃汉堡和奶酪时，选择正确的食物会变得难上加难。

不论是锻炼身体、练习冥想、放松身体还是计划上床睡觉的时间，它们都和烹饪食物一样，需要你提前规划，周密安排。除了要抽出时间安排好上述事情，你还要建立起自己的人际互助网，想一想哪些人可以在某些事情上给予你帮助。你可以向许多人倾诉，他们可以是配偶、朋友、孩子同学的父母，可以来自自己所属的教会或俱乐部，可以来自互助组、社区中心、网上社区。在实行原始饮食的过程中，你需要有人为你答疑解惑，或宽慰你、同情你，或帮助你解决问题。或许你仅仅需要一个人为你加油打气："做得好！"几乎可以肯定的是，你的人际互助网会随着时间的推移而变化，但是在过渡阶段开始之前，你需要想清楚哪些人可以随时随地提供帮助，这有助于减轻你在过渡阶段承受的压力。

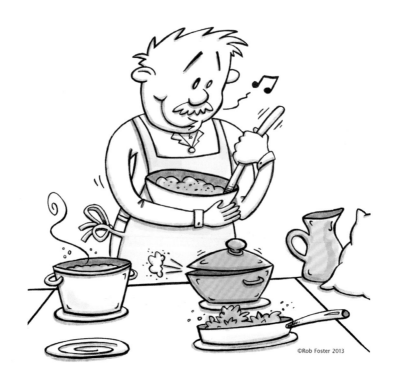

©Rob Foster 2013

度过第一个月

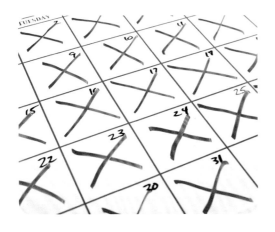

　　如果你决定从一开始便全面实行原始饮食，你会遇到下面介绍的种种情形。如果你选择分步骤完成，也可能会有一些相同的经历。

　　一些患者实行原始饮食后，几天之内便感到身体好转。因为见效快，这些人更是鼓足干劲，努力做得更好。他们乐观的精神和激动的心情快速传染给周围的人。很快，周围的人也开始采取健康的生活方式。但是，不是每一个人都能这样。对一些患者来说，一开始的转变非常困难。在前几周的时间里，他们感到更加疲劳，头疼更厉害，甚至出现新的症状，如皮疹、腹泻或便秘。

　　几乎无法预测哪些人可以轻松地度过渡阶段，哪些人会经历各种困难。但是了解导致过渡阶段各种困难的因素至关重要。在过渡阶段，患者应了解身体的变化（以及变化持续的时间）以便确定是坚持执行计划还是向医生寻求帮助。

　　如果你习惯摄入大量的碳水化合物，尤其是糖类，为了达到原始饮食的要求，你大概需要 2~4 周的时间适应低碳水化合物和低糖饮食。身体新陈代谢的主要能量来源从糖类转变为脂肪（健康人群可以从糖类和脂肪获取能量，并且可以在两者间自由选择）。随着新陈代谢发生变化，你可能会出现各种症状，俗称"碳水化合物流感"，比如疲劳、嗜睡、头痛、对食物的欲望强烈（通常是渴望摄入糖类，但有的时候是渴望摄入脂肪）、情绪不稳定、抑郁、焦虑、心神不宁，甚至是腹痛和消化不良。在调整阶段，你应该多吃优质脂肪、多喝水、多运动、多睡觉，同时合理管控压力，这些对身体大有裨益。你可以在用餐时或两餐间吃一勺椰子油或 MCT 油，这可以减轻多种症状（因为身体可以从中便捷地获取能量；见第 197 页）。一些人发现在两餐间服用胶原蛋白或 L-谷氨酰胺补剂可以缓解症状。

　　人体内的激素也有可能发生明显的变化。胰岛素、瘦素、胃饥饿素、皮质醇和 5-羟色胺都有可能发生变化，具体体现在激素水平、敏感性和周期性上。另外，因为性激素、胃饥饿素以及 HPA 轴相互影响，所以性激素也有可能受到影响（见第 38 页）。这可能造成皮肤痤疮、性欲变化以及女性月经周期（具体体现在月经量的多少、月经期的长短、月经周期的长短、痛经是否严重和经前综合征是否明显）的变化（通常是改善，但也未必）。此外，由于甲状腺功能与胰岛素、皮质醇以及性激素密切相关，甲状腺激素也会出现变化。

　　随着肠道微生物群和消化道发生变化（比如黏液层厚度的变化、影响食物通过时间的肠道蠕动的变化），身体也会出现一些症状。当进入肠道的食物发生巨大的变化，肠道微生物群的数量、种类和分布都会相应发生变化。这是一件好事，但是它会增加或减少排便的次数，造成便秘、腹泻、恶心、腹痛、放屁和胀气的情况。通过以下方法你可以尽量减轻胃肠道出现的症状，包括服用助消化的补剂（见第264页）、增加 Ω-3 的摄入量、降低果糖的摄入量、降低含有"发漫"食物的摄入量，并且只食用煮熟的水果和蔬菜（至少现在先这样做）。这些症状的持续时间不应超过 2~4 周，如果症状长期存在，或情况严重，你需要咨询医生。

过渡阶段出现的症状通常被称为"赫氏反应"，或更通俗地称作"过渡反应"。赫氏反应指当大量病原微生物在人体内快速死亡时，可释放大量细菌毒素和促炎性细胞因子。在 20 世纪初，赫氏反应最初用来描述用汞（作为抗菌药物）治疗梅毒时患者出现的症状，现在用来描述所有抗菌治疗（例如抗生素）引发的反应，最常与螺旋体类细菌快速死亡有关。在进行抗菌治疗时，赫氏反应一般会在第一次用药后快速发生。症状包括发热、寒战、身体僵硬（某些部位）、低血压、头痛、心跳加快、换气过度、脸部涨红、肌肉酸疼、皮肤损伤恶化和焦虑。这些反应通常会自行消退，无须治疗。

赫氏反应已被发现会出现在接受四环素治疗，以根除一种耐药细菌（该细菌即使不是致病的直接原因，也是造成结节病的疑似病因）慢性感染的结合病患者身上。赫氏反应也被发现出现在接受慢性莱姆病治疗以根除伯氏疏螺旋体感染的患者身上，伯氏疏螺旋体还与多发性硬化和类风湿关节炎相关（见第 33 页）。但是，现在还没有医学研究证明肠道内细菌快速死亡或酵母菌过度生长（可能是抗生素引起的，也可能是饮食发生巨大变化引起的）会造成赫氏反应。

当使用强效非吸收型抗生素治疗小肠细菌过度生长（SIBO）时，副作用通常包括身体疲

实行原始饮食后，出现便秘或腹泻怎么办？

如果你在过渡阶段出现便秘或腹泻，症状应该在 2~4 周内消失。在此期间，你可以参考第 152 页的治疗方法和第 219 页、第 264 页的促进消化的方法。如果便秘或腹泻持续 4 周以上的时间，或者情况非常严重，你就需要咨询医生。

弱、头痛、眩晕、失眠、便秘、腹泻、恶心或呕吐、腹痛、味觉失调、食欲不振和皮疹。一些药物的副作用通常并不明显。副作用发生的概率与服用的药物有关。一些研究发现实验组和安慰剂组的副作用发生概率相差无几（意味着这些症状是 SIBO 引起的，未必和治疗药物有关），通常在 2%~5%。不过，一些药物引发副作用的概率高达 50% 以上（最常见的副作用是腹泻）。但是，这些副作用不属于赫氏反应。

许多医疗保健专业人士声称在患者采用类似于原始饮食的饮食法（以 GAPS 饮食或 SCD 饮食最常见；见第 160 页）后，出现暂时性的胃肠道症状，甚至出现皮肤病（如痤疮和皮炎）。肠道菌群快速发生变化，产生大量毒素，引发了以上症状（假设细菌在消化道内大量死亡，由于肠漏症，各种毒素进入人体）。但是，我们并不知道这些症状是否真的属于赫氏反应。不过，促进胃肠健康、保证营养，尤其是摄入支持肝功能的营养物质（见第 290 页），有利于症状快速消除。当然，原始饮食已包含了这些食物。

当自身免疫性疾病患者（他们很有可能出现肠道功能失调的情况，包括细菌过度增长）大幅度地改变饮食时，意味着什么呢？碳水化合物和糖类的摄入量降低后，人体的新陈代谢会随之调整，人体激素也会相应调整，患者可能会出现胃肠不适的情况。但是，我们不能确定这些症状是否属于赫氏反应。

经过多长时间后身体可以自愈?

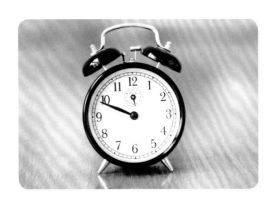

> 病来如山倒,病去如抽丝。
>
> ——谚语

你一想到全面改变生活方式,便感到非常害怕,你想知道需要经过多长时间才可以看到身体积极的变化。这可以理解,不过各种各样的因素影响着身体自愈所需的时间和症状明显改善所需的时间:肠漏症是否严重、身体的炎症反应是否严重、身体内合成的自身抗体属于哪种类型以及这些抗体会攻击身体的哪些细胞。此外,人体中哪些组织受损,受损的情况如何,哪些激素失调,失调到何种程度,这些都会带来影响。就像你的基因会使你倾向于患自身免疫性疾病,基因也决定了人体停止产生这些抗体和实现自愈的难易程度。患病的时间和原始饮食的实行情况也是影响因素。有意思的是,自身免疫性疾病的病情更严重的患者,效果显现的时间却未必更长。我们很难预测哪些人快速地见效,哪些人会经历漫长的恢复期。

有些人仅在实行原始饮食一天后便发生了巨大的变化。也有些人一开始没有任何变化,直到 2~4 个月后效果才开始显现(我本人就是这种情况,不过我花了几个月的时间才全面地实行原始饮食)。如果你已经实行原始饮食 3~4 个月的时间,而且是一丝不苟地实行该方法,但依然没有效果,你可以仔细阅读第八章,咨询功能医学专家(见第 163 页),一起解决你遇到的问题。

病情完全康复所需的时间因人而异。一些人快速恢复,一个月内症状完全消失,另一些人却要经历漫长的过程(身体恢复虽然缓慢,但一直都在好转,这些人需要在更长时间内严格实行原始饮食法)。另外,一些人的组织受损无法逆转,这意味着身体可以大幅度地好转,但无法完全康复。每个人的情况各不相同。

要想缓解身体的症状,你必须解决肠道功能失调的问题,修复肠屏障,调节先天免疫系统和适应性免疫系统,修复受损组织。

你需要恢复肠道健康,而这需要时间。如果你的肠道功能只是轻微失调,肠屏障也只是轻微受损,那么肠道功能恢复最短只要 2~4 周的时间,最长需要 6 周的时间。如果你的肠道功能严重失调,特别是与自身免疫性疾病攻击消化系统的组织有关(比如乳糜泻),那么恢复时间短则半年,长则 5 年。这并不表示一定要这么长的时间才能看到肠道的积极变化,只是变化是一点点发生的,而不是一蹴而就。

你的身体也需要停止生成自身抗体,停止自我攻击。实现这一点所需的时间和下列因素息息相关:补充人体缺乏的微量营养素、调节激素失衡、提高睡眠质量、合理管控压力、去除饮食中的诱发因素和修复肠道。自身抗体的数量一般需要经过 3~6 个月才能开始下降，但是如果你的肠道恢复缓慢，你可能需要更长的时间。

受损组织需要修复。组织或器官需要大量的时间才能恢复——这取决于被攻击的是哪些部位，损伤程度如何（不仅和患病时间相关，也和病情的严重程度相关）。你可以想象一下，需要缝针的严重割伤，即使 2 周后拆线，也不意味着伤口痊愈。你依然需要用绷带包扎伤口，涂抹药膏，促进伤口恢复。伤口处很有可能结痂。当痂脱落后，你就可能有了一道粉红色、凹凸不平的伤疤。当 6 个月~2 年过去，瘢痕会变淡变平滑。同样的修复过程也会发生在体内（只是没有针线缝合）。我们无法判定大多数自身免疫性疾病对组织的实际破坏情况（虽然激素水平、器官受损后血液指标的变化，以及人体出现的症状可以作为判定的线索，但是在大部分情况下，它们都不能作为直接的判定依据）。另外，人体的自愈过程是否高效还取决于许多其他的重要因素，如是否缺乏微量营养素、你是否能保证充足的睡眠、你是否合理管控了压力以及自身基因的情况。

尽管这听起来有些悲观，但是我们讨论的是人体完全自愈所需的时间。人体自愈是一个过程，绝大部分的人远在该过程结束之前就能够看到症状的改善。

你可以采取哪些方法加速人体自愈的过程呢？你越严格地实行原始饮食，就越能在体内创造出有利的自愈环境。许多人发现，替代疗法也可以作为有益补充（见第 162 页）。不过最重要的一点是你要保持耐心，不要嫉妒他人身体的自愈速度快。你要认可自己看到的积极变化，不要放弃。你要继续努力，寻找优质的食物，增加营养，不断完善生活方式。在需要的时候，你可以咨询专业人士。自身免疫性疾病涉及各个方面，有时你必须做好每一点才能看到效果。

你需要多么严格?

根据自身的经历，我知道实行原始饮食困难重重。我也知道往往需要百分之百的严格，至少在刚开始的时候如此。原始饮食不同于其他饮食，没有二八原则。你可以在灰色地带进行尝试，自己决定是否食用没有明确规定的食物，但是对大部分自身免疫性疾病患者来说，决不允许"作弊"，即使你自然坚持了"不吃含麸质的食品，不经常吃禁忌食物"，也不可以。事实上，有许多别人可以经常吃的食物，你哪怕只尝上一口，都会引发严重的病情。假如你在外出用餐时只因吃了沙拉中的番茄，导致病情复发，持续数周甚至数月，你一定会郁闷至极。

这并不是说所有的自身免疫性疾病患者只要吃一点坚果或煎蛋卷都会引发严重的后果。事实上，许多患者不会出现严重的病情，尤其是在严格实行了原始饮食一段时间后——身体状况大幅度地好转，对食物的耐受度提高。第九章将详细介绍食物再引入。

不论你是全面实行原始饮食还是循序渐进慢慢过渡，你一旦开始百分百地遵照原始饮食的要求，我建议你至少坚持 1 个月的时间（3~4 个月更佳——你最好一直坚持到身体完全恢复），然后再开始尝试其他食物，一点点试探自己对某些食物的耐受度和敏感度。另外，人体对可能刺激肠道食物的耐受度会随着多种因素的变化而变化，如睡眠质量、压力管控的情况等等。要找出那条不能跨越的界线并不容易，但是当身体状况大幅度好转后，这会容易许多。

实行原始饮食多长时间后你会感到习以为常？

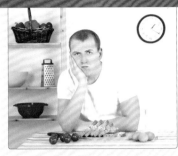

　　人们经常说养成一个习惯或改掉一个习惯需要 21 天的时间，这句话到底准不准确依然是个谜。习惯养成是一个复杂的过程，人们重复做一件事直到成为习惯所需的时间可长可短。最近一项研究显示，养成一个新习惯平均需要 66 天的时间——但是具体的变化区间在 18~254 天。这并不意味着你需要 2 个月（甚至 8 个月）的时间才能习惯原始饮食。一旦症状开始减轻，你会很容易坚持下去，即使仍需要付出巨大的努力来适应饮食和生活习惯的改变。

如果只是吃了一点点禁忌食物，这会伤害到我吗？

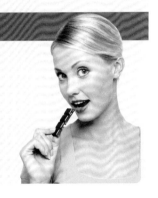

　　这样的想法会让你陷入危险的境地。如果我只吃一口会怎么样？如果我只是在生日那天吃会怎么样？问题的答案和你吃的食物有关，有些食物，哪怕只是一小口，也会葬送你之前所有的努力。你可以想一想对花生过敏的人哪怕只是吃了一点点可能含有花生的食物，就会引发过敏性休克的全部症状。是的，少量的食物确实会带来严重的后果。

　　这并不是说原始饮食法列出的禁忌食物都会带来灾难性的后果，只是在身体恢复的过程中，你最好不要去试探自己对某些食物的耐受度。

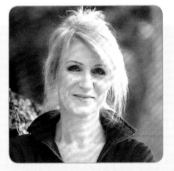

艾莉森·戈尔登的见证

　　我的一生似乎一直在与各种疾病做斗争——和同龄人相比，我小时候更容易生病，而且病情也更加严重。病毒感染和细菌感染是家常便饭，我经常住院和注射抗生素。但在我 25 岁那年，我被诊断出子宫内膜异位症，之后的 20 年，我经历了 5 次手术和数次体外受精。我使用低标准的原始饮食后，疼痛得到了缓解，体力得到了恢复，但没有完全解决所有的问题。所以我决定更进一步，实行完全严格的原始饮食。这看上去是非常合理的做法。

　　自从实行了完全严格的原始饮食，我感受到更大的变化。疼痛进一步减轻，体力更加充沛，需要时我能够胜任高强度的工作，可以更好地享受生活。我发现实行原始饮食法后，我能够轻松地确定问题食物，减少症状。原始饮食远比之前任何的传统疗法和侵入式治疗方法有效。

　　如果没有实行原始饮食，我恐怕很快就会进入更年期，身体恢复的希望也是非常渺茫。有时因为不得不放弃许多食物，我感到非常痛苦，但经过一段时间的努力，我发现身体在好转，许多问题迎刃而解。如果我们足够幸运，完全可以在身体恢复后重新食用之前放弃的食物，身体也不会受到伤害。原始饮食真的有用！

　　艾莉森·戈尔登是《原始治疗法现代指南》的作者，博客网址是 paleononpaleo.com。

体重达到健康水平

不论你的体重是超出正常值还是低于正常值，实行原始饮食后，随着肠道功能恢复、消化功能增强、炎症消退和激素恢复正常水平，你都可以比较轻松地达到正常的体重水平。事实上，体重维持在健康水平，甚至可以用来衡量自身免疫性疾病患者的恢复情况，反之亦然——体重达到健康水平本身就利于身体自愈、炎症消退。

你的体重是由一系列复杂的变量决定的——绝不仅和热量的摄取和消耗相关。当然，能量摄入和能量消耗是其中两大变量，许多其他因素也会影响体重，包括激素水平、敏感性和周期性（如胰岛素、瘦素、胃饥饿素和皮质醇），以及神经递质（如多巴胺和5-羟色胺）；同时还有你的炎症情况和营养状况（这又和激素以及神经递质相关）。

许多营养学专家和减肥专家认为上述因素远比摄入多少热量和在健身房锻炼多长时间重要。而这些因素通过控制人体的饥饿感、饱腹感、对食物的渴望感和满足感来影响热量的摄入。它们还通过调节体力、疲劳感和积极性影响活动量。人体内的激素环境和化学环境决定了你的体重。

如果你超重的话，减重有利于治疗疾病，因为脂肪组织的细胞（以脂肪细胞为主，但也包括脂肪组织中的巨噬细胞和树突状细胞）对促炎信号相当的敏感（例如细胞因子、致病因子和内毒素）。当这些细胞被促炎信号激活后，它们会分泌大量的促炎性细胞因子，导致全身水平的炎症。这解释了肥胖会加剧全身炎症的原因，也解释了肥胖和心血管疾病之间的关系。

所以减重（如果你超重的话）有助于消除炎症。

但是，减重和自愈往往不能同时兼得。大部分人在减重时会限制热量、脂肪或碳水化合物的摄入，而这也会限制营养物质的摄入。自身免疫性疾病患者要想实现自愈，必须要增加而不是减少营养：多补充维生素、矿物质、健康的脂肪、氨基酸和抗氧化剂。你可以选择营养密度最高的食物，既补充了营养又不增加热量的摄入（比如动物内脏、海鲜和蔬菜）。

如果你在患有自身免疫性疾病的同时体重超过正常值，那你应该先修复身体再考虑减重。但是，随着人体内的各种微量营养素达到正常水平，免疫系统得到较好的调节，激素和神经递质的水平、敏感性和周期性均回归正常，你会自然而然地减掉体重。本书列出的每一条建议——补充丰富营养、避免食用刺激肠道和免疫系统的食物、促进消化、控制用餐间隔时间、合理管控压力、保护昼夜节律、将睡眠列为优先级和增加中低强度活动——都会帮助你到达健康的体重水平。本书列出的每一条建议都有助于激素水平回归正常，这不仅有利于调节免疫系统，也会影响饥饿感、新陈代谢、体力状态，甚至积极性。总的来说，如果体重超出正常水平，你要做的就是实行原始饮食：你会自然而然地瘦下来。

一些超重的人在实行原始饮食后体重大幅度下降。但有些人发现体重先升后降。出现第二种情况是因为身体刚开始缺乏微量营养素，激素水平失调。如果身体缺乏营养（自身免疫性疾病患者很有可能有此情况），胰岛素、瘦素、胃饥饿素和皮质醇全部失调（自身免疫性疾病

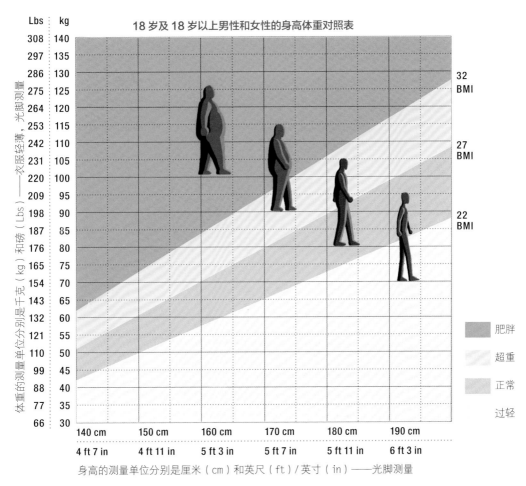

18 岁及 18 岁以上男性和女性的身高体重对照表

身高的测量单位分别是厘米（cm）和英尺（ft）/ 英寸（in）——光脚测量

体重指数（BMI）的计算方式过于简单，只能作为一个整体的参照标准，不能精准地确定理想的体重水平。你应该按照自己的感受判断体重是否达到健康水平

患者或体重超重的人也很有可能有此情况），在摄入优质食物后，身体的第一反应是储存所有的能量和营养。这一反应一般是短期的，特别是当你合理管控了压力、保证了睡眠时间并进行了中低强度活动后（所有这些因素都有助于快速调节激素回到正常水平）。如果在你全面实行原始饮食后，体重继续上升或纹丝不动，那你需要排查身体可能出现的问题（见第八章）。

在实行原始饮食后，很多人也会出现这样的情况，体重下降到离理想值还有 10~30 磅（4.5~13.6 千克）的差距时，就不再下降了。这

时可能需要进一步改变生活方式，更好地调节激素水平。这也可能是身体更了解在健康状态下应达到的体重水平。文化价值观中对美丽的定义影响了我们对理想体重值的判断（通常带来误导）。挂在医生办公室的体重指数（BMI）表也没有准确列出健康的体重水平。计算 BMI 时只需要两个数字：身高和体重。这意味着 BMI 没有考虑身体中的肌肉、骨骼和脂肪含量（比如，健美运动员的 BMI 值达到超重或肥胖的水平，只是因为肌肉占比大，致使体重"远超出"其身高对应的标准值）。BMI 也不能反映

脂肪的分布情况，对于人体健康来说，脂肪的分布要比其含量更重要（相比于皮下脂肪，内脏脂肪的危害性更大，比如内脏脂肪更易导致心血管疾病）。所以你自己的感受更重要，而不要过度渴求达到一定的体重值。你的病情在好转吗？你喜欢运动吗？你在白天精力充沛吗？晚上睡得好吗？衣服穿得舒服吗？你开心吗？身体健康吗？这才是衡量减重成功与否的标准，而不单是看体重秤上的数字。

体重正常或低于正常值的人可能会担心实行原始饮食后体重下降，尤其是那些体重远低于正常值，已经危及身体健康的人。原始饮食本身并非仅限于减重，而是有助于体重达到正常水平。超重的人实行该方法后可以轻松地减重，体重正常的人可以维持体重，而体重偏轻的人可以增重。

消化不良是增重的最大障碍。许多自身免疫性疾病患者会出现体重下降的情况，这是非常危险的，激素失调也是一个重要的因素，但主要原因是营养不良。解决营养不良的问题，不仅有助于你达到健康的体重水平，也有利于调节免疫系统。如果你的体重远低于正常值，有效的方法是服用助消化的补剂（见第 264 页）和摄取营养密度最高的食物（如动物内脏、鱼类和蔬菜）。如果你不能消化生蔬菜，可以只吃煮熟的蔬菜，至少在刚开始的时候这样做大有裨益。与其他肉类相比，鱼类、动物内脏、炖肉或长时间烹饪的肉更易消化，可以更快速地补充人体缺乏的微量营养素。另外，两餐之间间隔时间过长未必合适：我之前已经提到过，如果你的胃肠道损伤严重，增加饮食频率（至少在刚开始这样做）可减轻消化道的压力（见第 149 页）。促进肠屏障功能恢复的补剂也有帮助（见第 293 页）。

增重的另一障碍是饥饿信号失调。如果你不感觉饿（其原因可能是瘦素失调或皮质醇失调），可能就吃不多。随着身体自愈，瘦素或皮

质醇水平会恢复正常，但是在一开始的时候你可以多吃热量高的食物，确保身体摄入充足的热量，促进人体自愈和增重。这意味着你每一餐都要摄入脂肪，甚至直接食用少量健康的脂肪（取自牧场养殖的猪的猪油、取自草饲动物的油脂、椰子油、橄榄油等），增加每餐的能量供给。（如果会造成胃肠道不适，可以考虑服用利胆和含有消化酶的补剂，见第 267—268 页。）另外，每餐摄入碳水化合物有利于增重（你可以根据自己的偏好和对食物的耐受度选择淀粉类的蔬菜或水果），这是因为胰岛素有助于人体储存能量。当然，蛋白质依然必不可少。

为了调节控制饥饿感和人体能量的激素水平，生活方式至关重要，不论是体重超过正常值还是低于正常值都是如此。你应该保证充足的睡眠、合理管控压力、保护昼夜节律、抽出时间多多活动。

如果你的体重严重低于正常值，你可以到具有资质的专业医疗机构进行检查，排查可能出现的问题，如慢性感染、器官功能不足（我会在第八章讨论这两个问题）。另外，医生可以根据你的饮食营养情况和能量供给情况，提出改进的建议，或推荐你服用补剂或药物（同样见第八章）。

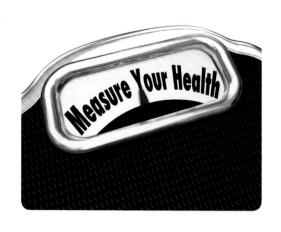

问答环节

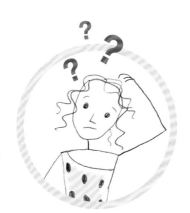

我无法预测你会提出的所有问题，但说不定你可以在下面的回答中找到需要的答案。

如果我放弃努力而且吃掉一块比萨，该怎么办？

你可能会在刹那间做出错误的选择。有时你是有意的。比如，你在拜访朋友时，忘记告诉他们自己的饮食禁忌。朋友做好了比萨，你决定放纵一下，而不是等回到家再吃饭。或许你非常想吃比萨，便轻易地妥协了。有时这只是一个意外。比如，你在当地农场准备购买香肠，其原料取自牧场养殖的猪，你向农场主询问完整的香料成分表，根据农场主的回答，一切都没有问题，但是他忘记告诉你配料中含有红辣椒。再比如，外出吃饭时，即使你已经告诉服务员你不能吃含有麸质的食品，但是烤鸡肉的外面还是撒上了面粉（等你意识到的时候已经太晚了）。人无完人，即使犯了错误，不要过度自责——只要及时改正就可以了。

如果你确实吃了对身体有害的食物，你可能会感到不舒服，特别是食物含有麸质时（原始饮食禁止食用的其他食物也有可能）。你可能会感到胃肠道不适、头痛、无力、长粉刺或出现其他皮肤病，情绪异常（包括抑郁和焦虑），睡眠障碍，关节和肌肉疼痛或浑身不自在。疾病引发的症状也有可能会进一步恶化。你未必会认为这些症状是由食物引起的，所以在食用未列入原始饮食的食物后，你要注意身体的变化。这一点非常重要。

有些人会立即出现明显的症状。在食用了不该吃的食物后，你可能会难受几个小时。有些人会连续几天或几周感到不适。也有些人的病情会全面复发。如果你立刻出现明显的症状，你可以在下一次做出更好的选择或采取更多的预防措施。

有些人出现症状的时间会推后，而且刚开始时症状不明显，直到过了很长时间才出现明显的症状。这种情况会带来更多的麻烦，虽然食物已经带来负面的影响，但你依然认为食物没有问题。你可能已经恢复食用几种食物，当你出现症状时，你已经很难判断哪一个食物是罪魁祸首（我将在第九章详细介绍）。

实际上你可能食用某些食物后会立刻出现剧烈的反应，但是食用其他食物后却要等待漫长的累积过程才会出现反应。

那么如果问题出现了，你应该怎么办呢？不论你是有意还是无意食用了不该吃的食物，不论你是只犯了一次错误还是在一段时间之内都犯规了，最重要的都是要尽快回到正轨：按照最严格的标准食用最清洁、营养密度最高的

> 我们值得自豪的不在于从不跌倒，而在于每次跌倒之后都爬起来。
> ——奥利弗·歌德斯密斯

食物，包括富含甘氨酸的食物、动物内脏、鱼类、各种颜色的蔬菜——你已经非常清楚，这些食物有利于身体自愈。你需要更长的睡眠时间（在刚开始的几天甚至几周每晚的睡觉时间尽量达到 10~12 小时，甚至更多）。你一定要合理管控压力。

如果你完完全全脱离了正轨，你需要找到原因。哪些因素制约你坚持下去？为什么坚持下去如此困难？你是不是需要更多的支持？更多的睡眠？你是不是需要准备更多易于烹饪的饭菜或即食小食，保证你可以随时享用？你是不是需要尝试新的菜谱，烹饪出更加美味可口的佳肴？你是不是需要寻求功能医学专家的帮助，检测体内微量营养素的缺乏情况（这可能是造成食物欲望强烈的原因）？你是不是需要加强锻炼，度过过渡期？你是不是需要采取更好的方法管控压力（压力可能是人们无法遵守原始饮食的首要原因）？你只要清楚了自己停滞不前的原因和需要什么才好遵循原始饮食，你就能回到正轨并保持下去！

外出用餐或旅行时我该如何饮食？

外出用餐时很难坚持严格的饮食，但这不是不可能的。你需要准确地知道哪些食物你可以完全耐受，哪些食物你只能少量偶尔食用，哪些食物你完全不能食用（在你实行原始饮食和按照第九章介绍的步骤再引入食物时，你可以积累经验并获得以上信息）。

如果你打算外出用餐，你最好提前打电话，确保餐馆的饭菜适合自己。大部分人首先要做到无麸质饮食，不过其他食物也可能触发自身免疫反应，如转基因谷物、大豆、花生和茄科植物。因此，在选择餐馆时知道自己的饮食底线至关重要。幸运的是，许多餐馆可以提供无麸质的菜肴，并保证饭菜从准备到最后端上餐

桌的整个过程不会接触任何麸质来源，以满足乳糜泻或麸质过敏患者的需求。现在供应符合原始饮食菜肴的餐馆越来越多，大部分都可以轻松满足患者对饮食的额外要求。

你需要如实地告诉服务员哪些食物你是不能吃的（即使这些食物不一定会引起过敏反应，但你最好说得严重些，这样别人会重视你的需求）。你要记得提问以下问题：菜里的肉在烹饪前有没有撒上面粉？用的是什么样的脂肪或油？沙拉的调料里有没有乳制品？用了何种调味品？哪些菜肴可以按照客人的需求准备——牛排可不可以不放调料，还是已经在烹饪前放过调料了？汉堡包可不可以不用面包——也问一下厨师可不可以为你烹饪菜单上没有的菜肴（在到达餐馆之前询问这个问题）。

某些食物会比其他食物更"安全"。总的来说，手扒肉或烤肉、烤海鲜或水煮海鲜、沙拉（调料单放在一边），以及烤蔬菜或蒸蔬菜最有可能符合原始饮食的要求（厨师烹饪食物时未必使用质量最佳的脂肪，也可能使用种子类的香料，但是大部分人完全可以偶尔食用这些食物，特别是他们已经长期坚持原始饮食，病情大幅度好转之后）。

如果你到别人家里做客，你应该告诉主人哪些食物你是不能吃的（以及哪些食物你是可以吃的！）。你要确保主人知道哪些食物可能是麸质的隐蔽来源（如瓶装酱料），哪些香料对你来说是安全的。你可以带一些你可以吃的食物（可以是一种肉类，这可能是主人最难准备的一道菜，你也可以提前准备好一道配菜或甜品和大家一起享用）。

旅行也是一大挑战。如果你是自驾游，最好带上冷藏柜，备齐各种食物，这样你一路都不用担心饮食的问题。如果路途遥远，你不得不在沿途的食品杂货店采购食物，补充供给，你可以买烧鸡（注意调料成分！）、熟肉（注意成分！）、鱼罐头或袋装金枪鱼、生蔬菜和水果。

如果你能提前准备（甘薯条、烤肉、自制香肠、蒸蔬菜等）或采购（只用肉和盐制作的牛肉干、使用优质脂肪制作的香蕉干、烘干或冷冻干燥的水果或蔬菜），那么你在自驾游时完全不用担心饮食的问题。（你也可以带上煲锅和微波炉用来加热食物。）

如果你是坐飞机旅行，你同样可以带上这些"便利食物"。如果你是坐国际航班，应提前了解哪些食物可以带上飞机（总的来说，不易损坏的食品可以带上飞机，如水果干、包装好的香蕉片或甘薯条以及鱼罐头）。根据你在飞行前后是否穿越国界的情况，或许你能把易损坏的食品带上飞机，但是在过海关之前记得把剩余的食物丢掉。在离开家之前，你要多吃一点，并做好计划，在抵达目的地之后，你该如何寻找优质的食物来源：如果你住在别人家，提前和主人沟通好；如果你住在宾馆，提前找好附近的食品杂货店或食品专卖店。如果住在宾馆，你可以多花一点钱，选择住在配有迷你冰箱，或者小厨房的房间，这样更加方便。如果你能住在这样的房间，你只用带上水果刀或小折刀（放在你托运的行李里）和罐头开瓶器，当然你也可以带上一两瓶自己最喜欢的脂肪或油、混合调味料或优质盐，这样你就可以在外地轻松坚持原始饮食。另外，你要准备一些应急食品，任何食品都可以——可以是一瓶椰子油或几瓶沙丁鱼罐头。

出门在外，保证饮食质量的最佳方法是尽量做到和在家吃饭一样，这是基本原则。另外，在问题出现前你要提前想好应对方法：如果飞机晚点怎么办？如果你到了朋友家，发现他在烤肉的过程中淋上了含有麸质的酱汁怎么办？如果你到达宾馆后，食品杂货店关门了怎么办？在一些情况下，宁愿不吃食物，也不要去吃你已经知道会加剧症状的食物。然而在另一些情况下，少吃一点食物要比忍着不吃好。另外，如果你准备了应急食品，你就可以避免以上两种情况。

我的食物过敏原测试结果为阴性，那么我可以随意食用食物吗？

如果你最近做了食物过敏原检查，结果为阴性，你可能会觉得自己完全可以食用第二章中列出的禁忌食物。我会很抱歉地告诉你，最好不要这么做。如果你再读一遍第二章（我知道你非常希望再读一遍！），你会发现只要是原始饮食排除在外的食物，都能以不会体现在过敏或敏感测试中的方式，给你的病情带来负面的影响。

蛋黄是唯一例外的食物。如果你在检查后确定对蛋黄不过敏，你完全可以在饮食中加入蛋黄（蛋白的情况和蛋黄不同，即使检查结果为阴性，你也应该避免食用蛋白；见第 98 页）。

如果第五章列出的优质食物的检查结果为阳性，你也不应该吃这些食物。我无须赘述这一点。如果你出现食物过敏，就更应该避免食用。就食物敏感性而言，是否要排除那些食物，部分取决于你的敏感性有多强。如果你患有肠漏症，那么许多食物的测试结果都会呈现阳性，在这种情况下，你没有必要把这些食物都排除在外。你最好咨询专业医生，让他们根据检查的结果，告诉你需要避免食用的食物。

如果我处在怀孕或哺乳期，可以实行原始饮食吗？

答案是可以的！完全没有问题！你不会错失任何营养，完全可以保证婴儿的生长发育。事实上，你必须选择营养密度最高的食物，这一点毋庸置疑。如果你在怀孕时自身免疫性疾病已经进入缓解期，实行原始饮食可以帮助你在生产后减轻疾病复发后的症状（见第 39 页）

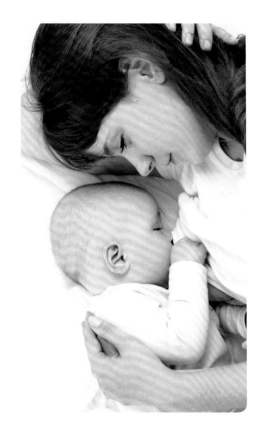

或直接避免疾病复发。

如果你有晨吐的症状，你可以选择骨头汤、香蕉、苹果酱、鱼类（你已经知道鱼类易于消化）、炖烂的肉（可选炖肉或焖肉）和蔬菜（同样选择炖菜），对于脆弱的肠胃来说，这些是最易消化的。姜具有强大的止吐作用。你要避免饮用薄荷茶，它会松弛食管下部的括约肌（咖啡因、酒精、巧克力、香烟和高脂肪的饭菜都会松弛食管下部的括约肌）。这会加剧胃灼热、恶心和呕吐。蛋白质可以帮助收缩括约肌。在你出现胃灼热和晨吐的症状时，我的建议是食用新鲜的木瓜或服用木瓜酶补剂：木瓜含有蛋白质水解酶，可以促进消化（见第268页）。

小孩可以实行原始饮食吗？

原始饮食完全适用于患有自身免疫性疾病

的小孩，不过有两点需要注意：一是小孩碳水化合物的摄入量一般应高于成人，二是小孩需要零食。

小孩摄入宏量营养素的比例可以参考母乳的营养成分，以此确定碳水化合物、脂肪和蛋白质的最佳摄入比例，在史前文化阶段，小孩要到四五岁时才完全断奶。母乳中的宏量营养素含量因人而异，取决于母亲的饮食结构、婴儿的吸吮量和婴儿的年龄。婴儿和母亲之间似乎会传递某种信号，所以这种宏量营养素差异在很大程度上体现了婴儿特定的饮食需求。碳水化合物在母乳中的占比为 57%~70%（这是在总乳固体中的占比），脂肪的占比为 28%~39%，蛋白质的占比为 7%~10%。如果按照热量摄入量计算，人类母乳中碳水化合物的占比为40%~55%。这说明小孩可以食用大量的碳水化合物。平均来说，随着年龄的增长，小孩应逐渐减少碳水化合物的摄入量（应由蛋白质代替碳水化合物）。

我不赞成成人计算饮食中的宏量营养素，同样，我认为小孩也没有必要计算。大部分的小孩会对身体需要的食物产生渴望，随着身体成长发育以及年龄的增长，会优先选择不同的宏量营养素。另外，热量的总摄入量也会发生变化。总的原则是，在为孩子准备食物时，你要选择符合原始饮食要求的健康食物，不要担心他每种食物吃多少。

小孩的新陈代谢也比成人快得多，确实需要更频繁地进食（比如可以参考婴儿吃母乳的频率）。如果孩子饿了，你可以给他准备零食。

小孩实行原始饮食的最大难题是，限制他的饮食后，如何安抚他的内心。因为孩子年龄小，很难向他解释不能吃某样食物的原因（尤其是在举行生日派对和与其他小孩一起玩耍的时候）。你要准备好应急方案，这样孩子可以有其他的选择。

孩子不在家吃饭时，你很难保证他遵守饮

食原则，尤其是你的孩子年龄太小，不能真正明白哪些食物可以吃，哪些食物不可以吃。你必须要把饮食的注意事项告诉孩子的老师、校长或其他看护人（奶奶、保姆、家人、朋友、邻居）。在某些情况下，你需要提供医嘱：许多幼儿园和学校在没有医嘱的情况下不会提供特别的饮食。另外，你要时刻为孩子提供适合他吃的食物（带到学校、玩耍的地方、你兄弟的家里）。

如果我患有自身免疫性疾病但孩子没有患病，那孩子要实行原始饮食吗？

如果你自己患有自身免疫性疾病，你当然会担心孩子也会患病。同时，你并不确定原始饮食能否作为预防措施。尽管原始饮食完全可以用来预防自身免疫性疾病，但对大多数健康的孩子来说，这是不必要的限制。相反，如果你的孩子在大部分时间里遵守低标准的原始饮食，不在家吃饭时，做到无麸质饮食，而且你鼓励孩子养成健康的生活习惯（外出玩耍，早睡觉），那么即使你的孩子携带致病基因（但是身体很健康），也能很好地预防疾病。如果孩子携带自身免疫性疾病的致病基因，你要多关注他的饮食营养和原始饮食涉及的其他方面，包括让孩子多食用鱼类、动物内脏、各种蔬菜水果和发酵食物。

自身免疫性疾病带来的心理痛苦

从你刚开始出现症状，到进行检查（有时候会进行各种各样的侵入性检查），再到诊断（和预后），再到管理疾病（药物的副作用、对生活方式的影响等等），罹患自身免疫性疾病就像是坐过山车，噩梦就此开始——我们都希望可以结束这一切。我能理解你在医生的诊疗室

大发脾气。你可以大哭。你可以生气。你可以怨恨疼痛，寻求可以责怪的人或事。你可以感到悲伤。你也可以痛恨我提出的为了治愈疾病完全改变饮食和生活习惯的各种建议。

实行原始饮食后，除了忍受病痛的折磨，你可能还要放弃心爱的食物。你也可能要放弃一些爱好或社交活动，抽出更多时间睡觉。参加商务会议时，你只能眼睁睁地看着甜甜圈却不能吃，在酒吧，你也不能和朋友畅饮，你觉得自己就像是一个外星人。是的，罹患自身免疫性疾病令人感到糟糕极了。是的，饮食受到限制，生活方式有别于他人，令人感到糟糕极了（或许更加糟糕）。

在阅读本书时，你感到失望和愤怒是非常正常的。但是你也需要找到一个平衡点——接受你的疾病并愿意努力治疗。这再次体现了他人支持的重要性。如果你不能从家人、朋友或线上线下的社区团体中获得支持，你可以找一个咨询师、治疗师或心理医生。

当依从性变成健康食品痴迷症

自身免疫性疾病患者一旦触碰到"可能有害的"食物时，会容易变得神经紧张——特别是在我强调了许多人必须要百分百遵守原始饮食才能看到效果后，更是紧张分分。如果你以前出现过因为无意触碰到某些食物而使病情加重的情况，我可以理解你的心情！但是，以健康的心态对待食物非常重要，不要总是想不能接触任何"有害食物"。如果某天你多摄入了果糖，没有关系。如果你偶尔放纵一下，没有关系（特别是你一直坚持原始饮食的要求）。如果你一周之内没有吃过动物内脏，没有关系，或者你连续吃了4天的花椰菜，也没有关系。过度关注食物的选择、固执地坚持细节，或过分强调饮食，都是不健康的做法。原始饮食不是要把食物变成你生活中又一个压力源。

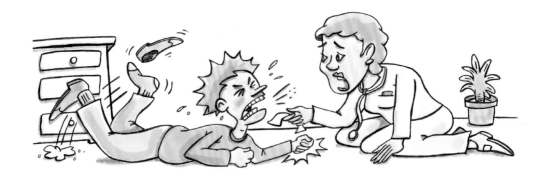

健康食品痴迷症是一种饮食失调症，患者过度痴迷于健康食物，回避一切自认为不健康的食物。如果食物确确实实对身体有害，那么积极地对待健康食物和病态地痴迷于健康食物之间的差别便非常微妙。你要留意在阅读本书和实行原始饮食的过程中自己态度的变化。如果你怀疑自己的态度变得不健康，找一个你可以倾诉的人，交流自己的感受，让他人帮助判断自己的态度是不是真的出现了问题。

我在坚持原始饮食时如何保证我的家人不受影响？

如果你的家人不想实行原始饮食，那么你将面临最大的挑战——因为你的周围会有颇具诱惑的食物，因为不能像其他人只需丢掉不健康的食物就可以了，所以你必须要更加严格地管控自己。你可以采用下列方法。

✿ 准备好符合原始饮食要求的零食和美食。有时看见你的孩子或伴侣吃你（以前）爱吃的食物，但是（现在）你知道它对你身体不好，你会感到非常的压抑。如果你感到疲倦或压力巨大，你可能会抵挡不住诱惑，不论你的家人在享用什么食物，你会直接拿起来吃掉。所以你要提前准备好其他的美食。你可以享用配有椰浆的水果、香蕉片或培根。你甚至可以劝说你的家人和你一道享用符合原始饮食要求的美食。

✿ 分开准备饭菜。这个方法和大锅饭不同。相反，你要把饭菜分成若干部分进行准备（肉类、绿色蔬菜、淀粉类蔬菜、沙拉、水果等）。这样你就能最大限度地准备好一顿兼容原始饮食的家常饭菜，然后你直接回避不符合要求的食物或替换成其他适合自己吃的食物。比如，在制作烤牛肉时，你可以搭配土豆泥、烤胡萝卜和蒸花椰菜。你可以不吃土豆，或用花椰菜泥或烤南瓜代替。如果晚餐做意大利面，你可以用新鲜的罗勒、蒜、橄榄油和粉盐制作香蒜酱（你也可以准备好松仁或帕尔马干酪）。你可以把酱汁淋在传统意大利面上给家人（也可以加上烤鸡和煎蔬菜），淋在面条替代品（西葫芦丝、手撕包菜、卷心菜沙拉或海带面）上给自己。

✿ 按照原始饮食为家人准备食物。当你更熟悉新的菜谱，你和你的家人会很快看到你依然可以享受美食。你只需要稍稍调整原先最爱的食物，就可以符合原始饮食的要求。你的家人甚至都注意不到烤鸡上没有撒胡椒或炒菜时用椰子油替代了菜籽油。所以你的家人完全可以和你享用相同的食物。

✿ 剩菜和冰箱里的食物是你的好朋友。有时你的家人想在晚餐吃比萨或茄子意大利蛋饼。这时候你可以享用剩菜或冰箱里做好的饭菜。

在刚开始的时候，你需要动脑筋想一想怎样才能同时满足自己和家人的要求。你可以用一些方法避免诱惑（比如家人在商店里吃冰淇淋时你出去走一走）。你也可以告诉你的家人如果大家齐心协力一起帮助你治疗，效果会更好。你可能会惊讶地发现你的家人会非常支持你。

如何向朋友、家人和陌生人解释你的饮食方式？

一些人并不了解营养在疾病管理中的重要性，而且你会经常遇到这样的人。你可以告诉他们自己采用原始饮食的原因，借机让他们了解食物（以及睡眠和压力）对健康的影响。你可以与他人分享经历，或许能帮助他们恢复健康。糟糕的是，你也会遇到就是接受不了放弃杂粮面包会让人健康的人。与这样的人交谈，会让自己感到沮丧，仿佛你需要为自己的饮食辩护。但是你不需要向任何人解释自己的选择——尤其是你发现实行原始饮食后已经取得了效果！在一些情况下，如果你不得不说些什么，那你只需要说："这个方法对我有用。"其他什么都不说。或者你可以用食物过敏的说辞搪塞一下，避免长篇大论的解释，这也是可以的。如果你被迫陷入关于饮食的无休止争论，你可以和他人分享这本书。这也是我反复解释理论依据的原因之一——不只是帮助你理解改善饮食和生活方式的重要性，你也可以把这些知识传递给他人。

应对挫折

> 不怕慢，就怕站。
> ——中国谚语

自身免疫性疾病带来的真正不幸的事（且不说令人沮丧的事）是病情复发的原因多种多样——一些原因非常明显，一些原因并不明显。我已经讲过，没有任何方法能够根治自身免疫

性疾病。原始饮食可以促进身体自愈，但不能保证疾病永不复发。通常情况下，你可以预测病情复发，原因也比较明显。你可能比平常经受更大的压力。你可能最近改变了饮食习惯或生活方式。你做出的一些改变甚至会适得其反，比如，你希望身材变得更好，加大运动量，但是身体承受不了大强度的运动，导致病情复发。你有可能在无意中摄入了麸质食品。你可能因为新的工作减少睡眠时间。一次感染或流感也可能导致病情复发。而有的时候，病情复发并没有明显的原因。

你因为这些挫折感到抓狂，想扯掉自己的头发。但最重要的是，不要自责（也不要责怪别人）。总想着自己犯的"错误"只会拖延康复的时间。在疾病复发时，你可以利用这个机会重新审视自己的饮食方式、睡眠情况、压力管控的情况和活动情况。即使所有的事情都没有任何问题，但病情复发了，意味着你需要进行微调，比如增加睡眠时间、增加中低强度活动，或多摄入营养密度高的海鲜、动物内脏和蔬菜。

> 那些说做不到的人，不要去干预正在做的人。
> ——乔治·萧伯纳

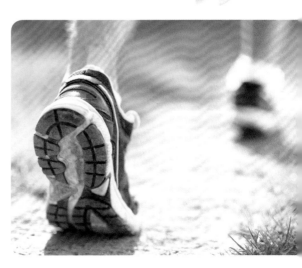

做好充分的准备迎接成功

本章的目的是帮助你平缓度过过渡期、尽快恢复健康，以及长期坚持原始饮食。你要自己决定实现成功的具体方法，但是大部分人在实行原始饮食时都应该考虑心理因素和实际情况。最简单的方法是用乐观的心态对待原始饮食，而不是持怀疑的态度。有关癌症患者的研究显示，患者对未来抱有希望（严格意义上讲，希望和乐观是不同的概念）能够提高生存率（乐观的心态能够提高生活质量，但不会影响生存率）。反过来，抑郁会降低生存率。这一结论和安慰剂效应无关（安慰剂效应指自己相信治疗方法可以缓解症状），而是直接和 HPA 轴有关（皮质醇具有强大的调节免疫的功能；见第 128页）。你很难在一开始抱有积极的态度，这取决于病情的严重程度以及疾病对你的生活造成的影响，但是当你看到身体好转后，这就会简单很多。

你需要一些时间思考如何才能确保自己成功。你要保证家里备有充足的优质食物，合理安排一天的时间，有充裕的时间做饭、活动和睡觉。如果你觉得有用的话，可以列一个清单。你不只是列出购物清单（不过这也很有用），还要列出所有你需要做好准备或充分考虑的事情，不论是具体的事情还是总体的原则。你可以多花一点时间，确保自己已经建立好人际互助网，并做好翔实

的计划，这些都会提高你快速成功的概率。

一旦你开始实行原始饮食，你会发现一切会变得更加容易。当你习惯了新的食物、新的生活方式和对待生活的总体原则，你会感到轻松一些。你会发现同时为家人和自己准备食物并不困难。你不再会因为饮食的变化感到痛苦，反而习以为常。你会欣然地离开社交网站，提前上床睡觉，因为你知道这样做早上起来你会精力充沛。你会享受走路或正念冥想带给你的变化，不会再三犹豫是否抽出时间做这些事。我一直告诉自己，习惯成自然。

在你开始实行原始饮食时，请记住你不是孤军奋战。请记住原始饮食是有效控制自身免疫性疾病的全方位的方法。也请记住你可以做到。相信你已经充分做好准备啦！

事情清单：

—— 预订需要购买的食品
—— 到保健品店，不，到网上，购买消化酶
—— 预订椰子油
—— 到五金店购买琥珀色眼镜
—— 寻找农贸市场
—— 和屠夫交谈，看能否获得一些边角料，用来炼油
—— 熬制高汤，冻在冰箱里
—— 让母亲帮助你照看孩子，一周 2 次
—— 让琼斯太太帮忙送孩子上足球课（并把他们送回家）
—— 问马琳是否愿意和自己一起步行
—— 从播客下载音乐，做饭时听
—— 上床时间是晚上 8：30 ！

第七章回顾

▶ 虽然没有任何方法能够治愈自身免疫性疾病，但是原始饮食可以帮助你实现病情终生缓解的目标。

▶ 在实行原始饮食时，你有两种方法度过过渡阶段——全面实行和分步骤实行，两种方法各有优劣。你要根据自己的性格特点和自身情况选择最适合自己的方法。

▶ 在实行原始饮食时，如果你想取得成功，你需要平衡好依从性和持续性。

▶ 随着身体逐渐适应原始饮食，开始自愈，你可能在过渡阶段的第一个月出现一系列的症状。

▶ 原始饮食见效的时间因人而异。

▶ 原始饮食有助于体重达到正常水平。

▶ 处在妊娠期和哺乳期的女性和患有自身免疫性疾病的小孩可以实行原始饮食。

▶ 如果你想取得成功，你要在实行原始饮食之前做好身心两方面的准备。

排查问题

学习昨天，活在今天，期待明天。重要的事情是不要停止问问题。

——阿尔伯特·爱因斯坦

自身免疫性疾病的病情发展因人而异。两个不同的人可能都苦于会导致营养不良的乳糜泻、都有相似的胃肠道症状，并且体重都严重低于正常值——这对于许多医生来说，只需要简单地给出乳糜泻的诊断，并建议患者实行无麸质饮食就可以了。但是，其中一名患者主要缺乏脂溶性维生素，而另一名患者主要缺乏镁和锌。这些细微的差别会影响身体自愈的速度，以及身体如何对饮食和生活方式的改变做出反应。由于每个人的病情千差万别，涉及诸多复杂的因素，因此，几乎无法预测每个人身体自愈的时间或判断每个人在实行原始饮食时需要执行到何种程度。

有一千名受益的患者，就有一千种实行原始饮食的方式，原始饮食不是一个一概而论的方法。一些人在实行过程中，会遇到一些问题，发现并解决问题非常重要。如何判断自己是否遭遇这种情况呢？如果你完全遵循原始饮食的要求，在两三个月的时间内身体症状没有任何的好转，那么你可能需要进行调整。

接下来我将介绍在实行原始饮食过程中最常出现的问题以及如何通过调整饮食或生活方式解决这些问题，但是在某些特定情况下，你需要咨询医生。如果你需要检测服用的补剂是否有效或知道是否需要调整药物，你必须咨询医生或其他医疗服务人员。同样，如果在实行原始饮食后病情没有大幅度地好转（或者好转速度慢于预期），你应该到医院接受检查，查看病情和家族病史，并按照医生的建议调整方法，以解决你的问题。

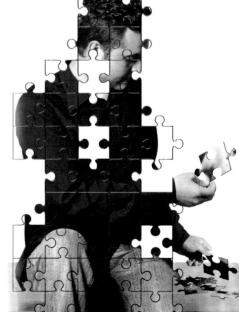

何时开始排查问题?

> 吃了药却忽略饮食等于白看医生。
>
> ——中国谚语

如果你已经严格按照原始饮食的要求实行了 3 个月的时间，却没有看到任何的变化，不要放弃。

首先应该问自己是否竭尽全力完全遵照了所有的要求。请你如实回答以下问题：你是否严格遵照饮食要求？你是否在食用食物之前，核对食物上的标签，包括香料？你是否食用营养密度高的食物（比如动物肝脏）？你是否保证充足的睡眠并合理管控压力？你是否花一些时间待在户外晒太阳？你是否在晚上把光线调到最弱？你是否进行身体活动？

如果以上问题的答案都是"是"，那么你需要进一步排查问题，找寻实现身体自愈还需要进一步采取的措施。

布里斯托大便分类法		
一型		一颗颗硬球（很难排出）
二型		香肠状，但表面呈块状
三型		香肠状，但表面有裂痕
四型		像香肠或蛇一样，且表面很光滑
五型		边缘清晰、光滑的柔软块状（容易排出）
六型		粗边蓬松块，糊状大便
七型		水状，无固体块（完全液态）

消化不良

要想保证消化处在最佳状态，你必须做到以下几点：充分咀嚼食物（见第 219 页），分泌足量的胃酸（见第 59 页），合成并分泌足量的胆汁和胰消化酶，肠屏障功能正常（包括肠上皮细胞健康、肠道形态正常、黏液层厚度正常；见第 42—43 页），参与消化的激素和神经递质水平正常（见第 138 页），肠道菌群的数量、种类和分布正常（见第 50 页）。当你开始实行原始饮食时，你很有可能出现各种各样的消化问题——如果消化没有问题，你不太可能罹患自身免疫性疾病!

> 消化不良是万病之源。
>
> ——希波克拉底

如同你所知道的，本书列出的大部分建议都是为了修复肠道和恢复正常的消化功能。然而，如果肠道受损严重，将对身体恢复构成巨大的障碍，这主要是因为当你不能好好进行消化时，你不仅不能从食物中吸收身体恢复所需要的营养，还给肠道中的微生物群提供了丰富的食物。

但这并不是说通过坚持实行原始饮食，无法完全修复肠道和提高消化效率。你绝对可以做到这一点。不过服用助消化的补剂——尤其是在第一次经历过渡阶段时，可以加速人体自愈的过程，更加平缓地度过过渡阶段。一旦你的消化功能恢复正常，本章提到的其他问题便可迎刃而解。

在第一次实行原始饮食时，由你自己决定是否服用助消化的补剂。许多人仅仅改变了饮食和生活方式，消化功能便大幅度地增强。但是如果你知道自己面临"严重的消化问题"或在实行原始饮食一段时间后依然没有好转，你需要开始排查问题。

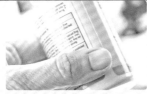

检查补剂标签！

许多补剂含有麸质、小麦、玉米、大豆、奶制品和（或）酵母，这要么是生产过程导致的结果，要么就是作为填充物或压缩成分。请仔细阅读标签。大多数制造商会明确说明他们的产品是否含有这些成分。如果你不确定补剂中是否含有可能对你造成问题的成分，请联系制造商或选择一个不同的品牌。

在出现以下问题时你必须服用助消化的补剂，包括便秘、腹泻、大便中出现完整的食物颗粒（特别是出现大的食物颗粒）、大便经常呈漂浮状、胃酸反流（胃灼热）、胃胀、肠胀气严重和进食后胃痛。理想的大便形状应该是布里斯托大便分类法中的四型，不过三型和五型一般也属于正常情况（如果便形偶尔不正常也不是什么大问题）。如果你的大便形状经常呈现一型、二型、六型和七型，那么服用助消化的补剂将大有帮助。

如果大便中出现完整的食物大颗粒，说明你需要休息，放慢吃饭的速度，更加充分地咀嚼食物。你可以只食用煮熟的水果和蔬菜（至少坚持到大便情况改善），并且同时服用助消化的补剂。

助消化的补剂主要有 3 种——胃酸补剂、利胆补剂和消化酶补剂——各种补剂的效果不同，适用于不同人群（不过有些人需要同时吃 2 种或 3 种补剂）。在一些情况下，有些补剂是禁止服用的——所以你最好咨询医生。除了服用专门促进消化的补剂，你也可以考虑益生菌补剂（尤其是在你不能食用足够的发酵食物时；见第 201 页）。

胃酸补剂

胃酸不仅在消化的初始阶段发挥重要作用（比如使蛋白质变性），而且能够发出信号，促进胆囊分泌胆汁，促进胰腺释放消化酶。胃酸分泌充足将对整个消化过程的效率产生巨大影响。解决胃酸分泌不足可以缓解胃肠道的许多症状，而你未必能够意识到这些症状是由胃酸缺乏造成的。我之前提到过，许多症状是由胃酸分泌不足引发的，但人们经常误认为胃酸分泌过多是造成这些症状的原因。你首先应停止服用所有降低胃酸酸度或减少胃酸合成的药物（处方药和非处方药；见第 152 页）。

养成良好的用餐卫生习惯也能大幅度地提高胃酸合成的水平（见第 219 页），尤其要减少用餐时液体的饮用量（因为它会稀释胃酸），而选择其他时间段饮用液体，这一点需要特别注意。如果吃饭时确实需要喝东西，你可以选择微酸性的饮品（比如加入了柠檬汁或青柠汁的碳酸水；见第 207 页），或者在吃饭时食用酸性食物（比如发酵食物、柑橘类水果或菠萝），这些都可以促进消化。如果你长期承受压力，胃酸水平会降低，所以你必须改变生活方式（见第 128 页和第 222 页）。酒精也会降低胃酸水平，所以如果你一直饮用酒精饮品（见第 97 页），你应该立刻停止。另外，某些细菌感染会降低胃酸水平，你也需要和医生讨论这件事。在进行一些调整后，你可能不太需要或完全不需要胃酸补剂，但至少在刚开始实行原始饮食时，你还是需要服用一些补剂。

如果以上的调整方法不能解决问题，你有两个选择：食补或药补。胃酸补剂不能和 NSAID（见第 150 页）或皮质类固醇药物（见第 151 页）同时服用。此外，凝血障碍患者、胃酸反流导致食管受损的患者、食管下段括约肌变形的患者，以及患有胃溃疡或有胃溃疡病史的患者，都不能服用胃酸补剂。另外，被诊断出胰腺患有疾病的患者最好不要服用胃酸补剂（因为胰腺要生成并分泌碳酸氢钠，才可以中和进入小肠里的胃酸）。如果你没有十足的把握，务必向医生了解清楚情况。即使你非常确定服用胃酸补剂是有利的，我依然强烈建议你按照医嘱服用。你也可以在服用补剂之前，到医院做相关检查。

如果你选用食补的方法，可以在饭前饮用苹果醋或柠檬汁。你可以任选其中一种，在饭前 10~15 分钟直接饮用 1~2 勺（毫不犹豫！），或者加入 1~3 勺水稀释后饮用，或者在饮用原汁后立即用水送服。（记住 15 分钟后再吃饭。）如果你曾经患有严重的胃食管反流病，一定要特别小心：如果你以前诊断出反流性食管炎、食管狭窄或巴雷特食管，那么你不适合饮用苹果醋和柠檬汁。

如果你选用药补的方法，你可以选择盐酸补剂（听上去挺吓人的，但实际上胃酸就是盐酸），一般叫作"盐酸甜菜碱补剂"。服用盐酸甜菜碱的好处是你可以控制剂量，同时你并不是直接饮用可能会灼伤食管的液体酸（饮用苹果醋或柠檬汁可能会灼伤食管）。盐酸甜菜碱的剂量一般在 150~750 毫克（每个药片的剂量越低，越容易掌握身体所需的最佳剂量），有些也含有胃蛋白酶，这是一种消化酶（胃蛋白酶一般由胃黏膜细胞分泌）。

你可能需要几天甚至几周的时间不断试验，最终确定盐酸甜菜碱的最佳服用量。千万不要急于求成：服用过多盐酸会损伤胃肠道。

1. 在准备开始吃饭前或在吃了几口饭后服药，刚开始你先服用一粒盐酸甜菜碱。如果你没有食用动物性蛋白，不要服用盐酸甜菜碱。

2. 吃完饭后，注意你的上腹部或下腹部有没有出现特别的感觉，尤其是感到胃里发热、胃沉重感、胃灼热或胃肠道不适。

3. 每餐服用 1 粒盐酸甜菜碱，持续 2 天的时间。如果你每次服用后都没有任何感觉，那么你可以将剂量增加为每餐服用 2 粒盐酸甜菜碱。

4. 同样地，每餐服用 2 粒盐酸甜菜碱，持续 2 天的时间，你要注意观察每餐后腹部的感受。

5. 每 2 天调整一次，剂量逐粒增加，直到你出现第二步所述的胃肠道不适或胃里发热的症状。

6. 当你出现胃肠道不适或胃里发热的症状，剂量减少 1 粒。这就是你的最佳服用量。

7. 如果你每餐的服用剂量已经达到 5000~6000 毫克，但依然没有任何感觉，你需要咨询具有资质的医生，分析增加剂量的利弊。另外，如果你没有做过胃酸含量检查，你也可以和医生商量，做一下该检查。

一旦弄清楚适合自己的剂量，你会发现大便情况迅速改善。

对于大部分人来说，服用胃酸补剂只是权宜之计。你需要密切关注自身的消化情况。随着自身分泌的胃酸含量增加，对补剂的需求会逐渐减少。如果你在饭后感到腹部不适（即使在一段时间内盐酸甜菜碱的剂量维持不变），你要立刻调整剂量，每餐减少 1 粒。

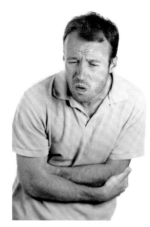

利胆补剂

如果你已经切除了胆囊，诊断出任何与胆囊或肝脏（肝脏合成胆盐）相关的疾病或病变、胆固醇水平低或缺乏脂溶性维生素（见第 62 页），那么你应该服用利胆补剂。即使你没有出现以上情况，但如果你的胃肠道出现了症状（如胃酸反流、胃痛、腹泻或便秘）或吃完高脂肪食物后大便呈漂浮状，服用利胆补剂也是有益的。

胆囊有储存胆汁的功能，在接收到肠道释放的信号后，胆囊分泌胆汁，随后胆汁进入小肠。如果胆囊被切除，或者肝脏不能合成足量的胆汁，或者胆囊不能排空（因为胆结石或胆道炎），人体内没有充足的胆汁和食物混合，那么会导致人体无法充分消化脂肪（胆盐先将脂肪分子乳化，然后脂肪酶将其进行分解；见第 95 页）。如果你不能消化脂肪，那就无法吸收脂溶性维生素。幸运的是，你可以通过服用牛胆汁或胆盐补充胆汁含量。

牛胆汁（也称为冷冻牛胆汁或牛胆汁提取物）中通常加入其他利胆的化合物，常见的有胰脂肪酶（3 种胰消化酶的合成物）和甜菜浓缩粉（甜菜含有甜菜碱，可以支持肝功能）。胆盐是从牛胆汁中提取的，一般也混有其他支持胆囊功能的化合物。

不同牌子的牛胆汁和胆盐补剂的推荐剂量不同。你需要根据脂肪的摄取量、胆囊是否切除以及肝脏的健康情况调整剂量。如果你在服用胆盐后出现了腹泻的症状，可能表明剂量过大（即使是药品说明书规定的剂量）。未被吸收的胆盐进入结肠后，会起到泻药的作用。所以你要减少剂量。如果你饭量大，服用剂量低，但依然腹泻，那么你可能不需要服用补剂。你可以咨询医生，确定你是否需要服用利胆的补剂以及最佳用量。

还有许多其他补剂具有促进人体自身分泌胆汁或稀释胆汁，以及溶解胆结石的作用。不过，它们的功效存在争议，大部分补剂的功效没有得到科学论证。在服用这些补剂之前，你需要咨询具有资质的医生。

消化酶

消化酶（和胰腺分泌的酶一样）在所有助消化补剂中效果最好，服用最安全。尽管胃酸补剂可以刺激胰腺分泌消化酶，但是许多人不宜服用。另外，如果胰腺出现炎症反应、血糖失调或有自身免疫性疾病，那么在身体得到大幅度改善之前，胰腺无法合成足够量的消化酶。

胃酸含量低但又不能服用胃酸补剂的人群可以选择消化酶补剂。胃肠道严重不适的患者服用消化酶补剂，可以促进消化，即使胃肠道只出现轻微的症状或根本没有任何症状的人群也可以服用补剂，充分吸收优质食物中的营养。你可以单独服用消化酶，也可以和利胆补剂或胃酸补剂一起服用，也可以三种补剂同时服用（根据自身需求来定）。

如果你不确定服用助消化的补剂是否对身体有利，但你也希望身体加速自愈，那么你可以先尝试消化酶。

每个生产商使用不同的配方生产补剂，酶的来源决定了生产配方。基本上，任何一种补剂至少含有 12 种酶（不过生产商未必会明确列出所有的成分）。消化酶包括以下几种。

🧩 **蛋白酶（分解蛋白质的消化酶），例如胃蛋白酶。**

🧩 **脂肪酶（分解脂肪的消化酶）。**

🧩 **碳水化合物分解酶（分解碳水化合物的消化酶），一般包括分解淀粉的淀粉酶和各种把三糖、二糖分解为单糖的酶，如麦芽糖酶。**

消化酶有两大来源：植物和动物。植物酶的消费群通常是素食者，植物酶含有许多帮助分解纤维和其他碳水化合物的酶。胃肠道出现症状的患者（如放屁、胀气、腹泻、便秘）或在食用水果或蔬菜后大便呈漂浮状的人群，尤其是可以在大便中辨识出完整的水果或蔬菜颗粒的人群，服用植物酶大有帮助。植物酶也有助于分解蛋白质、脂肪和淀粉。菠萝蛋白酶（从菠萝中提取）和木瓜蛋白酶（从木瓜中提取）都是常见的植物酶（而且这两种都可以单独购买）。植物酶也可能包含少量的矿物质，有时生产商会在标签上明确地列出来，但有时不会。

动物酶通常取自猪或牛的胰腺，包含不同种类的消化酶（和人体自身分泌的胰消化酶同属一类）。动物酶不仅可以促进蛋白质和脂肪的消化，还含有消化淀粉的淀粉酶。出现胃肠道症状的患者（腹痛、恶心、胃酸反流、腹泻、便秘）在摄入大量的蛋白质或脂肪后服用动物酶，效果特别好。一些胰酶补剂也含有牛胆汁，甚至含有盐酸，所以你一定要仔细阅读补剂的成分表！

消化酶的服用时间一般是在用餐前一刻（一些生产商建议服药后等 1~2 分钟再吃饭）或吃几口饭后。消化酶和其他助消化的补剂一样，服用后一定要吃饭（你应该记得过多的消化酶会损伤肠道；见第 91 页）。许多生产商建议素食者服用的剂量低于肉食者，所以你需要仔细阅读标签。另外，和其他的补剂一样，你最好选择正常剂量会有几粒胶囊的补剂，便于控制剂量，在药效显现后，让你在必要时可以调整剂量（如果你要服用的剂量超过推荐量，你需要咨询医生）以获得更好的效果，并随着身体自愈，逐渐减少剂量。植物酶和动物酶包含不同种类的酶，不过有些酶是两者都含有的。你可能想同时服用植物酶和动物酶，这样既利于消化膳食纤维和其他碳水化合物，也有利于消化蛋白质和脂肪。如果你决定这么做，那么植物酶和动物酶的剂量都要减到其推荐量的一半（而不是两者都服用推荐量），并咨询医生如果按照推荐量服用是否对身体有利。

你一定要仔细阅读消化酶补剂的成分表。

有些品牌售价低，经常含有奶制品和大米成分。你一定要选择标签上明确标注不含麸质、小麦、大豆、奶制品、玉米、酵母菌和鸡蛋的补剂。另外，鉴于酶活性千差万别，所以多花一点钱，选择好一点的品牌是值得的。

什么时候可以减少消化酶补剂的剂量呢？如果大便情况改善，你可以试着减少剂量，再注意观察大便情况是否恶化、胃肠道症状或者自身免疫性疾病的症状是否增加。如果服用补剂后，感觉良好，你一定要坚持下去。你要留意肠胃不适，因为那可能意味着你的胰腺在分泌更多的酶，你需要减少补剂的剂量了。

购买多效产品会比较好吗？

有些助消化的补剂中含有消化酶和牛胆汁，有些还同时含有盐酸。如果你考虑使用综合补剂，应先咨询医药专业人员。一般说来，分别服用以上成分的补剂会更好地控制剂量，也便于根据你的特殊需求而进行调整。

服用助消化的补剂有用吗？

刚开始服用助消化补剂时，由于肠道菌群发生变化，你会出现胃肠道反应（类似于刚开始过渡到原始饮食时出现的反应；见第 245 页）。原因是一旦消化改善了，留给细菌过度增长的食物变少了。这些症状（最常见的是排便次数增加，但有的时候会出现腹泻或便秘，不过便秘的可能性更小一些）比较温和，持续时间不会超过 2 周。

如果你合理使用助消化的补剂，消化情况会快速改善，大便情况会在 2 周内得到改善。随着肠道菌群的调整，人体可以更高效地吸收微量营养素，大部分人会加快自愈。

如果你服用助消化的补剂后，身体没有得到明显的改善，可能另有原因。你可以咨询医生是否需要继续服用补剂，并尝试其他方法。

益生菌的服用

如果你对发酵食物不耐受（或不喜欢），你可能需要补充益生菌。但是面对多种多样的选择，你如何知道哪种最适合自己呢？如同在第五章提到的，益生菌的菌株不同，功效不同。但是在大约35000种益生菌中，我们只知道少部分益生菌的功效。

我之前提到过，益生菌已被证明对下列自身免疫性疾病有好处，包括炎性肠病、自身免疫性重症肌无力、乳糜泻、类风湿关节炎、多发性硬化和自身免疫性甲状腺疾病。但是，一些数据表明情况并非如此。事实上，现已证明在自身免疫性甲状腺疾病（见第一章）中，双歧杆菌和乳酸菌（益生菌补剂中最常见的菌种）是自身抗体的来源（通过分子拟态）。并且，现在已经发现服用益生菌会直接导致严重的嗜酸性细胞综合征——特点是血液中嗜酸性粒细胞（一种白细胞，对先天免疫系统至关重要；见第22页）数量增加，破坏心血管系统、神经系统或骨髓（有自身免疫性疾病病史的人群和完全健康的人群都出现了以上症状）。

这意味着什么呢？如果你对发酵食物不耐受，益生菌补剂绝对值得一试。大部分的科学文献论证了益生菌对人体的益处；但是，我建议你在服用益生菌时多加小心。胃肠道出现严重症状的人群或已知细菌过度增长的人群应该在实行原始饮食至少3周后，开始服用益生菌补剂，这和发酵食物的情况是一样的。

你应该服用哪一种益生菌呢？益生菌补剂分为以下两大类。

乳酸菌和双歧杆菌。这是益生菌中研究最多的菌种。

不管你选择服用哪一种益生菌补剂，尽可能选择包含菌种种类最多的品牌（为了摄入尽可能多的益生菌种类），但你要注意这些补剂通常含有奶制品。你要确保补剂中不含奶制品、麸质、大豆、玉米、小麦、鸡蛋、花生和坚果。另外，如果你是因为对酵母菌敏感而无法食用发酵食物，只能选择益生菌补剂的话，你还要确保补剂中不含酵母菌。

益生菌VSL#3是处方药，包含乳酸菌和双歧杆菌，现已发现VSL#3可以增强肠道细胞间紧密连接、减轻炎症反应、改善肠屏障功能。在临床试验中，VSL#3被用来治疗肠道疾病，如溃疡性结肠炎，并获得成功。

不论你选择哪一种益生菌，刚开始的时候剂量一定要少，你甚至可以打开一粒胶囊，取其中一部分粉末撒在食物上或溶入水中。或者，你可以每2天或每3天服用一次益生菌。然后你在几周的时间里慢慢把剂量提高到建议的剂量。一些益生菌补剂须随餐服用，一些须空腹服用——请你遵照说明书的具体要求。如果你选择的补剂没有具体说明是否随餐服用，你可以先尝试随餐服用。几周后，你可以空腹服用补剂，看身体有何变化。

土基益生菌。虽然有关土基益生菌的研究没有有关乳酸菌和双歧杆菌的研究普遍，但是土基益生菌在调节免疫系统和修复肠道功能失调方面很有潜力。运用土基益生菌治疗IBS的前景非常广阔，而且它们还可以提供健康肠道常有的益生菌（由于我们过分强调卫生，人体缺乏这些益生菌）。

你要确保购买的益生菌补剂中不含致病菌

种，如地衣芽孢杆菌、蜡样芽孢杆菌和炭疽杆菌。（大部分的土基益生菌补剂不含以上菌种。）

Prescript-Assist 配方含有 29 种菌株，全部来自土基益生菌；而且它不含奶制品、麸质、大豆、玉米、小麦、鸡蛋、花生、坚果和酵母菌（不包含乳酸菌或双歧杆菌的菌株，也不包含发酵物中常见的菌株）。Prescript-Assist 含有的菌株种类是所有益生菌补剂中最丰富的，并且临床试验已经证明了其功效（至少可用于治疗 IBS）。虽然没有大量的研究比较人体对土壤微生物的耐受性和对乳酸菌、双歧杆菌的耐受性，但是人体对前者的耐受性似乎更高一些。

通常情况下，土基益生菌补剂的初始剂量是一天 2 粒（分 2 次服用），周期为 30 天，然后维持剂量是一周 1~2 次，一次 1 粒。由于土基益生菌的菌株和发酵食物中的菌株不同，即使你已经摄入了发酵食物或服用含有乳酸菌和双歧杆菌的益生菌，你也可以考虑服用土基益生菌。

细菌过度增长生成 D-乳酸

研究发现，慢性疲劳综合征患者的肠道菌群出现了细菌（肠球菌和链球菌）过度增长的情况，这些细菌在参与小肠内糖类代谢的过程中，产生 D-乳酸。这种乳酸能够提高肠道渗透性。另外，如果 D-乳酸过多，会出现 D-乳酸中毒（一般出现在肠道切除术后患有短肠综合征的患者），表现为认知功能受损的症状，并伴有不同程度的神经功能损伤，包括构音障碍（发音困难）、运动失调（缺乏肌肉协调，有时表现为缺乏平衡力）、肌无力、感觉麻木和注意力难以集中。这项研究的研究人员提出，D-乳酸的形成是引发慢性疲劳综合征症状的原因，至少是部分原因。乳酸菌也可以合成 D-乳酸，这一点非常重要。尽管现在还没有研究证明 D-乳酸是否会导致自身免疫性疾病，但是在服用含有乳酸菌的补剂时你一定要小心，如果出现以上症状，你必须立刻停止服用。对于 SIBO 患者和容易诱发 D-乳酸中毒的危险人群（尤其是患有短肠综合征的患者、接受过肠道切除术的人群，或在 20 世纪 70 年代之前接受过空肠回肠旁路术的人群），禁止服用含有乳酸菌的补剂。另外，以上人群也不能食用乳酸发酵的蔬菜和水果。

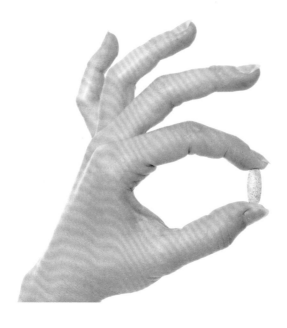

严重的小肠细菌过度生长（SIBO）

有时将传统医疗和自然疗法（如本书推荐的方法）结合起来可以发挥更大的功效，远远超过单独使用其中一种方法。在治疗严重的小肠细菌过度生长（SIBO）时，充分体现了这一点。SIBO 是一种小肠中微生物的数量超过正常水平的肠道菌群失调（见第 50 页）。肠道中正常存在的或其他种类的细菌或酵母菌的数量都可能超过正常水平，如常在结肠（最常见）或口腔中出现的细菌或酵母菌。一般有 1~3 种细菌过度生长，最常见的有链球菌、大肠杆菌、葡萄球菌、微球菌、肺炎克雷伯菌和念珠菌。

SIBO 的临床表现多种多样，反映了问题的具体细节（过度生长的细菌种类、微生物的具体数量和细菌过度增长的准确位置）因人而异，千差万别。SIBO 的患者可能没有出现任何症状，也可能出现一系列的胃肠道症状（胃胀、胀气、腹部不适、腹泻、便秘、腹痛）。SIBO 的重症患者可能会出现以下并发症。

- 吸收不良（不明原因的体重减轻、营养不良，或出现脂肪痢——即脂性粪）。
- 肝脏损伤。
- 皮肤病（红斑狼疮、痤疮、湿疹、皮疹等）。
- 关节疼痛。
- 营养缺乏症（维生素 B_{12} 缺乏导致的贫血或多发性神经病；缺乏维生素 D 导致的低钙血症引起的手足抽搐或肌肉不自主收缩；代谢性骨病；肠屏障功能受损等）。

另外，SIBO 与 IBS 以及一系列自身免疫性疾病密切相关。

轻、中度 SIBO 患者在实行原始饮食后，病情可能快速好转，这是因为碳水化合物的总摄入量减少、不利于消化的食物的摄入量减少、来自蔬菜和水果的益生元性膳食纤维的摄入量增加、Ω-3 脂肪酸的摄入量增加、饮食中加入了益生元食物或补剂。患者在积极调整饮食方式的同时服用助消化的补剂，也可以大幅度减轻 SIBO 的症状（见第 102 页）。另外，"发漫"不耐受也有可能引发 SIBO（见第 191 页），所以如果在实行原始饮食法后，你一直出现 SIBO 的症状，你应当立刻停止食用含有"发漫"的食物。有的时候你需要一点耐心，因为通过改变饮食和生活方式治疗 SIBO 需要漫长的过程。但是，如果你是 SIBO 重症患者，调整饮食和生活方式后，病情没有快速好转，你可能需要加入一些传统医疗方式。

不过在这么做之前，你应该先确诊，常见的诊断 SIBO 的方法有两种。第一种是标准做法，通过肠镜（将带有摄像镜头和特殊注射器的长管伸入肠道，通常过程中你是被麻醉的）从空肠（小肠的中段部分）抽吸（吸取）食糜，然后进行培养，检测细菌和菌株的数量。该检测方法有一定的局限性。当样本中的菌株不能在实验室条件下培养时，会出现假阴性的情况；当样本未能采集到过度生长的细菌时，也有可能出现假阴性的情况。

第二种方法是检测呼气中氢气或甲烷的含量（测量氢气最为常见，也最准确）。在进行氢气和甲烷呼气检测时可同时进行 D-木糖呼气检测，这可以使检查结果更加准确。相比于第一种方法，呼气检测法是非侵入性的，因此更常用。在进行氢气呼气检测（或甲烷呼气检测）之前，你要先喝下含有葡萄糖或乳果糖的令人恶心的液体。如果你同时进行 D-木糖呼气检测，液体中会加入带放射性标记的 ^{14}C-D-木糖或 ^{13}C-D-木糖，或者直接用 ^{14}C-D-木糖或 ^{13}C-D-木糖取代葡萄糖或乳果糖。（放射性标记是指用放射性碳原子 ^{13}C 或 ^{14}C 取代分子中的碳原子，^{13}C 或 ^{14}C 可以发出具有特定波长的光，即伽马射线，利用特殊仪器可以轻易地检测到。^{13}C 和 ^{14}C 存在于自然界中，我们每天都会接触到，而且检查时使用的量很低。）除了肠道细菌，人体细胞不会生成氢气或甲烷。如果身体健康，那么生成氢气和甲烷的细菌几乎全部居住在大肠中，所以 80% 的气体通过放屁排出体外。当这些细菌沿着消化道上移参与糖类代谢时，可检测到呼出气体中含有大量的氢气和（或）甲烷。（氢气或甲烷的含量是由细菌的数量和位置决定的，而该测试不能检测出氢气或甲烷的准确含量。）人体只能吸收一部分的 D-木糖，肠道中的厌氧细菌会参与它的代谢（因此可以增强该测试的专一性）。在 D-木糖代谢的过程中，也会生成氢气，并释放具有放射性标记的碳原子，稍后它们会被人体吸收，一旦和呼出的二氧化碳融合在一起，便可以检测出来。呼气测试也会出现假阴性。如果过度生长的细菌主要是需氧菌而不是厌氧菌，这会导致假阴性。导致假阴性的原因还包括胃肠道上部快速吸收葡萄糖，而细菌过快增长主要集中在消化道下部，比如回肠末端。其他因素，比如胃部排空延迟，也会导致假阴性（肠道快速排空也会导致假阴性）结果。

治疗 SIBO 的传统药物包括不能被人体吸收的抗生素和（或）抗真菌药。尽管许多药物可以有效治疗 SIBO，但利福昔明是研究最多（也可能是最有效）的药物。利福昔明甚至可以帮助克罗恩病的中度患者缓解病情。治疗 SIBO

的药物还包括万古霉素、新霉素、四环素、甲硝唑、左氧氟沙星和氟康唑，或者几种药物同时使用。有的时候患者也会在治疗时服用益生菌或益生元，临床试验已经证明了两者的功效。患者在接受治疗后，病情会大幅度地好转，在持续一段时间后，如果 SIBO 的根本原因没有解决（比如饮食不健康和长期压力），疾病有可能复发，这是非常正常的现象。

替代性疗法从业人员使用各种不同的医用或植物抗菌剂，也可以达到相同的治疗效果，包括月桂酸甘油酯、猫爪草、苦艾草、北美黄连（注意：北美黄连会激活 Th1 细胞，有可能加剧一些自身免疫性疾病）、保哥果、橄榄叶提取物、大蒜、伏牛花、俄勒冈葡萄和牛至油。特级初榨的椰子油甚至也可以作为抗菌剂治疗 SIBO。乳铁蛋白和 N-乙酰半胱氨酸可以摧毁菌膜，提高抗菌剂的功效。如果你可以积极调整饮食习惯，联合这些方法的治疗效果会更佳。

最近使用的粪便微生物移植已用于治疗肠道菌群失调、艰难梭菌感染、结肠炎、慢性便秘和 IBS，并取得一定的成功。移植过程非常简单：提取健康人的粪便，通过灌肠剂或结肠镜注入患者的大肠。越来越多的医生采用该方法治疗越来越多的健康问题。一些自身免疫性疾病患者可以考虑此种方法。

呼吸测试的其他用途

呼吸测试除了用于诊断 SIBO 外，还可用来诊断其他相关疾病。氢气呼吸测试可用于诊断"发漫"不耐受（见第 191 页）和其他碳水化合物吸收不良的疾病，如乳糖不耐受（测试底液可换成其他糖类）。D-木糖呼吸测试可用于诊断乳糜泻和肠道吸收不良。

持续性感染和寄生虫感染

其他致病菌也可能会占据你的肠道（或身体其他部位）而阻碍身体自愈，其中细菌感染包括幽门螺杆菌、艰难梭菌和伯氏疏螺旋体，寄生虫感染包括肠兰伯鞭毛虫、血吸虫和蛔虫（见第33—36页）。

在某些情况下，原始饮食帮助人体修复免疫系统，持续性感染无须药物干预便可治愈。但有时候持续性感染可能会引发自身免疫性疾病，需要传统药物治疗。你可以一边接受治疗，一边按照本书推荐的方法调整饮食和生活方式。

血液和粪便样本的各种测试可用于评估细菌持续性感染。某些细菌感染有专门的检测方法，如碳尿素呼气试验检测幽门螺杆菌（该测试和D-木糖呼气测试类似，但是你需要喝下具有放射性标记的尿素，细菌会参与它的代谢过程）。其他方法包括评估活检样本和医学影像（如磁共振成像）可能也有需要。检测寄生虫感染的方法包括粪便检查（又称"寄生虫卵检查"）、内镜检查、结肠镜检查、血液检查和医学影像检查（如CT）。受到诊断技术的限制，有时候很难确诊持续性感染和寄生虫感染。

许多用于治疗SIBO的抗菌药物、医用或植物抗菌剂也可用于治疗细菌持续性感染，不过在大多数情况下患者需要多联用药以及多疗程服用抗菌药物或抗寄生虫药物。用于治疗寄生虫感染的药物包括磺甲硝咪唑、噻苯达唑、阿苯达唑、甲苯达唑、乙胺嗪、伊佛霉素和吡喹酮。由于治疗难度大，患者一定要在治疗后（即使症状缓解）再次接受检查，确定疾病是否得到根治。

治疗持续性感染或寄生虫感染的药物可能会带来相当严重的副作用（具体情况取决于致病的寄生虫或细菌以及使用的药物，但患者一般会出现胃肠道症状、神经系统疾病、皮肤疾病和过敏症状）。此时，患者更应该严格遵守原始饮食、合理管控压力、保证充足的睡眠、积极调整饮食方式、尽快修复肠道功能和恢复肠道菌群。

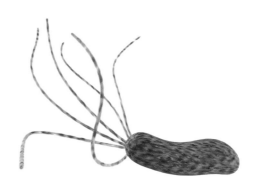

肠-脑轴

脑和消化系统通过复杂的系统进行交流。我已经详细阐述了肠-脑轴的激素构成（皮质醇，见第 128 页；褪黑素，见第 135 页；饥饿激素，见第 118 页）以及化学和免疫构成（肠道中的免疫细胞生成细胞因子，向脑发出信号）。但是，肠脑之间的交流还通过神经系统进行，具体来说是肠道神经系统。这就是为什么我们一想到食物，便分泌胃酸和消化酶，或我们预感血糖水平会上升，便释放胰岛素的原因（见第 111 页）。如果你感到紧张或压力，胃部会感到不适，你可能会食欲不振。很重要的是，肠脑之间的神经交流是双向的——肠道也会向大脑发出信号。肠脑连接或肠-脑轴包含了消化系统和脑之间多方面的信号交流（包括神经信号、激素信号和化学或免疫信号），如果肠-脑轴出现问题，身体自愈将受阻。

嵌入消化道屏障的神经网络贯穿整个消化道——包括食管、胃、肠、结肠和直肠。其中的神经元数量超过脊髓和边缘神经系统所包含的神经元数量。该神经网络分布广泛，被称作人类的"第二大脑"。肠道神经系统负责调节食物消化的各个方面，从分解食物到吸收营养再到排泄粪便。

你的大脑向你身体所有的神经发出信号。人体做的每一个动作，都需要依靠这些信号，从呼吸到移动双腿走路。人的大脑发出的很大一部分信号通过迷走神经传递，迷走神经广泛分布于胸腔和腹腔（进行神经控制），包括消化道。迷走神经的功能广泛，从心脏跳动、消化酶分泌到消化道蠕动，都受迷走神经支配。

压力、焦虑、抑郁和强烈的负面情绪会降

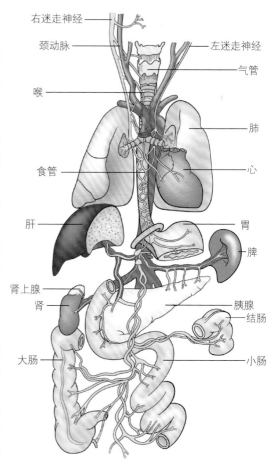

右迷走神经
颈动脉
喉
食管
肝
肾上腺
肾
大肠
左迷走神经
气管
肺
心
胃
脾
胰腺
结肠
小肠

低脑部活动，进而降低迷走神经的活性。这会对消化产生巨大的影响，包括减少胃酸的分泌（见第 59 页）、减少胰消化酶分泌、减少肠道活动（见第 135 页）、减慢肠道血液的流动速度（见第 144 页）和抑制肠道免疫系统。因此，在你心情沮丧时，你会茶饭不思。当迷走神经活性降低的情况持续——比如长期处在压力之下或出现临床抑郁症状，如此多的消化功能减弱可能会导致 SIBO（见第 51 页），这又会引发肠漏症和慢性炎症。此外，皮质醇（见第 128 页）失调也会导致以上症状。因此，经常心情低落的人也会出现便秘或 IBS 的症状。

迷走神经 80% 的神经纤维传递肠道对脑部发出的信号，而不是脑部对肠道发出的信号。这说明肠道（甚至是肠道菌群）可以直接和大脑交流，可能对人的情绪和心情产生直接的影响。事实上，肠道中益生菌的许多益处是通过激活迷走神经来影响大脑功能实现的（当然，益生菌也通过其他机制发挥其作用；见第 201 页）。肠道还利用化学信号直接和脑部交流。肠道中的益生菌可生成多种代谢产物，它们能够刺激神经组织，这意味着它们会影响到神经元。

肠道中的益生菌可以生成短链脂肪酸（见第 50 页）、各种神经递质和神经调节物（比如 γ-氨基丁酸、去甲肾上腺素、5-羟色胺、多巴胺和乙酰胆碱——你没有看错，所有这些物质都可以由肠道菌群生成）和细胞因子。

我已经详细介绍了细胞因子发出的促炎信号和抗炎信号。然而这些信号不只是从一个免疫细胞传递到另一个免疫细胞：当人体大量生成细胞因子时，它会（通过血液）在整个人体移动，把信号传递给几乎每一个细胞，包括大脑内的细胞。因此，源自肠道的炎症（或源自身体其他部位的炎症）会不断扩散，遍布全身。肠漏症患者和自身免疫性疾病患者的体内会生成大量的促炎性细胞因子，它们会随着血液进

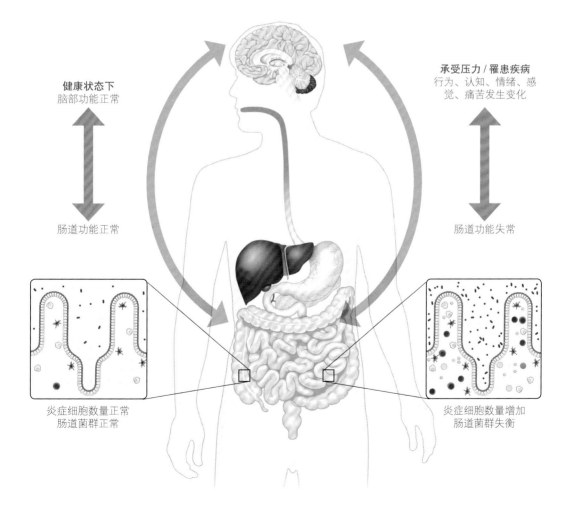

健康状态下
脑部功能正常

承受压力 / 罹患疾病
行为、认知、情绪、感觉、痛苦发生变化

肠道功能正常

肠道功能失常

炎症细胞数量正常
肠道菌群正常

炎症细胞数量增加
肠道菌群失衡

肠-脑-皮轴?

仅通过调节饮食远不能缓解自身免疫性皮肤疾病。这是因为皮肤和肠道以及大脑密切相关，三者相互影响。

科学家正在研究肠-脑-皮轴，探讨三者之间的关系。研究人员发现，情绪紊乱（如抑郁）、胃肠道症状（如便秘）和皮肤疾病（如重度痤疮和异位性皮疹）经常同时发生，由此提出肠-脑-皮轴。肠道失调和许多皮肤病相关，我们已经充分了解了这一点，我也介绍了大部分的运作机制（以概述为主）。肠漏症导致大量毒素进入人体（特别是内毒素；见第99页），从而引发皮肤疾病。此外，炎症反应加剧、氧化应激增加、免疫激活和内毒素导致的胰岛素敏感性下降，也会引发皮肤疾病。同时，皮肤疾病也与大脑密切相关，它会给患者带来精神压力。

对因自身免疫性疾病而影响到皮肤的患者来说，管控压力和保证睡眠时间至关重要。患者还需要保护好皮肤的屏障功能和正常状态下居住在皮肤上的微生物：不要使用清洁力度过大的洗面奶和肥皂，不要使用任何会刺激到皮肤的化学物质，洗澡时间不宜过长，水温不宜过热。此外，患者应选择富含天然维生素和抗氧化剂的润肤乳，比如鸸鹋油、琼崖海棠油、取自草饲动物的脂油、橄榄油、荷荷巴油、发酵的鳕鱼肝油和椰子油（以及混合脂类）作为保湿剂，可以有效恢复皮肤的屏障功能。一些临床试验已经证明，局部使用益生菌可以改善皮肤（以洗面奶、润肤乳、香体喷雾和药膏的形式）。日照、矿物盐沐浴（特别是死海盐）和胶原蛋白补剂对治疗皮肤疾病具有极佳的效果。

肠-脑-皮轴

入大脑。随后细胞因子穿越血脑屏障，激活大脑内的定居巨噬细胞，即小胶质细胞。从肠道开始的炎症最终引发大脑出现炎症。随着肠道不断释放炎症信号，大脑炎症加剧。大脑发炎后，神经传导功能减弱（并且放缓），并以压力、抑郁或焦虑的形式表现出来——所以自身免疫性疾病会经常引发抑郁和其他情绪相关的症状。

肠脑之间的交流和第三章中讲述的长期压力有明显的关系。不过，我现在讨论肠-脑轴是因为大脑中的小胶质细胞一旦被激活，便很难恢复——这意味着大脑中一旦出现炎症，很

难根治。而大脑炎症会降低迷走神经的活性，进而阻碍肠道功能的修复。这确实是一个恶性循环。

如果你要解决肠-脑-皮轴出现的问题，第六章讨论的所有方法对你就更加重要——特别是合理管控压力和保证睡眠时间。如果你还没有尝试正念冥想，你可以试一下并会发现它大有帮助。中等强度的活动能够让更多的血液流回大脑，加快消除脑部炎症，另外，益智类的活动也能够加快消除脑部炎症。睡眠对消除炎症（不仅是脑部炎症还包括身体各部位的炎症）和合理管控压力都极其重要。食用益生菌食物

或服用益生菌补剂可以帮助改变肠道向大脑发出的信号。增加 Ω-3 脂肪酸的摄入量（尤其是 DHA 和 EPA）有助于维持神经递质的正常水平和功能，恢复肠道菌群。

S-乙酰基谷胱甘肽补剂、银杏补剂、L-乙酰基肉毒碱补剂和石杉碱补剂也可以减轻脑部炎症，但是服用这些补剂之前你需要咨询医生。一些人可以在短期内采取生酮饮食法（见第 201 页）。甘菊茶或其他药草茶可以起到舒缓的作用。

大脑也会与免疫系统交流吗？

最近的研究发现，大脑也通过迷走神经直接和免疫系统交流，而且是双向的。在正常情况下（身体健康、没有受伤），迷走神经向脾脏发出信号，刺激脾脏中的记忆 T 细胞释放乙酰胆碱，乙酰胆碱是一种影响神经系统的化学物质。乙酰胆碱再向其他免疫细胞发出信号，不让它们生成促炎性细胞因子。但是当你受伤或感染后，神经系统被激活（神经元受体和细胞因子、前列腺素相结合，甚至与致病菌相结合），阻止生成促炎性细胞因子的信号被阻断。这是提前预警机制，周围神经系统警示大脑注意潜在的威胁，防止病情恶化，避免生成大量的炎症介质（如细胞因子）进入血液并向大脑传递化学信息。当大脑接收到神经信号，知道发生了受伤或感染的情况，会启动 HPA 轴（向免疫系统释放激素信号；见第 129 页）。另外，迷走神经释放的信号减少。脾脏接收到的信号发生变化，停止了自身抑制炎症信号的机制；脾脏反而释放大量促炎性细胞因子并进入血液。促炎性细胞因子发出信号，促使骨髓、胸腺和脾脏释放免疫细胞，免疫细胞进入血液后摧毁入侵者或修复伤口。

研究显示，直接刺激迷走神经（通过外科手术植入电疗仪）或控制乙酰胆碱的作用机制可以控制炎症，这可能对自身免疫性疾病患者有效。不过，这确实强化了压力管控对治疗自身免疫性疾病的重要性。

有利于缓解压力的补剂

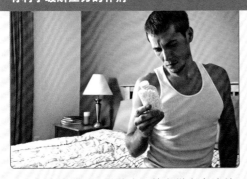

当人体处于应激状态，补充镁大有裨益，这是因为镁是维持神经系统正常功能的重要矿物质，并且在应激状态下，特别是自身免疫性疾病引发炎性应激时，人体会消耗大量镁。事实上，镁缺乏会加剧其他因素（如长期压力和睡眠不足）引发的炎性应激或氧化应激。补充镁可以减少人体因过度锻炼而释放的皮质醇。

此外，镁作为情绪稳定剂，可以改善睡眠，并通过恢复 5-羟色胺的正常水平，甚至可以治愈抑郁症。

在所有的镁补剂中，甘氨酸镁和牛磺酸镁可以有效补充镁，对改善抑郁症十分有效。益生元膳食纤维（见第 69 页）和维生素 B_6 可以促进人体吸收镁。

镁具有镇静的作用，因此有利于睡眠，通常在睡觉前服用。但是分批随餐服用能够促进人体吸收。你也可以同时采用两种方法（临床试验已经证明此做法对治疗抑郁症是有效的）——随餐服用和睡前服用。

你需要注意观察是否出现镁未被完全吸收的情况，而残余的镁会使你粪便中的水分增加（见第 153 页）。如果你服用镁补剂后出现腹泻的情况，你应该减少剂量，调换补剂（比如，

有利于缓解压力的补剂（续）

如果你正在服用牛磺酸镁，你可以换成甘氨酸镁），并调整服药和吃饭的先后顺序。

维生素 C 也可能有利于缓解皮质醇失调。促肾上腺皮质激素 (ACTH; 见第 129 页) 刺激肾上腺后，肾上腺会先分泌维生素 C，再分泌皮质醇。尽管其原因不详，但是人体在长期承受压力时，会耗尽体内的维生素 C。这意味着在你承受压力的时候，需要更多的维生素 C。你要注意，人体补充高剂量的维生素 C 后（一日 3 次，一次 500~1000 毫克），皮质醇对突发的心理压力或高强度的运动的反应会变得迟钝。我已经在前面提到了多摄入 Ω-3 脂肪酸也有益于调节皮质醇（见第 131 页 ）。

除了维生素 C 补剂外，你还可以选择其他补剂——通常是促肾上腺素补剂、调整生理的草药补剂、抗压草药或助眠草药——几百年来，许多补剂一直用作抗压剂，科学文献也论证了其中一些确实有效。尽管一些补剂能够帮助你合理管控压力，但是它们含有刺激免疫系统的成分。因此，自身免疫性疾病患者在服用这些补剂时一定要特别小心。

举例来说，许多促肾上腺素的草药补剂含有燕麦种子或其提取物，而燕麦种子含有燕麦蛋白（一种谷蛋白），甚至含有麸质（见第 85 页 ）。蜜蜂花会破坏人体的先天免疫系统和适应性免疫系统，并抑制甲状腺功能。

调整身体生理的草药补剂含有草药或从草药中提取的化学物质（一般是多酚; 见第 61 页 ），可以提高人体抵抗压力、创伤、焦虑和疲劳的能力。促肾上腺素补剂经常含有南非醉茄，它属于茄科植物，一些人服用后可能会刺激免疫系统。抗压草药经常含有人参，它可以补充体力，但也会刺激免疫系统；免疫系统已经被过度刺激的患者不宜再服用刺激性的药物，这显然对身体不利。黄芪、五味子和冬虫夏草也会刺激免疫系统。

神经递质补剂也经常用来缓解长期压力。γ-氨基丁酸（GABA）是具有抑制作用的神经递质，作用于 HPA 轴的下丘脑和脑垂体。含有 GABA 的补剂据说可以减轻压力，但是并无科学文献的记录。脱氢表雄酮（DHEA）是一种刺激神经组织的类固醇，也是人体产生雄激素和

雌激素时的中间产物（人体一步步地产生这些激素，其中一步是产生 DHEA），一般由肾上腺和大脑合成。人体补充 DHEA 可以降低皮质醇水平，提高记忆力。但是，DHEA 具有调节免疫的作用，并且皮质醇水平降低并不总是对身体有利（我们希望调节而不是只降低皮质醇水平）。DHEA 可以增加人体自然杀伤细胞（见第 22 页 ）的数量，提高其活性，降低一些促炎性细胞因子的数量，但也会促使 Th1 细胞分泌更多的细胞因子，刺激 T 细胞扩散。系统性红斑狼疮的患者在服用 DHEA 补剂后，疗效有好有坏。另外，长期服用 DHEA 补剂也可能会危害身体。

低剂量的纳曲酮是另外一个选择，它会抑制小胶质细胞的活性（见第 295 页 ）。

尽管我们希望通过服用补剂"解决"压力问题，但是这似乎对自身免疫性疾病患者收效甚微。尽管提高 Ω-3 脂肪酸的摄入量加上服用镁和维生素 C 的补剂有利于缓解压力，但是调整生活方式、减少生活中的压力源和提高自身的抗压能力才是根本方法。如果你的肠-脑轴出现问题，你可以考虑服用补剂，作为第六章提出的方法的辅助措施。

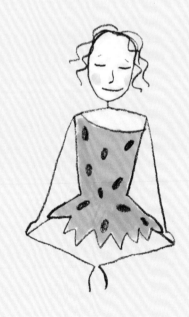

过敏、不耐受和敏感

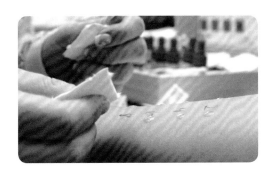

　　食物（或环境中的某些物质）导致身体出现过敏、不耐受和敏感的症状，这是身体自愈的又一障碍。你可能很难确定会给你带来麻烦的食物（或物质，如化学物质），所以我将介绍最常引发问题的元凶。

　　过敏是一种免疫反应，免疫系统针对某种食物或环境中的某种物质（像花粉）生成 IgE 抗体。这会引发肥大细胞和嗜碱性粒细胞（见第 22 页）释放组胺，进而造成过敏常见的症状，包括荨麻疹、皮疹、肿胀（嘴唇、眼睛、耳朵、面部、舌头、喉咙），皮肤发红或有灼烧感、腹痛、胀气、呕吐、腹泻、耳痛、打喷嚏、咳嗽、支气管狭窄、气喘、窒息感、眼睛红肿或发痒、鼻组织肿大、流鼻涕和心率加快。这些症状可重（如发生过敏性反应）可轻（如发生轻微的季节性过敏）。

　　你可能已经注意到原始饮食已经排除了大部分最常见的食物过敏原。但是有些食物并未排除在外，而且未确诊的食物过敏会阻碍身体自愈。原始饮食中依然包括以下常见过敏食物。

✤ **鱼类。** 引发 90% 以上的食物过敏的八大常见食物过敏原之一；FDA 要求如果可能含有鱼类成分（见第 172 页），必须在食物标签上注明。

✤ **贝类。** 引发 90% 以上的食物过敏的八大常见食物过敏原之一；FDA 也要求如果可能含有贝类、虾、蟹类成分（见第 173 页），必须在食物标签上注明。

✤ **与乳胶产生交叉反应的食物。** 由于抗体发生交叉反应的可能性大，对乳胶过敏的患者也会对下列食物过敏，包括木薯、香蕉、牛油果、猕猴桃、苹果、胡萝卜、芹菜、木瓜和甜瓜（以及过敏程度较轻微的梨、芒果、桃、李子、贝类、虾类、蟹类、樱桃、菠萝、柑橘类水果、草莓、椰子、无花果、葡萄、杏、莳萝、荔枝、百香果、牛至、西葫芦、油桃、鼠尾草和柿子）。

✤ **与桦树花粉产生交叉反应的水果和蔬菜。** 由于抗体发生交叉反应的可能性大，对桦树花粉过敏的患者也会对下列食物过敏，包括芹菜、苹果、桃、胡萝卜、梨、李子和樱桃。

✤ **与豚草花粉产生交叉反应的水果和蔬菜。** 由于抗体发生交叉反应的可能性大，对豚草花粉过敏的患者也会对香蕉和甜瓜过敏。

✤ **与艾草花粉产生交叉反应的水果和蔬菜。** 由于抗体发生交叉反应的可能性大，对艾草过敏的患者也会对芹菜、苹果、胡萝卜、猕猴桃和欧芹过敏。

✤ **毒常青藤。** 由于过敏原漆酚存在于所有毒常青藤类的植物中，所以对毒常青藤过敏的患者也会对芒果过敏（见第 281 页）。

✤ **柑橘类**（见第 187 页）。

✤ **酵母菌。** 对酵母菌过敏的患者需要避免所有含有酵母菌的食物，包括所有的发酵食物、葡萄酒、苹果酒、醋、部分水果（尤其是葡

消除食物不耐受所需的时间

如果你想在饮食中重新加入身体不耐受的食物，你必须至少等待 6 个月的时间，这绝不是随口一说。身体对食物的不耐受消失意味着身体不再针对食物中的蛋白质生成抗体，并且清除掉了已经生成的抗体（这是一个复杂的过程）。幸运的是，抗体和 B 细胞不会永不消失。血液中的 B 细胞最多存活几个月的时间，但经常只能存活几天的时间（一系列因素决定了 B 细胞可以存活的准确时间）。抗体的半衰期（身体清除现有的一半抗体所需的时间）为 2~23 天。（IgG 抗体是人体发生食物不耐受最常见的原因，它的半衰期最长。）所以，如果你身体内的 B 细胞存活时间短，清除 99% 的抗体大约需要 6 个月的时间（按照抗体最长的存活时间计算）。许多变量会影响到食物不耐受消失的时间，所以你需要耐心等待。

萄和李子）、酵母酱、咸味酱、加工过的肉类和鱼类、多种罐头食品、B 族维生素补剂（不包括明确标明不含有酵母菌的）、许多干果和一些补剂。

✚ 牛肉。

✚ 大蒜。

✚ 猕猴桃。

检测食物过敏的方法包括血液检查和皮肤试验。血液检查非常简单；最常见的为放射变应原吸附试验（RAST），通过测量血清中的 IgE 抗体，可确定人体是否对 160 余种食物过敏。皮肤试验的检测结果更加准确，它是把少量的过敏原以网格状放置在手臂或背部的皮肤上。然后刺破放置了过敏原的皮肤（或者把过敏原注射到皮下）。过一段时间后，检测皮肤反应的严重程度（通常皮肤会发红、肿胀或出现荨麻疹）。

如果你已经确诊对某种食物过敏或怀疑对某种食物过敏，你应该完全避免食用这种食物。

如果你食物过敏的情况非常严重，即使实行了原始饮食也无法根除，但是症状可以减轻。

你可能会对原始饮食推荐的食物不耐受——出现除了 IgE 反应以外的免疫反应（一般是出现 IgG、IgA 或 IgM 抗体；见第 28 页）。当你患有严重的肠漏症，所有进入人体的蛋白质都会穿过肠屏障和免疫系统发生反应。肠屏障功能受损越严重，免疫系统被激活的程度越大，出现食物不耐受的可能性越高。尽管在正常情况下这些食物不会刺激肠道或激活免疫系统，但由于食物不耐受，它们现在会加剧炎症。

你可以用 2~3 周的时间观察疑似过敏的食物是否会对身体产生影响，从而确定你对哪种（些）食物过敏。操作过程非常简单，你只需观察在吃某种食物时身体是否持续出现症状。不过，如果你怀疑的食物不止一种，可以要求医生为你进行 IgG 食物过敏检查（最好同时进行 IgA 和 IgM 检测），并帮你分析检查结果。如果你患有严重的肠漏症，那么许多食物的检测结果都会呈现阳性，你的医生可以帮助你确定需要避免食用的食物（身体反应最明显的食物）和可以适度食用的食物。

尽管原始饮食已经排除了最常见的不耐受食物（奶制品、鸡蛋、豆类、谷物和坚果），以下食物引发不耐受的频率也比较高。

● 苹果	● 羊肉
● 苹果醋	● 猪肉
● 牛肉	● 贝、虾、蟹
● 芹菜	● 木薯粉
● 鸡肉	● 葡萄酒
● 鱼类	● 酵母

你一旦排除了所有不耐受的食物，你的身体会开始好转。一旦肠道功能大幅度地恢复，免疫系统得到更好的调节，你最早可在 6 个月后恢复食用不耐受的食物（不过最安全的做法是等到自身免疫性疾病完全康复）。食物不耐受和食物过敏不同，食物不耐受只是暂时性的。

芒果过敏

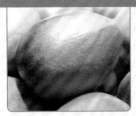

芒果含糖量极高，其中果糖含量占到一半以上：100克的芒果，或半杯多一点的芒果，总糖含量达到 14.8 克，葡萄糖含量为 0.7 克，果糖含量为 2.9 克，蔗糖含量为 9.9 克。芒果除了含糖量高，它还属于毒常青藤类。芒果皮含有漆酚，这种油也存在于毒常青藤和毒栎中，85% 的人在接触到这些植物时会因此出现皮疹。自身免疫性疾病患者即使是触摸芒果也会带来不小的麻烦，尤其是自身免疫性皮肤病患者，比如牛皮癣。

腰果和开心果也属于毒常青藤类。患者如想在病情康复后恢复食用坚果（遵照第九章的要求），一定要特别小心腰果和开心果，尤其是接触毒常青藤和毒栎后发生反应的患者。

这意味着如果你坚持一段时间避免食用这些食物，同时修复肠屏障功能，大部分的食物都可以重新加入到饮食中。

食物敏感是另外一种情况。食物敏感不会引发抗体的生成，所以它不同于食物过敏和食物不耐受。食物敏感可能源于其他作用机制，包括肠道功能严重失调（例如，细菌代谢产物的生成可能导致食物敏感）或者人体不能够处理或代谢某种物质（其原因可能是炎症、肠道损伤、肝功能劳损或其他组织损伤）。

如果肠道受损或发生炎症，那么任何食物都可能引发食物敏感，诊断难度大。通常情况下，没有专门的方法检测食物敏感；唯一确定食物敏感的方法是通过饮食逐一排除。最常见的食物敏感如下，它们可能会阻碍身体自愈。

- "发漫"敏感（见第 191 页）
- 组胺敏感
- 亚硫酸盐敏感
- 水杨酸盐敏感

循环饮食和时令饮食

如果你患有严重的肠漏症、肠道炎症或损伤，你很有可能出现食物不耐受和食物敏感的情况。你一旦找到罪魁祸首并把它们排除在外，身体自愈的速度应该会加快。但是，在肠道修复的过程中，你如何避免出现新的食物不耐受或敏感呢？

最好的方法是进行循环饮食或轮换饮食。将时间分几个阶段，在一个阶段内（一般 1~3 周）你只选择原始饮食推荐的一部分食物。比如，你在第一个阶段可以选择三文鱼、牛肉、鸡肉和牡蛎作为蛋白质的来源。在第二个阶段可以选择鲭鱼、鳟鱼、羊肉、鸸鹋和虾作为蛋白质来源。在最后一个阶段，你可以选择大比目鱼、鬼头刀鱼、猪肉、野牛肉和扇贝。如果你以前饮食种类丰富，这可能会有些困难。你可以按照肉类、海鲜、蔬菜和水果的分类列出不同时间段的食物清单。

另外一种方法是按照时令选择食物（这种方法主要适用于水果和蔬菜，所以你可以把两种方法结合起来）。这意味着你应当购买当地种植的时令蔬菜和水果，你所居之处的气候将决定能够采购到的蔬菜和水果种类。比如，草莓和芦笋的收获季节在晚春，桃子和樱桃在夏天，苹果在秋天，而柑橘类水果和十字花科蔬菜——比如甘蓝和球芽甘蓝在冬天。要想吃到时令蔬菜水果（而且是质量上乘的），一个简单的方法是到当地农场和农贸市场采购。如果你住的地方离农场和农贸市场都比较远，到这些地方采购有些不切实际，你可能需要从食品杂货店采购（一定要采购时令蔬果，即使不是当地种植的，也没有关系）。另外，时令蔬菜和水果的价格会低一些（供应充足），对于预算紧张的人来说这绝对是一个不错的选择。

- 自身免疫性疾病引发的其他敏感症（医生会告诉你具体情况）

食物敏感症均会加剧身体自愈的难度，也会拖延排查问题的时间，令患者感到沮丧。和本章提到的所有令人感到困惑的问题一样，要想解决问题，你应该咨询具有资质的医生。

时令蔬菜和水果*

春季

- 杏
- 洋蓟
- 芝麻菜
- 芦笋
- 甜菜
- 花椰菜
- 香葱
- 羽衣甘蓝
- 茴香
- 蕨菜
- 大蒜
- 西柚
- 蜜瓜
- 豆薯
- 甘蓝
- 大头菜
- 青柠
- 芒果
- 芥菜
- 橙子
- 菠萝
- 菊苣
- 大黄
- 菠菜
- 嫩莴苣叶
- 草莓
- 红萝卜
- 豆瓣菜

夏季

- 杏
- 芝麻菜
- 沙梨
- 甜菜
- 黑醋栗
- 黑莓
- 蓝莓
- 花椰菜
- 樱桃
- 黄瓜
- 无花果
- 大蒜
- 葡萄
- 猕猴桃
- 青柠
- 甜瓜
- 油桃
- 秋葵
- 百香果
- 桃
- 菠萝
- 李子
- 萝卜
- 树莓
- 草莓
- 西葫芦

一年四季均有的蔬菜和水果

- 牛油果
- 香蕉
- 甜菜叶
- 花椰菜苗
- 卷心菜
- 胡萝卜
- 芹菜
- 芹菜根
- 韭菜
- 柠檬
- 莴苣
- 蘑菇
- 洋葱
- 木瓜
- 欧洲萝卜
- 青葱
- 红萝卜

秋季

- 苹果
- 芝麻菜
- 沙梨
- 白菜
- 花椰菜
- 球芽甘蓝
- 番荔枝
- 椰子
- 蔓越莓
- 白萝卜
- 大蒜
- 姜
- 葡萄
- 番石榴
- 黑果
- 洋姜
- 豆薯
- 甘蓝
- 大头菜
- 金橘
- 百香果
- 梨
- 石榴
- 南瓜
- 柑橘
- 菊苣
- 甘薯
- 笋瓜

冬季

- 苹果
- 白菜
- 球芽甘蓝
- 花椰菜
- 番荔枝
- 椰子
- 羽衣甘蓝
- 枣
- 西柚
- 豆薯
- 甘蓝
- 猕猴桃
- 大头菜
- 青柠
- 橙子
- 百香果
- 梨
- 柿子
- 菠萝
- 石榴
- 柚子
- 红醋栗
- 芜菁
- 甘蓝
- 甘薯
- 橘子
- 笋瓜
- 山药

*北美洲农产收获为主，每个地区各不相同。

组胺不耐受

当人体内的组胺含量超过人体可以承受的范围，便会发生组胺不耐受。

组胺是饮食中的正常组成部分（至少少量摄入对人体无害），也是肠道细菌的正常产物。组胺是一种被称为生物胺的分子（在发生过敏反应时，身体会生成这一重要的化学物质；见趣味知识：生物胺是氨基酸脱羧后的产物。组胺是组氨酸脱羧后的产物。

第 279 页）。在健康人体内，肠道内的酶会快速去除组胺和其他生物胺的毒性。但是当人体生成大量组胺，超出正常水平，或者解毒酶的活性特别低时（或者两种情况同时发生），便会出现组胺不耐受。如果你患有甲状腺疾病或正在服用补充甲状腺激素的药物（特别是服用剂量大），那么你出现组胺不耐受的可能性更大。

两种酶可以分解组胺。二胺氧化酶（DAO）由肠上皮细胞分泌，它在细胞外甚至在肠腔内把组胺转变成咪唑乙醛，从而使组胺失去活性。DAO 是阻断肠道吸收组胺的主要屏障。第二种酶叫作组胺 N-甲基转移酶（HMT），存在于肠上皮细胞中，它可以把组胺转变成 N_4-甲基组胺，也会使组胺失去活性。尽管大部分的研究认为组胺不耐受是因为人体缺乏 DAO，但缺乏 HMT 也可能是造成组胺不耐受的原因。另外，DAO 的基因发生突变、DAO 的活性降低，也会造成组胺不耐受。（和其他人种相比，高加索人出现此种基因突变的频率最高，不过这还需要更多研究进行证明。）

如果人体的肠屏障功能受损，肠上皮细胞就无法分泌足量的 DAO。肠漏症也会导致组胺在没有经过肠上皮细胞的情况下便进入人体，而在正常情况下，HMT 应该降解掉组胺。此外，HMT 通过甲基化反应使得组胺丧失活性，所以人体缺乏微量营养素会导致 HMT 活性降低（见第 65 页）。如果组胺没有在 DAO 或 HMT 的作用下失去活性，直接被人体吸收，进入血液，它会对人体造成严重的危害，严重的肠漏症患者有可能出现这种情况。

另外，肠道功能失调的患者会生成大量的组胺，超过正常水平，特别是 SIBO 的患者。食物在处理、加工或发酵的过程中会生成组胺。

鱼类、加工肉类和发酵肉类、奶酪、发酵蔬菜、大豆制品和酒类饮品特别容易在加工或包装过程中生成大量的组胺。组氨酸经过各种细菌的代谢转变成组胺。含有脱酸酶的微生物也能生成其他种类的生物胺。一般来说，这些细菌会导致食物变质，不过在食物腐烂之前它们可以生成大量的组胺。生成组胺的细菌来自以下菌属：乳酸菌属、梭状杆菌属、摩根菌属、肺炎克雷伯菌属、哈夫尼菌属、变形杆菌属、肠杆菌属、弧菌属、不动杆菌属、假单胞菌属、气单胞菌属、邻单胞菌属、葡萄球菌属、片球菌属、链球菌属和微球菌属。甚至大肠杆菌也可以生成组胺。你可能发现其中有许多细菌正常存在于肠道中（所以我们必须有 DAO 屏障），SIBO 会导致一些细菌的数量激增（见第 271 页）。这意味着这些细菌不仅会增加食物中的组胺数量，也会增加肠道内的组胺数量。

这些细菌是如何进入食物的呢？总的来说，它们普遍存在于环境中。例如，大部分的细菌都存在于水中，所以在捕捞之前，细菌已经依附在鱼的体表，甚至已经进入鱼体内。当温度低于 15℃，细菌会失去大部分的活性，所以鱼生成大量的组胺是处理不当的结果（从水中捕捞出来后没有快速冷冻或在处理、加工和包装过程中温度不够低）。（大部分的鱼刚从海洋、湖泊或河流中捕捞上来时，体内的组胺含量可以忽略。）即使在低温环境下，细菌依然有一定的活性，因此如果冷冻时间过长，组胺水平仍然会不断累积。食物生成组胺表明食物被污染或食物变质。实际上，食物中的组胺是导致食物中毒的来源，尤其是含有组胺的鱼类。有时候，在加工制作某些食物时，会专门加入生成组胺的细菌，如奶酪、发酵香肠、大豆制品和发酵蔬菜（不过这样做的目的显然不是为了生成组胺而是为了加快发酵的速度）。

还有一些其他因素也会造成组胺不耐受。如果由于自身免疫性疾病或未被确诊的食物或

对其他生物胺不耐受？

　　组胺不是唯一会伤害身体的生物胺，尤其是当剂量很高的时候，许多生物胺都会危害身体。酪胺的毒性排在第二位，把组氨酸转变成组胺的细菌（如乳酸菌、肉食杆菌和微球菌）也会把酪氨酸转变成酪胺。组胺含量高的食物，其他生物胺的含量也高，因此，即使你对其他生物胺敏感，需要避免的食物并没有增加。

　　另外，摄入其他生物胺实际上会加剧人体对组胺的反应。这是因为一些生物胺会抑制组胺的代谢，还有一些生物胺甚至会增加穿过肠屏障的组胺数量。

环境中的过敏原、嗜碱性粒细胞和肥大细胞（在免疫反应和过敏反应过程中，这两类细胞会释放组胺；见第22页）被激活了，你会对食物中的组胺更加敏感，原因很简单，体内基础的组胺水平增加了。许多药物还会抑制DAO的活性，包括医生常开的肌松药、麻醉剂、镇痛药、局部麻醉剂、降压药、利尿剂、抗生素、H$_2$阻断剂（见第152页）和抗抑郁药。另外，酒精不但会抑制DAO的活性，而且葡萄酒和啤酒本身就含有大量的组胺（尤其是红葡萄酒）。

　　组胺不耐受的症状和过敏症状相似，包括腹泻、头痛，鼻窦炎症状（鼻塞、流鼻涕、鼻窦压力增加、鼻窦疼痛、打喷嚏、嗅觉障碍）、眼睛发痒或易流眼泪、哮喘、低血压、心律不齐（变快、变缓或心率不规律）、荨麻疹、皮疹、皮肤发红等（见第279页）。一般情况下，组胺不耐受的患者在摄入高组胺含量的食物后会在较短时间内出现反应。诊断组胺不耐受最常用的方法是记录食物和症状日志，不过血液检查也可以测量人体内的组胺水平和DAO水平，以帮助诊断病情（血清中的DAO水平是否可以代表肠道中的DAO水平依然存在争议）。根据估算，1%的人对组胺不耐受，以中年人为主。但是，许多研究人员认为实际数字远远高于估算

值，因为直到最近组胺不耐受才被纳入病理学的范畴。

　　医生通常建议组胺不耐受的患者采用无组胺饮食。做到这一点绝不是一件易事，因为食物中的组胺含量千差万别（不仅食物的处理方式和加工方式会影响其组胺含量，而且在发酵过程中使用的细菌也会影响组胺的含量）。另外，食物标签上通常不会标明组胺含量，只要组胺含量不超过安全标准即可（组胺含量过高会导致食物中毒）。只有当患者误食了大量组胺时，医生才会建议使用抗组胺药，但此类药物不能用于长期治疗。虽然现在可以买到DAO补剂（一般取自猪的肾酶），但是还没有临床试验证明其有效性。椰子油和棕榈油中的健康脂肪含有中链脂肪酸甘油三酯（MCT），它可以提高DAO的活性，可能对组胺不耐受患者有利。

　　原始饮食已经排除了通常含有大量组胺的食物，包括酸奶、酸奶油、奶酪（荷兰产高德干酪、法国卡门贝所产的软质乳酪、英国产的切达干酪、瑞士奶酪、哈尔茨奶酪、太尔西特干酪、帕米桑干酪）、含有茄科植物或种子类香料的腌肉、酒精饮品（白葡萄酒、红葡萄酒、香槟酒、雪莉酒、啤酒）、番茄、番茄酱、茄子、咖啡、巧克力、可可豆和大豆制品（尤其是发酵的大豆制品）。但原始饮食还包括以下可能含有大量组胺的食物。

✚ 酒精饮品。
- 白葡萄酒（即使在烹饪中酒精已经挥发掉）
- 红葡萄酒（即使在烹饪中酒精已经挥发掉）
- 香槟酒（即使在烹饪中酒精已经挥发掉）
- 雪莉酒（即使在烹饪中酒精已经挥发掉）

✚ 发酵、腌制肉类。
- 干腌香肠　　　● 发酵火腿　　　● 发酵香肠

✚ 鱼类。
- 鳀鱼　　　　　　　● 虱目鱼干
- 鲣鱼　　　　　　　● 鱼露
- 腹翼鲭　　　　　　● 鱼酱（风味鱼酱）

- 鲱鱼
- 鲭鱼
- 青枪鱼
- 皮尔彻德鱼
- 竹荚鱼
- 金带细鲹
- 沙丁鱼（组胺含量不确定；有的不含组胺）
- 秋刀鱼
- 虾酱
- 金枪鱼（组胺含量不确定；有的不含组胺）
- 任何储存时间过长或处理不当的鱼

✤ 水果。
- 香蕉　　　● 橙子　　　● 草莓
- 葡萄　　　● 菠萝　　　● 橘子

✤ 绿茶。

✤ 猪肉。

✤ 酸白菜（其他乳酸发酵的蔬菜和水果也有可能含有组胺）。

✤ 菠菜。

　　除了受食物处理和加工方式的影响，一些食物更容易形成组胺。上述食物的平均组胺含量为每千克2~4000毫克，其中香肠、鳕鱼、鲭鱼、猪肉和菠菜的组胺含量最高，菠萝、草莓、葡萄、橘子和香蕉的组胺含量最低。

　　有些食物具有释放组胺的特性，这意味着它们本身不含有组胺，但是一旦进入人体，它们会刺激肥大细胞释放组胺。原始饮食法已经排除了部分此类食物，包括蛋白、巧克力、可可豆、番茄、坚果、各种食品添加剂和一些香料（鉴于香肠、意大利蒜味腊肠、番茄和茄子含有大量的组胺，初步判定茄科植物具有释放组胺的特性，但没有最终确定）。但是，原始饮食包含了一些具有释放组胺特性的食物，包括：

- 柑橘类水果
- 甲壳类动物
- 鱼类
- 甘草
- 木瓜
- 菠萝
- 猪肉
- 菠菜
- 草莓

　　由于组胺不耐受患者体内的肠道细菌（特别是在细菌过度增长的情况下）生成的组胺数量并不确定（并且变化可能非常大），我们无法根据食物内组氨酸的含量确定哪些食物可以吃，哪些不可以吃。如果你已经确诊为组胺不耐受，在避免食用含有组胺的食物后，症状有所缓解（但没有完全消失），那么你可以与你的医生商量下，是否需要减少肉类、鱼类、贝类、虾蟹（组氨酸含量最高的食物）。按照本书详细（非常详细）列出的建议，恢复肠道菌群和肠屏障功能也非常重要。因为组胺不耐受同时反映了肠道受损、肠漏症以及肠道功能失调的情况（除了基因突变的情况），在实行原始饮食的过程中，组胺不耐受的症状可能会减轻，直至完全消失。

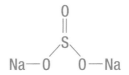

亚硫酸盐敏感

　　亚硫酸盐是一类化学物质（包括亚硫酸钠、亚硫酸氢钠、焦亚硫酸钠、亚硫酸钾、亚硫酸氢钾、焦亚硫酸钾和二氧化硫），商业用途广泛。亚硫酸盐在食品工业中应用广泛，可用作防腐剂，防止食物在准备、储存和分配的过程中出现脱色或褐变的情况。亚硫酸盐还广泛应用于医药产业，在工业领域也有其用武之地。

　　早在几百年前，亚硫酸盐就开始应用于酿酒产业。由于人们认为亚硫酸盐对人体无害，在20世纪70年代和80年代，亚硫酸盐在食品和饮品工业的使用量急剧增加。但是，当人们发现亚硫酸盐会引发严重的人体反应，并且随着案例的增加，FDA最终禁止在处理新鲜的蔬菜和水果时使用亚硫酸盐（以前使用亚硫酸盐是为了让蔬菜和水果看上去新鲜）。在处理土豆和虾，生产啤酒、葡萄酒和许多加工和提前包装的食品时，我们依然使用亚硫酸盐。

亚硫酸盐引发的人体反应和哮喘症状相同，轻则气喘，重则危及生命。呼吸困难是最常见的症状，其他可能出现的症状包括皮炎（湿疹）、荨麻疹、皮肤发红、血压过低（低血压）、腹痛、腹泻和过敏性反应。尽管一些人在接受过敏原测试（见第280页）时，会对亚硫酸盐发生反应，但是亚硫酸盐敏感一般不是通过生成 IgE 抗体来介导的。口服焦亚硫酸盐可以用来检测亚硫酸盐敏感，当患者服用焦亚硫酸盐的剂量不断增加时，医生通过观察肺功能的变化来诊断病情。排除饮食法也可检测亚硫酸盐敏感。

亚硫酸盐敏感的确切机制尚不清楚。但是我们已经发现亚硫酸盐会影响免疫系统，这可能是其引发的症状类似于哮喘和过敏的原因。当在细胞培养系统中研究亚硫酸盐时，我们会发现亚硫酸盐抑制 Th1 型免疫反应，包括抑制 Th1 细胞分泌细胞因子。尽管没有进行临床试验，但是一般认为亚硫酸盐可过分刺激 Th2 细胞，导致人体在接触过敏原时发生过敏反应和免疫反应的可能性增大，进而增加人体罹患免疫疾病的风险，如过敏、哮喘和湿疹。鉴于亚硫酸盐对人体免疫系统的影响，接触亚硫酸盐也会阻碍身体自愈。

大多数国家规定，如果生产商使用亚硫酸盐作为防腐剂，必须在食物标签上标明，但如果生产商没有明确使用亚硫酸盐作为防腐剂，只是在食品加工过程中使用了亚硫酸盐，国家不硬性规定生产商必须在食物标签上标明。原始饮食已经排除了通常含有亚硫酸盐的大部分食物（如玉米淀粉、土豆淀粉、番茄泥和加工食品）。但是，原始饮食包含了一些不确定是否含有亚硫酸盐的食物（是否含有亚硫酸盐取决于食物的成分表；生产商不同，食物中的亚硫酸盐含量也不相同），包括：

- 苹果酒或苹果醋
- 瓶装的柠檬汁和青柠汁，及其浓缩液
- 罐装和冷冻的蔬菜和水果
- 调味品（例如，芥末、经巴氏消毒的咸菜、经巴氏消毒的酸白菜）
- 熟食肉、热狗和香肠（即使用的香料是"安全的"）
- 水果干和蔬菜干（例如，杏脯、椰干、葡萄干、甘薯干）
- 干草药、香料和茶叶
- 鱼类、甲壳类和贝类
- 水果汁和蔬菜汁
- 明胶
- 牛油果酱
- 果酱、果胶、蜜饯和橘子酱
- 糖浆
- 醋和酒醋
- 葡萄酒和起泡葡萄酒（即使酒精已经在烹饪中挥发掉）

一般情况下，质量上乘的食品不会添加亚硫酸盐。许多生产商，尤其是有机食品的生产商都标榜自己生产的食物没有添加亚硫酸盐，所以在标签上寻找或向别人打听是值得的。许多药物添加了亚硫酸盐，包括一些用于治疗哮喘和过敏反应的药物（这很矛盾）。事实上，人体接触亚硫酸盐的主要来源为药物而非食物。如果你不确定服用的药物是否含有亚硫酸盐，你可以询问药剂师或联系生产商。润肤乳、洗面奶、洗发剂、护发素和酵母霜也可能含有亚硫酸钠。因为一些人的皮肤对亚硫酸盐敏感，所以这一点需要注意，尤其是自身免疫性皮肤病的患者。

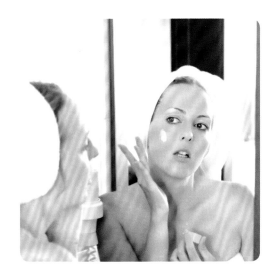

水杨酸盐敏感

水杨酸盐类包括水杨酸盐和水杨酸酯，水杨酸是一种有机酸，是阿司匹林和其他镇痛药的重要成分。化妆品和美容产品经常含有水杨酸，许多植物也天然含有浓度不同的水杨酸。植物中的水杨酸盐发挥免疫激素的作用，保护植物免受疾病、昆虫、真菌和细菌的感染。

水杨酸盐类进入人体后转变成水杨酸。高剂量的水杨酸会导致人体中毒，它是人体意外中毒致死的首要原因之一。高剂量的水杨酸会引发如下反应。

✿ **呼吸性碱中毒**。水杨酸会刺激脑干的呼吸中枢，这会导致换气过度，而换气过度会升高血液的 pH（酸性降低，碱性增加）。

✿ **代谢性酸中毒和体温过高**。水杨酸会干预线粒体的代谢（三羟酸循环；见第 105 页），这会限制 ATP 的生成，导致有氧代谢转变为无氧代谢。丙酮酸和乳酸在人体内堆积，产生更多热量，因此，血液和组织的 pH 降低（酸性增加，碱性降低），体温升高。

在急性水杨酸中毒发生初期，由于体内排泄碳酸氢钾和碳酸氢钠，呼吸性碱中毒引发碱性尿。这时出现的症状包括恶心、呕吐、过度出汗、耳鸣（耳朵嗡嗡作响）、眩晕、换气过度、心动过速。随着中毒加深，尽管呼吸性碱中毒依然存在，但尿液开始变成酸性，这是因为丙酮酸和乳酸在人体内堆积，而且钾的含量下降。此时还会出现的症状有体温过高（发热）、烦乱、

精神错乱、出现幻觉、抽搐、嗜睡和昏迷。在水杨酸中毒的最后阶段，人体出现的症状有脱水、低钾血症和代谢性酸中毒。如果不及时治疗，严重的水杨酸中毒可危及生命。

如果有水杨酸盐敏感，少剂量的水杨酸盐即可引发中毒症状。水杨酸盐敏感一开始被认为属于药物的不良反应，直到今日，大部分的研究还是以含有水杨酸盐或水杨酸的药物为主。关于水杨酸盐敏感的研究还需要进一步进行，不过水杨酸盐敏感的定义已经包括对含有大量水杨酸盐的食物、清洁产品和美容产品的敏感。典型的水杨酸过敏反应包括胃肠道反应、哮喘相关反应或假过敏性反应（即过敏性反应的症状不是由 IgE 抗体引发的）。水杨酸盐敏感的症状包括：

- 哮喘和其他呼吸困难的症状，比如咳嗽不止
- 皮肤颜色变化
- 抑郁和焦虑
- 疲乏
- 头痛
- 皮肤瘙痒、荨麻疹或皮炎
- 失忆、注意力难以集中（和注意力缺陷障碍有关）
- 鼻塞或鼻窦炎

- 眼睛疼痛、瘙痒、肿胀或有灼烧的感觉
- 腹痛、恶心或腹泻
- 手、脚、眼睑、脸或嘴唇肿胀（血管性水肿）
- 耳鸣

现在尚无方法检测水杨酸盐敏感。你只能通过大幅度减少与水杨酸盐的接触来观察身体的反应，从而判断是否对水杨酸盐敏感。这不仅需要避免摄入水杨酸盐，还需要避免皮肤局部接触和吸入水杨酸盐，水杨酸特别容易通过皮肤和肺部被身体吸收。下列产品经常含有大量的水杨酸盐或水杨酸：

- 去痘产品
- 空气清新剂
- 我可舒适（一种泡腾剂式的消食片药品，用于治疗消化不良）
- 薄荷糖
- 芳香泡沫剂
- 口香糖
- 清洁产品
- 化妆品
- 洗涤剂
- 芳香剂和香水
- 发胶、啫喱、摩丝
- 口红和唇彩
- 洗剂
- 喉糖
- 药物（包括阿司匹林和其他非甾体抗炎药）
- 漱口水
- 缓解肌肉疼痛的药膏
- 镇痛药
- 洗发液和护发素
- 刮胡膏
- 皮肤清洁剂和磨砂膏
- 肥皂
- 防晒霜和助晒乳
- 牙膏
- 身体局部使用的乳霜

- 去疣和去角质产品

我要特别强调，水杨酸被认为是一种人体必需的微量营养素，甚至被等同于维生素。它具有抗炎、抗动脉粥样硬化和抗肿瘤的功效，这意味着它可以用于防治心血管疾病和癌症。一些研究人员认为，蔬菜和水果含量高的饮食方式之所以可以降低心血管疾病和癌症的风险，正是因为水杨酸的存在——它的作用比膳食纤维、维生素和矿物质还要大！有水杨酸盐敏感的人群除了避免药物接触和环境接触（接触水杨酸盐的主要途径），是否还需要避免食用含有水杨酸盐的食物依然存在巨大的争议。

人体缺乏 Ω-3 脂肪酸或锌可能会导致水杨酸盐敏感。水杨酸的一个作用是在 cox2 介导的花生四烯酸代谢过程中抑制促炎性前列腺素的形成（见第 112—113 页）。但是如果细胞膜缺少 DHA 和 EPA，水杨酸就不能发挥其作用。研究显示，水杨酸盐敏感患者在服用大剂量的 Ω-3 脂肪酸补剂（以鱼油的形式）后，症状大幅度地好转。动物实验也显示了锌补剂（同时服用高剂量的水杨酸）可以防止出现水杨酸盐中毒的症状。

水杨酸盐敏感会导致许多胃肠道失调疾病，比如结肠炎和克罗恩病，以及哮喘（不建议哮喘患者使用阿司匹林和其他非甾体抗炎药）。但是，我已经提到过，人体缺乏 Ω-3 脂肪酸和锌有可能引发上述疾病（见第 74 页和第 69 页），所以补充 Ω-3 脂肪酸和锌可能是阻止水杨酸盐引发免疫性疾病和自身免疫性疾病的关键。

研究显示，食物中含有的水杨酸盐（和乙酰水杨酸盐）很少，远低于其他接触源。（这些研究结果证明，阿司匹林完全可以用于防治心血管疾病，乙酰水杨酸盐药物也可用于治疗癌症。）水杨酸盐敏感患者完全不必排除含有水杨酸盐的食物（尤其是原始饮食已经排除了大部分水杨酸盐含量特别高的食物，比如茄科植物和酒精）——如果你能够摄入丰富的 Ω-3 脂肪酸、锌和其他所有必需营养素，你更不需要避免食用这些食物了。

如果你已经确诊患有水杨酸盐敏感，你需要摄入富含 Ω-3 脂肪酸和锌的食物（参见封底二维码链接的营养成分表）。你可能想做电解质检测（一项简单的血液检查），以防水杨酸盐对人体电解质产生影响，尤其是对钾离子产生影响。如果你出现电解质失衡的状况，你可以通过饮食补充缺乏的电解质。原始饮食中水杨酸盐含量最高的食物如下：

● 所有的水果干和果汁

● 芦笋

● 红茶

● 青苹果

● 油桃

● 草药和香料（肉桂、迷迭香、百里香、牛至、姜黄和薄荷）

● 大部分的浆果

● 橙子

● 菠萝

● 橘子

交叉污染

如果你有食物过敏、食物不耐受或食物敏感，即使少量的过敏原都可能带来麻烦，注意我用的词是可能。比如，有些人即使接触到非常少量的麸质也会出现剧烈的反应，但是有些人必须摄入一定量的食物才会出现"发漫"不耐受的症状。如果一些食物会引发强烈的身体反应，你一定要小心，有可能会出现交叉污染的状况。

比如，如果你生活在一个其他成员都食用含麸质食物的家庭中，那你在准备食物的过程中一定要特别小心，确保含麸质的食物没有污

如果出现其他敏感该怎么办？

还有其他一些经常被诊断出（或自我诊断）的食物敏感，包括谷氨酸钠敏感（有时也被称为谷氨酸盐敏感）、草酸盐敏感或草酸敏感（见第 100 页）——即便证明这些敏感存在的科学研究非常有限。此外，许多敏感可能是由自身免疫性疾病直接导致的，尤其是影响肝脏或肾脏的自身免疫性疾病。如果你知道某种食物会引发身体反应，那么不论科学文献是否有相关记载，不论原始饮食是否包含这些食物，你都应该避免食用。

染你的盘子。你需要准备两个切菜板，一个用于准备含有麸质的食物，另一个用于准备不含有麸质的食物（两个切菜板切不可放在一起）。另外，你在储存食物时应该把含有麸质的食物和不含有麸质的食物分开放置在橱柜或冰箱里。在处理含有麸质的食物时，你应该佩戴手套——更好的方法是请别人帮忙处理。最佳方法是请食用含麸质食物的人阅读第二章，这样他（或她）就不会食用了。如果你需要使用相同的餐具盛放含麸质和不含麸质的食物，那么你需要把所用的餐具清洗干净。

你可能认为自己的病情并不严重，不至于采取如此极端的方法，当然不是每个人都需要这样做。但是如果你发现身体的症状迟迟没有减轻，你也找不到原因，那么罪魁祸首可能就是交叉污染。你也需要再次核查成分表，一些"香料"可能隐藏了问题食物。你需要仔细阅读家中所有食物、药物和补剂的成分表。你一定要小心在生产过程中容易被污染的食物（见第 84—85 页）。如果你没有快速康复，你也不确定食用的食物是否安全，你可以在 3~4 周的时间内暂时停止食用这种食物，观察症状是否开始减轻。

支持器官功能

由于自身免疫性疾病（如 1 型糖尿病或桥本甲状腺炎）、缺乏微量营养素造成的器官损伤、全身性炎症或肠漏症，你可能需要借助外力确保器官正常运转（比如，由于肠渗漏，内毒素从肠道进入血液，肝脏不得不完成繁重的解毒任务，从而可能出现劳损）。

如果你因为自身免疫性疾病一直在服用维持器官功能的药物，你希望在实行原始饮食后可以减少用量或完全停止服用药物。和我之前讨论过的一样，你必须在有资质的医生的指导下做这种事，需要频繁检查器官功能（比如检查甲状腺激素水平是否正常），由此判断是否需要服用药物。一旦发现症状减轻，你可能会欣喜若狂，希望立刻停止服药。虽然有些人可以立刻停止某些药物，但是有些人依然需要无限期地继续服药，否则无法确保器官正常运转。不论你如何调整，你都需要事先咨询医生，这一点非常重要。

无法正常工作的器官不限于被疾病攻击的器官。不论你患有何种自身免疫性疾病，都会给一些器官带来严重的压力，尤其是甲状腺和肝脏。你未必会遭遇这种情况，但如果你在实行原始饮食后，未实现预期效果，那么你需要了解自身是否出现了以上情况。

甲状腺激素控制人体的新陈代谢，所以健康的甲状腺对身体健康至关重要。没有人知道亚临床甲状腺功能减退症（指甲状腺功能没有发生严格意义上的减退，但是其功能没有处在理想状态）到底多么普遍，但是它非常常见，而且可能会阻碍身体的恢复。会出现的症状包括疲乏、体重增加或无法减轻体重、抑郁、易怒、躁动、皮肤干燥、掉头发、指甲易碎，女性还会出现月经过多的症状。

检查甲状腺功能的最佳方法是进行全面的甲状腺血液检查（这要比普通的体检更为全面）。如果你的甲状腺功能略有减退，但是还没有低到需要补充甲状腺激素的程度，那么你可以检测一下体内碘、硒、铁和锌的水平（你可以考虑通过调整饮食或服用有针对性的补剂来补充缺乏的元素）。饮食中碳水化合物的含量过低或过高都会影响甲状腺，所以你一定要确保饮食中的碳水化合物含量充足但不过量（见第 200 页）。皮质醇水平也会对甲状腺功能产生巨大的影响，所以如果想让甲状腺功能恢复到最佳状态，你还需要合理管控压力和保证充足睡眠。

一系列导致自身免疫性疾病的因素也会对肝脏产生负面的影响，包括因肠道功能失调和肠屏障功能紊乱导致内毒素和其他毒素进入人体（见第 41 页）、果糖摄入量过多（见第 108 页）、身体其他部位的免疫细胞分泌促炎性细胞因子，以及人体缺乏肝功能正常运转所需的营养素。此外，重金属中毒也会损伤肝脏（见第 36 页），重金属中毒可以通过血液检查和毛发或指甲分析检测出来。鉴于众多的人体系统有赖于肝脏发挥其最佳功能，需要一些外力来维持肝脏功能丝毫不令人惊讶。

相关研究已经发现奶蓟草（水飞蓟）可以治疗肝脏疾病。水飞蓟素是治疗疾病的有效成分，它分布在整棵植物，但果实和种子中的含量最高。水飞蓟素具有强大的抗氧化功能，并通过阻止毒素结合肝细胞表面的细胞膜受体，发挥毒素阻断剂的作用。水飞蓟素保护肝脏免受毒素、辐射和铁超载的损害。水飞蓟素已用于治疗酒精性肝病、急性病毒性肝炎和慢性病毒性肝炎，以及毒素引发的肝脏疾病，并取得了成功（有一些研究发现水飞蓟素没有治疗效果，还有许多研究发现维生素 C 具有同样好的效果）。虽然原始饮食一般不推荐食用植物的种子，但是奶蓟草种子的提取物是非常有用的补剂（除非对补剂中含有的少量酒精不耐受；见第 97 页）。奶蓟草茶也是一个不错的选择。

支持甲基化（见第 16 页）作用的营养素也有利于维持肝脏功能，不论是补剂的形式还是来自于食物。这些营养素包括硒、硫、甜菜碱和 B 族维生素（特别是维生素 B_6、维生素 B_9 和维生素 B_{12}；见第 65 页）。另外，钼、硒、镁和 α-硫辛酸可用于治疗重金属中毒。

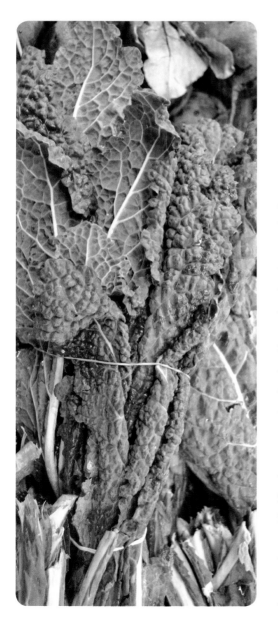

加强血糖调节

如果你曾经患有代谢失调引发的疾病（比如肥胖、高血压、心血管疾病、血液胆固醇含量特别高、2 型糖尿病或妊娠期糖尿病），你可能需要更加重视血糖调节。不过，即使你自己不重视，皮质醇失调、胰岛素抵抗、瘦素抵抗，甚至一些营养素缺乏都可能会影响血糖控制，迫使你更加重视血糖调节，否则身体无法自愈。事实上，即使不存在其他危险因素，一些自身免疫性疾病，如牛皮癣和银屑病性关节炎，也会引发代谢综合征。

监测你的血糖水平的最简单的方法是使用血糖仪，我已经在第 188 页讲述过了。但是，在购买血糖仪之前，你应先审视一下饮食中的糖含量。比如，如果你发现自己吃了太多的甜食、大量的水果或中度升糖负荷的蔬菜，你可以减少碳水化合物的摄入量，观察症状是否减轻。一些人根本无法食用水果，这可能是因为相比于其他碳水化合物，如淀粉类蔬菜，水果对血糖的影响更大。

如果你对糖类有强烈的欲望，这表明你没有合理管控压力或睡眠不足。合理管控压力和保证睡眠时间比克制自身的欲望简单。一旦你控制好压力、保证充足睡眠，减少糖类摄入量便会轻松很多。有些人发现，空腹时服用 L-谷氨酰胺补剂可以降低对糖类的欲望（该补剂也可以帮助修复肠屏障功能；见第 293 页）。另一些人发现，两餐之间吃一勺椰子油可以降低对糖类的渴望。不过还有一部分人必须依靠全面的戒糖计划，调整新陈代谢，消除对糖类的欲望。

此外，如果你已经按照本书的建议积极地调整饮食和生活方式，你还可以服用一些补剂，帮助恢复胰岛素敏感性。这些补剂包括：铬（牡蛎、动物内脏、瘦肉、苹果、香蕉、菠菜和糖蜜富含铬）、肌醇（新鲜的水果，尤其是哈密瓜和柑橘类水果富含肌醇）、α-硫辛酸（动物内脏、瘦肉、绿叶菜、花椰菜和球芽甘蓝富含 α-硫辛酸）、辅酶 Q_{10}（动物的心脏和其他器官含有特别丰富的辅酶 Q_{10}；见第 177 页），还有肉桂。

微量营养素缺乏

人体缺乏维生素或矿物质会妨碍身体自愈。糟糕的是，当肠道严重受损时，肠道无法吸收营养素，人体内的一些微量营养素很难恢复到正常水平，而这些营养素恰恰是肠道修复所需要的，人体的自愈过程陷入僵局。在这种情况下，你可以接受检查，确定缺乏的微量营养素，然后有针对性地服用补剂。

通常情况下，血液检查是检测微量营养素缺乏的主要方法，不过有些时候尿液检查结果更加准确。一旦检查结束，确定身体缺乏微量营养素，你应该咨询医生，制订计划方案，使得微量营养素恢复正常水平。

解决方法并不总是像服用补剂那样简单，所以你必须咨询具有资质的医生。有的时候，人体缺乏某种微量营养素，表明你实际需要补充另外一种营养素。比如，人体吸收铁需要维生素 C，所以如果你患有贫血症，你需要摄入更多的维生素 C，而不是铁。尽管一些医生针对贫血只会开铁补剂，但是更有效的方法应该是摄入富含铁的食物（比如红肉和贝类、虾蟹），同时补充维生素 C。如果微量营养素过量，你也应该采取相同的方法。比如，人体碘过量（桥本甲状腺炎和格雷夫病都会出现这种情况）可能表明人体缺乏硒元素（见第 67 页），研究显示，通过补充硒，人体的碘和甲状腺激素可以迅速恢复到正常水平。

另外一个例子是自身免疫性疾病中常见的维生素 D 缺乏（见第 63 页）。研究发现，自身免疫性疾病患者、全身性炎症患者以及肥胖症患者从小肠吸收维生素 D 的能力更弱。这是人体吸收脂质的能力降低的直接结果（如果肝脏、肾脏或胆囊不能正常工作，或人体生成的胃酸过少，人体吸收脂质的能力可能会降低，见第 59 页；如果你的肠屏障功能严重受损，也会导致此种情况的发生）。在这种情况下，你应该服用维生素 D_3 补剂，或者更好的方法是摄入富含维生素 D 的食物（或取自全天然食物的补剂，如发酵的鳕鱼肝油），同时服用助消化的补剂（见第 264 页）。

尽管补剂可以带来很多益处，你也应该尽可能从食物中获取微量营养素，哪怕在治疗微量营养素缺乏症时你也应该这么做。原因有以下两点。第一，绝大部分的微量营养素都有其合理的摄入范围。我已在第二章讲过，许多微量营养素缺乏症常见于自身免疫性疾病，并且两者密切相关。但是，如果人体过多摄入微量营养素，也会危及健康甚至生命。不过通过食物补充微量营养素，出现过量摄入某种微量营养素的可能性极低（即使不是完全不可能）。第二，各种维生素和矿物质之间具有强大的协同作用。当人体摄入适量的微量营养素时，这些物质会保护你免于过量摄入某种微量营养素造成的危害，并且它们的协同作用远大于各自的功效。只要食物的摄入量和摄入比例合理，你可以从食物中获取所有人体需要的营养。

一旦知道自己缺乏何种微量营养素，你可以在饮食中加入富含这些微量营养素的食物（参见封底二维码链接的营养成分表），但你依然要保证饮食的种类丰富且营养均衡。做到这一点的同时服用助消化的补剂，人体缺乏微量营养素的问题通常可以迎刃而解。

如果你打算服用补剂，一定要在医生的指

导下进行。大部分情况下，服用剂量需要根据你的具体情况而定。在服用一些微量营养素补剂时，你需要同时服用辅因子，促进吸收或防止中毒。为了评估补剂的有效性，跟踪测试也非常必要。为了补充身体缺乏的微量营养素或促进身体自愈，你可以服用补剂，但短期服用即可。等到微量营养素恢复正常水平，尤其是肠道功能恢复，你就不再需要服用补剂了。

身体修复肠道功能时需要帮助吗？

许多补剂可以帮助保护或修复肠道黏膜，并恢复肠屏障功能。它们对身体可能是有利的，尤其是如果你因为吸收不良出现了微量营养素缺乏或所患的自身免疫性疾病导致了肠道功能受损，如乳糜泻和炎性肠病，那么服用补剂对身体特别有利。但是你一定要小心，因为许多补剂也会刺激免疫系统。

谷氨酰胺是目前用来降低肠道渗透性最广为人知的化合物。事实上，人体缺乏谷氨酰胺会引发肠漏症。谷氨酰胺是肠上皮细胞和肠道相关的淋巴组织（见第 42—43 页）获得能量的优先来源。自身免疫性疾病过度刺激免疫系统，导致人体对谷氨酰胺的利用增加，这直接造成了人体缺乏谷氨酰胺，进而引发了肠漏症。其他氨基酸，如亮氨酸和精氨酸（见第 15 页），和谷氨酰胺共同发挥作用，保护肠道的完整性，维持肠屏障功能。谷氨酰胺对适当的免疫功能也极为重要。现已证明谷氨酰胺补剂不仅有利于炎性肠病患者，也有利于患有其他破坏肠道完整性疾病的患者（剂量为每千克体重 0.3~0.5

克，每天 10~40 克）。因为谷氨酰胺为所有的上皮细胞提供能量，所以它也可以帮助治疗影响上皮屏障，比如影响皮肤和肺部的自身免疫性疾病。你可以购买 L–谷氨酰胺粉，它易溶于水。一般来说，空腹服用氨基酸补剂吸收效果最好。

各种黏液质植物因其可以增厚肠道黏液层，能帮助修复肠屏障，比如甘草、山药、药蜀葵根和芦荟。但是由于它们可能刺激免疫系统，如果患有自身免疫性疾病，应该避免。甘草、山药和芦荟都具有刺激免疫系统的特性。现已发现芦荟可以大幅度地提高细胞因子的数量，尤其会刺激 Th2 细胞的细胞因子。甘草（或取自甘草的甘草皂苷）可以提高巨噬细胞分泌细胞因子的数量，这些细胞因子会刺激 Th1 细胞。好消息是，去除了甘草皂苷的甘草精华（DGL）不会刺激免疫系统，可用来支持修复肠屏障。如果你打算服用 DGL，最好选择胶囊形式的，因为咀嚼片和含片可能含有不好的成分，比如糖醇（见第 110 页）。

牛初乳也经常被用来改善肠屏障的完整性。但是，现在并不确定牛初乳是缓解症状还是加剧症状。比如，牛初乳可以降低由非甾体抗炎药造成的肠道通透性（见第 150 页），但是会大幅度增加耐力运动造成的肠道通透性（见第 144 页）。

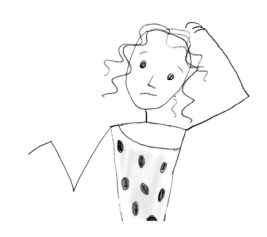

身体调节免疫系统时需要帮助吗?

在你考虑服用补剂或药物恢复免疫系统功能之前,你需要确保已尽你所能遵行原始饮食的要求:原始饮食不仅提供了大量的营养物质,也纠正了不良的生活方式,为免疫系统的正常运转提供了有利条件。当然,有时补剂也必不可少。虽然调节免疫系统最有利的方法是促进消化和恢复微量营养素的正常水平(见第264页和第57页),但是如果你已经采取了各种方法,依然收效甚微,你可以考虑服用有利于调节免疫系统的补剂。

人体缺乏抗氧化剂在自身免疫性疾病中十分常见(见第60页)。所以各种抗氧化剂补剂有助于减轻身体炎症。维生素C(见第65页)具有抗炎特性,甚至可以减轻幽门螺杆菌感染引起的损伤和炎症。谷胱甘肽是肠道主要的抗氧化剂(实际上也是整个身体主要的抗氧化剂)。除了硒补剂可以促进人体生成谷胱甘肽,含有S-乙酰基谷胱甘肽(谷胱甘肽被还原后的乙酰化衍生物)的补剂也可以有效恢复细胞内的谷胱甘肽水平,甚至可以用于治疗HIV。

α-硫辛酸是一种强效抗氧化剂,可抑制炎症细胞生成细胞因子。它还直接参与维生素C、谷胱甘肽和辅酶Q_{10}(见第177页)的再循环,延长维生素C、谷胱甘肽和辅酶Q_{10}的代谢周期,并间接促进维生素E(见第64页)的再循环。

姜的一些特性对自身免疫性疾病患者非常有利。它除了可以促进消化,还具有抗氧化、抗炎和抗菌的作用。姜可以抑制炎症细胞(包括巨噬细胞和Th1细胞)生成细胞因子、抑制巨噬细胞的抗原呈递功能(见第20页)、抑

制T细胞繁殖,甚至可以抑制前列腺素和白三烯的合成(见第113—114页)。

白藜芦醇经常被用来调节免疫系统。白藜芦醇是一种多元酚,红葡萄、红酒、浆果、巴西莓和虎杖茶富含白藜芦醇。它具有较强的抗炎特性,有助于防治癌症,降低罹患心脏病的风险。但是,白藜芦醇对免疫系统的影响是非常复杂的。当白藜芦醇水平低时,它会刺激免疫系统,包括Th1和Th2细胞的活化和细胞因子生成,并激活细胞毒性T细胞和自然杀伤细胞(见第一章)。而当白藜芦醇水平高时,它会抑制免疫系统。研究也发现,白藜芦醇可以抑制Th17细胞(不过我们并不知道白藜芦醇是否必须达到一定的含量才能具有此效应)。有关白藜芦醇对调节性T细胞作用的研究并未获得一致的结论,一些数据表明白藜芦醇可以促进调节性T细胞,而一些数据表明它会抑制调节性T细胞。尽管白藜芦醇可以杀死肿瘤细胞,但它也能杀死正常的细胞,包括淋巴细胞和血管壁内膜上的细胞(内皮细胞)。此外,白藜芦醇还是一种植物雌激素(见第39页)。许多人认为白藜芦醇对身体有利,但是在服用白藜芦醇补剂时你一定要特别小心。

姜黄素(从姜黄中提取)经常被用来调节免疫系统。但是,姜黄素和白藜芦醇一样,对免疫系统的影响是非常复杂的。姜黄素具有较强的抗氧化和抗炎特性,多项研究证明它可以调节性T细胞、B细胞、巨噬细胞、中性粒细胞、自然杀伤细胞和树突状细胞的活性。姜黄素补剂可以减少各种促炎性细胞因子的生成。但是,当姜黄素水平低时,它会增加促炎性细胞因子的生成,增强抗体反应。另外,姜黄素会抑制调节性T细胞的活性。姜黄素还具有刺激性,实验室使用的材料安全数据表警告

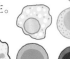

姜黄素可能会严重刺激皮肤、眼睛和黏膜。如果长期大剂量服用姜黄素，会出现恶心和腹泻的副作用。许多人认为姜黄素对身体有利（动物实验证明姜黄素有利于治疗类风湿关节炎和结肠炎）；但是在服用姜黄素补剂时你一定要特别小心。

榭皮素也具有抗炎特性，但是，服用榭皮素补剂时同样要特别小心。榭皮素会抑制树突状细胞的活性，减少促炎性细胞因子的生成，抑制抗原呈递功能（见第 20 页）。在哮喘动物实验中发现，榭皮素可降低 Th2 细胞的活性，提高 Th1 细胞的活性。

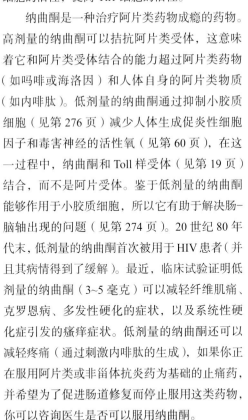

纳曲酮是一种治疗阿片类药物成瘾的药物。高剂量的纳曲酮可以拮抗阿片类受体，这意味着它和阿片类受体结合的能力超过阿片类药物（如吗啡或海洛因）和人体自身的阿片类物质（如内啡肽）。低剂量的纳曲酮通过抑制小胶质细胞（见第 276 页）减少人体生成促炎性细胞因子和毒害神经的活性氧（见第 60 页），在这一过程中，纳曲酮和 Toll 样受体（见第 19 页）结合，而不是阿片受体。鉴于低剂量的纳曲酮能够作用于小胶质细胞，所以它有助于解决肠-脑轴出现的问题（见第 274 页）。20 世纪 80 年代末，低剂量的纳曲酮首次被用于 HIV 患者（并且其病情得到了缓解）。最近，临床试验证明低剂量的纳曲酮（3~5 毫克）可以减轻纤维肌痛、克罗恩病、多发性硬化的症状，以及系统性硬化症引发的瘙痒症状。低剂量的纳曲酮还可以减轻疼痛（通过刺激内啡肽的生成），如果你正在服用阿片类或非甾体抗炎药为基础的止痛药，并希望为了促进肠道修复而停止服用这类药物，你可以咨询医生是否可以服用纳曲酮。

关于补剂的一些注意事项

如果你已经和自身免疫性疾病挣扎对抗一段时间，并且你特别希望身体可以实现自我修复，你可能会服用各种补剂，包括维生素和矿物质，也可能遵照自然疗法、草药疗法、植物疗法、药物疗法和顺势疗法服用一些补剂。医生或替代性从业人员可能会向你推荐补剂，你也可能自己从书中或网站上了解到一些补剂，抑或从朋友或知识渊博的销售人员那里听到某些补剂的益处。尽管一些补剂确实有助于身体自愈，但是一些补剂会阻碍身体自愈，甚至加剧病情。

虽然不少补剂备受推崇，甚至医生都强烈推荐它们，但是不是每一位自身免疫性疾病患者都适合服用这些补剂。"免疫增强剂"经常用来平衡 Th1 和 Th2 细胞的活性（见第 26 页），但并不是所有的患者都能从中受益，免疫增强剂包括各种草药（不少自然疗法声称这些草药可以增强免疫力）：接木骨、金印草、紫锥花、人参和榭皮素等。自身免疫性疾病患者应该避免服用据说可以增强免疫系统的草药补剂。

本章详细介绍了补剂的相关情况，包括在某些情况下对身体有利的补剂和虽然推荐度高但对 大部分人有害的补剂。不过，正如每个人的自身免疫性疾病病情千差万别，个人对补剂的反应也因人而异。如果你服用某种补剂，却没有任何效果，那就果断停止（即使所有的科学研究都证明该补剂对身体有利）。如果你服用某种补剂，产生了效果，那就继续服用（即使没有充足的科学证据）。本章提供的所有信息都是为了你能够开诚布公地与医生交流，制订适合自己的最佳治疗方案。

　　另外，你需要知道如果"低剂量的补剂可以带来一些帮助"并不意味着"高剂量的补剂可以大有帮助"，这一点非常重要。如果剂量过高，本章介绍的绝大部分补剂都会对身体造成伤害。任何天然食品店、药店或保健品店均销售绝大部分的补剂，而且你在购买时不需要处方，这会带来不小的问题。人们误以为服用补剂是非常安全的，对身体也有利。不论是哪一种补剂，你都需要咨询医生购买哪一个品牌、

服用多少剂量、服用的时间、服用的周期、可能带来的副作用、停止服药的时间、需同时服用或禁止同时服用的药物、何时见效及其可以带来的功效。你可以从食物中获取绝大部分补剂提供的营养物质，当你合理管控压力、保证充足的睡眠以及让身体获得它所需的营养时，人体也会自然生成这些营养物质。所以我的建议就是注意饮食、管控压力和保证充分的睡眠时间。

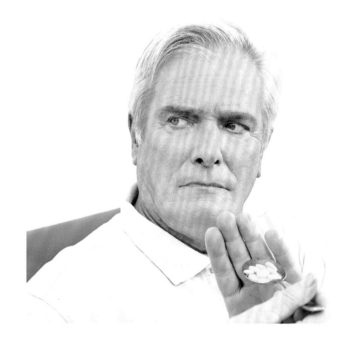

本章（以及其他章节）涉及的补剂：

α-硫辛酸	冬虫夏草	铁	牛至油
乳酸菌	姜黄素	L-乙酰基肉碱	俄勒冈葡萄
调整生理的草药	DGL（甘草精华）	L-谷氨酰胺	牛胆汁
芦荟	DHA（二十二碳六	乳酸菌	木瓜酶
抗生素	烯酸）	乳铁蛋白	保哥果
抗寄生虫药	DHEA（脱氢表雄酮）	蜜蜂花	钾
苹果醋	消化酶	柠檬汁	益生菌
南非醉茄	紫锥花	甘草	槲皮素
黄芪	电解质	镁	白藜芦醇
燕麦	EPA（二十碳五烯酸）	甘氨酸镁	S-乙酰基谷胱甘肽
伏牛花子	发酵的鳕鱼肝油	牛磺酸镁	五味子
盐酸甜菜碱	发酵食物	药蜀葵根	硒
双歧杆菌	GABA（γ-氨基丁酸）	MCT 油	榆树
胆盐	大蒜	奶蓟草	土基益生菌
牛初乳	明胶	水飞蓟素	螺旋藻
猫爪草	姜	薄荷茶	硫
甘菊茶	银杏	钼	维生素 B_6
小球藻	人参	甘油-月桂酸酯	维生素 B_9
铬	甘氨酸	肌醇	维生素 B_{12}
肉桂	甘草饮片	N-乙酰半胱氨酸	维生素 C
椰子油	金印草	纳曲酮	维生素 D_3
鳕鱼肝油	石杉碱	燕麦种子（燕麦）	苦艾
辅酶 Q_{10}	盐酸	橄榄叶提取物	锌
胶原蛋白	碘	Ω-3 脂肪酸	

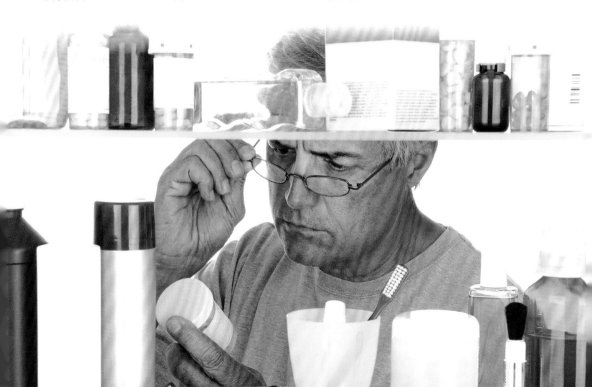

排查问题表

你是不是需要一些帮助来缩小问题的范围？下列表格可以帮助你确定自己做得好的部分、需要改进的部分、值得尝试的部分和你需要咨询医生的部分。

饮食

☐ 我完全符合原始饮食的要求。

☐ 我避免接触麸质和其他谷物。

☐ 我避免食用奶制品、豆类、茄科植物、坚果和种子类食物。

☐ 我仔细核查补剂、药物、香料及包装食品和加工食品的成分表。

☐ 我每周吃 2~5 次动物内脏，甚至更多。

☐ 我每周至少吃 3 次海鲜。

☐ 我食用了大量的蔬菜。

☐ 我食用了各种颜色的食物。

☐ 我几乎每餐都吃绿色食品。

☐ 我食用了富含甘氨酸的食物。

☐ 我适度食用高血糖负荷的食物，控制血糖水平。

☐ 我的血糖水平正常（如果我曾患有糖尿病、肥胖症或代谢综合征，这一点特别重要）。

☐ 我每餐食用量合理，两餐之间的时间间隔合理。

☐ 我食用优质的脂肪。

☐ 我的饮食种类丰富。

☐ 我食用益生菌食物或服用益生菌补剂。

☐ 我选用含有微量矿物质的盐。

☐ 我在预算允许的范围内购买最优质的食物。

☐ 我每天饮用大量的水。

☐ 我检查了自己是否有食物过敏、食物不耐受或食物敏感的情况，并避免相应的食物。

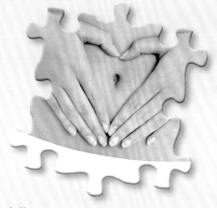

消化

☐ 我坐下来，慢慢享受每一餐。

☐ 我细嚼慢咽。

☐ 我把注意力放在食物和与我共餐的人上。

☐ 我不急于在饭后做其他事情。

☐ 我不会被迫进食。

☐ 我避免在吃饭时喝过多的液体。

☐ 我服用促进胃酸分泌的补剂（如果自己适合服用的话）。

☐ 我服用牛胆汁或胆盐补剂（如果自己适合服用）。

☐ 我服用消化酶补剂（如果需要）。

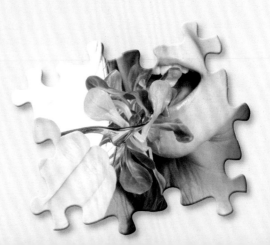

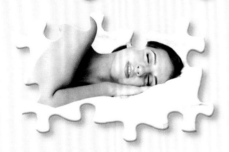

昼夜节律和睡眠

- ☐ 我保证每晚 8~12 小时的优质睡眠。
- ☐ 我在需要的时候小睡。
- ☐ 晚上我会调暗光线。
- ☐ 我会在上床前 1~3 个小时佩戴琥珀色眼镜。
- ☐ 我每天都会保证户外时间或使用光线疗法。
- ☐ 我养成良好的睡眠卫生（在凉爽、安静和完全黑暗的卧室里睡觉，并积极培养睡意）。
- ☐ 我每天都会在比较固定的时间吃饭和活动。

活动

- ☐ 我每天都进行中低强度活动。
- ☐ 我避免长时间久坐。
- ☐ 我避免过度活动。
- ☐ 我在进行了强度稍大的活动后，会给自己休息的时间。

管控压力

- ☐ 我努力减轻压力。
- ☐ 我在需要的时候说不。
- ☐ 我会寻求帮助并接受帮助。
- ☐ 我努力提高自己的抗压能力。
- ☐ 我保证每天过得开心。
- ☐ 我每天抽时间进行益智活动。
- ☐ 我每天练习正念冥想。
- ☐ 我会抽时间与大自然接触。
- ☐ 我会进行社交活动。
- ☐ 我会通过小的改变，放松身心，愉悦身心。

服用传统药物或补充药物

- ☐ 我服用适当药物或接受适当的治疗来支持器官功能（如果身体器官受到疾病的影响）。
- ☐ 我接受了食物敏感和食物过敏的检查。
- ☐ 我检查了皮质醇水平和甲状腺功能。
- ☐ 我检查了身体有无重金属中毒的情况。
- ☐ 我咨询过医生有关重度 SIBO 的治疗。
- ☐ 我正在咨询医生，以便确定适合自己的药物和补剂。
- ☐ 我正在咨询医生有关自身激素调节的情况。
- ☐ 我会选择有效的替代疗法。

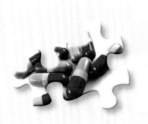
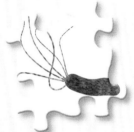

服用补剂

- ☐ 如果已经确诊自己缺乏维生素或矿物质，我会食用富含这些营养素的食物。
- ☐ 我服用合适的补剂，解决微量元素缺乏的问题。
- ☐ 我服用助消化补剂（如果自己适合服用）。
- ☐ 我服用益生菌补剂或食用发酵食物。
- ☐ 我正在咨询医生，服用调节生理的草药是否有效。
- ☐ 我正在咨询医生支持器官功能或调节免疫系统的补剂是否适合自己。
- ☐ 我避免其他可能会阻碍自身努力的补剂。

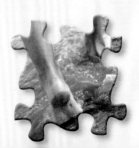

享受美食，享受健康

请不要将原始饮食中的饮食限制当成无期徒刑。我保证你依然可以享用很多美食。另外，如果改变饮食和生活方式可以让你重获健康，这一切不都是值得的吗？放弃一些不重要的食物，比如面包，换来强健的身体，这岂不是一件美事？

> 医学的艺术在于治疗的同时能愉悦患者。
> ——伏尔泰

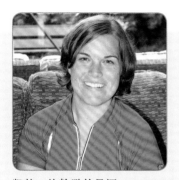

凯特·约翰逊的见证

最初我并不相信原始饮食。该方法真的有效吗？它能够减轻我的症状吗？我遇到的最大问题是如何做到从一而终。我可以轻松地排除问题食物，但是当我恢复食用一些食物时，总是出现各种问题。

当我第三次实行原始饮食时，我大获成功。这并不是说我前两次不完美的尝试就一无所获。我逐渐排除问题食物，并努力保持，等到第三次实行原始饮食时，我唯一需要排除的食物只剩下茄科植物和种子

类的香料。我根本无法相信番茄也会带来问题，但是当我食用了一些意大利式面酱后，身体发出了明确的信号。不过第二天我也食用了一些咖喱，所以很难判断到底是哪种食物引发了症状。因此，第三次实行原始饮食时我必须特别小心，每次引进食物的间隔不少于3天，并用Excel表格记录所有的症状。

通过前两次的尝试，我学会了相信自己的身体，只有我的身体能够决定哪些食物适合我。一旦我记住了身体对某种食物的剧烈反应，在派对或聚会上避免食用该食物就会变得简单许多——它不值得我去经受身体上的折磨和精神上的压力。我不会去想我还要坚持多久或者我什么时候才可以再吃某种食物，因为这样的苦恼将

打乱身体的自愈过程，其危害远大于一份配有煎鸡蛋、核桃和可可粉的茄子咖喱。

经过几次尝试，我终于在精神和身体上完完全全接受了原始饮食，这也是我对自身健康的最佳投资之一。我学会了相信身体，听从内心，解决了身体自愈过程中遇到的最大障碍——负面心理因素。最终我也不再纠结哪些食物对我有效而哪些没有。你一定要对自己充满耐心，不断尝试适合自己的节奏和方法，记住，你需要的是一条能恢复自身健康、可持续前行的道路——而且你值得拥有！

凯特·约翰逊的博客网址是 eatrecyclerepeat.com。

但是我不想再赘述改变的重要性——前八章已经详细地介绍过了。现在我要讲一讲当你身体恢复并重获新生时你应该做些什么。你并不需要一直坚持原始饮食。事实上，随着身体恢复健康，你可以恢复食用许多食物（你要根据自己对食物的敏感程度和肠道恢复的情况做出判断）。许多人在病情缓解后立刻放松饮食限制（对，也就是作弊的意思）。

你的目标应该是防止病情复发，尽量坚持低标准的原始饮食（依然强调营养密度和食物质量的重要性），并继续努力管控压力、保护昼夜节律、保证睡眠和活动的时间。

我要强调一点：当你努力实行低标准原始饮食时你必须确保它对你是有利的。这意味着恢复饮食的重点会放在鸡蛋、坚果、种子类食物（包括巧克力！）、茄科植物、高脂肪且取自草饲动物的奶制品、可食用的豆类以及偶尔饮用酒精饮料（不含麸质）。每个人的具体情况不同，能够恢复食用的食物和具体时间也不同。尽管你可以恢复食用部分食物，但是你坚决不能重新食用导致肠道功能失调、肠漏症或刺激免疫系统的食物。所以你可以向麸质食物和大豆制品说永别了。一些人可以偶尔食用不含有麸质的谷物，比如白米饭或非转基因的有机玉米。如果没有问题你也可以偶尔享用

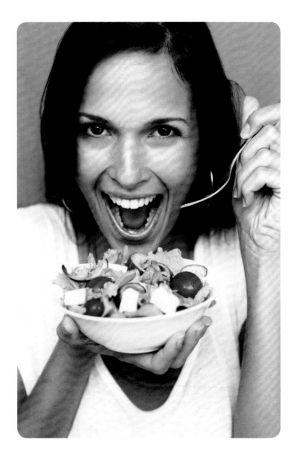

按照传统方式准备的豆类（一般先浸泡或发酵，然后把豆子煮烂）。你或许可以食用某些茄科植物，但是你可能永远不能食用番茄和土豆，一旦食用，病情立刻复发。你必须时刻注意食用的脂肪种类，确保饮食营养丰富。你必须时刻警惕，不断重新评估某些食物对身体的影响。有些时候你可能需要重新严格地遵守原始饮食——比如，当你承受巨大的压力，或者你无意食用了某种食物，导致症状再次出现的时候。

有些人可以成功地恢复食用本章所讨论的所有食物，甚至在只做到80%或85%严格度的情况下（比如允许一周有2~3餐"欺骗"一下自己）保证自身免疫性疾病不复发。最终你可能会在严格度上找到一个平衡点，你继续避免食用身体特别敏感的食物，但是你的饮食标准不会像原始饮食规定的那样严苛。不是每个人都可以恢复食物，一些人可能需要一直严格地实行原始饮食。但是在你恢复食物之前，很难判定你属于哪一种情况。

何时开始恢复食物？

对于许多人来说，如果可以成功恢复食用某些食物（哪怕只是恢复种子类的香料），生活质量将大幅度提高。如果你可以在早餐食用鸡蛋，或偶尔用杏仁粉烘焙蛋糕，或偶尔食用一块黑巧克力，你会发现保持健康的新习惯没有那么困难（见第 248 页）。但是你不要急于开始恢复食物。一般来说，身体恢复健康的时间越充分，恢复饮食的成功概率越大。

理想情况下，你应该在疾病症状完全缓解（即使肠道功能没有完全恢复，其状况也已经大幅度地好转）和生活方式完全符合原始饮食的要求后，开始恢复食物。在恢复食物之前，你严格实行原始饮食的时间至少为 1 个月（如果你能实行三四个月的时间，那更好）。而且你应该确实看到身体的症状已经大幅度地好转，并确定肠道状况大幅度地好转，免疫系统不再攻击自己的身体（你可以根据自身的感受做出明确的判断）。

在恢复食物之前，你务必确保自己合理管控压力、适度锻炼、保证充足的睡眠时间和一定的户外时间，这些都非常重要，因为它们决定了你在恢复食物后身体对食物的耐受度。

一些人无法彻底修复器官或组织遭受的损伤不能完全逆转，但这并不意味着他们无法恢复食物。即使你已经成功调节了免疫系统、修复了肠道功能，但如果你患有桥本甲状腺炎，你可能还是需要继续接受甲状腺激素替代疗法，或者如果你患有多发性硬化，你可能无法完全恢复自身的平衡力。如果你属于这一类患者，你可以根据以下几点判断自己是否做好了恢复食物的准备。

1. 你能够完全消化食物（即使你还需要服用助消化的补剂），胃肠道症状完全消失。

2. 自身免疫性疾病没有进一步恶化。

3. 你无须借助 DMARD（见第 154 页）、类固醇（见第 151 页）和 NSAID（见第 150 页）也能管控自身免疫性疾病。

即使你患有的自身免疫性疾病具有侵略性和破坏性，你也应该等到症状缓解且病情稳定后再着手恢复食物，这意味着身体尚有的症状是永久性损伤造成的，而不是免疫系统继续攻击造成的。如果你认为自身的免疫系统依然在攻击你的器官或组织，那么现在恢复食物还为时尚早。

如果你排除了含有"发漫"的食物或疑似造成敏感反应的食物，在恢复饮食时你应该首先考虑这些食物，最后考虑导致身体过敏的食物。你应该首先尝试由于肠道受损和渗漏导致身体敏感的食物，因为如果你依然对"发漫"、组胺、水杨酸盐等一类食物不耐受的话，说明你的肠道还存在不少问题，你很有可能还是会对坚果、种子、鸡蛋、酒精和茄科植物一类的食物敏感。如果是这样的话，现在恢复食物还为时过早。但是一旦身体不再对这些食物敏感（或者只会出现轻微的敏感症状），身体的症状也开始大幅度地好转，那你可以开始检测身体是否可以耐受某些食物。

说到底，何时开始恢复食物完全由你自己决定。最佳的衡量标准是你自身的感受，只有你自己知道是否做好了准备。不过我还是要提醒你：不要让欲望控制自己。你应该根据自身的感受和病情的发展做出决定。

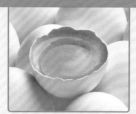

食用蛋黄时的注意事项

来自牧场养殖的鸡的蛋黄绝对营养丰富，可能是被原始饮食排除，但可以包含在低标准原始饮食法中最健康的食物。尽管蛋黄不耐受的现象相当普遍，但是蛋黄不太可能引发除此之外的其他问题。蛋黄富含 Ω-3 脂肪酸、叶黄素、玉米黄素、胆碱、硒、磷、维生素 A、维生素 D 和 B 族维生素。在恢复食物时，你可以先恢复食用蛋黄。

如何恢复食物？

"口服食物挑战测试"指在避免食用某种食物一段时间后恢复食用，也称作"口服挑战"或"食物挑战"。在接受食物挑战之前，你要确保你对这些食物不过敏——也就是你不会出现 IgE 反应。如果你已经确诊对某种食物过敏，想通过食物挑战检测自己是否还对该食物过敏，你需要咨询医生。

口服食物挑战测试一次只检测一种食物，每次持续 3~7 天。如果在接受食物挑战时，你的身体可以很好地耐受大多数的新食物，那么你可以加快再引入食物的速度（每 3~4 天）。如果你对许多食物敏感，你需要更慢些引入食物（每次 6~7 天的时间，甚至更长）。测试的基本流程如下：在"挑战日"你要多次食用某种食物，然后在接下来的 3~7 天避免食用该食物（以及所有的问题食物），同时观察身体的反应。

恢复食物不是一件简单的事情，因为非 IgE 反应显现的时间短则 1 小时，长则数天（症状一般在食用食物 1~4 个小时后出现，在 4~24 小时内达到高峰）。每个人的身体反应千差万别，可包括以下任何一种症状。

- 所患疾病的症状复发或恶化
- 胃肠道症状：腹痛、排便习惯改变、胃灼热、恶心、便秘、腹泻、排便次数增加或减少、排气、胀气、粪便出现未消化或消化不完全的食物颗粒
- 精力减退，午后疲劳或精力下降
- 食用糖类或脂肪的欲望强烈，或渴望摄入咖啡因
- 异食癖（渴望从非食物的物质中获取矿物质，如黏土、粉笔、泥土或沙子）
- 睡眠障碍：入睡困难、久睡不醒或一早醒来依然感到困乏
- 头痛（轻微头痛或偏头痛）
- 头晕或眩晕
- 黏液分泌增多：咳痰、流鼻涕
- 咳嗽或总想清清嗓子
- 眼睛或嘴唇发痒
- 打喷嚏
- 疼痛：肌肉、关节、肌腱或韧带
- 皮肤发生变化：皮疹、粉刺、皮肤干燥、出现小红点或突起、头发或指甲干燥
- 情绪异常：情绪波动、情绪低落或抑郁、抗压能力差、易焦虑

哪怕你只出现了其中一个症状，也可能表明你对某种食物敏感。你要记住，一些症状会在你食用食物几天后才出现。如果症状延迟出现，你可能很难判断症状是否是由你挑战的食物造成的。如果你不确定症状是否由食物引起（在接受食物挑战后，你感到身体疲乏，但是这也有可能是你熬夜照顾孩子导致的），继续接受下一种食物的挑战（先不要恢复食用上一种食物），几周后你可以再次接受这一食物的挑战。如果你的身体出现了感染的情况、如果活动强度过大而感到筋疲力尽、如果你的睡眠时间比平时短、如果你感到压力特别大、如果你觉得

自身状态不佳，很难判断身体出现的症状是否和食物相关，那么你就不要尝试恢复食用某种食物。

当你做好准备接受食物挑战时，请按照如下步骤操作。

1. 首先，选择一种食物。做好准备，一天食用 2~3 次（但是接下来的几天时间里不能食用）。

2. 第一次食用该食物时，吃半茶匙甚至更少（只吃一丁点）。然后等待 15 分钟。如果你出现任何症状，停止食用。如果没有出现症状，你可以接着吃一茶匙（一小口）。

3. 等待 15 分钟。如果你出现任何症状，停止食用。如果没有出现症状，你可以接着吃一茶匙半（一口可以多吃一点）。然后停止食用。

4. 等待 2~3 小时，观察身体的变化。

5. 如果没有出现症状，你可以按正常量食用该食物——你可以只吃这种食物，也可以搭配其他食物。

6. 在接下来的 3~7 天你不要再食用该食物（在此期间你也不要尝试挑战其他食物）。观察身体的变化。

注意：一些人建议在挑战当日食用要测试的食物 3 次（你需要再按正常量食用 1 次，一般在晚餐时进行），但是现在并不确定加入这个步骤是否有助于测试食物敏感。所以你可以自己决定是否在挑战当日 3 次食用该食物。

7. 如果在接下来的 3~7 天的身体没有出现任何症状，你可以恢复食用该食物。

如果你测试的食物在正常情况下的食用量就非常少（比如香料），那么你的食用量不能超过正常水平。这意味着你也需要相应减少在步骤二的食用量——所以一开始的时候你不能食用半茶匙，而是食用一小撮。你也可以用测试的食物烹饪饭菜（如果你测试的食物是香料，你一次只能使用一种香料），并根据建议的摄入

量调整食用比例。举个例子，如果你在挑战红辣椒，可以把大量的红辣椒粉洒在鸡肉上，先吃一小口鸡肉，接着吃 2 口，再接着吃 3 口。2~3 小时后，你可以吃掉一整块撒有红辣椒粉的鸡肉。

挑战的食物可以是生的，也可以是煮熟的，你可以根据自己的偏好选择：关于哪种形式的食物可以更准确地测试食物敏感，至今没有定论。

有的时候症状在你不知不觉中发生，你很容易因为过于希望身体可以耐受某种食物，以至于忽略了身体出现的症状，直到食用了一段时间，症状已经非常明显时你才注意到（这可能需要几周的时间）。这在症状轻微且表现不明显时特别容易发生（比如出现情绪异常和身体疲乏的症状）。在这种情况下，你很难追溯已经实行的步骤并找到罪魁祸首。你需要排查恢复饮食后经常食用的所有食物。一一排除所有可能产生问题的食物（这可能意味着你恢复食用的最后 6 种或 6 种以上的食物）。如果你不确定，可以重新严格实行原始饮食，并坚持几周的时间，直到症状完全消失，然后再开始恢复食物（这一次你需要更加谨慎和有耐心，并且在恢复食物时，拉长两次挑战的间隔时间）。

如果只是偶然食用的话，你可能可以耐受某种食物，但如果每天食用就会无法耐受。你可能很难确定哪些食物属于这种情况、你能够耐受这些食物的频率以及食用量。在你恢复食用这类食物后，它们会逐渐引起身体的症状，让你回到原点，所有的努力付诸东流。如果你不确定某种食物是否会引发身体反应，你最好在测试完所有其他食物并确保自己找到了可以坚持的食谱之前，回避该食物。然后你就可以不定期且少量地恢复食用这种存疑食物，并密切关注身体的变化。这些状况不明的食物包括富含植酸（见第 93 页）的食物，如巧克力、坚果和种子类食物，以及蛋白、咖啡和酒精（见第 98、120、97 页），以上这些食物在你的肠道

健康且不经常食用的情况下，只会产生非常小的影响。

恢复饮酒的步骤和以上步骤不同：在挑战日你只喝一次酒（一般在晚上），一小杯不含麸质的酒。你能喝的最大量是240~270毫升的苹果酒或不含麸质的啤酒，或100毫升的葡萄酒，或90~120毫升的强化葡萄酒（比如雪莉酒、波特酒和马德拉酒），或60~90毫升的白酒，或30~45毫升的烈酒。在饮用时，你需要慢慢享用，一旦身体出现症状，你应立刻停止。你至少要等待1周的时间才可以喝第二杯。你可以逐渐增加喝酒的频率，直到每周2次。（自身免疫性疾病的患者不太可能大剂量的饮酒或经常饮酒，不过你可以自己测试。）你要记住你会比以前更快感受到喝酒对身体的影响——也就是你"一喝就醉"！喝酒时请一定对自己负责。

你也许希望把许多重新加入到饮食中的食物留着偶尔放纵用。举个例子，即使你以前习惯一天喝几杯咖啡，你可能选择把咖啡的饮用量控制在最低，即使你成功通过食物挑战。或许你会等到周日早午茶时享受一杯咖啡。如果你经常食用原始饮食排除在外的食物（比如咖啡），或大量食用这些食物，或在肠屏障功能受损、激素水平失调以及免疫系统发生过激反应时食用这些食物，它们会带来大麻烦。所以你只能偶尔食用，既享受了美味，也避免了经常食用它们带来的危害。如果你很难戒掉咖啡，你真的会想因为这样而对其产生精神或肉体上的依赖吗？另外你要记住，你的身体永远无法耐受一些食物，哪怕偶尔放纵一下都不可以，所以你最好不要挑战这些极有可能带来麻烦的食物，你要告诉自己不食用它们你会更加健康。

你所能耐受的食物会随着时间的推移而变化。如果你现在恢复食用了某种食物，但身体出现了反应，这并不意味着你永远不可以食用该食物（不过，如果你的反应剧烈，你可能对它终生敏感）。如果你的反应不明显，你可以在

饮酒的注意事项

请记住：饮酒会增加罹患类风湿关节炎和牛皮癣的风险。但是，现有证据证明适度饮酒也可以降低罹患某些自身免疫性疾病的风险，如桥本甲状腺炎、格雷夫斯病、乳糜泻、1型糖尿病和系统性红斑狼疮。相关研究提供了该证据（研究对象为患病人群和健康人群，通过比较发现了两者的饮食差异和生活方式差异），研究描述了罹患疾病的风险，但没有描述酒精是否对疾病管理有影响。另外，研究发现，炎性肠病患者在疾病不发作时连续1周适度饮用红葡萄酒，肠道通透性大幅度提高（粪便中的钙网蛋白含量降低，这表明炎性肠病的活跃度上升）。所以如果你在炎性肠病的非活动期每天饮用红葡萄酒，你可能会增加疾病复发的长期风险。如果你有自身免疫性疾病的病史，你可能永远不能每天饮用红葡萄酒。

如何追踪食物的食用情况

记录食物日志可以帮助你确定问题食物。基本做法是在你每次食用新的食物、服用新的补剂或食用非常规食物时，做好记录。如果身体出现了反应，你可以轻松核查上一周你食用过的非常规食物。

如果身体反应不明显，增加了确定问题食物的难度，你需要记录更多的细节。你需要记录每餐包含的所有食物成分、吃饭的时间、出现的症状、出现症状的时间，以及你是否认为这些症状和食物有关。这些更详细的记录有助于你或医生查找食物和轻微的身体症状之间的关系。

半年或1年后再次进行食物挑战。另外，你的身体可能会出现新的食物敏感。你现在能够恢复食用的食物，可能一段时间后你又不能食用了（当你的压力增加、睡眠时间减少、身体出现感染或其他什么攻击了你的肠道和免疫系统时，你会出现这种情况）。如果你的身体不再耐受某种食物，你需要尽早认识到这一点，并避免食用该食物。

恢复食物的顺序

原始饮食从本质上讲是一种排除饮食法，几十年来，过敏症专科医生和其他科室的医生都在使用该方法。科学研究已经证明原始饮食排除的食物都很有可能伤害肠道和免疫系统。

当你开始恢复食物时，不论你首先选择哪一种食物都没有对错之分。无论是选择你最渴望吃到的食物，还是选择恢复食用后引发身体反应可能性最小的食物或营养价值最高的食物，都很合理。

在充分考虑了身体出现反应的可能性（基于特定食物与肠屏障或免疫系统如何发生相互作用的科学认识）和食物的内在营养价值后，我提出了恢复食物的顺序。它包含 4 个阶段：第一阶段包括了身体最可能耐受或营养密度最高的食物；第二阶段包括了身体耐受度略低或营养密度略低的食物；第三阶段包括的食物身体耐受度更低，或营养密度更低；第四阶段则包括了身体最不可能耐受的食物，你可能从来不希望挑战此类食物。

你先从第一阶段选择你希望挑战的食物（曾经导致身体过敏或出现严重反应的食物除外），然后进入第二阶段。你按照相同的步骤再从第二阶段进入第三阶段，最后进入第四阶段。你不需要通过第一阶段的所有食物测试，但是如果你的身体不能耐受许多食物（或大部分食物），你应该先暂停恢复食物，等几个月后，你再开始挑战第一阶段的食物。如果你依然会出现反应，那就等几个月后再开始挑战第二阶段的食物（排除第一阶段身体不耐受的食物）。

低标准原始饮食或传统饮食（如根据韦斯顿·普莱斯基金会的指南制定的饮食法），通常包含了第四阶段的食物。如果在恢复食物阶段，你的病情出现反复，那么你可能不会挑战第四阶段的食物（甚至第三阶段的食物）。

一些同类食物会同时出现在两个或两个以上的阶段。这包括茄科植物（第三阶段和第四阶段）、奶制品（第一阶段、第二阶段、第三阶段和第四阶段）以及坚果和种子类食物（第一阶段和第二阶段）。如果你在早先阶段已经无法忍受这一类的食物（比如，假设酥油导致身体出现反应），你就不要在接下来的阶段尝试同属一类的其他食物（也就是你不要挑战黄油、奶油、发酵奶制品或其他奶制品）。

如果你不想挑战某种食物（因为你不喜欢或者根据之前的病史，你怀疑它可能会给你带来麻烦），你就不要接受挑战。如果你喜欢现在的感觉，一点也不怀念以前的食物，那你根本不需要进行食物挑战。饮食中加入这些食物并不能提高营养水平。找到适合自己的食物才是最重要的。

恢复食物确实是一个漫长的过程，但是过快恢复食物可能导致自身免疫性疾病复发，你可能需要花费更多的时间修复身体，还不如按照方法一步一步地恢复食物。

蛋黄

可食用的豆类（青豆、红花菜豆、甜豌豆、豌豆等）

水果类香料和浆果类香料

种子类香料

种子油和坚果油（芝麻油、夏威夷果油、核桃油等）

草饲动物的奶制作的酥油

种子（包括整棵种子、磨碎的种子和用种子制作的油脂，如芝麻酱）

坚果（包括整颗坚果、磨碎的坚果和用坚果制作的油脂，如杏仁酱），腰果和开心果除外

可可豆或巧克力

蛋白

草饲动物的奶制作的黄油

少量的酒

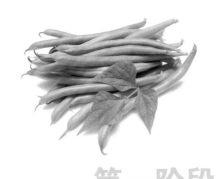

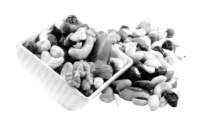

第一阶段　第二阶段

第三阶段　第四阶段

腰果和开心果

茄子

甜椒

红辣椒

咖啡

草饲动物的奶制作的生奶油

草饲动物的奶制作的发酵奶制品（如酸奶和开菲尔）

其他奶制品（如草饲动物的全脂奶和奶酪）

红辣椒粉

番茄

土豆

其他茄科植物和用茄科植物制作的香料

稍微大量一点的酒精

白米

用传统方法准备的豆类（最好浸泡并发酵过）

用传统方法准备的不含有麸质的谷物（最好浸泡并发酵过）

以前有过严重反应的食物

过敏的食物

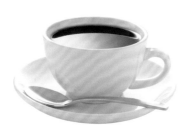

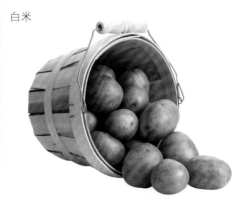

关于食物质量的说明

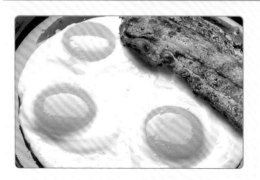

在实行原始饮食时，食物质量非常重要，在你恢复食物时，食物质量同样重要。研究显示，如果母鸡食用大豆饲料，大豆中的异黄酮依然会完整地存在于产下的鸡蛋中。如果你对大豆极其敏感，你无法食用以大豆为饲料的母鸡产的鸡蛋，但是你可以食用饲料中不含大豆的母鸡产的鸡蛋。现在还没有发现母鸡食用了含有麸质或其他有问题的蛋白质后，麸质或问题蛋白质是否会完整地存在于鸡蛋中，但是之前的文献记录了乳糜泻患者食用以小麦为饲料的母鸡产的鸡蛋后，经常会出现反应。所以当你在恢复食用鸡蛋时，尽量选择当地的新鲜鸡蛋，产蛋的母鸡全是在牧场养殖、饲料不含其他添加物或是大豆和小麦的（以及任何可能导致不良反应的食物）。大部分的农场主很乐意告诉你他们使用的鸡饲料。

巧克力的质量也会影响身体能否耐受。大豆卵磷脂是巧克力的常见成分，即使是不含奶制品的黑巧克力也不例外。巧克力的加工过程和使用的甜味剂都会影响身体能否耐受。选择添加有机糖类（一般是浓缩甘蔗汁或蜂蜜）的有机巧克力，确保其不含奶制品、麸质、谷物

和大豆。

奶制品的质量不仅对身体的耐受度产生巨大的影响，还会影响其消化率和营养价值。取自草饲动物的奶制品含有优质的脂肪（$\Omega-6$ 脂肪酸和 $\Omega-3$ 脂肪酸的比例均衡，含有共轭亚油酸；见第 115 页）和脂溶性维生素（维生素 A、维生素 D 和维生素 K_2）。与经巴氏消毒的奶制品相比，生鲜奶制品的营养价值更高，但可能风险也更高。如果你能购买到低温巴氏消毒的牛奶是最好的，因为它不仅保留了生鲜牛奶的有益活性酶，而且含有传染性病原体的可能性也更低。如果身体不耐受牛奶制品，有的时候身体也同样不能耐受山羊奶、绵羊奶、马奶或骆驼奶。

坚果的处理方法可能会影响到身体的耐受度。人们通常认为把坚果浸泡在盐水中，然后进行干燥可以提高消化率、降低消化酶抑制剂的活性和减少植酸。虽然科学文献没有记录这一点，但是根据民间的说法，虽然许多人不能耐受生坚果或烤熟的坚果，但是可以耐受浸泡后干燥的坚果。如果你想自己试验一下，你可以在碗中放入 4 杯干坚果，加入 1 勺盐，再加入水淹没坚果。浸泡 7~12 小时。去掉浮在水面上的坚果，倒掉水，清洗坚果，然后放入食物脱水机或烘箱内进行干燥，温度设置到最低档，时间设定为 12~24 小时。你也可以把新鲜的生坚果和种子浸泡在未加盐的水中，1 天后把水倒掉，清洗干净坚果和种子，然后放到罐子里，用粗棉布封上罐子，放到有阳光的地方，每天清洗几次生坚果和种子，保证它们处于潮湿的状态。大部分的坚果和种子会在 2~4 天的时间内发芽。

为什么以前经常吃的食物现在会导致如此剧烈的身体反应呢？

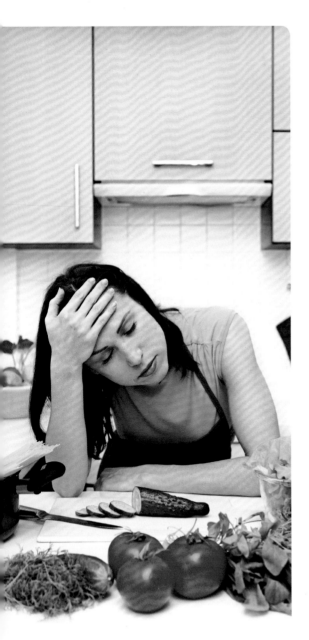

在排除了造成自身免疫性疾病的食物一段时间后，你的肠道和免疫系统逐渐恢复到正常状态，你的身体可以耐受某些食物，但有些食物反而可能比之前带来更大的麻烦。

如果你患有食物过敏和食物不耐受，你对一些食物的反应可能要远远超过你在实行原始饮食之前的反应。即使你现在只食用了少量的食物，即使你过去经常食用这些食物，情况依然如此。比如，你以前每天都吃面包和意大利面，但是现在哪怕食用一点麸质你都会大病一场。为什么会发生这种变化呢？

人体不停地运转寻找体内的致病因子，在此过程中，各种细胞吸收并处理食物中的蛋白质抗原，然后通过抗原呈递功能反馈给免疫系统，即使拥有健康肠道人群的体内也要不断进行此过程（见第 20 页）。树突状细胞会在肠上皮细胞间伸出长长的、类似于武器的突起，即树突，树突伸入肠腔，从肠道中取样，判定肠道是否出现感染的情况。然后树突状细胞进入肠道相关的淋巴组织，把食物抗原（或树突状细胞找到的其他抗原）呈递给初始 T 细胞和原始 B 细胞。实际上，派尔集合淋巴结中的 M 细胞也不断从肠道环境中取样，搜寻抗原，并把这些抗原（取自食物和微生物）呈递给免疫系统的细胞（见第 44 页）。甚至肠上皮细胞本身也可以从食物中吸收完整的蛋白质，把它们呈递给具有活性的 T 细胞。

你应该还记得，人体"选择"不对抗原发生反应的现象叫作免疫耐受（见第 26 页）。不论你对何种食物发生免疫反应（即食物过敏和食物不耐受），都和免疫耐受的概念息息相关。一般来说，免疫耐受对身体有利，不过如果你不会对某种食物发生免疫反应，你也不需要免疫耐受。

免疫耐受依赖于多个因素，如基因和消化效率。首先，蛋白质分解得越彻底，其免疫原性（刺激免疫系统的可能性）越小。当你可以正常消化食物时，许多食物敏感的现象就会消失。其次，免疫耐受和穿过肠屏障的抗原数量相关。如果你患有肠漏症，大部分的食物抗原都能穿过肠屏障进入人体。最后，免疫耐受意味着发送给免疫系统的信号被抑制了。对食物抗原的免疫应答是由 Th1 细胞、Th2 细胞和记忆细胞介导的。调节性 T 细胞会抑制这些细胞的活性，它能够生成专门的抗炎细胞因子，抑制免疫细胞的活性，或者切断受体，导致 T 细胞无法和抗原结合。

当消化出现问题、肠屏障遭到破坏或者人体内没有足够的调节性 T 细胞抑制免疫应答时，你就丧失了对食物抗原的免疫耐受。

当大量的初始 T 细胞和记忆细胞发现依然存在于体内的食物抗原时，人体很有可能对食物出现过度反应。这些细胞像是人体的哨兵，从上一次发现特定的抗原起，随着时间的推移血液循环中识别这种抗原的细胞数量会逐渐减少。但是，由于你在实行排除饮食法后，身体接触到的抗原数量减少，能够抑制这些 T 细胞的调节性 T 细胞的数量也已经减少（这也可能和基因有关）。

如果此时体内仍有大量的初始 T 细胞能够识别食物抗原，但调节性 T 细胞的数量不足以抑制它们的活性，就会导致人体反应过度。这被称为"失去免疫耐受"。随着时间推移，这些反应会消失（因为识别食物抗原的初始 T 细胞和记忆细胞的数量也在减少）。这并不是说人体的免疫耐受恢复了（尽管可能会出现这种情况），而是人体"忘记"了对这些食物发生反应。

人体对食物产生过度反应也可能是其他因素的作用。或许你在实行原始饮食之前，肠道黏膜增厚，起到保护的作用——这是你的身体在帮助你减少与抗原的接触。现在你的身体不断恢复，肠道黏膜厚度更接近正常，所以当你食用敏感或不耐受的食物时，更多的食物抗原会和免疫系统发生反应。特别是你的肠道虽然在恢复但还没有完全恢复时，对抗原的"取样"过程还不会受到严格控制。

如果你对某种食物反应剧烈，请放弃食用。（如果出现严重的过敏症状，你可以让医生开肾上腺素笔。）在过敏专家的指导下，你可以采用免疫脱敏疗法，逐渐引入少量的食物抗原，刺激人体生成调节性 T 细胞，但是只有在你自身免疫性疾病的症状全部消失，完全处于健康状态时你才可以考虑这么做。

大部分人的剧烈反应会在继续实行原始饮食的过程中消失。事实上，如果你不再因为食物出现严重的反应，表明你的肠道和免疫系统恢复了健康。

一生的健康

> 我们每一个人都是由自己一再重复的行为所铸造的。因而优秀不是一种行为，而是一种习惯。
>
> ——亚里士多德

随着时间的推移，你会发现你可以轻松地坚持原始饮食。当你开始看到自己的身体症状、体力，甚至自己的精神状态都出现了明显的改善，你会充满了动力，继续坚持，促进身体自愈。随着身体不断恢复，你也更加习惯新的饮食和生活方式，你会更轻松地做出最有利于身体健康的选择。当你不断尝试富含营养的食物，采用新的菜谱和方式烹饪以前喜爱的食物时，你会很快发现新的饮食方式并没有想象中的那么难，不仅身体吸收更多的营养，而且精神也得到了愉悦，虽然饮食受到限制，你并没有觉得这像是"节食"。你依然可以享用美食。

当你度过身体自愈的最初阶段，开始大胆、乐观地拥抱新的生活时，请不要忘记原始饮食的几点原则。

- ✢ 营养充足。
- ✢ 维持肠道健康。
- ✢ 合理管控压力。
- ✢ 睡眠充足。
- ✢ 保证户外活动的时间。
- ✢ 快乐生活。

在你尝试新的食物（也有可能尝试一些旧

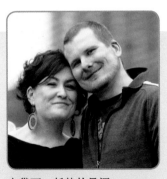

史黛西·托特的见证

> 我的故事包含了我实行原始饮食前前后后的所有经历，一切都是那么的真实，但也充满了波折。对我而言，成功并非一开始减掉的那 60 千克体重。更重要的是我在实行原始饮食的第二年找到了适合自己的健康生活方式。坚持低碳水化合物、低营养和高压生活方式 1 年之后，我的身体被压垮了，而且我的激素水平也不正常。尽管我已经实行低标准原始饮食 1 年了，我还是有肠漏症。直到我之前不知道的乳糜泻发作后，肠漏症的症状才开始显现。
>
> 当我意识到问题后，我开始大幅度地调整实行原始饮食的方式——我重点关注食物的营养，进一步排除引发炎症的食物，缓解压力，保证充足的睡眠时间和享受阳光的时间。当我严格遵守了原始饮食的所有要求后，病情开始康复！现在我的头发、指甲和皮肤富有光泽和弹性，而且一直以来的关节疼痛也已经成为了过去式。我的睡眠质量不断提高，不再出现偏头痛、重度抑郁、喜怒无常，以及接触到麸质身体会连续数天疼痛的情况。
>
> 在实行原始饮食时，你必须付出努力。你需要做出承诺：身体健康是最重要的，你愿意竭尽全力做到最好。你不仅需要调整饮食方式，还要按照本书的要求改变生活方式。你只有努力才能获得回报。当你意识到身体在不断恢复，你可以掌控自己的健康，你才会有前所未有的自在。

史黛西·托特和她的丈夫马特·卡里的博客网址是 PaleoParents.com，他们的著作是《像恐龙一样饮食》。

的食物）时，你要记住微量营养素缺乏症和自身免疫性疾病密切相关（一般也和慢性疾病相关）。你要记住任何难以消化的食物都会助长肠道失调，剥夺身体获取营养的机会。当你找到新的爱好、接受新的挑战时，你需要仔细评估哪些活动对健康有利，而哪些有害健康——放弃对健康有害的活动。

随着身体恢复，你会更容易发现饮食中引发疾病的食物以及生活中其他的致病因素。随着时间的推移，你会找到对自己来说最重要的饮食因素——避免食用的食物和优先食用的食物。你会轻松地发现哪些生活方式会引发疾病，也能够准确地预测在一夜未睡或工作压力特别大时身体的反应。这有助于你继续选择健康的生活方式——你需要接受哪些挑战、担负哪些责任，以及拒绝哪些要求。

随着时间的推移和经验的积累，你能够找到依从性和可持续性之间的平衡。你也能够找到适合自己的方式以及你愿意做出的牺牲和妥协。你需要不断努力直到形成一种习惯。

通过阅读本书，你学习并开始实践了长期维持健康的方法。你了解了饮食和生活方式会影响健康（影响之深超出你的想象！）。你已经知道了食物和免疫系统相互作用的方式以及食物对肠道健康的影响。你也了解了为什么这很重要。你还知道了为什么生活方式和饮食方式同等重要。

记住要保持警惕，但不要偏执。你需要持续关注自己的身体但是你无须恐惧未来。你需要定期再评估自己选择的食物和生活方式对健康的影响。你也需要乐于不断调整、不断改进，以继续优化你的健康状态。生命不息，努力不停。

你已经掌握了恢复健康和享受生活的方法。勇敢向前，享受人生吧。

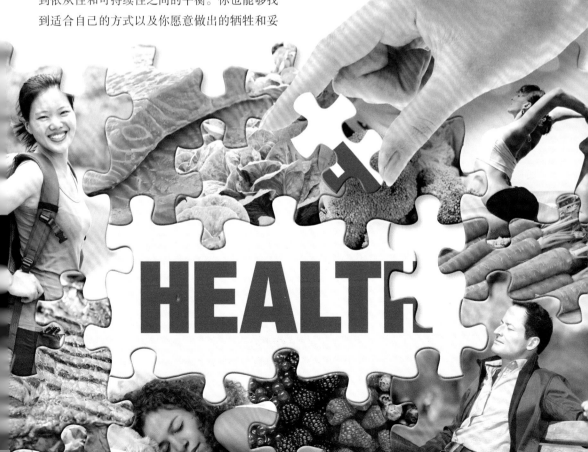

词汇表

氨基酸 构成蛋白质的基本单位。

B细胞 能产生抗体的白细胞（淋巴细胞）。B细胞是体液适应性免疫系统的主要细胞类型。

白三烯 一类类激素分子，既是自分泌的也是旁分泌的。白三烯在炎症的发展过程中作为促炎性信号分子发挥重要作用。

白细胞 血液中无色、有细胞核的球形细胞。

半通透 允许一部分液体或气体通过，但不允许其他液体或气体通过。

胞吐作用 和胞吞作用相对。细胞发生胞吐作用时，由膜围成的泡状结构（核内体、囊泡或液泡）与细胞表膜融合，将内容物释放到细胞外。参见胞吞作用。

胞吞转运作用 一种让小分子物质穿过细胞的运输方式，细胞在发挥其各种各样的功能时需要胞吞转运作用，如通过肠屏障吸收营养。细胞通过胞吞作用吸收分子（如蛋白质），通过胞吐作用把分子从细胞的另一边排出。

胞吞作用 细胞表膜裹住目标，形成泡状结构，将细胞外物质转运入细胞内（表膜包裹住目标，气泡进入细胞）。当"气泡"被内化，它就变成核内体、囊泡或液泡（取决于气泡的大小、膜的组成成分和气泡内的物质）。

表达 基因表达指通过基因形成功能产物，一般是蛋白质。蛋白质表达指蛋白质生成、修正

并被输送到特定地点的过程。

病原体 外来入侵的生物体，可致病。比如病毒、细菌或寄生虫。

补体 是一群由肝脏生成的25种不同的蛋白质，它们是先天免疫系统的一部分。它们通过和病原体表面结合发挥作用，有的时候不仅可以直接杀死病原体，也可以吸引其他免疫细胞。

CD4 一种糖蛋白，嵌在T细胞的外膜上，和T细胞受体一起识别外来病原菌。它也被用来分辨不同类型的T细胞。CD4+T细胞和CD8+T细胞分别发挥不同作用。

CD8 一种糖蛋白，嵌在T细胞的外膜上，和T细胞受体一起识别外来病原菌。它也被用来分辨不同类型的T细胞。CD8+T细胞和CD4+T细胞分别发挥不同作用。

肠道黏膜 肠道的内膜，属于黏膜的一种。位于肠上皮细胞间的杯状细胞会分泌黏液。

肠道通透性 肠道通透程度的量化表示。当肠道通透性增加时，通常不能穿过肠屏障的物质现在可以穿过，这也称作肠漏症。

肠漏症 参见肠道通透性。

肠屏障 肠道的内膜，将肠道和人体内环境隔开。也称作肠道上皮屏障或肠道黏膜屏障。

肠上皮细胞 形成肠屏障的主要细胞。也称作肠吸收细胞。肠上皮细胞是一种上皮细胞，负责把肠道内的营养物质运送到体内。

醇溶蛋白 小麦和一些其他

谷物含有的一类蛋白质。是麸质中的蛋白质片段。

促炎 促进或刺激炎症。

催化剂 加速化学反应的物质。在生物学中，通常指可以提高酶活性（促进化学反应）的物质（比如矿物质）。

DHA 二十二碳六烯酸，长链 Ω-3 多不饱和脂肪酸，在人体内发挥重要作用，特别是在调节炎症反应和神经健康方面。

单核细胞 一种白细胞，属于先天免疫系统。

单糖 由一个糖分子组成的简单的碳水化合物。

胆固醇 一种脂类（严格意义上讲是一种称为固醇的脂质），是细胞膜、类固醇激素、维生素D和胆汁酸的关键组成部分。

蛋白聚糖 带负电荷的糖蛋白。是肠道糖被的重要成分。

蛋白酶 分解或溶解蛋白质的酶。也称作蛋白水解酶。

蛋白水解酶 参见蛋白酶。

蛋白质水解 分解或溶解蛋白质的过程。

底物 能和酶发生作用的分子。

淀粉酶 一种能分解淀粉的消化酶。

毒物兴奋效应 低剂量的毒素和其他应激源引发的有利的生物反应。

多肽 其氨基酸链长于肽（一般含有30~50个氨基酸）。有时会和肽混用，肽、多肽和小蛋白之间没有明显的分界点。比如，抗体的重链是多肽，它含有

450~550 个氨基酸。

多糖　由许多糖分子组成的碳水化合物链。比如淀粉或纤维。

EPA　二十碳五烯酸，长链 Ω–3 多不饱和脂肪酸，在人体内发挥重要作用，特别是调节炎症反应方面。

二糖　由两个糖分子组成的简单碳水化合物，例如，蔗糖由一个葡萄糖分子和一个果糖分子组成。

麸质　小麦、黑麦和大麦含有的谷蛋白。

辅因子　酶的活性所需要的一种非蛋白成分（酶不作用于辅因子）。

辅助性 T 细胞　引导先天免疫系统和适应性免疫系统的其他成分的一类 T 细胞。分为几种子类型，包括 Th1、Th2、Th3、Th9、Th17、Th22、Tr1 和 Tfh。

GALT（肠道相关淋巴组织）　肠道周围所有的免疫组织。

干细胞　一类非常重要的细胞，具有分化成为许多不同细胞类型的能力。这是正常细胞更替（细胞死亡，并由新细胞取代死亡细胞）、生长和修复所必需的。祖细胞是干细胞的一种，可分化成的细胞种类少于干细胞。

谷蛋白　一种植物凝集素。它是植物中的蛋白质，存在于富含脯氨酸的谷物种子中。

HLA 基因（人类白细胞抗原基因）　人体主要的组织相容性复合物，也称作主要组织相容性复合体。

HPA 轴　下丘脑–垂体–肾上腺轴，有时也称作边缘系统–下丘脑–垂体–肾上腺轴，是指下丘脑（脑的一部分）、脑垂体和肾上腺（位于肾的顶端）之间的交流。

宏量营养素　人体维持生命所必需的大量从食物中获取的化学物质：碳水化合物、脂肪和蛋白质。

花生四烯酸（AA）　一种 Ω–6 脂肪酸。

活性氧　参见氧化剂。

获得性免疫系统　也称作适应性免疫系统。

饥饿激素　刺激饥饿的主要激素。也是调节免疫系统的主要激素。

激素　人体不同器官（内分泌器官）生成的脂质分子，在人体内传递信号，控制多种功能。人体内远距离交流的系统。

记忆细胞　当人体抵御病原体时，B 细胞或 T 细胞会分化产生记忆细胞，负责"记住"病原体。当病原体二次侵犯人体时，记忆细胞会加速人体反应从而保护人体免受感染。

甲基　由甲烷衍生而来的分子，由 1 个碳原子和 3 个氢原子组成（CH_3），用来甲基化蛋白质。

甲基化　转译后修饰的一种形式，将甲基附在特定氨基酸（赖氨酸或精氨酸）上。可能会激活或灭活蛋白质（取决于蛋白质的类型），也会影响蛋白质与受体或底物结合的能力（像开关一样工作）。

甲基循环　甲基在全身输送和循环的复杂系统。也称作甲基化循环。

交叉反应抗体　是一种不只和其对应的抗原发生反应，还会和其他抗原发生反应的抗体。

交叉反应物　抗体和一个以上的抗原结合，其中不是抗体主要针对的抗原称作交叉反应物。比如，如果攻击麸质的抗体也会和牛奶中的蛋白质结合，牛奶即为交叉反应物。

介质　一种化合物，刺激或激活其他细胞的功能，起到释放信号或发出指令的作用。

紧密连接　细胞间的特殊连接，由特殊蛋白质互相交织形成。紧密连接将细胞紧紧相连，同时帮助细胞把细胞膜分成不同区域（有利于屏障细胞发挥其功能，如肠上皮细胞）。

巨噬细胞　免疫细胞，位于结缔组织和人体的器官内，相当于人体的哨兵。它们也是吞噬细胞。

抗体　一种蛋白质，由免疫细胞生成，能够识别其他蛋白质（一般来自体外）氨基酸的部分序列，并与其结合。

抗炎　中和或消除炎症。

抗营养素　阻止人体吸收或利用营养的化合物。

抗原　病原体蛋白质的一小片段，抗体会与其结合。

抗原呈递　向适应性免疫系统展示抗原的过程，体内任一细胞都可通过主要组织相容性复合体完成这一过程（告诉免疫系统细胞是否被感染），或者由先天免疫系统的吞噬细胞完成这一过程（告诉免疫系统它们吞噬了哪种病原体）。

抗原结合位点　抗体和抗原结合的部分。

空肠　小肠的中间段，在十二指肠和回肠之间。

类固醇激素　一类具有特殊分子结构（称作类固醇结构）的激素，包括皮质醇、雌性激素和睾酮。

粒细胞　一群含有分泌颗粒的白细胞（这些颗粒含有蛋白水解酶，粒细胞在攻击外来病原菌时会分泌蛋白水解酶）。粒细胞是先天免疫系统的一部分。比如，中性粒细胞、嗜碱性粒细胞和嗜酸性粒细胞。

淋巴　淋巴由循环再利用的血浆和淋巴细胞组成。当血液在全身最细小的血管（毛细血管）

循环时，水和一切能够透过毛细血管壁的物质会从毛细血管壁渗出，形成组织液。然后组织液回到淋巴系统（淋巴的液体成分），再回到血液中。

淋巴系统 由器官、淋巴结、淋巴管组成的网路，生成并运输淋巴回到血液中。淋巴系统是免疫系统的重要组成部分，并且对运输消化的脂肪酸和脂质很重要。

淋巴细胞 一种白细胞，主要存在于淋巴系统，但是也会出现在血液和被感染的组织中。淋巴细胞在骨髓中生成。

流行病学 医学的一个分支，主要根据数据研究疾病的分布规律、发病率和疾病控制。流行病学家会研究人体和疾病之间的相互关系。

MHC 主要组织相容性复合体的缩写词。

M 细胞 肠屏障中的一类特殊细胞，负责检测肠道内的环境，将病原体或其他问题物质及时汇报给免疫系统。

酶 一种蛋白质，作用是协调、刺激或控制某一化学反应。

免疫毒性 对免疫系统有毒，会改变（通常是抑制）免疫功能。

免疫记忆 参见免疫力。

免疫力 人体抵抗病原体感染的能力。当适应性免疫系统（通过记忆 B 细胞和 T 细胞）"记住"侵犯人体的病原体，便获得免疫力；也称作免疫记忆。疫苗通过刺激免疫系统，生成抵抗抗原的抗体，人体由此获得免疫力（疫苗含有减活的或灭活的病毒或细菌）。

免疫耐受 免疫系统不再攻击抗原。免疫耐受在妊娠期（免疫系统不会攻击胎儿）和器官移植时发挥重要作用，它也可防止

人体对食物抗原出现过度敏感。

免疫调节 调节免疫应答达到理想水平。刺激或抑制所有的或部分免疫系统（可以同时刺激一部分免疫系统和抑制另一部分免疫系统），或导致人体失去或获得免疫耐受。

免疫系统 人体保护自己免受病原体侵害的复杂系统。

免疫抑制 通常通过药物或放射治疗抑制免疫系统，阻止或降低其正常活性。

膜受体 细胞膜上的一类蛋白质，细胞通过膜受体和外界交流。释放信号的分子（如激素、神经递质、细胞因子和旁分泌因子）依附在受体上，引发细胞功能的变化。膜受体也称作细胞表面受体、跨膜受体。

内分泌 和激素相关，特别是分泌激素的器官或腺体。内分泌系统包含了体内与激素相关的一切。

内源 在体内生成或源自体内。和外源相对。

逆胞吞转运作用 将小分子物质由细胞的一侧转移到另一侧，与该特定分子的正常运输方向相反。比如，IgA 抗体一般从体内经胞吞转运作用移至肠道，作为正常免疫抵御的一部分；当抗体重新循环进入人体时，它们沿相反方向穿越细胞，称为逆胞吞转运作用。

黏膜 由专门的细胞分泌的黏液组成的膜，也称作黏液层和黏液。

黏膜屏障 参见肠屏障。

凝集素 一种蛋白质，能凝集红细胞。

旁分泌因子 一种脂类分子，在相邻的细胞间传递信号（从一个细胞到相邻的细胞）。

皮质醇 主要的应激激素。皮质醇在人体中扮演多个角色，包

括控制新陈代谢和免疫系统。同时也是调节昼夜节律的重要激素。

前列腺素 一种类激素分子，充当自分泌因子和旁分泌因子的作用。前列腺素作为信号分子，在凝血、传递疼痛信号、细胞生长、保护肾功能、分泌胃酸和消除炎症方面发挥重要作用。

绒毛 小肠重要的结构特征。小肠绒毛指小肠上皮细胞上的指状小突起，由柱状排列的细胞组成，统称为小肠绒毛。

溶菌酶 一种酶，分解细菌细胞壁的成分（肽聚糖）。

溶酶体 细胞中的细胞器，含有降解酶。溶酶体可以分解体内的废物和消化通过细胞吞噬作用或胞吞作用内化的物质。类似于细胞的胃。

蠕动 肠道的肌肉像波浪一样收缩和放松，推动食物经过消化道。也指人体内其他所有肌肉管道所做的相同运动。

上皮屏障 主要由上皮细胞组成。肠屏障是上皮屏障的一种。

上皮细胞 在所有的屏障组织中都能找到的一种特殊类型细胞。上皮细胞的特点是具有顶膜（也称作顶端，此处的细胞膜会形成指状的突起，即微绒毛）、基底外侧膜（包括侧面和底部；紧密连接将细胞的顶膜和基底外侧膜分开）。

上皮组织 主要由上皮细胞组成的组织。肠屏障或肠上皮屏障又称作肠道上皮组织。

神经递质 由神经细胞释放的化学物质，向其他神经细胞传递信号。

十二指肠 小肠的第一段。

食糜 浓稠的酸性液体，含有胃酸和部分消化的食物，从胃进入小肠。

适应性免疫系统 免疫系统的一部分，帮助人体抵御外来病

原菌的侵犯。

受体　一种参加细胞与外界沟通或细胞内沟通的特殊蛋白质。信号分子（如激素、神经递质、细胞因子、自分泌因子和旁分泌因子）依附在受体上，引发细胞功能的变化。膜受体是受体的一种。

瘦素　饥饿和肥胖相关的激素，可以抑制食欲和调节免疫系统。

属　在分类学中，属是倒数第二个等级（根据生物体的特征进行归类）。种是最低等级。

树突状细胞　位于体内屏障组织（如肠道和皮肤）的免疫细菌，扮演哨兵的作用，它们也是吞噬细胞。

刷状缘　肠屏障的一部分，由肠上皮细胞并排排列形成一层连续的微绒毛膜，向肠腔内侧隆起并形成褶皱。

Toll 样受体　一类特别的膜受体，位于先天免疫系统的细胞内（特别是巨噬细胞和树突状细胞），能与微生物特有的蛋白质结合。对于人体初次识别病原体至关重要。

T 细胞　一种白细胞，可激活 B 细胞和炎症细胞，杀死被感染的细胞，还可以直接杀死病原体。T 细胞是参与分子适应性免疫系统的两种细胞之一。

肽　短序列的氨基酸。一些蛋白质由一些肽或捆绑在一起的多肽组成。肽一般含有 30 种或更少的氨基酸，但是肽和多肽或小蛋白之间没有明显的分界点（肽和多肽经常互用）。一些氨基酸链虽含有 500 个氨基酸，但仍算作肽，因为它们需与其他肽结合，形成蛋白质（比如抗体）。

碳水化合物　由一系列糖分子组成。碳水化合物既可以为身体提供能量，又是许多化学物质（糖蛋白、糖脂）的重要分子组

成，人体细胞会利用或生成这些化学物质。

糖被　由黏性分子（糖蛋白、糖脂、蛋白聚糖、多糖）组成的膜。糖被可作为半通透性屏障，起到结构支持的作用，各种类型的细胞都会生成糖被，包括肠上皮细胞。

糖蛋白　由蛋白质和碳水化合物组成的分子。

糖苷生物碱　具有佐剂特性的茄科植物中含有的一种皂苷（具有清洁特性的分子）。

糖脂　由脂质和碳水化合物组成的分子。

体液免疫系统　组成成分不是细胞，而是人体分泌的蛋白质，如抗体、细胞因子和补体蛋白质。

调节性 T 细胞　一类抑制免疫细胞和炎症细胞活性的 T 细胞，它会在免疫反应结束时关闭免疫应答（一旦病原体已经被清除）。

通透性　某一物质通透程度的量化；即该物质让液体或气体通过它的难易度。

吞噬细胞　能吞噬和破坏病原体的细胞，类似于把病原体吃掉。

吞噬作用　病原体（比如细菌）由吞噬细胞消化（变形虫也这么做）。吞噬细胞吞噬病原体的过程叫作吞噬作用。

外源　体外生成。和内源相对。

微量营养素　人体维持生命所必需的微量元素或化合物。包括矿物质、维生素和其他有机化合物，比如植物化合物和抗氧化剂。

细胞凋亡　有控制的细胞死亡，类似于细胞自杀。无控制的细胞死亡称作细胞坏死。两者的区别是细胞凋亡不会向人体释放细胞碎片或蛋白质，但细胞坏死

会释放细胞碎片或蛋白质。

细胞毒性 T 细胞　专门攻击被病毒和一些细菌感染的白细胞（T 淋巴细胞），是适应性免疫系统的一部分。

细胞分化　类似于细胞成熟。细胞最终形成不同类型的细胞的过程（干细胞或祖细胞可分化成不同类型的细胞）。

细胞器　细胞内各种被膜包裹的功能性结构。其种类繁多，每一种细胞器在细胞内发挥其专门的作用，类似于小器官。

细胞因子　传递炎症信号的化学信使。一些细胞因子传递促炎性信号，引发炎症，一些细胞因子传递抗炎性信号，阻止炎症。

先天免疫系统　免疫系统中反应最迅速的部分，但是不针对特定的入侵病原体。先天免疫系统负责炎症反应。

线粒体　细胞中负责供应能量的细胞器（大部分细胞通常含有大量的线粒体）。线粒体使用葡萄糖、脂肪酸和氧供应能量（以三磷酸腺苷，即 ATP 的形式），并在此过程中释放二氧化碳和水。

相关　统计学术语，指测试的两件事情模式相同。尽管两者相关不能证明其因果关系（未必意味着其中一个是另一个的原因），但确实说明两者之间存在关联，即使不是直接关联。

小肠隐窝　小肠绒毛之间的凹陷连接处，是小肠重要的结构特点。

胸腺　免疫系统中的一个专门的器官，负责调控 T 细胞的分化和存活。

胸腺细胞　存在于胸腺中的一类祖细胞。胸腺细胞可分化成许多不同类型的 T 细胞。

雄性激素　泛指所有可以和雄性激素受体结合的物质，如

睾酮。

雄性激素受体 可以控制基因表达的受体，特别是促进雄性特征或抑制雄性特征的基因。也可以控制脂肪的堆积和肌肉质量。

血浆 血浆是血液的液体成分，血细胞悬浮于其中。

血清 类似于血浆，但是不含凝血的成分。

血栓素 一种类激素分子，充当自分泌因子和旁分泌因子的作用，是重要的凝血调节剂。

循环 血液在全身血管流动。当我们说某种物质在"循环"时，意味着它在全身的血液里流动。

炎症标志物 炎症无法直接被检测，科学研究根据 C 反应蛋白和一些促炎性细胞因子等标志物检测炎症。

氧化剂 含有氧的高活性化学分子。也称作氧自由基或活性氧。氧化剂是一类自由基，但不是所有的自由基都是氧化剂。

氧化应激 人体内的氧化程度超出氧化剂的清除能力，氧化系统和抗氧化系统失衡，导致组织和细胞损伤。

氧自由基 参见氧化剂。

益生菌 人体内的有益微生物（主要存在于胃肠道中）。

益生元 能促进小肠内有益微生物生长的不易消化的食物成分（如膳食纤维）。

皂苷 许多植物都含有皂苷，具有清洁特性。

增殖 通过细胞分裂，细胞繁殖或增加。

招募 白细胞离开血管进入组织的过程。这是一个复杂的、多步骤过程，涉及许多蛋白质的交互作用，包括白细胞、血管壁细胞表面的蛋白质以及细胞因子。

真核生物（又称作真核细胞） 一种生物体，其细胞结构复杂。所有的动植物都是真核生物。

植物凝集素 一类可以和碳水化合物结合的蛋白质，意思是它们可以与某些特定的碳水化合物结合（如膜碳水化合物）。

致病原 疾病发生的原因。

中性粒细胞 一类粒细胞，属于先天免疫系统。它也是吞噬细胞。

重链 蛋白质复合物（如抗体）的较大的多肽亚单位。抗体按照成分中 5 种不同的重链分为 IgA、IgD、IgE、IgG、IgM。

昼夜节律 以 24 小时为周期的生物功能循环。由专门的脑细胞控制，但是所有的细胞都有其自身的生物钟，通过在全身循环的激素节律与脑部的生物钟保持一致。也称作生物节律。

主要组织相容性复合体（MHC） 每个细胞的表面都有的一组蛋白质，表达细胞内的蛋白

质片段，包括正常的蛋白质片段和入侵微生物的片段。这可以让细胞在人体被感染时拉响警报。

转译后修饰 合成蛋白质后对其进行一系列的修正（由细胞内蛋白质加工工厂完成），会影响蛋白质的功能。

自分泌因子 一种脂质分子，在细胞内传递信息（从细胞的一部分传递给另一部分）。

自然杀伤细胞 一类白细胞，属于先天免疫系统，人体招募自然杀伤细胞进入感染部位，杀死被病毒感染的细胞。自然杀伤细胞类似于细胞毒性 T 细胞，但反应更迅速。

自身抗体 一种抗体，能够识别体内蛋白质（而不是体外）的氨基酸序列，并与其结合。

自身免疫性疾病 免疫系统攻击人体细胞、组织或器官引发的疾病。

自由基 化学活性特别活跃的分子，通常含有氧。（如果自由基含有氧，它也称作氧化剂。）

祖细胞 可分化成不同细胞类型的干细胞。比如胸腺细胞是一种祖细胞，可分化成 T 淋巴细胞。

佐剂 一种刺激适应性免疫系统的物质。疫苗中加入佐剂，可刺激免疫系统，因为抗原通常是已死的或失去活性的病毒或细菌，不具有传染性，无法复制，不能有效刺激免疫系统。

总结
应避免的食物

☒ **谷物：** 大麦、玉米、硬粒小麦、小米、薏仁、卡姆麦、粟、燕麦、大米、黑麦、高粱、古麦、苔麸、黑小麦、小麦（所有品种，包括纯种小麦和粗面粉）和野生稻。

☒ **麸质：** 大麦、黑麦、小麦以及含有这些成分的食物（见第85页的表格，了解麸质和常见含麸质食品的隐藏来源）。

☒ **伪谷物和类谷物：** 苋实、荞麦、奇亚籽和藜麦。

☒ **乳制品：** 黄油、酪乳、奶酪、奶油、牛奶、凝乳、乳蛋白分离物、酥油、重奶油、冰淇淋、开菲尔、酸奶油、乳清、乳清蛋白分离物、新鲜奶油和酸奶（可以接受草饲动物来源的酥油）。

☒ **豆类：** 赤小豆、黑豆、豇豆、酱豆、花豆、白豆、鹰嘴豆、蚕豆、大北豆、青豆、意大利豆、扁豆、利马豆、绿豆、海军豆、豆芽、花生、芸豆、豌豆和大豆（包括毛豆、豆腐、豆豉、其他大豆制品和大豆分离物，如大豆卵磷脂）。

☒ **加工植物油：** 菜籽油、玉米油、棉籽油、棕榈仁油、花生油、红花油、葵花油和大豆油。

☒ **加工食品中的化学成分：** 丙烯酰胺、人造食品色素、人造和天然调味剂、自溶蛋白、溴化植物油、乳化剂（卡拉胶、纤维素胶、瓜尔胶、卵磷脂、黄原胶）、水解植物蛋白、谷氨酸钠、硝酸盐或亚硝酸盐（天然存在的可以接受）、蔗糖聚酯、磷酸、丙二醇、植物组织蛋白、反式脂肪（部分氢化植物油、氢化油脂）、酵母提取物以及有你不认识的化学名称的任何成分。

☒ **添加糖：** 龙舌兰、龙舌兰花蜜、麦芽糖、大麦麦芽糖浆、甜菜糖、糙米糖浆、蔗糖晶体、甘蔗汁、焦糖、椰子糖、玉米甜味剂、玉米糖浆、玉米糖浆固体、结晶果糖、椰枣糖、脱水甘蔗汁、德马拉糖、糊精、糖化麦芽、浓缩甘蔗汁、果汁、果汁浓缩物、半乳糖、葡萄糖、葡萄糖固体、高果糖玉米糖浆、转化糖、菊粉、蜂蜜、乳糖、麦芽糊精、枫糖浆、糖蜜、罗汉果、砂糖、棕榈糖、墨西哥粗糖、红糖、米糠糖浆、米糖浆、蔗糖、高粱糖浆、糖浆、分离糖、燕麦糖浆（有关原始饮食甜品的讨论，请参见第211页）。

☒ **糖醇：** 赤藓糖醇、甘露醇、山梨糖醇和木糖醇（天然食物中存在的天然糖醇，比如水果中的糖醇是被允许的）。

☒ **非营养甜味剂：** 安赛蜜、阿斯巴甜、纽甜、糖精、甜叶菊糖和三氯蔗糖。

☒ **坚果和坚果油：** 杏仁、巴西坚果、腰果、栗子、榛子、夏威夷果、山核桃、松子、开心果或核桃，或任何来自这些坚果的油、粉末或其他产品（椰子是个例外，见第209页）。

☒ **种子和种子油：** 奇亚籽、亚麻籽、大麻籽、罂粟、南瓜、芝麻、葵花籽以及来源于这些食物的油或其他产品。

☒ **茄科植物和茄科植物衍生科：** 南非醉茄、甜椒、辣椒、灯笼果、茄子、园艺越橘（不要与普通的越橘混淆，后者可以吃的）、枸杞、小红莓、猕猴桃、土豆（甘薯是可以吃的）、新西兰番茄、黏果酸浆和番茄（注：有些咖喱粉含有茄科成分）。

☒ **从种子中提取的香料（少量可以接受）：** 茴芹、胭脂红、黑香菜、芹菜籽、芫荽籽、孜然、莳萝、茴香、胡芦巴、芥末和肉豆蔻（有关香料的更多信息，请参见第205页）。

☒ **鸡蛋：** 可以吃蛋黄。

☒ **酒精：** 症状缓解后偶尔小酌一杯是可以容忍的。

☒ **咖啡：** 偶尔饮用一杯也许可以容忍。

☒ **高血糖负荷食物。**

可以适量摄入的食物

绿茶和红茶。

果糖： 目标为每天10~20克的果糖。

盐： 使用粉盐或灰盐，因为它们富含微量矿物质。

中等血糖负荷的蔬菜和水果。

☒ 如何避免添加糖和精制糖

当你阅读食物标签时，知道如何破译哪些成分是糖，这是很有帮助的。这些成分大多数是经过提炼的，但有些是未经提纯的（这通常意味着糖保留了一些矿物质）。加工产品也常含有多种形式的糖。以下标签成分都是糖的各种形式。

- 龙舌兰
- 龙舌兰花蜜
- 大麦麦芽
- 大麦麦芽糖浆
- 甜菜糖
- 糙米糖浆
- 红糖
- 冰糖
- 甘蔗汁
- 蔗糖
- 焦糖
- 椰子糖
- 玉米甜味剂
- 玉米糖浆
- 玉米糖浆固体
- 结晶果糖

- 椰枣糖
- 脱水甘蔗汁
- 德马拉糖
- 糊精
- 葡聚糖
- 糖化麦芽
- 蒸发甘蔗汁
- 果糖
- 果汁
- 果汁浓缩液
- 半乳糖
- 葡萄糖
- 葡萄糖固体
- 金色糖浆
- 高果糖玉米糖浆
- 蜂蜜

- 菊粉
- 转化糖
- 乳糖
- 麦芽糖浆
- 麦芽糖糊精
- 麦芽糖
- 枫糖浆
- 糖蜜
- 罗汉果
- 黑糖
- 棕榈糖
- 软糖
- 粗糖
- 蔗糖糖砖
- 原蔗糖
- 原糖

- 精制糖
- 米糠糖浆
- 大米糖浆
- 甘蔗糖
- 高粱
- 高粱糖浆
- 黑红糖
- 糖
- 糖浆
- 结蜜糖
- 天然粗糖
- 雪莲果糖浆

☒ 如何避开大豆

大豆是另一种渗进食物供应链的成分。大豆卵磷脂和大豆蛋白是包装食品中特别常见的成分。以下列表是从大豆衍生出的食物。

- 豆花
- 豆芽
- 巧克力（大豆卵磷脂可用于制造巧克力）
- 新鲜大豆
- 水解大豆蛋白（HSP）
- 黄豆粉
- 味噌（发酵大豆酱）
- 单甘酯和甘油二酯
- 谷氨酸钠（MSG）

- 纳豆
- 煮豆
- 豆渣
- 大豆白蛋白
- 大豆奶酪（豆腐乳）
- 大豆纤维
- 大豆面粉
- 大豆粗碎片
- 大豆冰淇淋
- 大豆卵磷脂

- 大豆粉
- 豆浆
- 大豆坚果
- 大豆蛋白（浓缩、水解、分离出来的）
- 大豆芽
- 酸豆奶
- 大豆面条
- 酱油
- 大豆

- 大豆（凝乳、颗粒）
- 豆油
- 豆豉
- 照烧酱
- 植物性蛋白（TVP）
- 豆腐
- 腐竹

潜在交叉污染的食品必须标注：

- "可能含有大豆"
- "处理时与大豆共用器械"
- "加工场所同时也处理大豆产品"

通常包含大豆的产品：

- 亚洲菜（中国菜、日本菜、韩国菜、泰国菜）
- 焙烤食品

- 烘焙粉
- 肉汤粉
- 糖果

- 谷物
- 鸡肉汤
- 用鸡汤加工的鸡肉（生或熟）

- 熟肉制品
- 能量棒 / 营养棒
- 模仿乳制品，如豆浆、素食干酪和素食冰激凌
- 婴儿配方奶粉
- 人造奶油

- 蛋黄酱
- 肉类制成品（如汉堡或香肠）
- 营养补剂（维生素）
- 花生酱和花生酱替代品
- 蛋白粉
- 酱汁和肉汁

- 冰沙
- 蔬菜汤
- 素食肉替代品（素食汉堡、仿鸡肉饼、仿午餐肉类、仿腊肉）
- 水果上的蜡或园艺用油

☒ 如何避开小麦 / 麸质

　　避免麸质需要付出一些努力。小麦和其他含麸质的谷物成分不仅在众多包装食品和加工食品中十分常见，而且还出现在一些通常不被认为是加工食品的食物成分中。以下列表包括一些明显或不明显的麸质来源。

- 亚洲春卷皮
- 面粉
- 培根（需检查成分表）
- 大麦
- 大麦草
- 大麦麦芽
- 啤酒（除非标明无麸质）
- 漂白或未漂白的面粉
- 糠
- 面包屑
- 啤酒酵母
- 小麦片
- 面包粉混合物
- 餐饼
- 调味品
- 古斯米
- 油炸面包块
- 斯佩耳特小麦
- 达勒姆
- 单粒小麦
- 二粒小麦（杜翰小麦）
- 谷粉

- 麦米（在其他地方也叫二粒小麦，意大利除外）
- 食用淀粉
- 炸薯条
- 麸（干面麸质）
- 麦醇溶蛋白
- 在一些信封、邮票和标签上使用的胶水
- 麸质
- 麸质肽
- 麦谷蛋白
- 全麦粉
- 肉馅
- 水解小麦麸质
- 水解小麦蛋白
- 冰淇淋（可能含有面粉作为抗结晶剂）
- 素鱼
- 卡姆小麦
- 午餐肉
- 印度小麦粉
- 麦芽

- 麦芽醋
- 腌料
- 犹太面包（犹太逾越节薄饼）
- 米尔（小麦和黑麦的一种杂交作物）
- 营养和草药补品
- 燕麦
- 面包糠（面包屑）
- 肉饭（含意大利麦）
- 包装食物（通常含有麸质）
- 加工谷物（通常含有大麦芽）
- 黑麦
- 沙拉酱
- 调味汁
- 素肉（麸质）
- 加入肉汤、油脂或面粉糊处理的家禽
- 粗面粉
- 一些药物（处方药或非处方药）

- 肉汤
- 大豆或米饮料（制造过程中可能使用大麦麦芽或麦芽糖）
- 酱油（除非无小麦）
- 斯佩尔特小麦
- 香料混合物（经常含有小麦作为抗结块剂、润滑剂或增稠剂）
- 淀粉
- 糖浆
- 增稠剂
- 黑小麦
- 小麦
- 麦麸
- 小麦胚芽
- 小麦草
- 小麦淀粉

麸质 / 小麦污染的常见来源

- 小米、白米粉、荞麦面粉、高粱粉和大豆粉
- 批发食物（经常被其他容器和粉尘所污染）
- 用于制备过含麸质食品的烤面包机、烤架、平底锅、砧板、餐具、电器和油
- 面粉粉尘
- 刀（用刀切面包后可能会粘上含麸质的面包屑）
- 橡胶手套内的粉末涂层（可能源于小麦）

- 颜料、黏土、胶水和胶泥团（如果饭前不洗手，可能会转移到口中）
- 个人用品，特别是洗发水（可能会转移到嘴唇并摄入体内）
- 家居用品（可能会转移到嘴唇并摄入体内）
- 一些水果和蔬菜上的蜡或树脂

☒ 如何避开玉米

　　大部分包装食品和加工食品都可以发现玉米的成分。如果你对玉米衍生产品非常敏感，想要避免如此普遍的食物成分可能会非常困难。然而，仅仅是避免加工食品一项就可以产生巨大的改变。你可能需要也可能并不需要去避免所有的微量玉米衍生成分（比如添加在药物中的玉米成分）。然而，意识到玉米可能从哪些地方偷偷潜入你的食物能够帮助你辨别那是否会造成问题。以下列表包括一些隐藏得很深的和比较明显的玉米成分来源。

玉米成分：

- 醋酸
- 酒精
- 生育酚
- 人工调味料
- 人造甜味剂
- 抗坏血酸盐
- 抗坏血酸
- 阿斯巴甜
- 虾青素
- 发酵粉
- 大麦麦芽
- 漂白面粉
- 混合糖
- 红糖
- 柠檬酸钙
- 富马酸钙
- 葡萄糖酸钙
- 乳酸钙
- 醋酸钙（CMA）
- 硬脂酸钙
- 硬脂酰乳酸钙
- 焦糖和焦糖色素
- 羧甲基纤维素钠
- 微晶纤维素
- 甲基纤维素
- 粉状纤维素
- 鲸蜡硬脂酰糖苷
- 氯化胆碱
- 柠檬酸
- 柑橘云乳液（CCS）
- 椰子甘油酯（椰油甘油酯）
- 细砂糖
- 玉米油
- 玉米甜味剂
- 玉米糖
- 玉米糖浆固体
- 玉蜀黍粉

- 交联羧甲基纤维素钠
- 结晶葡萄糖
- 结晶果糖
- 环糊精
- 面团调理剂
- 癸基葡糖苷
- 癸基聚葡萄糖
- 糊精
- 右旋葡萄糖（如单水化合物或无水化合物；也见于静脉注射溶液）
- d–葡萄糖酸
- 蒸馏白醋
- 干燥剂
- 异抗坏血酸
- 赤藓糖醇
- 无水乙醇
- 乙基纤维素 20
- 乙酸乙酯
- 乙醇
- 乙基纤维素
- 乳酸乙酯
- 乙烯
- 乙基麦芽酚
- 果糖
- 果汁浓缩液
- 富马酸
- 胚芽／胚芽粉
- 葡萄糖酸盐
- 葡萄糖酸
- 葡萄糖酸 δ–内酯
- 葡萄糖酸内酯
- 葡萄糖胺
- 葡萄糖
- 葡萄糖浆（也可见于静脉注射溶液）
- 谷氨酸

- 麸质
- 麸质饲料／膳食
- 甘油酯
- 甘油
- 丙三醇
- 金色糖浆
- 粗磨粉
- 蜂蜜
- 水解玉米
- 水解玉米蛋白
- 水解植物蛋白
- 羟丙基甲基纤维素
- 羟丙基甲基纤维素邻苯二甲酸酯（HPMCP）
- 肌醇
- 转化糖浆或糖
- 碘盐
- 乳酸盐
- 乳酸
- 月桂基葡糖苷
- 卵磷脂
- 亚油酸
- 赖氨酸
- 富马酸镁
- 玉米
- 苹果酸
- 丙二酸
- 麦芽，麦芽提取物
- 玉米糖浆
- 麦芽糖醇
- 麦芽糖糊精
- 麦芽酚
- 麦芽糖
- 甘露醇
- 人造黄油
- 甲基葡萄糖醇聚醚
- 甲基葡萄糖

- 甲基葡萄糖苷
- 甲基纤维素
- 微晶纤维素
- 纤维素胶
- 玉米淀粉
- 食用淀粉
- 糖蜜（可能存在玉米糖浆；了解你的产品）
- 甘油单酯和甘油二酯
- 谷氨酸钠（MSG）
- 天然调味料
- 奥利斯特拉油（一种油脂代用品，不含胆固醇，热量较低，供糖尿病患者等用的食物添加剂）
- 玉米粥
- 葡聚糖
- 聚乳酸（PLA）
- 聚山梨醇酯（如聚山梨醇酯80）
- 聚乙酸乙烯酯
- 柠檬酸钾
- 富马酸钾
- 葡萄糖酸钾
- 粉末状白糖
- 预胶化淀粉
- 丙酸
- 丙二醇
- 丙二醇单硬脂酸酯
- 糖精
- 盐（碘化盐）
- 粗面粉（除小麦外）
- 二甲硅油
- 钠
- 羧甲基纤维素
- 柠檬酸钠
- 异抗坏血酸钠
- 富马酸钠
- 乳酸钠
- 淀粉羟乙酸钠
- 富马酸硬脂基钠
- 山梨酸酯
- 山梨酸
- 脱水山梨糖醇
- 脱水山梨糖醇单油酸酯
- 脱水山梨糖醇三油酸酯
- 山梨醇
- 高粱（所制成的糖浆或谷物本身可能与玉米混合）
- 三氯蔗糖（人造甜味剂）
- 淀粉
- 硬脂酸
- 硬脂
- 甜蜜素（人造甜味剂）
- 蔗糖
- 糖
- 滑石
- 苏氨酸
- 柠檬酸三乙酯
- 未修饰淀粉
- 香草，天然风味
- 香草，纯化或提取物
- 香草精
- 醋，蒸馏白醋酸
- 乙烯酯
- 维生素C
- 维生素E
- 维生素补剂
- 黄原胶
- 木糖醇
- 酵母
- 玉米饼
- 玉米蛋白

可以食用的食物

你可从以下列表中选择食物，它们都有利于身体健康。我在需适度食用的食物旁标注了页码，方便你查找。

✔️ 红肉

- 羚羊
- 熊
- 海狸
- 水牛 / 野牛
- 野猪
- 骆驼
- 北美驯鹿
- 牛

- 鹿
- 麋鹿
- 山羊
- 马
- 袋鼠
- 羊
- 驼鹿
- 猪

- 兔子
- 海豹
- 海狮
- 鲸*
- 基本上所有哺乳动物的肉

*某些种类的鲸体内可能有大量的汞（见第 176 页）。

✔️ 鱼类

- 鳀鱼
- 红点鲑
- 石首鱼
- 虾虎鱼
- 鲈鱼
- 鲣鱼
- 雀鳝
- 黑线鳕
- 狗鳕
- 大比目鱼
- 鲱鱼
- 海鲂
- 王鲭
- 八目鳗
- 鳕鱼
- 泥鳅
- 枪鱼*

- 鲭鱼
- 鬼头刀鱼
- 遮目鱼
- 鲦鱼
- 安康鱼
- 胭脂鱼*
- 鲱海鲷
- 河鲈
- 鲽鱼
- 狭鳕鱼
- 旗鱼*
- 三文鱼
- 沙丁鱼
- 美洲西鲱
- 鲨鱼*
- 红鲈
- 银河鱼

- 香鱼
- 黑鱼
- 鲷鱼
- 鳎目鱼
- 剑鱼*
- 大海鲢*
- 罗非鱼
- 方头鱼*
- 鳟鱼
- 细鳞绿鳍鱼
- 金枪鱼
- 多宝鱼
- 玻璃梭鲈鱼
- 牙鳕

*某些鱼类体内可能有大量的汞（见第 176 页）。

✔️ 禽类

- 鸡
- 鸽子
- 鸭
- 鸸鹋
- 鹅

- 松鸡
- 雌珍珠鸡
- 鸵鸟
- 鹧鸪
- 山鸡

- 鹌鹑
- 火鸡
- 基本上所有鸟类

✔️ 爬行动物和两栖动物

- 鳄鱼
- 青蛙
- 蛇
- 龟

✔️ 水生无脊椎动物

- 鲍鱼
- 蛤蚌
- 鸟蛤
- 海螺
- 螃蟹
- 小龙虾

- 乌贼
- 帽贝
- 龙虾
- 贻贝
- 章鱼
- 牡蛎

- 扇贝
- 虾
- 蜗牛
- 鱿鱼
- 玉黍螺

✔️ 其他海产品

- 海葵
- 海蜇

- 海参
- 海鞘

- 海胆
- 海星

✔️ 动物副产品

- 血液
- 脑
- 骨头（含骨髓的骨、碎骨和炖汤的大骨）
- 大肠和小肠
- 肥膘和其他碎肉（牛脂和猪膘）
- 睾丸
- 头肉
- 心

- 肾脏
- 嘴唇
- 肝
- 脾
- 皮
- 胸腺和胰腺
- 尾巴
- 舌头
- 肚子（胃）

✓ 富含甘氨酸的食物

- 大部分的内脏
- 动物的皮
- 关节组织和连着骨头的肉（猪蹄、鸭掌、鸡翅膀）
- 屁股和面颊
- 肩部厚肉块
- 骨头汤
- 明胶
- 胶原蛋白补剂

✓ 葱科植物

- 大葱
- 细香葱
- 大头蒜
- 象蒜
- 韭葱
- 韭菜
- 洋葱
- 珍珠洋葱
- 分生圆葱
- 青葱
- 小葱
- 珠芽圆葱
- 野韭菜

✓ 绿叶蔬菜

- 绿苋菜
- 芝麻菜
- 绿叶甜菜
- 小白菜
- 琉璃苣
- 球花甘蓝
- 球芽甘蓝
- 卷心菜
- 油菜
- 胡萝卜缨
- 猫耳菜
- 芹菜
- 芹莴
- 锡兰菠菜
- 繁缕
- 菊苣
- 冬寒菜
- 羽衣甘蓝
- 水芹
- 蒲公英叶
- 莴苣菜
- 白花藜
- 蕨菜
- 南瓜叶
- 藜菜
- 大蕉
- 大头菜
- 芥蓝
- 小松菜
- 土人参
- 野苣
- 陆生水芹
- 生菜
- 鱼腥草
- 长蒴黄麻
- 日本芜菁
- 芥菜
- 娃娃菜
- 洋菠菜
- 榆钱菠菜
- 豌豆叶
- 商陆
- 圣彼得草
- 蝇子草
- 海甜菜
- 海甘蓝
- 酸模
- 菠菜
- 夏季马齿苋
- 番薯叶
- 牛皮菜
- 塌棵菜
- 青萝卜
- 豆瓣菜
- 空心菜
- 冬季马齿苋

✓ 根菜类、薯芋类和球根类蔬菜

- 竹芋
- 竹笋*
- 甜菜
- 牛蒡
- 慈姑
- 百合**
- 美人蕉
- 胡萝卜
- 木薯*
- 块根芹
- 宝塔菜
- 萝卜
- 魔芋
- 非洲蕉
- 姜
- 香芹
- 辣根
- 洋姜
- 豆薯
- 大头菜
- 蒟蒻
- 藕
- 山核桃
- 小萝卜
- 芜菁甘蓝
- 泽芹
- 甘薯
- 芋头
- 朱蕉
- 油莎草
- 白萝卜
- 块茎藜
- 山葵
- 荸荠
- 菊薯
- 山药

*氰苷（见第 100 页）含量高。
**有时候有毒百合会与可食用百合搞混，导致中毒。你在食用之前一定要辨别清楚！

✓ 食用菌

- 蟹味菇
- 牛肝菌
- 鸡油菌
- 口蘑
- 杏鲍菇
- 红茶菌
- 猴头菇
- 松茸
- 羊肚菌
- 平菇
- 松乳菇
- 香菇
- 银耳
- 草菇
- 木耳
- 松露
- 酵母菌（啤酒酵母、面包酵母、营养酵母；见第 84 页）

✓ 取自各种植物的茎、花或花蕾的蔬菜

- 洋蓟
- 芦笋
- 西蓝花
- 刺棘蓟
- 花椰菜
- 芹菜
- 小茴香
- 仙人掌
- 食用大黄（只有茎可食用）
- 南瓜花

✓ 海洋蔬菜

● 青海苔	● 羊栖菜	● 江蓠
● 墨角藻	● 海带	● 马尾藻
● 卡罗拉	● 紫菜	● 海甘蓝
● 翅菜	● 海蕴	● 海白菜
● 红藻	● 海苔	● 裙带菜

✓ 瓜类水果

● 金丝雀瓜	● 蜜瓜	● 网纹瓜
● 美国甜瓜	● 白兰瓜	● 波斯香瓜
● 香瓜	● 刺角瓜	● 哈密瓜
● 罗马甜瓜	● 梨瓜	● 西瓜
● 厚皮香瓜	● 甜瓜	● 冬甜瓜

✓ 类蔬菜水果

● 牛油果	● 橄榄
● 苦瓜	● 芭蕉
● 佛手瓜	● 南瓜
● 黄瓜	● 倭瓜
● 红瓜	● 葫芦
● 丝瓜	● 香瓜
● 秋葵（严格意义上	● 冬瓜
讲食用的是其果荚）	● 西葫芦

✓ 柑橘类水果

● 橙子	● 金橘	● 白金柚
● 血橙	● 柠檬	● 沙田柚
● 佛手柑	● 青柠	● 黄金橙
● 青橙	● 甜柠檬	● 酢橘
● 香橼	● 柑橘	● 橘柚
● 西柚	● 香柠檬	● 广柑
● 金诺橘	● 柚橙	● 丑橘
● 蜜柑	● 橘子	● 柚子

✓ 浆果

● 巴西莓	● 接骨木莓	● 树莓
● 熊莓	● 白莓	● 沙棘
● 覆盆子	● 鹅莓	● 草莓（严格
● 黑莓	● 葡萄	意义上讲，
● 蓝莓	● 朴树果	草莓是聚
● 云莓	● 越橘果	生果）
● 蔓越莓	● 罗甘莓	● 杨梅
● 红莓苔子	● 桑椹	
● 红醋栗	● 羊莓	

✓ 热带和亚热带水果

● 黄金果	● 西番莲	● 牛油果
● 西印度樱桃	● 番石榴	● 柿子
● 非洲辣木果	● 菠萝	● 凤梨
● 香蕉	● 猕猴桃	● 芭蕉
● 卡姆果	● 金橘	● 石榴
● 佛手瓜	● 桂圆	● 柑橘
● 番荔枝	● 枇杷	● 红毛丹果
● 椰李	● 荔枝	● 蒲桃
● 椰子	● 芒果	● 蔷薇果
● 火龙果	● 山竹	● 沙佛果
● 榴莲	● 欧楂果	● 蛇皮果
● 无花果	● 木瓜	● 杨桃
● 藤黄果	● 万寿果	● 酸角

✓ 蔷薇科水果

● 苹果	● 山楂	● 柑橘
● 杏	● 枇杷	● 蔷薇果
● 樱桃	● 油桃	● 欧洲山梨
● 北美沙果	● 桃	● 棠棣果
● 苦樱桃	● 梨	● 花楸果
● 红果	● 李子	● 西洋梨

✓ 优质脂肪

- 培根油
- 猪油（熬制的脂肪取自猪背脂）
- 板油（熬制的脂肪取自猪的肾脏或其他内脏器官周围）
- 煎肉得到的油脂
- 鸡油
- 鸭油
- 鹅油
- 牛油
- 羊油
- 牛油果油（冷压萃取）
- 椰子油（通常是特级初榨，冷压萃取，但也有天然提炼的）
- 棕榈油（不要和棕榈仁油混淆）
- 棕榈起酥油
- 红棕榈油
- 核桃油（见第198页）
- 夏威夷果油（见第198页）

✓ 益生菌食品

- 生的、未经高温消毒的腌白菜
- 生的、未经高温消毒的自然或乳酸发酵的蔬菜（韩式泡菜、甜菜、胡萝卜、腌菜）
- 生的、未经高温消毒的自然或乳酸发酵的水果（青木瓜、酸辣酱）
- 生的、未经高温消毒的自然或乳酸发酵的调味品（开味小菜、莎莎酱）
- 水开菲尔
- 椰奶开菲尔（把开菲尔粒放入椰奶中）
- 康普茶
- 甜菜和其他蔬菜酒

✓ 可安全食用的草药和香料

- 阿魏胶（注意核查成分表）
- 罗勒叶（甜）
- 月桂叶
- 甘菊
- 雪维菜
- 细香葱
- 芫荽叶（香菜）
- 肉桂（桂皮）
- 丁香
- 莳萝叶
- 茴香叶
- 大蒜
- 姜
- 辣根（注意辣根酱的成分表）
- 薰衣草
- 蜜蜂花（见第278页）
- 柠檬香草
- 肉豆蔻干皮
- 马郁兰叶
- 洋葱粉
- 牛至叶
- 荷兰芹

- 香薄荷叶
- 迷迭香
- 藏红花
- 鼠尾草
- 薄荷
- 龙蒿叶
- 百里香
- 姜黄（见第294页）
- 香草提取物（如果在烹饪过程中，酒精可以挥发掉）
- 香草粉（注意核查成分表，是否含有玉米、小麦和代糖）

✓ 饮品

- 绿茶和红茶（热饮；见第121页）
- 甜菜或蔬菜酒
- 碳酸水和气泡水
- 椰奶（不含乳化剂）
- 椰奶开菲尔
- 椰子汁
- 自制调味水
- 康普茶
- 柠檬汁或酸橙汁
- 苏打水
- 花草茶（热的或冰的）
- 蔬果汁（见第193页）
- 水
- 开菲尔

✓ 厨房常备的原材料和调味剂

- 琼脂
- 鳀鱼或鳀鱼酱（注意核查成分表）
- 苹果醋
- 竹芋粉
- 苏打粉
- 意大利黑醋
- 角豆
- 角豆荚粉（见第212页）
- 椰汁调味品（酱油的绝佳替代品）
- 椰子油（椰浆、浓缩椰浆；见第209页）
- 椰奶（见第209页）
- 椰子粉（见第209页）
- 椰子醋
- 塔塔粉
- 鱼露（注意核查成
- 分表）
- 明胶
- 青香蕉粉
- 蜂蜜、枫糖、枫糖浆（见第211页）
- 芭蕉粉（注意核查成分表；有时候会和马铃薯淀粉混在一起）
- 石榴糖蜜（见第211页）
- 红酒醋
- 木薯粉（注意常引发过敏症）
- 松露油（使用特级初榨橄榄油制作；注意核查成分表）
- 松露盐（注意核查成分表）
- 未提纯的蔗糖
- 荸荠粉

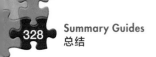
鱼类和贝类的硒健康值

硒健康值（Se-HBV）实际是测量每条鱼的硒与甲基汞的比值。如果数值为正，则鱼的硒含量超过汞含量，可安全食用。如果数值为负，则鱼的汞含量超过硒含量，不可食用。

罐装的鱼类和贝类

	Se-HBV		Se-HBV		Se-HBV
鳀鱼	45.0	贻贝	>1000	金枪鱼（长鳍）	>1000
蛤	>1000	章鱼	>1000	金枪鱼（淡）	20.4
鸟蛤	2.0	沙丁鱼	>1000	金枪鱼（白）	5.7
扁舵鲣	>1000	小沙丁鱼	>1000		
鲭鱼	45.0	鱿鱼	>1000		

新鲜的鱼类和贝类

	Se-HBV		Se-HBV		Se-HBV
长鳍金枪鱼	45.4	狗鳕	8.0	长鳍乌鲂	44.4
鳀鱼	8.0	鲭鱼	73.0	鲣鱼	232.7
安康鱼	6.0	鬼头刀鱼	78.4	四鳍旗鱼	71.0
大眼鲷	48.6	灰鲭鲨	−11.1	鱿鱼	>1000
蓝枪鱼	34.1	鲽鱼	7.0	背纹枪鱼	118.3
大青鲨	−1.0	贻贝	>1000	剑鱼（西班牙）	13.0
蓝牙鳕	1.0	月鱼	5.9	剑鱼（美国）	−0.1
蓝鱼	2.5	长寿鱼	2.3	长尾鲨鱼	2.5
猫鲨	−12.0	巨鲶	>1000	金枪鱼（西班牙）	21.0
蛤	87.0	鲈鱼	3.0	金枪鱼（美国）	4.9
鳕鱼	11.5	棘鬣鱼	24.0	刺鲅	76.2
大比目鱼	25.0	羊鱼	0.0	白眼狭鳕	0.9
黄花鱼	10.5	红鲷鱼	8.8	牙鳕	62.5
乌贼	17.0	鲑鱼（挪威）	>1000	黄鳍金枪鱼（美国，大西洋）	2.0
玉梭鱼	8.3	鲑鱼（美国）	10.1	黄鳍金枪鱼（美国，太平洋）	201.7
欧洲无须鳕	7.0	沙丁鱼	74.0		
欧洲鲈鱼	1.0	竹夹鱼	36.0		
比目鱼	5.3	扇贝	0.5		
海鲷	−1.0	虾（西班牙）	1.0		
石斑鱼	3.4	虾（大虾；美国）	13.3		
		虾（小虾；美国）	4.4		

冻海鲜

	Se-HBV		Se-HBV
鳕鱼	>1000	对虾	96
大比目鱼	>1000	虾	3
狗鳕	7	鱿鱼	>1000

科学家刚开始认识到同一种鱼类或贝类硒健康值可以很不一样，以及一些鱼类硒健康值高于其他鱼类的原因（鱼的种类、大小、年龄、地理位置、迁徙路线和鱼食都会影响其硒健康值）。另外，我们尚未测量汞含量高的鱼类的硒含量，如方头鱼和王鲭。但是，我们清楚地知道大部分鱼的硒健康值为正，其硒含量超过汞含量，可安全食用。

数据来源

- Burger, J. and Gochfeld, M., *Selenium and mercury molar ratios in commercial fish from New Jersey and Illinois: variation within species and relevance to risk communication.* Food Chem Toxicol. 2013; 57: 235-45
- Kaneko, J. J. and Ralston, N. V. *Selenium and mercury in pelagic fish in the central north Pacific near Hawaii.* Biol Trace Elem Res. 2007; 119 (3) : 242-54
- Olmedo, P., et al., Determination of essential elements (copper, manganese, selenium and zinc) in fish and shellfish samples. Risk and nutritional assessment and mercury-selenium balance. Food Chem Toxicol. 2013; 62C: 299-307